KB261567

약藥이 되는
우리 먹거리 ❶

약藥이 되는 우리 먹거리 ❶

지은이 김종덕
펴낸이 양동현
펴낸곳 도서출판 아카데미북
  출판등록 제13-493호
  136-034, 서울 성북구 동소문동4가 124-2
  전화 02-927-2345 팩스 02-927-3199

초판 1쇄 인쇄 2010년 4월 10일
초판 1쇄 발행 2010년 4월 15일

ISBN 978-89-5681-107-9 13570

＊잘못 만들어진 책은 구입한 곳에서 바꾸어 드립니다.
＊지은이와의 약속에 의해 인지는 붙이지 않습니다.

www.academy-book.co.kr

한의학과 농학에서 바라본 우리 전통 음식 문화

약藥이 되는 우리 먹거리 ①

한의학박사 · 농학사 김종덕(金鍾德) 著

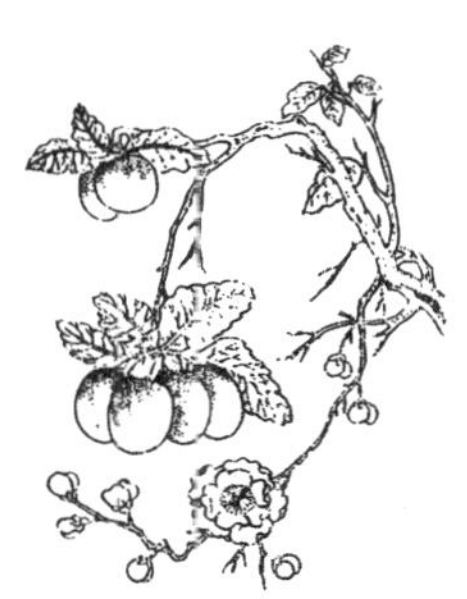

아카데미북

서문(序文)

    우리는 흔히 '인생에 있어서 가장 중요한 것이 건강한 몸과 마음이다.' 라고 말한다. 이는 동서고금(東西古今)을 통해 언제나 통용되어 온 진리로, 부귀영화(富貴榮華)도 건강이 뒷받침되어야 함은 누구나 아는 사실이다. 그리고 이를 실천하는 방법에 있어서 여러 가지 주장이 있을 수 있으나 매일 먹는 음식이 중요하다는 것에는 모두 동의할 것이다. 그동안 서양식 영양학적인 관점으로 식품을 이해하는 경우는 많았으나 우리나라 전통문화의 입장에서 이를 바라보는 경우는 드물었다. 또한 질환이나 체질별로 좋고 나쁜 식품들이 나열되어 있지만 어떠한 근거로 이러한 주장을 하는지에 대한 체계적인 한의학 문헌 근거는 제시하지 못한 경우가 많았다. 더구나 선조들의 지혜가 담겨 있는 고서(古書)를 직접 해독(解讀)하지 않고 번역서만 의존하는 과정에서 오역(誤譯)된 부분이 반복해서 인용되는 오류가 나타나기도 하였다. 이러한 정확하지 않은 문헌 고증이 전통 식품 문화에 대한 불신으로 이어지지 않을까 염려되는 부분이기도 하다.

    고서를 통한 식품의 이해가 모두 옳다는 것은 아니나 오랜 세월에 걸쳐 축적된 선조의 지혜를 보면 음식에 대한 품성을 제대로 이해하는 단초(端初)가 될 수 있다. 많은 사람들이 먹어 보고 가장 무난하면서도 좋은 효과로 검증된 것들이 오늘날의 식품들이다. 따라서 현재 우리가 먹는 음식들은 극히 일부를 제외하곤 대부분 수백 년 이상의 임상 경험(?)에 의해 검증된 것으로 보아야 한다. 고서를 통해서 구할 수 있는 음식에 대한 지혜가 가볍지 않음은 이와 같은 이치이다. 우리는 과거 서세

동점(西勢東漸)의 시대에 우리 것에 대해 스스로 부끄럽게 여긴 적이 있었다. 그러나 지금은 우리 문화에 대한 자부심을 느끼고, 이를 해외에 수출하는 시대가 되었다. 이러한 시대적 요청에도 불구하고, 고서를 해독하고 그 숨겨진 뜻을 이해하는 데 많은 시간이 소요되기 때문에, 이를 전문적으로 연구하는 사람들이 생각보다 많지 않은 것도 엄연한 현실이다.

사당한의원에 근무하면서 환자들을 통해 체질에 따라 음식을 조절해야 한다는 것을 공감하던 차에, 5명의 자녀를 기르면서 자세히 비교 관찰해보니 식성이 제각각이었고, 먹는 음식에 따른 반응도 서로 다르다는 것을 확연히 알 수 있었다. 부모의 피를 동일하게 나누어 받은 자녀임에도 불구하고 무심코 먹는 음식이 체질에 따라 서로 달리 작용하는 것을 보고 음식에 대한 문헌을 한의학적인 관점에서 정리해야겠다는 결심을 하게 되었다.

음식을 먹는다는 것은 단지 영양분을 섭취하기 위함만이 아니라 그 문화를 느끼는 것이다. 특히 한식은 각 식품에 담긴 전통문화의 의미를 이해하는 것이 매우 중요하므로 선조들이 어떠한 시각으로 식품을 보았는지가 중요해진다. 또한 한의학적 효능을 체계적으로 이해해야 음식 궁합의 이치를 알 수 있는데, 이러한 작업에 있어서 문헌 근거를 확보하는 것이 무엇보다 중요하다. 따라서 그동안 참고한 모든 문헌 자료를 각주로 정리하여 후학(後學)들이 공부하는 데 도움을 주고자 하였다.

천학비재(淺學菲才)한 필자가 연구하고 집필하는 과정에서 여러 가지 어려움으로 마음고생을 하게 되었다. 우리나라 최초의 식이요법서라 할 수 있는 『식료찬요(食療纂要)』(1460)는 필자가 몇 년 전에 번역했는데, 여기에 언급된 '사람이 세상을 살아감에 있어서 음식이 으뜸이다. 따라서 먼저 식품으로 치료하는[食療] 것을 우선하고 그 다음에 약으로 치료한다. 식품에서 얻는 힘이 약에서 얻는 힘에 비해 절반 이상이 된다.'라는 글에 용기를 얻어 자료 정리에 힘을 쏟을 수 있었다. 그동안 환자를 진료하면서 느낀 것은 병이 난 뒤에 치료할 것이 아니라 병이 나기 전에 미리 음식으로 관리하는 것이 좋고, 병이 났다 해도 음식 치료를 병행하면 더욱 효과가 좋아진다는 것이다. 따라서 환자에게 올바른 식생활을 지도해야 하는 한의사로서 내 개인의 안일(安逸)에 빠져 연구를 태만할 수가 없었다.

　이러한 작업을 하는 데 있어서 서울대학교에서 농학을 배우고, 경희대학교 한의학대학에서 사상체질의학을 전공한 덕택에 농학과 한의학을 같이 연계할 수 있었으며, 고향 공주(公州)에서 서당을 출입한 덕택에 생긴 고서 해독 능력이 큰 도움이 되었다. 또한 간송미술관 최완수(崔完秀) 선생님을 통해 우리나라 문화의 우수성을 배운 덕택에 식품의 연구 방향을 설정할 수 있었다. 이렇게 공부하던 중에 마침 양동현 도서출판 아카데미북 사장님의 강력한 권유에 그동안 정리해 오던 식품 가운데 우선 1차로 15개를 추려 세상에 먼저 내놓게 되었다. 이중에는 사상체질의학회와 한국농업사학회에 발표한 논문들과 부경대학교 한약재개발연구소에 제출했던 연구 결과물 등이 포함되어 있으며, 발표하지 않은 논문들도 여럿 있다. 여러 가지 논문들을 모아 전체적으로 편집하고 다듬는 데 있어 노고가 컸던 편집 제작진에게도 사의를 전하고 싶다.

　식품은 농업뿐만 아니라 조리, 가공, 판매 등의 식품산업체와 관련되어 있고, 의약품 또는 공산품으로도 활용될 정도로 광범위하게 이용되고 있으며, 인간이라면 매일 먹어야 하는 것이다. 따라서 가족의 건강을 생각하는 가정주부를 비롯하여 농부·식품영양사·외식업자·식이요법가·간호사·약사·한의사 등 식품에 관련된 모든 사람들에게 이 책이 조금이나마 도움이 되기를 바란다. 끝으로 독자제현의 건강한 식생활에 도움을 주고, 우리나라 한식 문화의 우수성을 전 세계에 널리 알리는 데 밑거름이 되기를 바라는 마음으로 서문을 마무리한다.

2010년 4월
우거(寓居)에서
홍진(弘進) **김종덕**(金鍾德)

차례

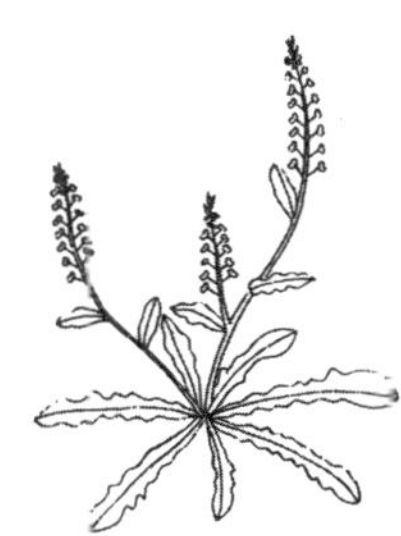

◉대나무 [竹]

◉무 [蘿蔔]

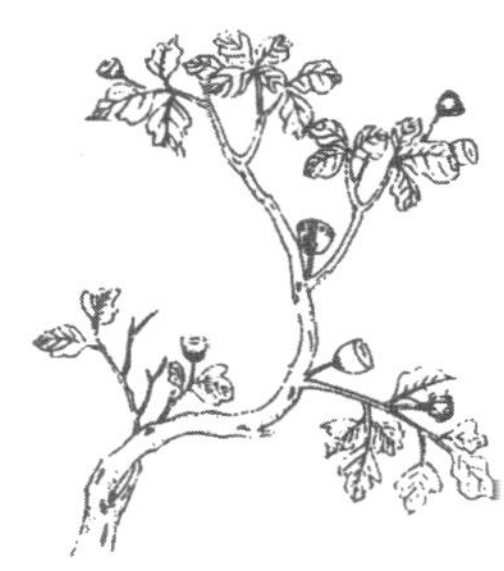

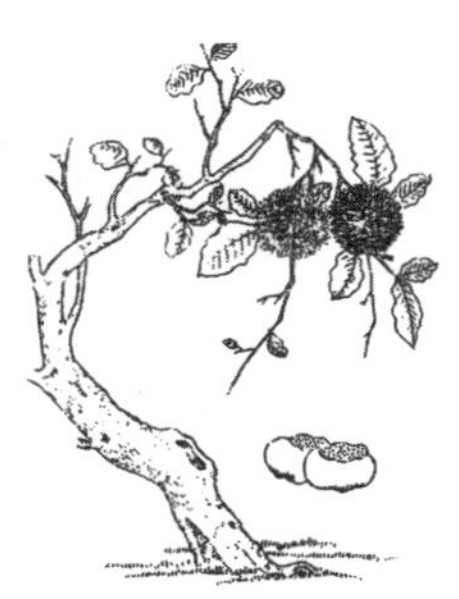

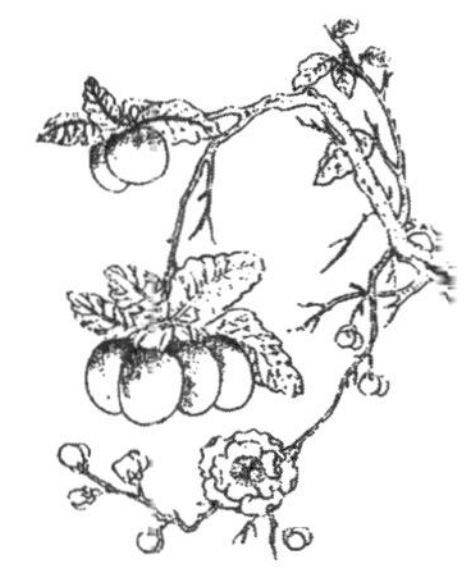

감

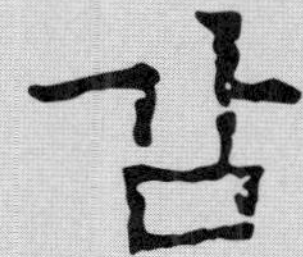

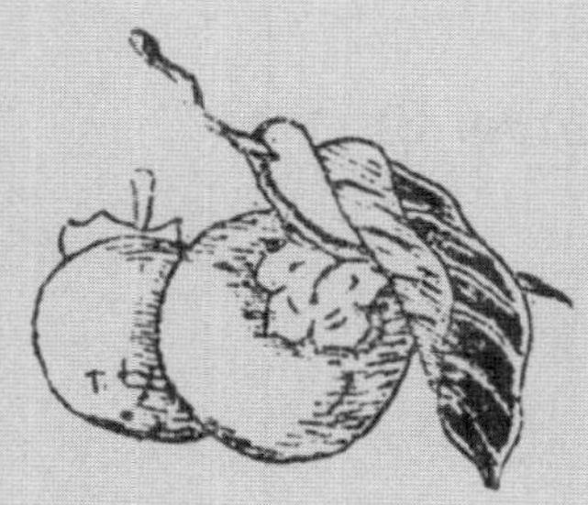

황금색 옷보다도 색이 고우며 옥액보다도 맛이 좋네.

色勝金衣美 甘分玉液清

— 張英, 『淵鑑類函』, 「柿」

감

[枾, 柿]

1. 감에 대한 일반적 인식

1) 동양의 과일, 감

감나무는 동북아시아 특유의 온대 낙엽 과수로, 한국과 중국, 일본이 원산지로 알려져 있는데, 그중에서도 우리나라 감이 제일 맛이 좋다. 우리나라에서는 감나무를 매우 오래 전부터 이용해 왔는데, 감을 밤·대추와 함께 삼실과(三實果)라 하여 제수(祭需)에 반드시 사용하고 있다. 서양에서는 보기 어렵고 동양에만 있어 왔기 때문에 감을 '동양의 과일'이라고도 표현한다.

우리나라에서는 남부 지역에서 단감이, 중부 지역에서 떫은 감이 주로 재배되고 있으며, 떫은 감은 곶감 50%, 연시 40% 정도로 이용되고, 나머지는 우린 감이나 감식초 등으로 이용되고 있다. 감을 딸 때는 일반적으로 감이 달린 가지를 꺾어 주는데, 이는 감이 일년지(一年枝)에서만 열리기 때문이다.

예전에는 감의 크기가 매우 다양했던 것 같다. 『본초강목(本草綱目)』(1596)에 '감은 붉은[朱] 과일[果]이라는 뜻으로 주과(朱果)라 하는데, 큰 것은 창문 크기 정도로 8각으로 되어 끝이 가늘고, 그 다음은 주먹 정도 크기이며, 작은 것은 계란·오리알·우심(牛心 : 소의 심장)·녹심(鹿心 : 사슴의 심장) 정도의 크기이며, 어떤 것은 매우 작아 동전을 2개로 자른 정도여서 후조(猴棗)라고도 한다.'[1]라고 한 것을 보면 감의 크기가 큰 것과 작은 것의 차이가 컸던 것으로 보인다. 『동의보감(東醫寶鑑)』(1613)에서는 감이 붉기 때문에 감을 소[牛]의 심장[心]과 같다는 뜻으로 우심(牛心), 붉은[紅] 구슬[珠]이라는 뜻으로 홍주(紅珠)라고 호칭된다고 했다.[2]

2) 감의 품종과 맛

감의 맛이 매우 달기[甘] 때문에 우리나라에서 '감'이라 했다는 이야기[3]가 『동언고략(東言考畧)』(조선후기)에 나오듯이 감은 맛이 매우 좋다. 또한 감은 한문으로 시(柿)라 하는데 다음과 같이 여러 가지 이명(異名)을 가지고 있다. 과일[果]과 씨[實]가 모두 붉기[赤] 때문에 적실과(赤實果)라 하기도 하며,[4] 겨울에 얼린[凍] 홍시를 먹으면 꿀[蜜]처럼 맛이 매우 좋기 때문에 동밀(凍蜜)이라고도 하며, 주머니[橐] 속의 연유[酥]처럼 좋다고 하여 척소(橐酥)라 불리기도 하며, 황금빛 옷[金衣] 속에 신선이 마시는 달콤한 액체[玉液]가 들어 있다는 뜻으로 금의옥액(金衣玉液)이라고도 했다. 이렇게 맛이 좋은 감을 선인들은 '황금색 옷보다도 색이 고우며 옥액(玉液)보다도 맛이 좋네.'[5]라고 하여 단맛의 감을 예전부터 시(詩)로 칭송했다.

---

1) 李時珍, 『本草綱目』, 「柿」, 案事類合璧云 柿 朱果也 大者如楪 八棱梢扁 其次如拳 小或如雞 子 鴨子 牛心 鹿心之狀 一種小而如折二錢者 謂之猴棗 皆以核少者為佳

2) 許浚, 『東醫寶鑑』, 「紅柿」, 柿朱果也 故有牛心紅珠之稱

3) 『東言考畧』, 「俗言」, 柿曰감者甘也 柿實甚甘.

4) 許愼 注, 段玉裁 撰, 『說文解字注』, 「柿」, 赤實果 言果又言實者 實謂其中也 赤中與外同色惟 柿.
　　鄂爾泰, 『欽定授時通考』, 「柿」, 柿赤實果也

5) 彭大翼, 『山堂肆考』, 「金衣玉液」, 古詩 色勝金衣美 甘逾玉液清
　　張英, 『淵鑑類函』, 「柿」, 金衣玉液 古詩 色勝金衣美 甘分玉液清.

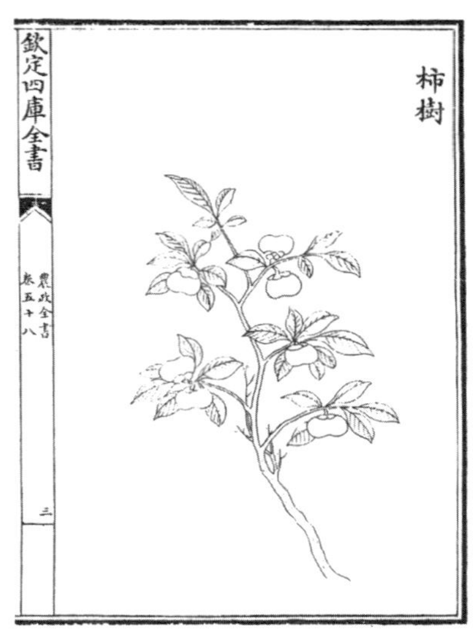

〈그림 4〉『農政全書』柿樹

특히 겨울철 시원한 홍시의 맛은 별미 중의 별미다. 이러한 홍시를 한문으로 홍시(烘柿)와 홍시(紅柿) 둘 다 사용하고 있는데 같은 의미다. 『本草綱目』에 의하면 '불에 쬐여 말린[烘] 감[柿]이라는 뜻으로 잘못 인식하기 쉬운 홍시(烘柿)는 본래 푸른 땡감을 그릇에 넣어서 자연스럽게 붉게 익힌 것인데, 마치 불에 쬔[烘] 것과 비슷하다는 뜻으로 붙여진 이름이다. 홍시는 떫은맛이 없어져 꿀맛과 같다.'[6] 라고 했다. 따라서 홍시(烘柿)는 말랑말랑하면서 붉게[紅] 익은 감[柿]이라는 뜻의 홍시(紅柿)와 사실상 같다고 생각하면 된다.

이시진(李時珍 : 1518~1593)은 감의 종류에 대해 '감나무는 키가 크고 잎이 넓으며 둥글고 광택이 있다. 4월에 작은 꽃이 피는데 황백색이다. 청록색으로 열매가 맺으며 8~9월에 익는다. 땡감을 그릇 속에 넣어 두면 자연스럽게 붉게 되는 것을 홍시(烘柿)라 하고, 햇볕에 말린 것을 백시(白柿)라 하며, 불에 말린 것은 오시(烏柿)라 하며, 물에 담아 둔 것을 임시(醂柿)라 하며, 씨가 납작하고 목별자(木鼈子 : 목별의 씨)의 인(仁)과 같이 생겼지만 단단하고 그 뿌리가 매우 깊이 들어가 단단한 것을 시반(柿盤)이라 한다.'[7]라고 설명하고 있다. 『흠정수시통고(欽定授時通考)』(1737)에서는 감의 형상에 대해 같은 설명을 하지만, 감의 종류를 산지와 형태에 따라 홍시(紅柿)·황시(黃柿)·주시(朱柿)·저개시(著蓋柿)·

---

6) 李時珍, 『本草綱目』, 「柿」, 時珍曰 烘柿非謂火烘也 卽靑綠之柿 收置其中 自然紅熟如烘成 澁味盡去其甘如蜜.

7) 李時珍, 『本草綱目』, 「柿」, 時珍曰 柿高樹大葉 圓而光澤 四月開小花 黃白色 結實靑綠色 八九月乃熟 生柿置器中自紅者 謂之烘柿 日乾者謂之白柿 火乾者謂之烏柿 水浸藏者 謂之醂柿 其核形扁 狀如木鼈子仁而硬堅 其根甚固 謂之柿盤

우심시」(牛心柿)·증병시(蒸餠柿)·팔릉시(八稜柿)·탑시(塔柿) 등으로 나누고 있다.[8]

3) 감의 주생산지

우리나라에서 좋은 품종의 감은 대부분 남쪽 지역에 많은데, 이는 감나무가 대체적으로 추운 것을 싫어하여 바람이 불지 않는 남향을 좋아하기 때문이다. 『임원경제지(林園經濟志)』(1827)에 의하면 '감나무는 추운 것을 싫어하니 매서운 바람을 피해 양지바른 곳에 심어야 한다. 또한 해풍(海風)을 좋아하는 까닭에 바다가 멀지 않은 산에 심는 것이 좋다.'[9]라고 했다.

성현(成俔 : 1439~1504)은 『용재총화(慵齋叢話)』(1525)에서 '함양(咸陽)과 진양(晉陽)의 감이 크고 맛이 좋다.'[10]라고 했으며, 『홍길동전』의 저자 허균(許筠 : 1569~1618)은 『성소부부고(惺所覆瓿藁)』(1611)에서 '온양(溫陽)에서 나오는 조홍시(早紅柿)는 붉은색이 선명하고 맛이 달다. 화성군 남양(南陽)에서 나오는 각시(角柿)가 가장 좋다. 지리산에서 나오는 오시(烏柿)는 감색(紺色)이고 둥글면서 끝이 뾰족하다. 맛이 약간 후(厚)하며 진액이 적어 곶감으로 만들면 가루가 잘 생겨 매우 맛이 좋다.'[11]라고 했다.

또한 서명응(徐命膺 : 1716~1787)은 『본사(本史)』(1787)에서 영남과 호

---

[8] 鄂爾泰, 『欽定授時通考』, 「柿」, 樹高大枝繁 葉大圓而光澤 四月開小花 黄白色 結實青緑色 八九月乃熟. 紅柿(皮深紅而多核所在皆有) 黄柿(生汴洛諸州) 朱柿(出華山 似紅柿而圓小皮薄可愛味更甘珍) 著蓋柿(蔕下別有一層) 牛心柿(狀如牛心) 蒸餠柿(狀如市賣炊餠) 八稜柿(大而稍扁 劍南尤溪柿處州松陽柿尤為㾗品) 塔柿(大於諸柿 去皮挂木上風乾之佳)

[9] 徐有榘, 『林園經濟志』, 「柿」, 性畏寒 宜遮風 向陽之地 又喜海風 故依山傍海之地 最宜栽柿. (增補山林經濟)

[10] 成俔, 『慵齋叢話』, 「卷之七」, 如旌善之梨 永春之棗 密陽之栗 順興海松子 咸陽晉陽之柿 他處雖有 而不如此邑之多且美也.

[11] 許筠, 『惺所覆瓿藁』, 「屠門大爵」, 早紅柿, 産溫陽者 色正紅而味甘 津滑 他皆不逮.
許筠, 『惺所覆瓿藁』, 「屠門大爵」, 角柿, 産南陽者 最好.
許筠, 『惺所覆瓿藁』, 「屠門大爵」, 烏柿, 産智異山 色紺而圓尖 味稍厚 小津 宜㫮乾而屑 尤佳.

남에서 나오는 감은 천하제일(天下第一)이라고 할 만큼 좋은 것이라 하면서,12) '우리나라 영호남에서 나오는 홍시(紅柿)는 크기가 크고 껍질이 얇으며 장액(漿液 : 과일즙)이 많으며 맛이 달다. 그중에서 고령(高靈)에서 나오는 고중시(高重柿)의 모양이 처음 나오는 연꽃과 같고 씨가 없으며 달고 부드러워 극상품이라 할 수 있지만, 수일이 경과하면 쉽게 문드러지기 때문에 멀리 보낼 수가 없다. 조홍시(早紅柿)는 7월에 나는 것으로 맛이 좋다. 껍질이 얇은 것은 수시(水柿)라 하고, 육질이 끈적거리는 것은 반시(盤柿)라 하고, 물에 넣어 익히는 것을 침시(沈柿)라 한다.'13)고 하여 여러 가지 감에 대한 품종을 설명하고 있다.

2. 감에 대한 전통적인 인식

우리나라에서는 예전부터 감을 다 따지 않고 꼭대기에 있는 감을 까치밥으로 남겨 두었다. 우리의 오랜 전통은 맛이 좋은 과일을 겨울철 먹이가 부족한 날짐승을 위해 몇 개를 남겨 두어 보시(普施)하는 여유로움이 있다. 감나무 특성상 가지가 잘 부러지기 때문에 감나무에 올라갔다 가지가 부러져 추락할 수도 있는 위험을 경고하는 의미가 '까치밥'에 포함되어 있으니 우리의 선조들은 참 낭만적이었다.

봄이 되면 나무에 물이 올라가고 가을이 되면 물이 내려가는 것이 자연의 순리다. 따라서 같은 굵기의 나뭇가지를 봄에 꺾어 보면 잘 부러지지 않지만 가을에는 잘 부러지게 된다. 특히 다른 나무에 비해 수렴기운이 강한 감나무는 가을에 상대적으로 물이 더 잘 내려가기 때문에 감나무 가지가 더 잘 꺾이는 것으로 해석된다. 하지만 가지가 잘 부러지니 재질이 약할 것이라고 생각하면 오산이다. 사실상 감나무 재질은

---

12) 徐命膺, 『本史』, 「柿」, 東國兩南出者 爲天下第一

13) 徐命膺, 『本史』, 「柿」, 東方農家集成曰　東國紅柿産湖嶺兩南者　體大皮薄漿多味甘　其中高靈之高重柿　狀如初出蓮藥無核甘軟　爲柿之極品　但經數日則壞爛　不可遠致　又有早紅柿　七月已出　此所出者佳　大抵皮薄者　呼爲水柿　肉粘者呼爲盤柿　湯浸熟者　呼爲沈柿.

매우 단단하여 예전에는 화살촉의 대용으로 사용할 정도였다. 이는 강하기 때문에 휘어지지 않고, 수렴 기운이 강해 더 잘 부러지는 것으로 해석될 수 있다. 따라서 감나무에는 새가 집을 짓지 않는데, 날짐승들도 감나무가 단단하지만 탄력이 적어 잘 부러진다는 것을 아는 것이다. 감나무에 열매가 많이 열리면 가지가 그 무게를 이기지 못하고 바람이 불 때 가지의 접합부가 찢어지는 경우도 감나무에 탄력이 적기 때문이다.

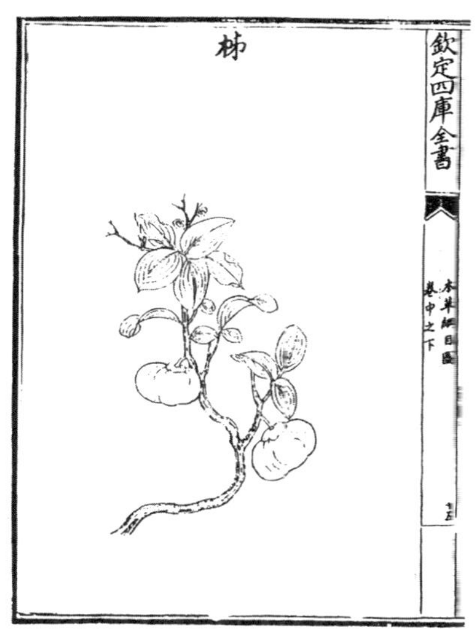

〈그림 5〉 『本草綱目』 柿

오상(五常)과 칠절(七絶)의 감나무

감나무는 오상(五常)과 칠절(七絶)을 지녔기 때문에 예전부터 효(孝)의 상징으로 인식했다.

감잎에 글을 쓸 수 있으니 문(文), 나무가 단단하여 화살촉으로 사용할 수 있으니 무(武), 과일의 겉과 속이 다 같이 붉으니 충(忠), 치아가 불편한 노인도 먹을 수 있으니 효(孝), 나뭇잎이 다 떨어져도 과일이 나뭇가지에서 떨어지지 않으니 절(節) 등 5가지 법인 오상(五常)이 있다고 했다. 또한 나무껍질이 검으니 흑색, 잎이 푸르니 청색, 열매가 붉으니 적색, 꽃이 노란색이니 황색, 곶감에서 흰 가루가 생기니 백색 등 오색(五色)을 모두 갖춘 것으로 보아 감나무를 매우 좋게 평가했다.

또한 옛사람들은 감나무에 대해 칭찬을 아끼지 않았는데, 여러 가지 장점 가운데 특히 7가지 좋은 점인 칠절(七絶)이 있다고 했다. 『향약집성방(鄉藥集成方)』(1433)[14] · 『本草綱目』[15] · 『東醫寶鑑』[16] · 『연감유함(淵鑑

---

[14] 『鄉藥集成方』, 「柿」, 其枯葉至滑澤 古人取以臨書 俗傳柿有七絶 一壽 二多陰 三無鳥巢 四無蟲蠹 五霜葉可翫 六嘉實 七落葉肥大

[15] 李時珍, 『本草綱目』, 「柿」, 世傳柿有七絶 一多壽 二多陰 三無鳥巢 四無蟲蠹 五霜葉可玩 六

類函)』(1710)[17] 등에 의하면 '감나무는 첫째 나무가 오래 살며, 둘째 많은 그늘이 있어 시원하고, 셋째 새가 둥지를 짓지 않으며, 넷째 벌레가 없고, 다섯째 서리 맞은 단풍잎이 보기 좋으며, 여섯째 맛있는 열매가 열리고, 일곱째 낙엽이 비대(肥大)하여 글씨를 쓸 수 있으므로 풍류를 즐길 수 있다.'라고 하여 감나무의 칠절(七絶)을 이야기했다. 즉 감나무는 풍류와 운치를 즐기는 데 매우 좋다고 인식했던 것이다.

이렇게 좋은 품성을 갖춘 감이 효도와 관련된 이야기에 빠질 리 없다. 추운 겨울에 한 노인이 병이 들어 어떤 약을 써도 효과가 없었는데, 효자가 어렵게 구한 홍시를 먹고 병이 즉시 나았다는 옛날이야기가 민간에 많이 유포되어 있다.

감은 부드럽고 맛이 좋아 노인들이 먹기에 좋았기 때문에, 조상이 좋아하는 음식을 올려야 할 차례나 제사상에 반드시 올라가는 과일이 되었다. 더구나 감은 씨가 6개이기 때문에 6방 관속을 의미하고, 오래 살기 때문에 자손이 많이 번창하고 오래 이어지도록 하는 의미에서도 반드시 갖추어야 할 과일이 되었다.

3. 감의 한의학적 효능

감은 차가우면서 수렴하는 기운이 강하다. 『本草綱目』에 의하면 '감은 단맛이 있지만 차가우면서 떫은 기운이 있다. 땡감은 성질이 매우 냉한데 녹심시(鹿心柿)는 더욱 먹을 수 없다. 이는 복통을 일으키게 된다.'[18] 라고 하여 감은 매우 차가운 성질이 있다고 했다.

嘉實 七落葉肥滑 可以臨書也

16) 許浚, 『東醫寶鑑』, 「紅柿」, 柿有七絶 一壽 二多陰 三無鳥巢 四無虫蠹 五霜葉可玩 六佳實 七落葉肥大 柿實初則色靑而苦澁 熟則色紅澁味自無矣(本草)

17) 張英, 『淵鑑類函』, 「柿」, 酉陽雜俎 俗謂柿有七絶 一多壽 二多陰 三無鳥巢 四無蟲蠹 五霜葉可玩 六佳實可啖 七落葉肥大 可以臨書.

18) 李時珍, 『本草綱目』, 「柿」, 氣味甘寒澁無毒 弘景曰 生柿性冷 鹿心柿尤不可食 令人腹痛

떫은맛이 있어 수렴 작용이 있는 감에 대해 『東醫寶鑑』에서는 '성질이 차갑기 때문에 윤심폐(潤心肺) 작용과 위열(胃熱)을 눌러 주는 작용이 있어 갈증을 없애고, 개위(開胃) 작용을 하며 술을 많이 먹고 난 뒤에 나타나는 주독(酒毒)을 풀어 주고, 위장의 열을 압박하여 구건(口乾 : 입이 마르는 것)을 그치게 하고 토혈(吐血)을 치료한다.'[19]라고 했다. 『本草綱目』[20]·『본초정화(本草精華)』

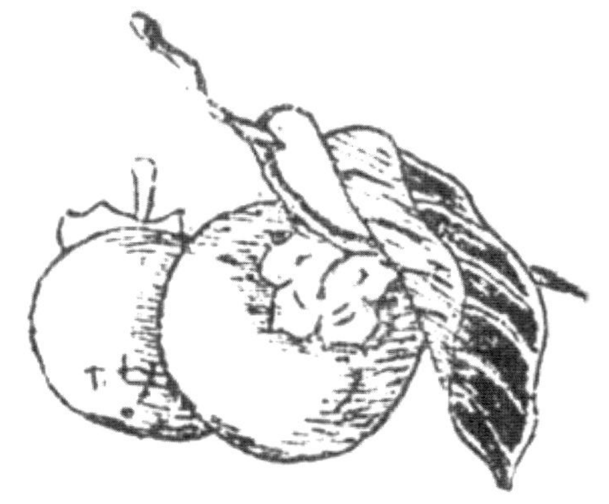

<그림 6> 『字典釋要』 柿

(미상)[21] 등에서도 '감은 귀와 코의 기운을 통하게 하고, 부실한 장위(腸胃)를 치료한다. 주독(酒毒)을 풀고, 위장에 있는 열(熱)을 제압하고, 입안의 갈증을 멎게 한다.'라고 하여 감은 속을 튼튼하게 해 주며 갈증을 없애 준다고 했다.

하지만 1600년대까지는 이러한 감의 효능이 널리 일반화되지는 않았던 것 같다. 이수광(李晬光 : 1563～1628)은 『지봉유설(芝峰類說)』(1614)에서 '홍시(紅柿)가 설사에 좋다는 것을 대부분의 사람들이 믿지 않고 있다. 남사(南斯)의 문모(文某)는 평생 신설증(腎泄症 : 새벽에 복통을 동반한 설사)을 앓았는데 감을 복용하였더니 좋은 효험이 있었다. 본초몽전(本草蒙筌)에 감이 삽장(澁腸)하여 열리(熱痢 : 열독으로 인한 설사)를 막아 준다고 하였는데 역시 믿을 만하다.'[22]라고 한 것을 보면 당시 사

---

19) 許浚, 『東醫寶鑑』, 「紅柿」, 감 性寒(一云冷)味甘無毒 潤心肺 止渴 療肺痿心熱 開胃 解酒熱毒 壓胃間熱 止口乾 亦治吐血.
   許浚, 『東醫寶鑑』, 「紅柿」, 止渴 取啖之(本草)

20) 李時珍, 『本草綱目』, 「柿」, 主治 通耳鼻氣 治腸胃不足 解酒毒 壓胃間熱 止口乾(別錄)

21) 『本草精華』, 「紅柿」, 味甘寒澁無毒. 主通耳鼻氣 治腸胃不足 解酒毒 壓胃間熱 止口乾.

람들이 설사에 감을 일반적으로 사용하지 않은 듯하다.

이러한 감의 수렴 기운은 물감으로서도 쓰임새가 있었다. 감의 떫은맛인 타닌(tannin) 성분은 수렴하여 흡착시키는 성질이 있어 옷에 감물을 들여 입었다. 하지만 타닌 성분이 들어 있어 떫은맛은 있지만 발산 작용이 있는 상수리나 도토리로 물을 들이면 금방 색이 빠지게 된다. 이는 수렴과 발산의 차이로 이해해야 한다. 즉 같은 타닌이라 해도 수렴 기운이 있는 감은 염색이 잘되지만, 발산 기운이 있는 상수리나 도토리는 염색이 잘 되지 않는 것이다.

1) 감은 태양인에게 이로운 과일

감은 태양인에게 특히 더 좋은 것으로 알려져 있다. 사상의학에서는 흡취지기(吸聚之氣 : 빨아들이는 기운)가 부족하여 질병이 생기기 쉬운 태양인에게 좋은 식품으로 감을 분류하고 있다.23) 『동무유고(東武遺稿)』에서는 좀 더 구체적으로 감은 심장과 폐장을 윤택하게 하고 갈증을 없애며 담(痰)을 삭이고, 장(腸)을 굳게 하여 이질과 설사를 멈추게 하는 태양인의 식품으로 설명하고 있다.24) 또한 감은 특별한 병이 없는데도 입맛이 없고 뱃가죽이 얇아지면서 체중이 빠지는 증상에 특별한 효력이 있다.

반위 치료제

건식(乾食)으로 반위(反胃 : 음식을 먹은 후 일정 시간이 지나 토하는 증상)를 치료할 때 감을 이용했다. 우리나라 최초의 식이요법서인 『식료찬요(食療纂要)』(1460)에 '건식방(乾食方)은 오직 고두밥[乾飯]·떡·건

---

22) 李晬光, 『芝峰類說』, 「果」, 俗醫言紅柿瀉能止泄 人不信之 有南斯文某 平生患腎泄症 服之良驗云 按本草蒙筌曰 柿澁腸 禁熱痢 此言信矣.

23) 李濟馬, 『東武遺稿』, 「四象人食物類」, 太陽人宜 柿 柑 櫻 獼猴桃 蕎 麵 蚌蛤屬

24) 李濟馬, 『東武遺稿』, 柿子氣寒 能潤心肺 止渴化痰 澁腸禁痢.

량(乾糧) 등만을 먹고, 국이나 마실 것을 절대로 먹지 않는다. 약도 원약(圓藥 : 둥근 약. 환을 의미함)만 사용한다. 저절로 반동(反動 : 반위 증상)하지 않게 되며, 조리한 지 10일 만에 기묘한 효과를 보게 된다. 3대에 걸쳐 반위로 사망한 집안이 있었는데, 손자가 이 처방대로 하였더니 효과를 보았다.'25)라고 하여 반위 치료에 건식방을 이용하고 있다. 여기에 언급된 것은 『세의득효방(世醫得效方)』(1345)26)·『보제방(普濟方)』(明)27)·『의방유취(醫方類聚)』(1445)28) 등에 나오는 것으로, 그 내용이 동일하다. 『本草綱目』에서도 같은 내용을 인용하고 이를 더욱 구체화하여 '곶감[乾柿餠]과 고두밥[乾飯]을 매일 먹어서 반위를 치료하였다.'29)라고 했다. 그리고 '반위 토식(吐食)이 있을 때 곶감 3개를 꼭지가 달린 채로 갈아 술에 복용하면 매우 좋다. 그러나 다른 약을 섞지 말아야 한다.'30)라고 했다. 따라서 『食療纂要』의 건식방은 곶감을 포함한 것으로 보아야 하며, 이는 태양인의 임상 사례로 보인다. 참고로 이시진(李時珍)은 '곶감은 반위(反胃)·각혈(咯血)·혈림(血淋 : 피오줌이 나오는 임증)·이질·치질[腸澼]·치루(痔漏 : 치질이 터져 고름이 나오는 것)·하혈(下血)을 치료한다.'31)라고 언급하고 있다.

이는 『食療纂要』에서 '장위(腸胃)를 두텁게 하고 삽중(澁中 : 설사를 그치게 함)하며 비위(脾胃)의 기를 튼튼하게 하려면 곶감[乾柿]을 쪄서 부

---

25) 全循義, 『食療纂要』, 「脾胃」, 乾食方 唯食乾飯餅餌 盡去羹飲水漿 藥亦用圓 自不反動 調理 旬日奇效 有人三世死於反胃 至孫收效此方.

26) 危亦林, 『世醫得效方』, 「翻胃」, 乾食方 惟食乾飯餅餌 盡去羹飲水漿 藥亦用圓 自不反動 調理旬日奇效 有人三世死於胃反(及을 교정) 至孫收效此方

27) 朱橚, 『普濟方』, 乾食方(出危氏方) 治翻胃 用乾餅乾飯餅餌 盡去美飲水漿水 藥亦(不을 교정) 用丸 自不反動 調理旬日奇效 有人三世死於胃反 至孫收效此方

28) 『醫方類聚』, 得效方 乾食方. 惟食乾飯餅餌 盡去羹飲水漿 藥亦用圓 自不反動 調理旬日奇效 有人三世死於胃反 至孫收效此方.

29) 李時珍, 『本草綱目』, 「柿」, 又經驗方云 有人三世死於反胃病 至孫得一方 用乾柿餠同乾飯 日日食之 絶不用水飲 如法食之其病遂愈 此又一徵也.

30) 李時珍, 『本草綱目』, 「柿」, 反胃吐食 乾柿三枚 連蒂擣爛 酒服甚效 切勿以它藥雜之

31) 李時珍, 『本草綱目』, 「柿」, 治反胃咯血 血淋腸澼 痔漏下血(時珍)

드럽게 하여 먹는다.'32)라고 한 것에서 곶감을 사용하는 목적을 확인할 수 있다. 그리고 『鄕藥集成方』33)·『식물본초(食物本草)』(1521)34)·『本草綱目』35)·『本草精華』36) 등에서 '곶감은 허로부족(虛勞不足)을 보해 주며 복중(腹中)의 숙혈(宿血)을 없애 준다. 설사를 그치게 하며 장위(腸胃)를 두텁게 한다. 비위(脾胃)의 기를 튼튼하게 한다.'라고 한 것에서도 확인할 수 있다. 따라서 『東醫寶鑑』에서는 '곶감은 막힌 위(胃)를 열어 주며 장위를 두텁게 하니 가히 상식(常食)할 수 있다.'37)라고 정리하고 있다.

감과 게는 상극

감과 게는 상극으로 인식했다. 이수광(李晬光)은 『芝峰類說』에서 '홍시를 술에 같이 먹지 않는다. 또한 감과 배는 게[蟹]와 같이 먹지 않는다. 이는 물성(物性)이 서로 반대되기 때문이다.'38)라고 하여 감과 게를 같이 먹지 말라고 했다. 그러나 서명응(徐命膺)은 『本史』에서 '땡감은 윤심폐(潤心肺) 작용과 위열(胃熱)을 눌러 주는 작용이 있다. 그러나 감의 성질이 너무 차갑기 때문에 많이 먹으면 풍(風)을 일으키기 쉽다. 따라서 감은 게[蟹]와 같이 먹으면 복통설사가 일어나게 된다. 이는 감과 게가 모두 냉하기 때문이다. 이러한 것이 걱정될 때 목향(木香) 즙을 마시면 즉시 치료된다.'39)라고 설명하고 있어, 감과 게를 같이 먹지 말아야 하는 이유에 대해 해석 방법이 서로 다르다. 하지만 넓은 의미에서는 서로 같다고 볼 수 있다.

---

32) 全循義, 『食療纂要』, 「脾胃」, 厚腸胃 澀中 健脾胃氣. 乾柿蒸軟食之.

33) 『鄕藥集成方』, 孟詵云 柿寒 主補虛勞不足 謹按 乾柿 厚腸胃 澀中 建脾胃氣 消宿血

34) 盧和 著 李杲 編, 『食物本草』, 乾柿 日暴乾者 微冷 厚腸胃 澀中 健脾 潤喉殺蟲.

35) 李時珍, 『本草綱目』, 「柿」, 主治 補虛勞不足 消腹中宿血 澁中厚腸 健脾胃氣(詵)

36) 『本草精華』, 「乾柿」, 味甘平澀. 主補虛勞不足 消腹中宿血 厚腸 健脾胃.

37) 許浚, 『東醫寶鑑』, 「乾柿」, 開胃 厚腸胃 可常食之(本草)

38) 李晬光, 『芝峰類說』, 「果」, 又醫方曰 紅柿不與酒同食 又曰 柿梨不與蟹同食 以物性相反故也.

39) 徐命膺, 『本史』, 「柿」, 生柿潤心肺 壓胃熱 然性冷 多食動風 與蟹同食 令人腹痛作瀉 盖二物俱冷故也. 人若患此 磨木香汁飮之卽愈.

이에 구종석(寇宗奭)은 '감은 서늘하기 때문에 대한(大寒 : 양력 1월 20일경)에 이르지 않았을 때 감을 먹으면 담이 생긴다. 이는 단맛이 있기 때문이다. 햇빛에 말린 감을 많이 먹으면 풍(風)을 일으킨다. 감을 게와 같이 먹으면 복통설사가 일어나는데 두 가지 모두 차갑기 때문이다.'[40]라고 보았다.

이에 이시진(李時珍)은 '왕구(王璆)의 백일선방(百一選方)에 말하기를 어떤 사람이 게를 먹고 홍시를 많이 먹었는데, 밤에 크게 토하고 이어서 토혈(吐血)을 하고 혼수상태가 되어 사람을 알아보지 못하였다. 어떤 도사가 오직 목향(木香)만이 해독해 줄 수 있다고 하여 즉시 목향 즙을 먹이니 점차 깨어나더니 치유되었다.'[41]라고 했다. 이 내용은 『의설(醫説)』(1224)[42]·『명의류안(名醫類案)』(1549)[43] 등의 내용을 참고하여 적은 것으로 보인다.

2) 감과 알코올의 상관관계

술을 먹는 날 감을 먹는 것이 좋을까 아니면 먹지 않는 것이 좋을까? 『東醫寶鑑』에서는 '남쪽에서 생산된 연숙(軟熟 : 연하게 잘 익음)한 감을 홍시(紅柿)라고 하는데 술을 먹을 때 먹지 말아야 한다. 먹으면 심통(心痛)이 생기고 쉽게 취하게 된다.'[44]라고 했다. 『本草綱目』·『本草精華』[45]

---

40) 李時珍, 『本草綱目』, 「柿」, 宗奭曰 凡柿皆凉 不至大寒 食之引痰 爲其味甘也 日乾者 食多動風 凡柿同蟹食 令人腹痛作瀉 二物俱寒也.
『本草精華』, 「紅柿」, 宗奭曰 食之引痰 日乾者多動風 同蟹食腹痛作瀉.

41) 李時珍, 『本草綱目』, 「柿」, 時珍曰 按王璆百一選方云 一人食蟹 多食紅柿 至夜大吐 繼之以血 昏不省人 一道者云 惟木香可解 乃磨汁灌之 卽漸甦醒而愈也.

42) 張杲, 『醫説』, 「食蟹反惡」, 陳正卿云 頃年與一承局同航船 承局者為舟中人 言嘗為同官差 昌國見白蟹不論錢 因買百錢 得數十枚 痛飲大嚼 且食紅柿 至夜忽大吐 繼之以血 昏不省人 病垂殆 同邸有知其故者憂之 忽一道人云 唯木香可解 但深夜無此藥 偶有木香餅子一帖試用 之 病人口已噤 遂調藥灌 即漸漸甦省吐定而愈.(百一選方)

43) 江瓘, 『名醫類案』, 昌國人買 得鼈十數枚 痛飲大嚼 且食紅柿 至夜忽大吐 繼之以血 昏不知人 病垂殆 同邸有知其故者憂之 忽一道人云 唯木香可解 但深夜無此藥 偶有六香餅子一貼試用 之 病人口已噤 遂調藥灌 即漸甦吐定而愈.(百一選方)

등에서도 '술을 먹을 때 홍시를 먹으면 쉽게 취하거나 혹은 죽고 싶을 정도의 심통(心痛)이 생긴다. 별록(別錄)에서는 홍시가 주독(酒毒)을 풀어 준다고 하였는데 이는 잘못된 것이다.'⁴⁶⁾라고 하여 술을 먹을 때 홍시를 먹지 말라고 했다. 그러면 홍시가 주독을 풀어 준다는 주장과 서로 상치되는데 정말 술을 먹을 때 홍시를 먹지 말아야 할까?

이는 홍시를 언제 먹느냐에 따른 시간을 고려하면 이해하기 쉽다. 차가운 성질이 있는 홍시를 열을 올리는 술과 같이 먹으면 서로 중화되어 술에 잘 취하지 않으나, 술을 마시고 난 뒤 술이 깰 때는 속이 냉하기 쉬운데 이때 차가운 홍시를 먹으면 오히려 속이 차가워져 주독이 풀리지 않고 오래 남기 쉽다. 이는 술을 마신 다음날 따뜻한 음식을 먹으면 속이 풀리지만, 갈증이 난다고 차가운 것을 먹으면 오히려 주독이 잘 풀리지 않는 것과 같은 이치다.

3) 떫은맛을 없애는 탈삽법

단맛이 있는 감을 먹다가 가끔 떫은맛이 남아 있으면 입맛을 버리게 된다. 이에 떫은맛을 없애는 방법이 예전부터 연구되어 왔는데, 『本草綱目』에서는 '감 품종 가운데 탑시(塔柿)가 있는데 이는 다른 감보다 크다. 껍질을 벗기고 나무에 매달아 바람과 햇빛에 말리면 맛이 좋고, 불에 말린 것은 맛이 좋지 않다. 땡감을 온수에 담가 떫은맛을 제거할 수도 있다.'⁴⁷⁾라고 하여 곶감을 말리는 방법[乾柿法]과 온수에 우리는 방법[沈柿法]이 예전부터 있어 왔다고 설명하고 있다. 이러한 방법은 지금도

---

44) 許浚, 『東醫寶鑑』, 「紅柿」, 生南方軟熟者 爲紅柿 飮酒不可食 令心痛 且易醉 不可與蟹同食 令腹痛吐瀉.

45) 『本草精華』, 「紅柿」, 藏器曰 飮酒食紅柿 易醉 或心痛欲死.

46) 李時珍, 『本草綱目』, 「柿」, 藏器曰 飮酒食紅柿 令人易醉 或心痛欲死 別錄言解酒毒 失之矣.

47) 李時珍, 『本草綱目』, 「柿」, 宗奭曰 柿有數種 著益柿 於蒂下別有一重 又有牛心柿 狀如牛心 蒸餅柿 狀如市賣蒸餅 華州朱柿 小而深紅 塔柿 大於諸柿 去皮挂木上 風日乾之佳 火乾者味 不甚佳 其生者 可以溫水養去澀味也

널리 사용하고 있다.

임시(飪柿)는 저장된 감을 의미하기도[48] 하지만 일반적으로 우린 감을 의미한다. 『농정전서(農政全書)』(1639)에서는 임시에 대해 '물이 든 항아리에 떫은 감을 넣으면 며칠 뒤에 익게 된다. 그러나 감의 성질이 냉하기 때문에 소금에 감을 저장한 것은 독성이 있게 된다.'[49]라고 하여 감을 우리는 방법을 설명하면서 감을 소금에 저장하지 말라고 했다. 『本草綱目』[50]에서도 소금에 저장된 감은 유독하다고 보았는데, 차가운 성질의 감이 소금에 의해 유독해지는 과정으로 보인다. 한편 『食物本草』에서는 '임시(飪柿)는 물속에 넣어 만드는 것으로, 소금을 넣으면 유독(有毒)해진다. 하초(下焦)를 수렴시키며 비위(脾胃)를 든든하게 하고 숙혈(宿血)을 없애 준다.'[51]라고 했다. 『本草綱目』[52]·『本草精華』[53] 등에서도 우린 감에 대한 효능은 동일하게 서술되어 있다.

이시진(李時珍)은 '임(飪)은 저장한 감으로, 물을 거두고 소금에 담그는 방법 외에 숙시(熟柿 : 익은 감)를 잿물로 3~4회 씻는 방법이 있다. 물을 제거하고 그릇에 넣어 10여 일이 지나면 먹을 수 있다. 그러나 병을 치료하는 데는 마땅하지 않다.'[54]라고 하여 또 다른 방법을 소개하고 있다.

한편 '구양수(歐陽修)의 귀전록(歸田錄)에 말하기를 양등인(襄鄧人)은 명사(榠櫨)나무·marmelo(樲梓)·굴잎 등에 감을 넣어 두면 감이 익게 된다고 하였으나 반드시 그러한 것만은 아니다.'[55]라고 하여 식물을 이

---

48) 陳耀文, 『天中記』, 飪柿 藏果實謂之飪 今飪柿是也.
　　楊彦齡, 『楊公筆錄』, 藏果實謂之飪 力感切 今飪柿是也.

49) 徐光啓, 『農政全書』, 「飪柿」, 水一甕置柿其中 數日即熟 但性冷 亦有鹽藏者 有毒.

50) 李時珍, 『本草綱目』, 「柿」, 飪柿 音覽 修治 瑞曰 水藏者性冷 鹽藏者有毒

51) 盧和 著. 李杲 編, 『食物本草』, 飪柿 水養者 入鹽有毒 澁下焦 健脾胃 消宿血.

52) 李時珍, 『本草綱目』, 「柿」, 主治 澁下焦 健脾胃 消宿血.(詵)

53) 『本草精華』, 「乾柿」, 飪柿 澁下焦 健脾胃 消宿食.

54) 李時珍, 『本草綱目』, 「柿」, 時珍曰 飪 藏柿也 水收 鹽浸之外 又有以熟柿用灰汁澡三四度 令汁盡着器中 經十餘日即可食 治病非宜

용해 감을 우리는 방법을 설명하고 있다. 바로 이 대목이 주목해야 할 부분으로, 에틸렌이 발생되는 식물을 이용해서 떫은맛을 없애는 과정으로 보인다.

현대과학에 의하면 감이 떫은 것은 수용성 성분인 타닌(tannin)을 함유하고 있기 때문인데, 바로 이 타닌이 당분으로 전환되는 것이 아니고 불용성으로 되어 떫은맛이 나타나지 않게 되는 것을 탈삽(脫澁)이라 한다. 탈삽하는 방법은 여러 가지가 있는데, 약 45℃의 따뜻한 물에 하루 정도 담그는 온탕탈삽법(溫湯脫澁法), 술을 분무기로 뿌리는 알코올탈삽법, 이산화탄소나 드라이아이스를 이용하는 가스탈삽법, 약 −20℃에 감을 장기간 냉동 저장하는 동결탈삽법 등이 있다. 또한 에틸렌이 잘 발생되는 조생종 사과와 떫은 감을 같이 밀봉해도 탈삽이 된다.

한의학에서는 탈삽되는 과정을 어떻게 해석할까? 감을 차가우면서 떫은맛이 있고 수렴하는 기운이 많은 것으로 이해하여, 태양인의 이질 설사·반위·장독하혈(臟毒下血) 등에 사용한다. 이러한 감을 따뜻한 물에 담가 인위적으로 온기(溫氣)를 줌으로써 감의 냉기를 없애 중화시키는 것으로 이해된다. 그리고 수렴 기운이 있는 감에 비해 술[알코올]은 발산하는 기운이 매우 강하다. 이에 수렴 기운과 발산 기운이 서로 중화되어 떫은맛을 없애는 기전으로 보인다.

탄소[석탄, 석유 등의 화석 연료가 타면서 생긴 이산화탄소]는 따뜻한 기운이 있다고 보았으며, 이 따뜻한 기운이 감의 떫은 성질을 중화시키는 것으로 해석된다. 또한 드라이아이스를 직접 맨손으로 만지면 화상을 입는 이치와 같이 낮은 온도에 저장하는 냉동 저장도 시간은 걸리지만 결과적으로 냉하고 수렴하는 기운을 중화시키는 것으로 이해된다. 그리고 따뜻한 성질이 있는 사과에서 발생된 에틸렌은 발산하는 기운이 강해서 감의 수렴 기운인 떫은맛을 제어한다. 이와 같이 감의 떫은맛을 없애는 방법이 매우 다양하지만, 근본적으로는 감의 차갑고 수렴하는 기운을 중화시키는 것으로 한의학에서는 해석하고 있다.

---

55) 李時珍, 『本草綱目』, 「柿」, 歐陽修歸田錄言 襄鄧人 以楔櫨 或榲桲 或橘葉於中 則熟 亦不必.

4. 곶감의 효능

1) 각종 병증에 치료제로 이용

우리나라의 옛날이야기 가운데 호랑이가 제일 무서워하는 것이 곶감이라는 말이 있다. 곶감이 얼마나 맛이 좋았으면 이러한 이야기가 나올까 싶다. 곶감은 꼬챙이에 감을 꽂아서 말린 감에서 유래된 단어로, '곶다'가 '꽂다'로 변했기 때문에 일부 지방에서는 '꽂감'이라고도 한다. 그리고 어떤 일을 빨리 해치우거나 맛있는 것을 빨리 먹는 것을 우리는 '감쪽같다'라고 한다. 이 말은 꼬챙이에 꽂은 감을 누가 볼 사이도 없이 빨리 먹어 치우는 데서 나온 것이다.

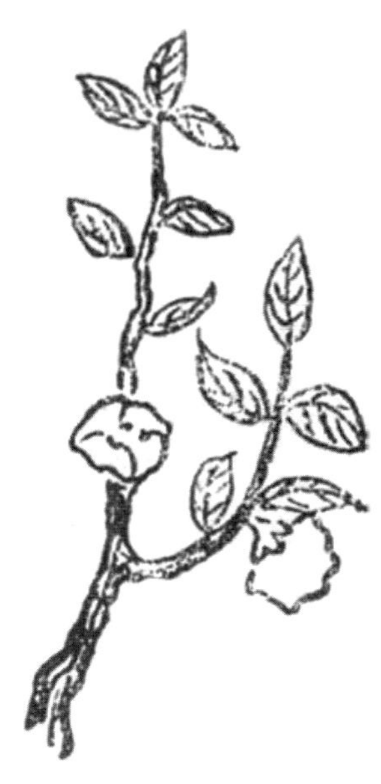

〈그림 7〉『本草從新』乾柿

햇빛에 말린 곶감을 백시(白柿)라고 하며, 말린 감이라는 뜻으로 건시(乾柿) 그리고 황시(黃柿)라고도 한다.56) 또한 곶감을 시병(柿餠)57) 또는 시화(柿花)라고도 하는데, 이는 곶감이 떡[餠]처럼 납작하게 눌러지고 흰 꽃[花]이 핀 것처럼 하얀 분말이 곶감 표면에 생기기 때문에 붙여진 이름이다. 곶감은 큰 감의 껍질을 벗기고 납작하게 눌러 햇빛에 말리고 저녁에 서리를 맞혀서 말린다. 곶감을 옹기 속에 넣어 두면 흰 가루[白霜]가 생기는데 이를 시상(柿霜)이라 한다.58)

곶감과 시상(柿霜)의 기미(氣味)는 감평(甘平)하며 떫고 무독하다. 그

---

56) 許浚,『東醫寶鑑』,「白柿」, 卽日乾者 性冷(一云平) 溫補厚腸胃 健脾胃 消宿食 去面䵟 除痎血 潤聲喉 一名乾柿 一名黃柿(本草)

57) 崔世珍,『訓蒙字會』, 柿 감 시. 俗呼乾者曰柿餠 正作柿.

58) 李時珍,『本草綱目』,「柿」, 白柿 柿霜 修治 時珍曰 白柿即乾柿生霜者 其法用大柿 去皮捻扁 日晒夜露至乾 內瓮中 待生白霜乃取出 今人謂之柿餠 亦曰柿花 其霜謂之柿霜

러나 도홍경(陶弘景 : 456~536)은 땡감이 대체적으로 냉하기 때문에 햇
볕에 말린 곶감은 성질이 냉하고 불에 훈(熏)한 것은 성질이 뜨겁다는
주장을 하고 있다.59)

　곶감의 효능에 대해 『本草綱目』60)·『本草精華』61) 등에서는 '위(胃)를
열고 삽장(澀腸) 작용이 있다. 담(痰)을 없애며 갈증을 그치게 한다. 토
혈(吐血)을 치료하며 심폐(心肺)를 윤택하게 하고 폐위(肺痿)·심열(心熱)
·해수(欬嗽)를 치료하며 목소리를 윤택하게 하고 살충(殺蟲) 작용이 있
다.'라고 했다. 그리고 '곶감을 물에 담갔다가 상복하면 된다.'62)라고 했
다.

　시상(柿霜)의 효능에 대해 이시진(李時珍)은 '상초(上焦)와 심폐(心肺)
의 열을 맑게 하고 진액을 생성하여 갈증을 그치게 한다. 담(痰)을 없애
며 기침을 그치게 한다. 그리고 인후(咽喉)와 구설(口舌)의 창통(瘡痛)을
치료한다.'63)라고 했다.

　또한 '정강이가 곪아 터졌을 때 시상(柿霜)과 감꼭지를 같은 분량으로
하며 불에 태운 다음 갈아서 붙이면 심히 효과가 좋다.'64)라고 하여 시
상(柿霜)을 피부약으로도 사용했다.

설사 치료제

　곶감은 설사에 좋다. 주진형(朱震亨 : 1281~1358)은 '건시(乾柿)는 금
(金)에 속하면서 토(土)의 기운이 있고, 음(陰)에 속하면서 수렴하는 의
미가 있기 때문에 지혈(止血)시키고 기침을 치료하는 데 또한 도움이

---

59) 李時珍, 『本草綱目』, 「柿」, 氣味 甘平澀無毒 弘景曰 日乾者性冷 生柿彌冷 火熏者性熱.
　　『本草精華』, 「乾柿」, 弘景曰 日乾 性冷.

60) 李時珍, 『本草綱目』, 「柿」, 開胃澀腸 消痰止渴 治吐血 潤心肺 療肺痿心熱欬嗽 潤聲喉 殺蟲
　　(大明)

61) 『本草精華』, 「乾柿」, 大明 開胃澀腸 消痰止渴 治吐血 潤心肺 療肺痿心熱咳嗽 潤聲喉 殺虫.

62) 許浚, 『東醫寶鑑』, 「乾柿」, 潤聲喉 可水漬常服之(本草)

63) 李時珍, 『本草綱目』, 「柿」, 霜 清上焦心肺熱 生津止渴 化痰寧嗽 治咽喉口舌瘡痛(時珍).
　　『本草精華』, 「乾柿」, 時珍 霜 清上焦心肺熱 生津止渴 化痰寧嗽 咽喉口舌瘡痛

64) 李時珍, 『本草綱目』, 「柿」, 臁脛爛瘡 用柿霜 柿蒂等分燒研 傅之甚效(筆峯雜興).

될 수 있다.'65)라고 하여, 곶감은 떫은 성질이 있기 때문에 수렴하면서[金] 지키는[土] 작용이 있다고 보았다.

이에 이시진(李時珍)은 '곶감은 비장[土]과 폐장[金]의 혈분(血分)으로 들어가는 과일이다. 감미(甘味)가 있으면서 기(氣)가 평(平)하여 성질이 삽(澁)하여 수렴할 수 있으므로 비장을 튼튼히 하고 장을 수렴[健脾澁腸]하며 기침을 치료하고 출혈을 그치게 하는 작용이 있다. 오행(五行)상 대장(大腸)은 폐(肺)와 서로 합하며 위(胃)의 자(子)에 해당된다. 시상(柿霜)은 바로 정액(精液)과 같아 폐병(肺病)과 상초약(上焦藥)에 넣으면 더욱 좋다.'66)라고 하면서, '방작박택편(方勺泊宅編)에 말하기를 외형유연(外兄劉掾)이 반 달 동안 장독하혈(臟毒下血 : 대변을 볼 때 피가 나오는 증상)로 거의 죽게 되었을 때 하나의 처방을 얻었다. 곶감을 태운 재를 2돈씩 복용하였더니 치유되었다고 했다. 그리고 왕구백일방(王璆百一方)에 하혈(下血) 10년에 역시 같은 처방을 얻어 한번 복용하였더니 치유되었다. 산제(散劑)로 만들거나 환제(丸散)로 만들거나 모두 가능하다. 본초(本草)에서 장벽(腸澼 : 이질)을 치료하고 숙혈(宿血 : 오래된 어혈)을 없애고 열독(熱毒)을 풀어낸다는 뜻과 서로 의미가 같다. 따라서 감은 태음(太陰)의 혈분(血分)의 약임을 더욱 징험할 수 있다.'67)라고 했다. 같은 내용이 『속명의류안(續名醫類案)』(1770)68)·『본초부방편람(本草附方便覽)』(1855)69) 등에 보이고 있다.

---

65) 李時珍, 『本草綱目』, 「柿」, 震亨曰 乾柿屬金而有土 屬陰而有收意 故止血治欬 亦可為助也

66) 李時珍, 『本草綱目』, 「柿」, 時珍曰 柿乃脾肺血分之果也 其味甘而氣平 性澁而能收 故有健脾澁腸 治嗽止血之功 蓋大腸者 肺之合而胃之子也. 眞正柿霜 乃其精液 入肺病上焦藥尤佳. 『本草精華』, 「乾柿」, 脾肺血分之果 味甘而氣平 性澁能收 故有健脾澁腸 治嗽止血之功 大腸者 肺之合而胃之子也 柿霜 乃精液 入肺病上焦藥尤佳.

67) 李時珍, 『本草綱目』, 「柿」, 按方勺泊宅編云 外兄劉掾云 病臟毒下血 凡半月 自分必死 得一方 只以乾柿燒灰 飮服二錢逐愈. 又王璆百一方云 曾通判子病下血十年 亦用此方 一服而愈 爲散爲丸皆可 與本草治腸澼 消宿血 解熱毒之義相合 則柿爲太陰血分之藥 益可徵矣.

68) 魏之琇, 『續名醫類案』, 「腸風臟毒」, 方勺泊宅編云 外兄劉掾 病臟毒下血 凡半月 自分必死 得一方 只以乾肺燒灰 飮(飯을 교정)服二錢 逐愈 又王璆百一方云 曾通判子病下血十年 亦用此方 一服而愈 為丸為散皆可(本草綱目)

69) 黃度淵, 『本草附方便覽』, 「後陰」, 方勺泊宅編云 外兄劉掾云 痛臟毒下血 凡半月 自分必死

『본초구진(本草求眞)』(1769)에서는 '시상(柿霜)은 오로지 폐(肺)와 위(胃)의 열을 내려 주어 인후(咽喉)와 구설(口舌)의 창통(瘡痛)과 장풍(腸風 : 치질로 인해 붉은 피가 나오는 것), 치루(痔漏 : 항문 직장 주위에 누공(瘻孔)이 생긴 치질)를 치료할 수 있다. 그러나 반드시 원기(元氣)를 분리시키는 것은 아니므로 처음에 시상을 복용하는 것을 시도할 만하다. 만약 허번(虛煩)하거나 천수(喘嗽 : 천식과 기침)가 있으면 절대 금해야 한다.'70)라고 설명하고 있다.

한편 추리(秋痢)는 흰 농만 나오면서 배가 아픈 이질로, 독리(毒痢)라고도 한다.71) 이때 곶감을 사용해서 치료했던 기록이 나온다. 『食療纂要』에 의하면 '어린아이의 추리(秋痢)를 치료하려면 곶감[乾柿]을 약간 구하여 간다. 쌀을 삶아 죽을 만들고 익으려고 할 때 감을 넣고 다시 3～5회 끓으면 아이에게 먹인다.'72)라고 했는데, 이는 태양인의 임상 사례로 보인다. 비슷한 내용이 『普濟方』73)·『本草綱目』74)·『사의경험방(四醫經驗方)』75)·『소아위생총미론방(小兒衛生總微論方)』76) 등에서도 보이고, 『東武遺稿』에도 같은 효능이 언급되어 있다.77)

得一方 只以乾柿燒灰 飮服二戔遂愈 ○又王璆百一方云 曾通判子病下血十年 亦用此方 一服而愈 爲散爲丸皆可 與本草治腸澼 消宿血 解熱毒之義相合 則柿爲太陰血分之藥 益可徵矣

70) 黃宮繡, 『本草求眞』, 「柿蔕」, 柿霜專淸肺胃之熱 能治咽喉口舌瘡痛 腸風痔漏 然必元氣未離 始可投服 若虛煩喘嗽 切忌.

71) 朱橚, 『普濟方』, 小兒秋痢 號曰毒痢 純下白膿 肚痛

72) 全循義, 『食療纂要』, 「小兒諸病」, 治秋痢. 乾柿子 若干硏之 煮米粥 欲熟時 下柿 更三五沸 令兒食之.

73) 朱橚, 『普濟方』, 療小兒秋痢(本草) 以柿硏 先煮粥 熟即下柿 更三兩沸 與小兒飽食 幷乳母喫亦良

74) 李時珍, 『本草綱目』, 「柹」, 小兒秋痢 以粳米煮粥 熟時入乾柹末 再煮三兩沸 食之 奶母亦食之(食療)

75) 『四醫經驗方』, 秋痢. 乾柿 若干枚切碎 煮米粥 欲熟時 投柿 更三五沸 停冷食之

76) 何大任, 『小兒衛生總微論方』, 黃柿餅 治秋痢 以黃柿 擣和米粉作餅 或作粥 與食之

77) 李濟馬, 『東武遺稿』, 柿子氣寒 能潤心肺 止渴化痰 澁腸禁痢.

임증(淋症)에 사용

곶감은 임증(淋症)에 사용되기도 했다. 임증은 한의학 고유 용어로, 소변을 누려고 하나 잘 나오지 아니하면서 요도와 아랫배가 아픈 병을 말한다. 『本草綱目』에 의하면 '소변에 피가 섞여 나오는 임증에 곶감 3개를 불에 태운 다음 갈아 분말로 만들고 묵은 쌀에 먹는다.'[78]라고 했으며, '열로 인한 임증으로 삽통(澁痛)이 있을 때 곶감과 등심(燈心)을 같은 분량으로 물에 넣고 달여 매일 마신다.'[79]라고 했다.

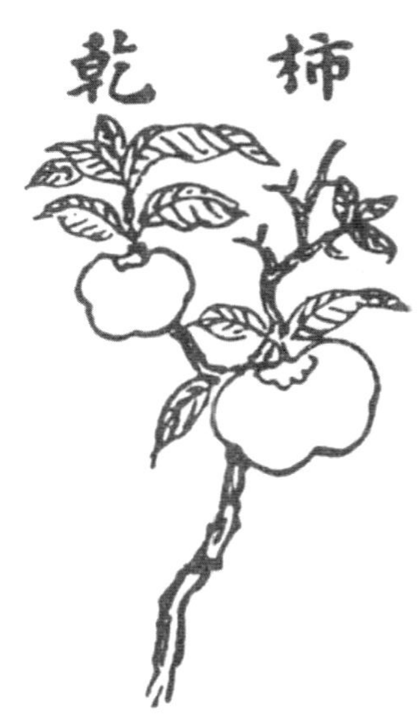

〈그림 8〉『本草備要』乾柿

기침에 사용

곶감은 기침에 좋다. 수렴하는 기운이 있는 곶감은 기침이나 마음이 심란할 때 사용하기도 한다. 『本草綱目』에 의하면 '출산 후의 해역(欬逆 : 기침을 하면서 기운이 치밀어 올라 숨이 차는 증상)과 기란(氣亂)으르 심번(心煩)이 있을 때 곶감을 잘라 물에 넣고 삶아 그 즙을 마신다.'[80]라고 했다.

이롱(耳聾)에 곶감이 사용되었다. 『食療纂要』에 의하면 '이롱(耳聾)과 코로 향취(香臭)를 맡지 못하는 것을 치료하려면 곶감[乾柿] 3개를 잘게 자르고 멥쌀[粳米] 3홉을 준비한 다음 된장국물에 죽을 끓여 공복에 덕는다.'[81]라고 하여 곶감을 이롱(耳聾)으로 인한 코막힘에 사용하기도 했

---

78) 李時珍, 『本草綱目』, 「柿」, 小便血淋 葉氏 用乾柿三枚燒存性 研末 陳米飲服 經驗方 用白柿 烏豆 鹽花煎湯 入墨汁服之

79) 李時珍, 『本草綱目』, 「柿」, 熱淋澁痛 乾柿 燈心等分 水煎日飲 朱氏方

80) 李時珍, 『本草綱目』, 「柿」, 産後欬逆 氣亂心煩 用乾柿切碎 水煮汁呷 産寶

81) 全循義, 『食療纂要』, 「耳聾」, 治耳聾 及鼻不聞香臭. 乾柿三枚細切 粳米三合 於柿汁中煮粥 空腹食之.

다. 『普濟方』[82]·『鄕藥集成方』[83] 등의 건시죽(乾柿粥)과, 『의방합편(醫方合編)』[84]·『양방금단(良方金丹)』[85] 등에서도 이와 같은 내용이 그대로 인용되었음을 확인할 수 있다. 하지만 『普濟方』[86]·『本草綱目』[87] 등에서는 두시(豆豉 : 발효된 콩)를 약간 넣어 죽을 끓인다고 하여 조리법에 있어서 약간의 차이를 보이고 있다.

한편 코가 막혔을 때에도 곶감을 사용했다. 『本草綱目』에 의하면 '코가 막혀 뚫리지 않을 때 곶감과 멥쌀을 같이 넣고 삶아 죽을 만들어 매일 먹는다.'[88]라고 했다.

비장 기능 강화

곶감은 비장을 강하게 하는 작용을 한다. 즉 배가 들어가고 식사량이 줄어들었을 때 곶감을 이용했다. 『本草綱目』[89]·『林園經濟志』[90]·『本草附方便覽』[91]·『양무신편(兩無神編)』(1931)[92] 등에 의하면 '남녀를 불문하

---

82) 朱橚, 『普濟方』, 乾柿粥方(出聖惠方) 治耳聾 及鼻不聞香 乾柿(三枚細切) 粳米(三合) 右於豉汁中煮粥 空腹食之

83) 『鄕藥集成方』, 乾柿粥 治耳聾 及鼻不聞香臭. 乾柿三枚細切 粳米三合 ○右於豉汁中煮粥 空腹食之

84) 『醫方合編』, 耳聾 及鼻不聞香臭 乾柿三介細切 粳米三合 豉小許 煮粥 空心服

85) 『良方金丹』, 耳聾 及鼻不聞香臭 乾柿三箇細末 粳米三合 豉少許 煮粥 空心服

86) 朱橚, 『普濟方』, 治鼻塞(出本草) 以乾柿三枚細切 粳米三合 豉少許 煎粥 空心食之

87) 李時珍, 『本草綱目』, 「柿」, 耳聾鼻塞 乾柿三枚細切 以粳米三合 豆豉少許煮粥 日日空心食之 聖惠

88) 李時珍, 『本草綱目』, 「柿」, 鼻窒不通 乾柿同粳米煮粥 日食 聖濟

89) 李時珍, 『本草綱目』, 「柿」, 腹薄食減 凡男女脾虛腹薄 食不消化 面上黑點者 用乾柿三斤 酥一斤 蜜半斤 以酥蜜煎勻 下柿煮十餘沸 用不津器貯之 每日空腹食三五枚 甚良 孟詵食療

90) 徐有榘, 『林園經濟志』, 「內傷」, 柿(食療本草) 脾虛腹薄 食不消 面上黑點 乾柿三斤 酥一斤 蜜半斤 以酥蜜煎勻 下柿煮十餘沸 用不津器貯之 每空心服三五枚

91) 黃度淵, 『本草附方便覽』, 「內傷」, 腹薄食減 凡男女脾虛腹薄 食不消化 面上黑點者 乾柿三斤 酥一斤 蜜半斤 以酥蜜煎勻 下柿煮十餘沸 用不津器貯之 每日空腹(1자 삽입)食三五枚 甚良

92) 南載喆, 『兩無神編』, 「傷食門」, 腹薄食減 脾虛不消 面上黑點者 用乾柿三斤 酥(1자 삽입)一升 蜜半斤 以酥(醋를 교정)蜜煎勻 下柿煎十餘沸 用不津器貯之 每日空腹食三五枚 甚良

고 비장(脾臟)이 허하여 배[腹]가 약해 음식을 소화시키지 못하고, 얼굴에 검은 점이 나오는 사람에게 사용한다. 곶감 3근과 연유 1근 그리고 꿀 반 근을 준비한 다음, 연유와 꿀을 고루 달인 다음 곶감을 넣고 20여 회 끓인 다음 새지 않는 그릇에 저장한다. 매일 공복에 3~5개씩 먹으면 심히 좋다.'라고 했다. 또한 얼굴에 기미가 있거나 주근깨가 있을 때 곶감을 매일 먹으면 좋다고 했다.[93]

『東醫寶鑑』에서는 '곶감은 비장의 기운을 튼튼하게 한다. 연유와 꿀에 같이 끓여 먹으면 비장이 허박(虛薄)하여 음식을 소화시키지 못하는 것을 치료한다.'[94]라고 했다.

백발(白髮) 개선

곶감을 백발(白髮)에 사용하기도 했다. 『本草綱目』에 의하면 '부인의 산발(蒜髮 : 마늘과 같은 색의 백발)에 곶감 5개를 모향(茅香 : 흰 띠 꽃)에 넣어 삶아 익히고, 구기자를 술에 담근 다음 불에 쬐어 분말로 만든다. 같은 분량으로 섞고 빻아 오동나무 열매 크기로 환을 만들어 매일 3회 50환씩 모향탕(茅香湯)에 먹는다.'[95]라고 했다. 한편 '곶감을 먹으면 오동나무 기름독이 해독된다.'[96]라고 하여 곶감을 해독제로도 사용했다

감떡

곶감으로 감떡을 만들기도 했다. 시고(柿餻)는 찹쌀가루에 곶감을 넣어 경단처럼 만든 감떡으로, 『本草綱目』·『東醫寶鑑』[97] 등에 의하면 '찹쌀 1되를 깨끗이 씻고 큰 곶감 50개를 같이 빻아 가루로 만들고 찐 다음 말린다. 삶은 대추에 넣고 버무려 만든다.'[98]라고 하면서, 소아가 감

---

93) 李時珍, 『本草綱目』, 「柿」, 面生黚黣 乾柹日日食之 普済方

94) 許浚, 『東醫寶鑑』, 「乾柿」, 健脾氣 和酥蜜煎食 主脾虛薄 食不消化(本草)

95) 李時珍, 『本草綱目』, 「柿」, 婦人蒜髮 乾柹五枚 以茅香煑熟 枸杞子酒浸焙研 各等分 擣丸梧子大 每服五十丸 茅香湯下 日三 普済

96) 李時珍, 『本草綱目』, 「柿」, 解桐油毒 乾柹餅食之 普済

97) 許浚, 『東醫寶鑑』, 「乾柿」, 和米粉作餻 與小兒喫 治秋痢(本草)

떡을 먹으면 추리(秋痢)·하리(下痢)·하혈(下血) 등을 그치게 하는 데 효
험이 있다고 했다.99)

2) 오시(烏柿)

곶감의 일종인 오시(烏柿)에 대해 살펴보자. 『本草綱目』100)·『東醫寶鑑』
101) 등에 의하면 오시(烏柿)는 불에 말린 감으로, 화시(火柿)라 표기한
다고 했다. 그러나 『증보산림경제(增補山林經濟)』(1766)102)·『의휘(宜彙)』
(1871)103)·『本草精華』104) 등에서 '감의 대목(臺木)으로 사용하는 고욤은
오시(烏柿)로, 비시(椑柿)·칠시(漆柿)라고도 한다.'고 하여 서로 차이를
보이고 있다. 『광재물보(廣才物譜)』(미상)에서 비시(椑柿)와 칠시(漆柿)
는 먹감나무라고 하여 고욤과 구별하여 설명하고 있기 때문에105) 논란
의 여지가 있다.
　하지만 『東醫寶鑑』에서 '소시(小柿)는 고욤으로 우내시(牛嬭柿)라고 하
는데 감과 비슷하지만 매우 작다. 매우 차가운 성질이 있어 많이 먹지
말아야 한다. 고욤의 꼭지는 떫고 해역(咳逆)을 그치게 한다.'106)라고 하

---

98) 李時珍, 『本草綱目』, 「柿」, 柿餻 修治 時珍曰 按李氏食經云 用糯米洗淨一斗 大乾柿五十箇
同擣粉蒸食 如乾 入煮棗泥和拌之

99) 李時珍, 『本草綱目』, 「柿」, 主治作餅及餻與小兒食 治秋痢(詵) 黃柿和米粉作糗蒸 與小兒食
止下痢 下血有效(藏器)

100) 李時珍, 『本草綱目』, 「柿」, 火乾者 謂之烏柿.

101) 許浚, 『東醫寶鑑』, 「紅柿」, 乾者名白柿 火乾者名烏柿 其白柿皮上凝厚者 謂之柿霜(入門)
許浚, 『東醫寶鑑』, 「烏柿」, 卽火乾者 一名火柿 性煖 主殺毒 療金瘡火瘡 生肉止痛 可斷下
(本草)

102) 柳重臨, 『增補山林經濟』, 「柿」, 有小者 我之無者 取枝于輭棗根上揷之 揷烏柿根上尤佳 烏
柿卽고욤.

103) 錦里散人, 『宜彙』, 噫氣 烏柿蔕고욤 及木香等分服之神效 煎水和淸尤佳

104) 『本草精華』, 椑柿 漆柿 烏柿 卽今고욤.

105) 『廣才物譜』, 椑柿. 먹감나무 似柿而靑黃 惟堪生啖 不可爲乾 擣碎浸汁 謂之柿漆 加以染繒.
漆柿 綠柿 靑椑 烏椑 花椑 赤棠椑.

106) 許浚, 『東醫寶鑑』, 「小柿」, 고욤 謂之牛嬭柿 似柿而甚小 性至冷不可多食〈本草〉 ○小柿蔕

여 오시(烏柿)와 고욤을 분명하게 구별하고 있다. 따라서 오시(烏柿)를 고욤으로 본 것은 잘못된 것으로 보아야 한다.

그러나 『惺所覆瓿藁』에서 지리산에서 나오는 감의 한 품종으로 오시(烏柿)를 소개하고 있다.107) 따라서 품종으로서의 오시(烏柿)와 불에 말린 감인 오시(烏柿)는 서로 구분해야 한다.

『本草綱目』에서는 오시(烏柿)의 효능에 대해 '감온(甘溫)하며 무독(無毒)하다. 살충(殺蟲) 작용이 있으며 금창(金瘡)·화창(火瘡) 등을 치료하는데 살이 나오게 하며 통증을 그치게 한다.'108)라고 했으며, '개에 물린 상처를 치료하며 하리(下痢 : 이질)를 그치게 한다.'109)라고도 했다. 또한 약을 먹었을 때 입이 써서 토하려고 하는 자에게 오시(烏柿)를 조금 먹이면 즉시 그친다고 했다.110)

5. 시체(柿蔕 : 감꼭지)의 효능

딸꾹질에 쓰임

감꼭지를 한문으로 시체(柿蔕)라 하는데 그 효능에 대해 맹선(孟詵 : 621~713)은 '감꼭지는 떫은맛이 있으며 평(平)하고 무독하다. 해역(欬逆)과 딸꾹질[噦氣]을 치료하는데, 감꼭지를 달여 그 즙을 복용한다.'111)라고 했다.

그 기전에 대해 '사람의 음기(陰氣)는 위(胃)에 의존하여 길러지는데,

止咳逆性澁〈入門〉

107) 許筠, 『惺所覆瓿藁』, 「屠門大嚼」, 烏柿, 産智異山 色紺而圓尖 味稍厚 小津 宜串乾而屑 尤佳.

108) 李時珍, 『本草綱目』, 「柿」, 烏柿 火熏乾者 氣味甘溫無毒 主治殺蟲 療金瘡 火瘡 生肉止痛 (別錄)

109) 李時珍, 『本草綱目』, 「柿」, 治狗齧瘡 斷下痢.(弘景)

110) 李時珍, 『本草綱目』, 「柿」, 服藥口苦及嘔逆者 食少許即止.(藏器)

111) 李時珍, 『本草綱目』, 「柿」, 柿蔕 氣味澁平無毒 主治欬逆噦氣 煑汁服.(詵)
    『本草精華』, 「乾柿」, 柿蔕 澁平. 欬逆噦氣. 煑服.

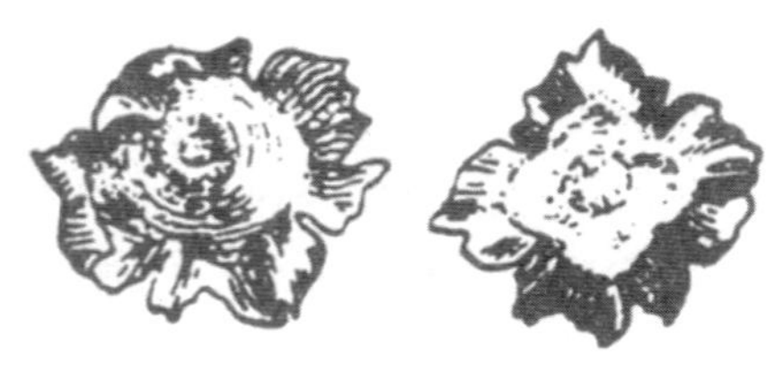

<그림 9> 감 꼭지

토(土：脾胃)가 상하면 목(木)이 상화(相火)를 끼고 기도에 곧바로 충격을 주면서 상승하기 때문에 해역이 생긴다. 옛 사람들이 위한(胃寒)에 정향(丁香)과 시체(柿蔕)를 사용하였지만, 어떤 것이 보허(補虛)하고 강화(降火)하는지 알지 못하였다. 청기(淸氣)와 이담(利痰)을 하지 못하고 오직 화(火)를 도와줄 뿐이었다.'112)라고 설명했다. 즉 해역과 딸꾹질의 원인을 분석하였으나 그 치료 방법이 정밀하지 못했다고 본 것이다.

이시진(李時珍)은 '해역(欬逆)은 기(氣)가 배꼽 아래의 충맥(冲脉)에서 시작되어 위로 인후부로 곧장 올라가 편치 않은 소리가 거슬리면서 나는 소리이다. 주굉(朱肱)의 남양서(南陽書)에서는 딸꾹질이 해역(欬逆)이 된다고 하고, 왕리(王履)의 소회집(溯洄集)에서는 기침[欬嗽]이 해역으로 된다고 하였는데 이는 모두 잘못된 것이다. 딸꾹질은 건구(乾嘔：헛구역질)가 있으면서 소리가 나는 것이다. 해역(欬逆)은 상한(傷寒：감기)에 걸리고 토하(吐下：토하고 설사함)한 후나, 오래된 병이나 출산 후, 그리고 노인이나 허약한 사람이 음기(陰氣)가 크게 훼손되어 양기(陽氣)가 갑자기 역상하는 것으로 하초(下焦)에서 상초(上焦)로 거슬러 올라가 잘 배출되지 않은 것이다. 상한이 있을 때나 평인(平人)이 담기(痰氣)를 억눌러서 해역이 나타난 경우에는 당연히 허실음양(虛實陰陽)을 살펴보고 온(溫)하거나 보(補)하고 열을 내리거나 기(氣)를 내리고 토(吐)하거나 하(下)하여야 한다. 옛날 처방에서는 단지 시체(柿蔕)만을 달인 즙을 마셔 그 고미(苦味)와 온기(溫氣)로 능히 역기(逆氣)를 내린 것이다. 제생시체산(濟生柿蔕散)에 정향(丁香)과 생강(生薑)의 맵고 뜨거운 약을 넣어 개담(開痰)하고 산울(散鬱)하니 이것은 종치지법(從治之法：병증의 가짜

---

112) 李時珍,『本草綱目』,「柿」, 震亨曰 人之陰氣 依胃爲養 土傷則木狹相火 直衝淸道而上作咳
逆 古人以爲胃寒 旣用丁香柿蔕 不知其孰爲補虛 孰爲降火 不能淸氣利痰 惟有助火而已.

증상을 고려하여 치료하는 방법)으로 옛사람들이 자주 사용하여 효험을 보는 방법이다. 장원소(張元素)에 이르러 인삼(人蔘)을 추가로 넣어 병후(病後)의 허약한 사람이 해역할 때 치료하였으므로 역시 공적(功績)이 있다. 주단계(朱丹溪)는 한(寒)으로 열(熱)을 치료하는 이치를 고집하였으므로 종치지법(從治之法)보다는 못하지만 잘못된 것을 교정하려다 오히려 지나침이 있었다. 진무택(陣無擇) 같은 사람은 양강(良薑) 같은 약을 더 첨가하니 이는 위한(胃寒)이 있을 때 오히려 사화(邪火)를 도와주는 것이 된다.'113)라고 하여 딸꾹질에 시체(柹蔕)를 사용함에 있어서 뜨거운 약을 넣는 부작용을 지적하고 있다.

이는 그동안 딸꾹질을 치료하는 데 있어서 시체(柹蔕)에 정향(丁香)·인삼(人蔘)·양강(良薑)·감초(甘草)·청피(靑皮)·진피(陳皮)·반하(半夏)·생강(生薑) 등을 넣는 처방들이114) 반드시 좋은 것만이 아님을 지적한 것이다. 이에 『本草求眞』에서는 구체적으로 차가운 증상으로 인한 딸꾹질에는 따뜻한 성질이 있는 정향(丁香), 뜨거운 증상으로 인한 딸꾹질에는 차가운 성질이 있는 시체(柹蔕)를 사용한다고 했다.115) 여기에서 딸꾹질의 원인에 따라 약을 달리 쓰니 음양의 이치가 곳곳에 있음을 우리는 알 수 있다.

---

113) 李時珍, 『本草綱目』, 「柿」, 時珍曰 欬逆者 氣自臍下冲脉直上至咽膈 作呃忒塞逆之聲也 知胘南陽書 以噦為欬逆 王履溯洄集 以欬嗽為欬逆 皆誤矣 噦者乾嘔有聲也 欬逆有傷寒吐下后 及久病産後 老人虛人 陰氣大虧 陽氣暴逆 自下焦逆至上焦 而不能出者 有傷寒失下 及平人 痰氣抑遏而然者 當視其虛實陰陽 或溫或補 或泄熱 或降氣 或吐或下 可也 古方單用柹蔕煎 汁飲之 取其苦溫能降逆氣也 濟生柹蔕散 加以丁香 生薑之辛熱 以開痰散鬱 盖從治之法 正昔人亦常用之收效矣 至易水張氏 又益以人參 治病後虛人欬逆 亦有功績 丹溪朱氏 但執以寒治熱之理 而不及從治之法 矯枉之過矣 若陳氏三因 又加以良薑之類 是真以為胃寒 而助其邪火者也

114) 李時珍, 『本草綱目』, 「柿」, 欬逆不止 濟生柹蔕散 治欬逆胸滿 用柹蔕丁香各二錢 生薑五片 水煎服 或為末 白湯點服 潔古加人參一錢 治虛人欬逆 三因加良薑 甘草等分 衛生寶鑑加青皮陳皮 王氏易簡加半夏生薑

115) 黃宮繡, 『本草求眞』, 「柿蔕」, 柿蔕(專入肺 味苦氣平(時珍謂其苦溫 似非) 雖與丁香同為止呃之味 然一辛熱而一苦平 合用深得寒熱兼濟之妙(醫通本草謂 濟生方治呃逆 專取柹蔕之澁以斂內蘊之熱 丁香 生薑之辛以散外鬱之寒) 如系有寒無熱 則丁香在所必用 不得固執從治 必當佐以柹蔕 有熱無寒 則柹蔕在所必需 不得泥以兼濟之必雜以丁香 是以古人用藥 有合數味而見效者 有單用一味而見效者 要使藥與病對 不致悖謬而枉施耳(竹茹 蘆根 則較柹蔕性凉)

6. 쓰임새가 다양한 감나무

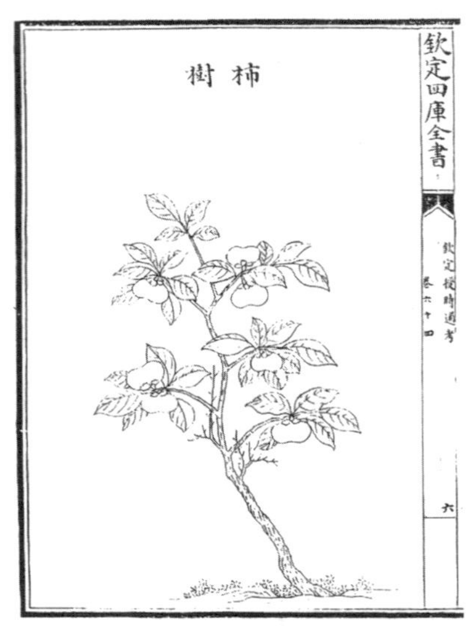

〈그림 10〉 『授時通考』 柿樹

감나무의 잎, 껍질, 뿌리도 좋은 효과를 낸다. 가을에 서리가 내려 감나무 잎이 떨어질 때 그 잎이 거의 감나무 근처에만 있는 특징이 있다. 이는 감나무 잎이 무겁고 수렴 기운이 강해서 바람이 불어도 멀리 날려 다니지 않기 때문이다. 최근 고혈압에 좋다고 알려진 감잎은 서리가 내린 뒤에 씻은 다음 햇빛에 말려서 약재로 사용한다. 감잎차는 비타민C가 많은 것으로 알려져 있는데, 지혈 작용 및 혈소판감소성자반증에 효과가 매우 좋은 것으로 확인되었으며, 감기·당뇨·고혈압 등에 이용되기도 한다.

감나무 껍질과 뿌리도 이용했다. 감나무 껍질에 대해 소송(蘇頌 : 1019~1101)은 '하혈(下血)을 치료한다. 햇빛이나 불에 감나무 껍질을 말린 다음 갈아 분말로 만들어 미음(米飮)에 2돈씩 복용하는데 1량을 복용하면 그친다.'[116]라고 했으며, 이시진(李時珍)은 '뜨거운 물에 덴 화상에 감나무 껍질을 불에 태우고 남은 재를 기름에 개어 바른다.'[117]라고 하여 화상에 외용했다.

감나무 뿌리에 대해서는 '혈붕(血崩 : 비정상적인 자궁출혈로 붕혈(崩血)이라고도 한다.)·혈리(血痢 : 열독으로 인해 피가 섞인 이질)·하혈(下血) 등을 치료한다.'[118]라고 했다. 이러한 내용은 『本史』[119]·『本草精華』[120]

---

116) 李時珍, 『本草綱目』, 「柿」, 木皮 主治下血 晒焙研末 米飮服二錢 兩服可止.(頌)

117) 李時珍, 『本草綱目』, 「柿」, 木皮. 湯火瘡 燒灰 油調傳.(時珍)

118) 李時珍, 『本草綱目』, 「柿」, 根 主治血崩 血痢 下血.(時珍)

등에서도 확인할 수 있다.

　백화점 식품 매장에 가면 감식초를 볼 수 있다. 감식초는 요즘 처음 만들어진 것이 아니라 예전부터 있어 왔다. 우리 선조들은 홍시를 항아리에 넣어 자연 발효시켜 식초를 만들어 사용했다. 감식초를 원액 그대로 먹거나 우유나 냉수, 꿀물 등에 적당히 타서 마시면 피부 노화 방지 및 피로 회복, 숙취 제거에 훌륭한 음료가 되는데, 특히 태양인에게 좋은 것으로 알려져 있다.

7. 고욤

　고욤나무는 감나무의 대목으로 주로 사용되는데, 고욤은 감보다 작고 맛이 달면서 떫은 것이 특징이다. 고욤은 한문으로 군천자(君遷子)·이조(㮌棗)·연조(軟棗)·영조(梬棗)·우내시(牛奶柹)·정향시(丁香柹)·홍람조(紅藍棗) 등으로 표기되고 있다.[121] 이시진(李時珍)은 '왜 군천자(君遷子)라 사용했는지는 알 수 없다. 그러나 이조(㮌棗)는 그 형태가 대추[棗]와 닮고 연[㮌]하기 때문이다. 예전에는 이(㮌)와 연(軟)을 같이 사용하기도 하였다. 당송(唐宋)대의 사람들이 군천(君遷)·이조(㮌棗)·우내시(牛奶柹)가 모두 같은 것임을 모르기 때문에 자세히 설명한다.'[122]라고 했다.

　또한 '고욤은 중국 해남(海南)에서 나오고 높이가 1장(丈) 정도이며 열매에 즙이 있어 마치 유즙(乳汁)의 단맛과 같다. 오도부(吳都賦)의 평중

---

119) 徐命膺, 『本史』, 「柿」, 其木之皮末　服治下血　燒傳湯火傷　良. 根　療血崩　血痢　下血.

120) 『本草精華』, 「乾柿」, 木皮　下血　硏末服. 根. 主血崩　血痢　下血.

121) 李時珍, 『本草綱目』, 「君遷子」, 釋名　㮌棗(千金作軟棗)　梬棗(廣志音逞)　牛奶柹(名苑)　丁香柹(日用)　紅藍棗(齊民要術)

122) 李時珍, 『本草綱目』, 「君遷子」, 時珍曰　君遷子名　始見於左思吳都賦　而著其狀於劉欣期交州記　名義莫詳　㮌棗　其形似棗而軟也　司馬光名苑云　君遷子似馬奶　即今牛奶柹也　以形得名　崔豹古今注云　牛奶柹即㮌棗　葉如柹　子亦如柹而小　唐宋諸家　不知君遷　㮌棗　牛奶柹皆一物　甚詳證之

군천(平仲君遷)이 바로 이것이다.'123)라고 하면서, '군천(君遷)은 이조(㮌棗)로, 감나무류에 속하며 잎이 길다. 열매가 작고 길어 모양이 우내(牛奶 : 소의 유방)와 같다. 말려서 익히면 자흑색(紫黑色)이 된다. 손가락 크기의 작은 원과 같은 것을 정향시(丁香柿)라 하는데 맛이 매우 좋다. 그러나 본초(救荒本草)에서 양시조(羊矢棗)라 한 것은 잘못된 것이다. 고욤나무는 큰 감을 접붙이면 가장 좋다. 광지(廣志)에서 말한 이조(㮌棗)는 작은 감으로 껍질이 세밀하고 두터우며 핵(核)이 작아 수랏상에 올린다.'124)라고 구체적으로 설명하고 있다.

고욤의 효능

고욤의 효능에 대해 '감삽(甘澁)하며 무독하다. 소갈(消渴 : 물을 많이 마시고 음식을 많이 먹으나 몸이 마르고 소변량이 많아지는 증상으로 당뇨보다 넓은 한의학적 개념)을 그치게 하며 번열(煩熱)을 없애고 사람으로 하여금 윤택하게 한다. 마음을 진정시키며 오래 먹으면 안색이 좋아지고 몸이 가벼워지면서 튼튼하게 된다.'125)라고 설명하고 있다.

우리나라에서 출간된 『本史』에서도 위과 같은 말을 언급하면서 '고욤나무는 중국에서 나왔지만 우리나라 곳곳에 있다. 잉시(仍柿)라고 표기하는데 속명(俗名)으로 괴음(槐陰)이라 하였다.'126)라고 했다. 괴음(槐陰)은 고욤을 한자로 표기한 것으로 보인다.

---

123) 李時珍, 『本草綱目』, 「君遷子」, 藏器曰 君遷子生海南 樹高丈餘 子中有汁 如乳汁甜美 吳都賦 平仲君遷 是也

124) 李時珍, 『本草綱目』, 「君遷子」, 時珍曰 君遷即㮌棗 其木類柿而葉長 但結實小而長 狀如牛奶 乾熟則紫黑色 一種小圓如指頂大者 名丁香柿 味尤美 救荒本草以為羊矢棗 誤矣 其樹接大柿最佳 廣志云 㮌棗 小柿也 肌細而厚 少核 可以供御 即此

125) 李時珍, 『本草綱目』, 「君遷子」, 氣味 甘澁平無毒 主治 止消渴 去煩熱 令人潤澤(藏器) 鎮心 久服 悅人顏色 令人輕健(珣)

126) 徐命膺, 『本史』, 「柿」, 仍柿 俗名槐陰. 仍柿亦稱牛奶柿 一名椑棗 一名㮌棗 一名紅藍棗 一名君遷子 中國生海南 東國處處有之 其木類柿而葉長實如棗 其中有汁甛美 吳都賦云 平仲君遷 是也 久服鎮心 悅人顏色 其木接柿甚佳 即向所謂㮌棗根上我之者也.

<표 1> 고욤의 표기

고서7	한문 표기	한글 표기
訓蒙字會(1527)	梬 羊矢棗	고욤
救荒撮要(1554)[127]	小柿	고욤
東醫寶鑑(1613)	小柿 牛嬭柿	고욤
山林經濟(1715)[128]	小柹	고욤
增補山林經濟(1766)	烏柿	고욤
本史(1787)	㭈柿 牛奶柿 梬棗 梗棗 紅藍棗 君遷子.	俗名 槐陰
物譜(1802)	羊棗 梬 軟棗 牛㭈柿	고욤
物名考(1830)[129]	君遷子 梗棗 梬棗 牛奶柹 丁香柹 紅藍柹	고욤
廣才物譜(미상)[130]	君遷子 梗棗 軟棗 㪋棗 牛奶柹 紅藍棗 丁香柿	고욤
宜彙(1871)	烏柿	고욤
本草精華(미상)	椑柿 漆柿 烏柿	고욤

우리나라에서 나온 문헌 중 '고욤'이 표기된 것을 모아 보면 위의 <표 1>과 같다. 우리나라 최초의 국어사전인 『훈몽자회(訓蒙字會)』(1527)의 경우 세속에서 양시조(羊矢棗)라고 부른다고 했으나,[131] 『本草綱目』에서는 이는 잘못된 것이라 지적하고 있다.[132] 따라서 『訓蒙字會』에서 고욤을 양시조(羊矢棗)라 한 것은 오류로 보인다.

---

127) 朴鶴鍾, 『朝鮮增補 救荒撮要』, 小柿大棗蒸熟 去核同搗取食 足以代粮. 고욤과디초을쩌서씨을블리고한티씨여먹으면양식을듸하나니라

128) 洪萬選, 『山林經濟』, 小柹 고욤 蒸熟去核 大棗亦去核 同擣食之 足以代粮 救荒

129) 柳僖, 『物名考』, 君遷子 柿不經接 其實極小. 고욤. 梗棗 梬棗 牛奶柹 丁香柹 紅藍柹

130) 『廣才物譜』, 君遷子 고욤. 似柿而葉長 結實小而長. 梗棗 軟棗 梬棗 牛奶柹 紅藍棗. 丁香柿 小圓如指頂者 味尤美

131) 崔世珍, 『訓蒙字會』, 梬 고욤 빙. 俗呼羊矢棗.

132) 李時珍, 『本草綱目』, 「君遷子」, 救荒本草 以爲羊矢棗 誤矣

『東醫寶鑑』에서 고욤을 우내시(牛嬭柿)라 했는데,133) 우내시(牛奶枾)와
서로 같은 것으로 보아야 한다. 즉 내(嬭)와 내(奶)는 같은 뜻으로 사용
하기 때문이다.

『물보(物譜)』(1802)에 양조(羊棗)가 고욤이라고 나오는데,134) 이는 양시
조(羊矢棗)를 잘못 쓴 것으로 이해된다. 하지만 양시조(羊矢棗)도 고욤
으로 보기에는 어렵다.

---

133) 許浚, 『東醫寶鑑』, 「小柿」, 고욤 謂之牛嬭柿 似柿而甚小 性至冷不可多食〈本草〉

134) 李嘉煥, 李載威, 『物譜』, 「木果」, 羊棗 梬 軟棗 牛仍柿 고욤.

고사리

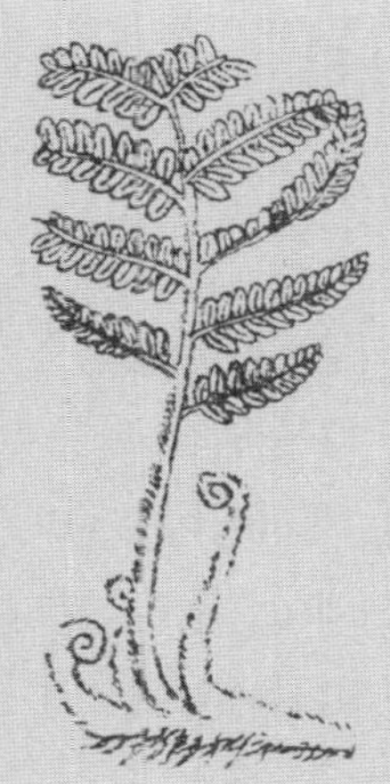

저 남산에 올라 고사리를 뜯노라.

陟彼南山　言采其蕨

—『시경(詩經)』

고사리

[蕨]

1. 친숙한 나물, 고사리

제사상에 오른 계절 음식

예전부터 고사리는 구황식품(救荒食品)으로 이용되었을 뿐만 아니라 제사상에 반드시 올라갔기 때문에 사람들이 자주 채취하여 이용해 왔다.[1] 최근 중국산 고사리가 제사상에 올라 사회적 문제가 되기도 하지만, 우리나라는 예전부터 산채(山菜)인 고사리를 이용했다.[2] 약 3천 여 년 전의 시(詩)를 모은 『시경(詩經)』에 '저 남산(南山)에 올라 고사리를 뜯노라.'[3]라고 한 것으로 보아 매우 오래 전부터 고사리를 동양권에서 식용했음을 알 수 있다.

우리나라에서도 종묘(宗廟)에 계절음식[時物]을 천신하는데, '2월에는 얼음, 3월에는 고사리, 4월에는 송어, 5월에는 보리·죽순·앵두·오이·살구, 6월에는 능금·가지·동아, 7월에는 기장·조, 8월에는 연어·벼·밤, 9월에는 기러기·대추·배, 10월에는 감귤, 11월에는 고니[天鵝], 12월에는

---

1) 李時珍, 『本草綱目』, 「蕨」, 詩云 陟彼南山 言采其蕨 陸璣謂其可以共祭 故采之 然則蕨之爲用 不獨救荒而已.

2) 邢昺, 『爾雅注疏』, 詩召南云 言采其蕨 陸璣疏云 蕨山菜也 初生似蒜 莖紫黑色 可食如葵 是也.

3) 唐愼微, 『證類本草』, 毛詩 陟彼南山 言采其蕨 又曰 言采其薇 是蕨薇俱可食.

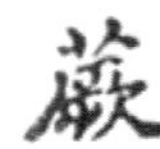

물고기·토끼다.'4)라 하여 고사리를 3월에 채취하여 종묘에 올렸음을 보여 주고 있다.

『東醫寶鑑』에 의하면 '우리나라 산·제방·들판 곳곳에 고사리가 있어 사람들이 많이 채취하여 삶아 먹는다. 우리나라 고사리의 맛이 매우 좋지만 장복(長服)하지 말아야 한다. 양기(陽氣)를 소모시키며 다리가 약해져 걸어 다니기 힘들어진다. 눈이 침침해지고 배가 더부룩해진다.'5)라고 하여 우리나라에서 나온 고사리의 맛이 매우 좋지만 장복하면 부작용이 있다고 했다. 일반적으로 중국산에 비해 국내산 고사리는 억세지 않고 부드러운데, 우리나라의 기후풍토가 고사리가 자라는 데 알맞기 때문이라 사료된다. 따라서 고사리의 합리적인 재배 방법을 적극적으로 개발하는 것을 모색해도 좋을 것이다.

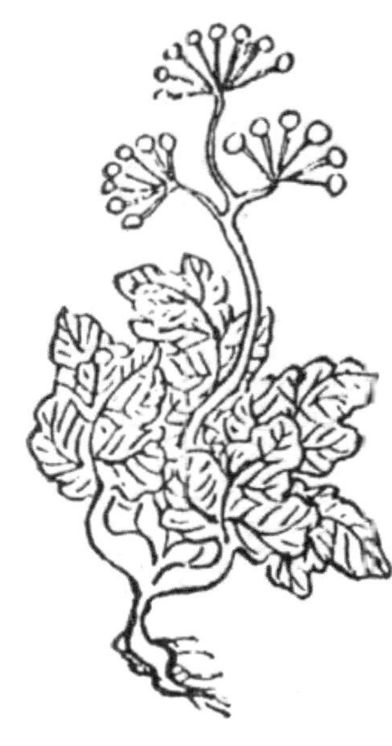

〈그림 1〉『本草從新』蕨

고사리의 생김새

고사리를 한문으로 궐(蕨)6) 또는 궐채(蕨菜)라 하는데, 고사리가 처음에 날 때 잎이 없고 참새가 다리를 오므린 형상[雀足之拳]과 비슷하고, 사람의 다리를 오므린 모양[人足之蹶]과도 비슷하기 때문에 붙여진 이름

---

4) 『朝鮮王朝實錄』, 太宗 12年 8月 庚申, 命以時物 薦宗廟 二月氷 三月蕨 四月松魚 五月麥筍櫻桃瓜杏 六月林檎茄冬瓜 七月黍稷栗 八月年魚稻栗 九月鴈棗梨 十月柑橘 十一月天鵝 十二月魚兔.

5) 許浚, 『東醫寶鑑』, 「蕨菜」, 處處有之 生山坡原野中 人多採取 煮食之 味甚好 然不可久食 肖陽氣 令脚弱 不能行 眼暗 腹脹.(本草)

6) 柳僖, 『物名考』, 蕨 고스리 虌

이다.7) 또한 『이아주소(爾雅注疏)』에 의하면 고사리가 마치 자라[鼈]의 발과 비슷하고 처음에 나올 때 잎은 없지만 먹을 수 있기 때문에 고사리를 별(虌)이라고도 했다.8) 또한 고사리 싹을 궐기(蕨其)라고도 했다. 하지만 『물명고(物名考)』(1830)에서는 늙은 잎을 궐기(蕨其)라고 하여 차이를 보이고 있다.9)

우리 속담에 '고사리 손'이라는 말이 있듯이 고사리는 어린아이의 여리고 포동포동한 손과 비슷하다. 따라서 우리나라 최초의 국어사전인 『訓蒙字會』에 '고사리를 권두채(拳頭菜)'10)라고 했는데, 이는 머리[頭]가 주먹[拳]을 쥔 모양의 나물[菜]이라는 뜻이다. 『物名考』에서는 고사리의 싹이 처음 나올 때 주먹을 쥔 것과 같기 때문에 권두채(拳頭菜)라고 한다고 구체적으로 서술되어 있다.11)

우리나라에서는 예전부터 소고기와 고사리를 같이 끓여 먹었다. 일반적으로 소고기 등의 고기를 많이 먹으면 피가 탁해지고 정신이 흐려지기 쉽다. 그러나 고사리는 소고기의 이러한 단점을 보완하여 피를 깨끗하게 하고 정신을 맑게 해 준다. 따라서 소고기로 탕을 끓일 때 고사리를 일부러 넣어 균형을 잡도록 한 것이다.

고사리 식용법

고사리에는 접착력이 강한 고사리 전분이 있다. 고사리는 산간 계곡에서 자라며 뿌리는 자초(紫草)와 비슷하고 사람이 나물로 채취하여 먹는다.12) 이에 이시진(李時珍)은 '고사리는 산속 곳곳에서 자란다. 음력 2

---

7) 李時珍, 『本草綱目』, 「蕨」, 釋名虌 時珍曰 爾雅云 蕨虌也 菜名 陸佃埤雅云 蕨初生無葉 狀如雀足之拳 又如人足之蹶 故謂之蕨 周秦曰蕨 齊魯曰虌 初生亦類虌脚故也 其苗謂之蕨其.

8) 邢昺, 『爾雅注疏』, 蕨虌 注廣雅云 紫藄非也 初生無葉可食 江西謂之虌 音義 虌卑滅反字亦作鱉 案此即今蕨菜也 葉初出驚蔽 因以名云 廣雅云 紫藄非也 疏可食之菜也 舍人曰 蕨一名虌 郭云 廣雅云 紫藄非也 初生無葉可食 江西謂之虌.

9) 柳僖, 『物名考』, 蕨其 老葉名.

10) 崔世珍, 『訓蒙字會』, 蕨 고사리 궐. 俗呼拳頭菜. 虌 고사리 별.

11) 柳僖, 『物名考』, 拳頭菜 蕨芽初生作拳者.

12) 李時珍, 『本草綱目』, 「蕨」, 藏器曰 蕨生山間 根如紫草 人采茹食之.

~3월에 싹이 나고 어린아이가 주먹을 쥔 모양과 같다. 자라서 퍼지면 봉황의 꼬리털과 같다. 높이는 3~4척 정도가 되는데, 그 줄기를 어리고 잎이 아직 나오지 않을 때 채취하여 회탕(灰湯 : 재를 넣은 뜨거운 물인데 요즘은 소다를 넣는다.)으로 삶아 매끄러운 것을 제거하고 햇볕에 말려 나물을 만든다. 그 맛이 달고 매끄러우며 그 육질을 삶으면 맛이 매우 좋고 생강과 식초에 버무려 먹으면 매우 좋으며 황년(荒年)에 굶주림을 구할 수 있다. 그 뿌리는 자색이다. 고사리의 껍질과 육질에 흰 가루[白粉]가 있다. 이를 짓찧어 2~3회 씻은 다음 가라앉혀 가루를 취하면 궐분(蕨粉 : 고사리 가루)이 되는데 삶아 먹을 수 있고 약과[粗粒 : 중배끼]를 만들 수 있다. 껍질을 씻어 실[線]을 만들어 먹기도 하는데, 색깔이 담자(淡紫)하고 매우 매끄럽고 맛이 좋다. 제사상에 올릴 수 있다.'13)라고 하여 고사리의 식용 방법을 설명하고 있다. 『欽定授時通考』에서는 같은 내용을 세밀하게 설명하고 있다.14)

　당질과 단백질이 풍부하여 영양가가 높은 편인 고사리의 뿌리에서 전분을 추출한 것을 고사리 전분이라 하는데, 고사리 전분으로 만든 떡은 칡가루 떡과 비슷하지만 끈기가 더 있다. 즉 고사리 전분은 접착력이 강해 물에 풀리지 않기 때문에 방직 공업에 이용되고, 과자·풀 등의 원료로 사용되기도 한다. 고사리는 묵나물로 저장했다가 수시로 물에 불려 나물과 국으로 먹기도 한다. 따라서 봄철에는 고사리의 연한 새싹을 먹기도 하지만 말려 두었다가 필요할 때 먹을 수 있다. 춘궁기에 '고사리밥'이라 하여 먹기도 했으니 여전의 고사리는 생명을 연장하는 귀한 식물이었다.

---

13) 李時珍, 『本草綱目』, 「蕨」, 時珍曰　蕨處處山中有之　二三月生芽　拳曲狀如小兒拳　長則展開如鳳尾　高三四尺　其莖嫩時采取　以灰湯煮去涎滑　晒乾作蔬　味甘滑　亦可醋食　其根紫色　皮內有白粉　搗爛再三洗澄　取粉作粗粒　瀘皮作線食之　色淡紫　而甚滑美也.

14) 鄂爾泰, 『欽定授時通考』, 「蕨」, 二三月生芽　拳曲狀如小兒拳　長則展寬如鳳毛　高三四尺　莖嫩時無葉採取　以灰湯煮去涎滑　曬乾作蔬　味甘滑　肉煮甚美　薑醋拌食　亦佳　荒年可救饑　根紫色　皮肉有白粉　搗爛洗澄　取粉名蕨粉　可蒸食　亦可瀘皮作線　色淡紫　味滑美　陸璣謂　可供祭祀　今山中處處有之

2. 고사리의 한의학적 효능

1) 옛 문헌에 보이는 고사리의 특징

고사리는 차가운 기운이 있기 때문에 너무 많이 먹으면 좋지 않다. 맹
선(孟詵)은 '고사리 줄기와 뿌리는 단맛이 있으면서 차갑고 매끄럽기 때
문에 오랫동안 먹으면 눈이 침침해지며 코가 막히고 머리카락이 빠진
다. 또한 냉기가 있어 사람이 먹으면 복창(腹脹 : 배가 그득한 증상)이
많아지며 소아가 먹으면 다리가 약해져 걷기가 어렵다.'[15]라고 했는데『
증류본초(證類本草)』[16]·『本草精華』[17] 등에도 같은 내용이 보이고 있다.
손사막(孫思邈)은 '오랫동안 고사리를 먹으면 가(瘕 : 냉기가 모여 생긴
덩어리)가 생긴다.'[18]라고 했다.

『급유방(及幼方)』(1749)[19]·『용약부(用藥賦)』[20]·『本草精華』[21] 등에서도
'고사리가 매끄럽고 맛이 좋아 먹기에는 좋으나 너무 오래 먹지 말아야
한다. 사람의 양기(陽氣)를 소모시키며 양위(陽痿)가 되고 다리가 약해
져 걷기 힘들게 된다. 그리고 눈이 침침해지고 배가 그득하게 된다.'라
고 적고 있다. 따라서 속이 냉하기 쉬운 소음인의 경우 고사리를 장복
하면 양기(陽氣)를 손상시킬 수 있다. 또한 하초(下焦)가 약해져 각기병
에 걸리거나 눈이 침침해지고 배가 더부룩해지기 쉬우니 너무 많이 먹

---

15) 李時珍, 『本草綱目』, 「蕨」, 其及根 氣味甘寒滑無毒 詵曰 久食令人目暗 鼻塞 髮落 又冷氣人
　　食之 多腹脹 小兒食之 脚弱不能行.

16) 唐愼微, 『證類本草』, 令人脚弱 不能行 消陽事 令眼暗 鼻中塞 髮落 不可食 又冷氣 人食之
　　多腹脹.

17) 『本草精華』, 「蕨菜」, 詵曰 久食目暗 鼻塞髮落 冷氣人食多腹脹 小兒食之 脚弱不能行.

18) 李時珍, 『本草綱目』, 「蕨」, 思邈曰 久食成瘕.

19) 趙廷俊, 『及幼方』, 蕨菜 고사리 性寒滑味甘 去暴熱 利水道 味甚好 不可久食 令人消陽氣 陽
　　痿 脚弱 不能行 眼暗腹脹.

20) 『用藥賦』, 蕨菜 甘寒 利水暴熱 不可久食 消腸脚弱 고사리.

21) 『本草精華』, 「蕨菜」, 藏器曰 多食消陽氣 令人睡 時珍曰 性冷而滑 能利水道 洩陽氣 降而不
　　升 耗人眞元也.

는 것은 삼가야 한다. 이에 대해 현대의학에
서는 고사리에 비타민 B₁을 파괴시키는 성분
이 있기 때문에, 고사리를 장기간 많이 복용
하면 비타민 B₁ 결핍증에 걸려 몸이 나른하
고 피로하기 쉬워지며, 심하면 각기병에 걸리
는 것으로 해석하기도 한다(본문 55쪽 참조).

2) 태음인의 호산지기(呼散之氣)를 도와 주는 식품

고사리는 뭉친 것을 풀어 주는 작용을 한
다. 처음 태어난 어린아이가 주먹을 꼭 쥐고
있듯이, 고사리의 싹은 잎을 피지 않고 오므
리고 있다. 이는 차가운 외기(外氣)에 대해

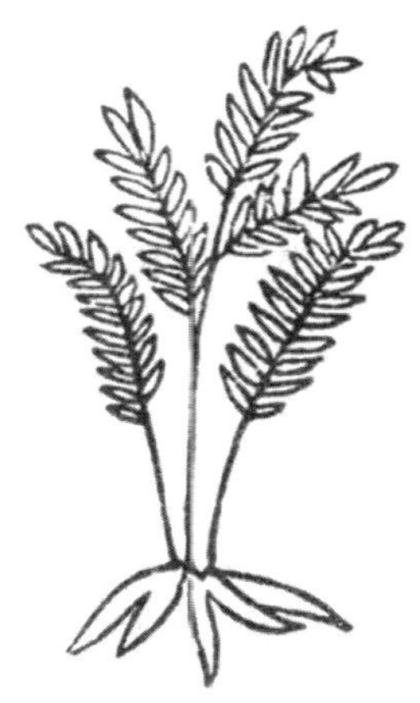

그림 2 『本草綱目』蕨

군화지정(君火之精)을 보존하려는 형상이다. 소만(小滿 : 양력 5월 20일
경)이 지나 따뜻한 햇볕[太陽相火]을 받으면 잎이 확 펴지니 고사리는
차갑지만 발산(發散)하는 성품이 있다 하겠다. 따라서 열이 많아 울체
(鬱滯)된 태음인의 호산지기(呼散之氣 : 뭉친 것을 풀어내는 힘)를 도와
주는 권장 식품이 된다.
　맹선(孟詵)은 고사리의 효능에 디해 '오장(五臟)의 부족한 것을 보충해
주며 경락과 근골 간에 기(氣)가 뭉쳐져 있는 것과 독기(毒氣)를 풀어
준다.'22)라고 하여 고사리가 뭉쳐진 기를 풀어 준다고 했다.
　따라서 『證類本草』23)·『本草綱目』24)·『東醫寶鑑』25)·『本草精華』26) 등에

---

22) 唐愼微, 『證類本草』, 食療 寒 補五藏不足 氣壅經絡筋骨間毒氣.
　　李時珍, 『本草綱目』, 「蕨」, 補五臟不足 氣壅經絡筋骨間毒氣.(孟詵)
　　『本草精華』, 「蕨菜」, 詵 補五臟 壅經絡 筋骨間毒氣.

23) 唐愼微, 『證類本草』, 蕨葉似老蕨 根如紫草 按蕨味甘寒滑 去暴熱 利水道 令人睡 弱陽 小兒
　　食之 脚弱不行 生山間 人作茹食之.

24) 李時珍, 『本草綱目』, 「蕨」, 主治 去暴熱 利水道 令人睡.(藏器) 根燒灰油調 尃蛇 蠍傷.(時珍

서는 고사리의 효능에 대해 '고사리는 감미(甘味)와 한성(寒性)이 있고 매끄럽기 때문에 폭열(暴熱)을 제거하며 소변을 잘 나가게 하고 잠을 잘 자도록 한다. 고사리는 나물로 만들어 먹기도 한다. 또한 뿌리를 태운 재를 기름에 개어 뱀이나 벌레 물린 데 바른다.'라고 했다. 또한 '치질로 피가 나오면서 열독이 있는 것을 치료하려면 고사리 꽃을 볶아 분말로 만들어 2돈씩 미음에 넣어 먹는다.'[27]고 했다.

3) 고사리의 부작용

날것으로 먹지 말 것

고사리는 날로 먹지 말아야 한다. 우리나라에서는 예전부터 고사리를 날로 먹지 않고 삶아서 오랜 시간 물에 담그거나 말려서 다시 삶아 먹었다. 예전에 고사리를 날로 먹고 탈이 난 경우를 『證類本草』[28]·『통지(通志)』[29]·『本草綱目』[30]·『천중기(天中記)』[31]·『산당사고(山堂肆考)』(1619)[32] 등에 '치감진단도(郗鑒鎭丹徒)가 2월에 사냥 나갔는데, 갑사(甲士)가 고사리 한 줄기를 꺾어 와 먹고 문득 가슴이 답답했다. 뒤에 작

蜍音蕭 蝵名)

25) 許浚, 『東醫寶鑑』, 「蕨菜」, 고사리 性寒滑味甘 去暴熱 利水道.
　　許浚, 『東醫寶鑑』, 「蕨」, 去暴熱 可作茹食之.(本草)

26) 『本草精華』, 「蕨菜」, 고사리 味甘寒滑無毒 藏器 主暴熱 利水道.

27) 李時珍, 『本草綱目』, 「蕨」, 腸風熱毒 蕨菜花焙 爲末 每服二錢 米飮下.(聖惠)

28) 唐愼微, 『證類本草』, 搜神記曰 郗鑒鎭丹徒 二月出獵 有甲士折一枝 食之 覺心中淡淡成疾 後吐一小蛇 懸屋前 漸乾成蕨 遂明此物不可生食之也.

29) 鄭樵, 『通志』, 搜神記曰 郗鑒鎭丹徒 二月出獵 有甲士折一枝 食之 覺心中淡淡成病 後吐一小蛇 垂之屋前 漸乾成蕨 明此物不可生食.

30) 李時珍, 『本草綱目』, 「蕨」, 干寶搜神記云 郗鑑鎭丹徒 二月出獵 有甲士折蕨一枝 食之 覺心中淡淡成疾 後吐一小蛇 縣屋前 漸乾成蕨 遂明此物不可生食也.

31) 陳耀文, 『天中記』, 「蕨」, 搜神記曰 郗鑒鎭丹徒 二月出獵 有甲士折一枝 食之 覺心中淡淡成病 後吐一小蛇 垂之屋前 漸成乾蕨 此物不可生食.

32) 彭大翼, 『山堂肆考』, 「甲士成疾」, 搜神記 郗鑒鎭丹徒 二月出獵 有甲士折一枝 食之 覺心中成疾 後吐出一小蚹 懸屋前 漸乾成蕨 遂知此物不可生食.

은 뱀을 토하고 이를 집 앞에 매달았는데 점점 마르더니 고사리가 되었다. 이에 고사리는 날로 먹지 말아야 함이 분명하다.'라고 한 것에서 확인할 수 있다. 고사리가 어떻게 뱀이 될 수 있겠는가? 하지만 고사리가 마치 작은 뱀과 모양이 비슷하기에 이러한 말이 나온 것으로 보인다.

현대의 해석

현대과학에 의하면, 고사리에 발암 물질이 있으며 비타민 B_1을 파괴시키는 성분이 있다고 한다. 외국의 어느 목장에서 소가 직장암과 방광암 때문에 죽었는데 그 이유가 근처에 있는 고사리를 먹었기 때문이라는 보고서가 있다. 따라서 사람도 고사리를 먹지 말아야 한다는 주장도 있으나, 이는 소는 고사리를 날로 먹고 사람은 삶아서 먹는다는 것을 간과한 것이다. 매우 많은 양의 고사리를 장기간 복용하지만 않으면 별 문제가 없으며, 그 성분들도 고사리를 삶으면 없어지므로 인체에 해는 별로 없다. 따라서 고사리는 금할 식품이 아니라 오히려 영양가가 높은 식품으로 권장되고 있다.

여름 고사리는 채취하지 않는다

고사리 잎에 포자가 달리게 되는데, 이는 고사리 번식에 있어서 반드시 있어야 하는 것 중의 하나다. 따라서 고사리 잎에 유독성 성분을 생산하여 중요 번식 기능을 보호하려는 움직임이 나타나게 된다. 일반적으로 소나 말이 고사리를 계속 먹으면 다리에 힘이 빠지고 심하면 피를 토하고 죽게 된다. 여름에는 더욱 심한 독성이 있기 때문에 여름에는 고사리를 채취하지 않는 전통이 예전부터 있어 왔다. 또는 고사리 잎을 먹지 않는 것도 같은 맥락으로 해석된다.

3. 백이숙제는 왜 고사리를 먹었을까?

백이숙제(伯夷叔齊)가 수양산에서 고사리를 먹었다는 이야기는 충절을

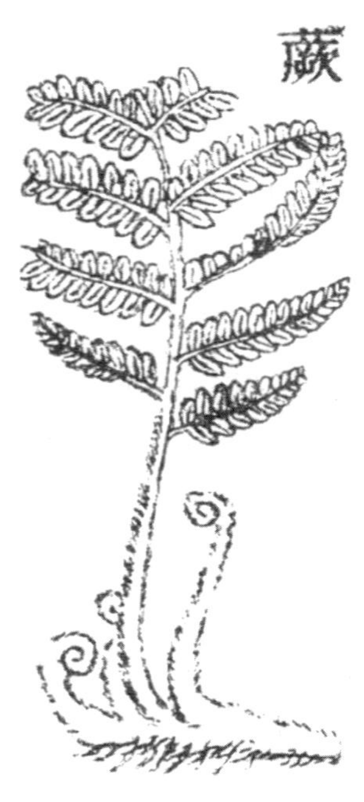

〈그림 3〉 『字典釋要』 蕨

이야기하는 데 있어서 빠지지 않을 정도로 유명하다. 『山堂肆考』의 「夷齊採薇」에 백이숙제의 이야기가 나온다.

은(殷)나라의 학정이 심해지자 주(周)나라 무왕(武王)이 아버지 문왕(文王)의 위패를 모시고 천하를 구하기 위해 은나라 주왕(紂王)을 정벌했다. 이때 백이(伯夷)와 숙제(叔齊)는 부친상을 다 치르지 않았으며 신하로서 군주를 시해할 수 없다고 만류했다. 하지만 무왕이 천하를 평정하고 모든 사람들이 주나라를 받들자, 백이와 숙제는 의리를 저버린 것을 부끄러워하여 스스로 수양산에 들어가 고비[薇]를 먹다가 굶어죽었다고 한다.[33)

전해 오는 문헌상으로는 고비[薇]를 먹었으나 넓은 의미로 보아 고사리류에 속하기 때문에 고비보다는 고사리를 먹었다는 것으로 더 많이 알려져 있다.

일반적으로 고사리를 많이 먹으면 양기(陽氣)를 사라지게 하므로 잠을 자게 하고 다리가 약해지게 된다고 보았다. 『證類本草』[34)·『通志』[35)·『本草綱目』[36)·『天中記』[37) 등에서 '사호(四皓)가 지초[芝]를 먹고 오래 살고 이제(夷齊:백이숙제)가 고사리를 먹고 요절한 것을 보면 고사리는

---

33) 彭大翼, 『山堂肆考』, 「夷齊採薇」, 史記 武王平殷亂 天下宗周 而伯夷叔齊恥之 不食周粟 隱於首陽山 採薇而食之 遂餓死 山在平陽府蒲州東南 即禹貢雷首山 是也.

34) 唐愼微, 『證類本草』, 四皓食之而壽 夷齊食蕨而夭 固非良物.

35) 鄭樵, 『通志』, 蕨一名虌 莽牙也 四皓食之而壽 夷齊食之而夭.

36) 李時珍, 『本草綱目』, 「蕨」, 藏器曰 多食消陽氣 故令人睡 弱人脚 四皓食芝而壽 夷齊食蕨而夭 固非良物.

37) 陳耀文, 『天中記』, 「蕨」, 蕨一名虌 莽牙也 四皓食之而壽 夷齊食之而夭.

좋은 것만은 아니다.'라고 했다. 이에 이
시진(李時珍)은 '고사리가 무익한 것은 그
성질이 냉하고 매끄럽기 때문이다. 능히
수도(水道)를 잘 나가게 하고 양기(陽氣)
가 나가게 되며 기를 내리고 올리지 못하
게 하여 사람의 진원(眞元)을 소모시킨다.
사호(四皓)가 지초를 먹고 마음이 편해지
고 이제(夷齊)가 고사리를 먹고 마음이 우
울해지는 것과 오래살고 요절하는 것이
무슨 관계가 있겠는가? 고사리와는 상관
없다. 진공(陳公)이 말하기를 슬프다고 할
수 있다. 그러나 굶주린 사람이 자주 죽
으나 고사리를 먹고 생명을 연장하니 고
사리는 세상을 구하는 것이 없지는 않다
.'38)라고 하여 고사리의 효용을 설명하고 있다.

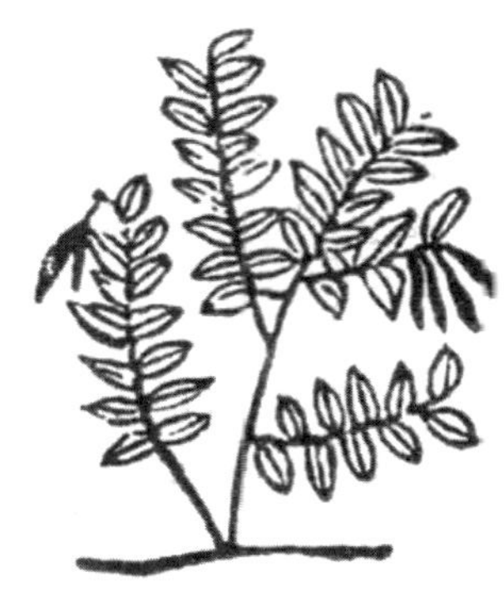

〈그림 4〉『本草綱目』薇

　　그러나 『證類本草』39)에서는 백이숙제가 먹은 것이 고사리가 아니라 고
비[薇]였다는 의견을 제시하고, 『구황촬요(救荒撮要)』(1554)에서는 백이숙
제가 고사리를 먹다가 요절했다는 이야기는 잘못된 것이라고 단언하고
있다.40)　그리고 『證類本草』41)·『本草綱目』42)·『통아(通雅)』(1639)43)·『시

---

38) 李時珍, 『本草綱目』, 「蕨」, 時珍曰　蕨之無益　爲其性冷而滑　能利水道　洩陽氣　降而不升　耗
　　真元也　四皓采芝而心逸　夷齊采蕨而心憂　其壽其夭　于蕨何與焉　陳公之言　可謂迂哉　然飢
　　頻死　賴蕨延活　又不無濟世之功.

39) 唐慎微, 『證類本草』, 伯夷叔齊　採薇而食　恐蕨非薇也　今永道江居民　多以醋淹而食之.

40) 朴鶴鍾, 『朝鮮增補　救荒撮要』, 「薇蕨」, 四皓食芝而壽　夷齊食蕨而夭云　不然　夷齊食之三年
　　顔色不異　武王誠之　不食而死　飢人濱死者　賴蕨延活　又不先濟世之功.(本草)

41) 唐慎微, 『證類本草』, 三秦記曰　夷齊食之三年　顔色不異　武王誠之　不食而死　廣志曰　薇葉似萍
　　可食利人也.

42) 李時珍, 『本草綱目』, 「薇」, 藏器曰　薇生水旁　葉似萍　蒸食利人　三秦記云　夷齊食之三年　顔色
　　不異　武王誠之　不食而死.

43) 方以智, 『通雅』, 薇　小巢菜也　三秦記曰　夷齊食之三年　顔色不異　武王誠之　不食而死.

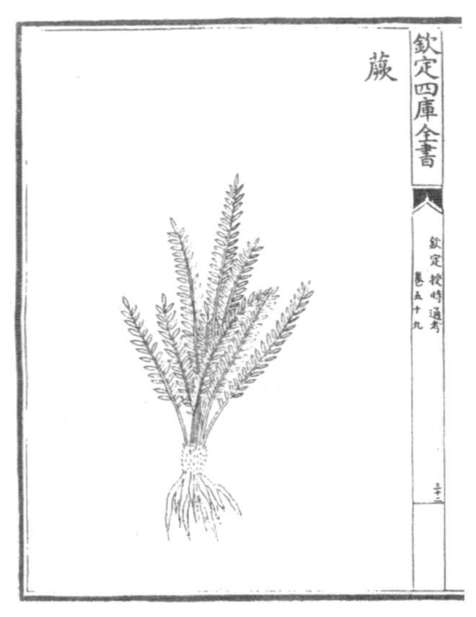

〈그림 5〉 『授時通考』 蕨

전명물집람(詩傳名物集覽)』(1688)[44] 등에 의하면 '고비는 물 근처에 사는데 잎이 부평초와 비슷하다. 쪄서 먹으면 사람에게 이롭다. 이제(夷齊)가 고비를 3년간 먹었더니 안색이 늙지 않고 그대로였으며 「저 서산(西山)에 올라 고비를 캐노라.」라는 노래를 불렀다. 무왕(武王)이 이를 경계하니 백이숙제가 고비를 먹지 않고 죽었다.' 라고 했다. 즉 백이숙제가 고사리를 먹고 죽었다는 이야기는 와전된 것이고, 사실은 고비를 먹어서 몸이 좋아졌으나 문책을 당하고 고비를 먹지 않았더니 죽게 되었다는 것이다. 하지만 『通志』[45]·『天中記』[46]·『육가시명물소(六家詩名物疏)』[47] 등에서는 같은 내용을 인용하면서 고비를 캔 사람은 금앵모(金櫻茅)라고 하고 있어 논란의 소지가 있다.

그러나 『東醫寶鑑』에 '고비도 역시 고사리의 무리로 볼 수 있으며 사는 곳도 역시 동일하다.'[48]라고 한 것을 보면 예전에는 고비와 고사리를 세밀하게 구분하지 않고 통용하여 사용한 듯하다.

---

44) 陳大章, 『詩傳名物集覽』, 又云 薇生水旁 葉如萍 三秦記 夷齊食之三年 顏色不變 其歌曰 登彼西山兮 采其薇矣 武王戒之 不食而死.

45) 鄭樵, 『通志』, 薇生水傍 葉如萍 爾雅云 薇垂水 三秦記 夷齊食之三年 顏色不變 武王戒之 乃不(1자 삽입)食而死 然詩云 采薇者 金櫻芽也.

46) 陳耀文, 『天中記』, 「薇」, 薇薇生水傍 葉如萍 爾雅云 薇垂水 三秦記 夷齊食之三年 顏色不變 武王戒之 乃不食而死 然詩云 采薇者 乃金櫻芽也.

47) 馮復京, 『六家詩名物疏』, 「薇」, 三秦記 夷齊食之三年 顏色不變 武王戒之 不食而死 然詩云 采薇者 金櫻芽也.

48) 許浚, 『東醫寶鑑』, 「薇」 薇亦蕨類 生處亦同.〈入門〉

4. 우리나라에서의 고사리에 대한 인식

정신을 맑게 하는 식품

고사리는 예전부터 수험생에게 권장되었다. 고사리는 차가운 성질이 있어 소변을 잘 나가게 해 주며 열성변비(熱性便秘)에 좋다. 또한 고사리는 성욕(性慾)을 억제시키며 정신을 맑게 하는 작용이 있기 때문에 공부하는 선비나 수도(修道)하는 사람에게 권장되는 식품 중의 하나이다. 그리고 고사리를 먹으면 잠을 푹 자게 한다.[49] 따라서 불안한 마음으로 잠을 뒤척여 충분한 휴식을 취하지 못해 맑은 머리를 유지하지 못한 수험생이 고사리를 먹음으로써 잠을 푹 잘 수 있게 되고, 다음날 맑은 머리로 공부에 전념하게 한다.

우리나라 속담에 '시앗을 보면 길가의 돌부처도 돌아앉는다.'라는 말이 있듯이 남편의 첩을 보기란 매우 싫은 것이다. 예전부터 남편이 바람을 피울 때 고사리죽을 주어 바람기인 양기(陽氣)를 잡으려고 했으니 '시앗시샘은 고사리죽'이란 말이 나오게 되었다. 이는 단순히 정력을 감퇴시킨다는 의미가 아니라, 차가운 성질이 있으며 정신을 맑게 하는 고사리를 먹음으로써 흥분한 마음을 가라앉히고 냉철하게 자신을 되돌아보게 하는 고차원적인 방법이었다.

고사리가 제사상에 오르는 의미

설이나 추석은 우리 민족의 큰 명절로 풍성한 가을을 맞이하여 조상의 음덕(陰德)을 기리며 감사하는 자리다. 차례상에 올리는 음식은 지역·가문·대에 따라 다르나 대체로 고사리가 빠지는 경우는 드물다. 여러 가지 음식 가운데 왜 고사리를 차례상이나 제사상에 올리는 것일까? 이에 대해 살펴보자.

백이숙제가 수양산에서 고사리를 먹고 충절을 지켰다는 이야기는 널리 알려져 있다. 그럼 왜 다른 산채(山菜)도 있는데 굳이 백이숙제는 고사

---

49) 許浚, 『東醫寶鑑』, 「蕨」, 食之令人多睡.(本草)

리만 먹었을까? 이는 고사리가 정신을 맑게 하고 선비의 지조(志操)를 굳건하게 하여 마음이 흔들리지 않게 하기 때문에 고사리를 먹은 것이다. 이와 같이 조상의 가르침이 세속의 유혹에 흔들리지 않고 후손들에게 계속 이어지기를 바라기 때문에 차례상에 고사리를 올리는 것이다.

고사리는 차가운 성질이 있어 성욕(性慾)을 억제하는 작용을 한다. 조상을 기리는 자리에 성욕을 자극하는 음식을 먹는다면 본래의 의미가 퇴색되기 때문에 차분하게 마음을 가라앉히는 고사리는 차례상에 필수일 수밖에 없다. 이는 성욕을 높이는 마늘을 제사상에 올리지 않는 이유와 같은 것이다.[50]

예전에는 흉년이 들었을 때 고사리를 먹음으로써 굶주림을 극복했다. 우리 조상들은 후손들에게 고사리 덕택에 살았음을 이야기하게 되었고, 후손들이 조상이 좋아하고 고마워했던 음식을 차례상에 올리게 된 것도 또 하나의 이유가 된다.

일반적으로 고민이 있거나 정신적으로 쌓인 것이 많으면 잠을 설치기 쉽다. 이때 뭉친 기운을 풀어 주는 고사리를 먹으면 마음이 편안해지면서 잠을 잘 자게 된다. 제사나 차례를 지내면서 그동안 쌓인 구원(舊怨)을 풀고 새로운 출발을 다짐할 때 고사리를 먹으면 그 결심을 도와주게 되는 것도 이유 중의 하나이다.

이상과 같은 이유로 차례상에 고사리가 올라가는 것이다.

5. 고비는 고사리 사촌

고비는 한문으로 미(薇)라 하는데 수수(垂水)·야완두(野豌豆)·대소채(大巢菜)라는 이명을 가지고 있다.[51] 『廣才物譜』에서는 고사리와 비슷하지만 맛이 쓴 것을 자궐(紫蕨 : 고비)라고 하며 미궐(迷蕨)·자기(紫萁)·

---

50) 김종덕, 『한의학에서 바라본 농산물(1)』, 부경대 한약재개발연구소, 2005.

51) 李時珍, 『本草綱目』, 「薇」, 釋名 垂水(爾雅) 野豌豆(綱目) 大巢菜.

월이(月爾)·미양(迷陽) 등으로도 부른다고 했다.[52] 이에 이시진(李時珍)은 '고비가 곽(藿: 콩잎 또는 香草)과 비슷하지만 크기가 작기[微] 때문에 미(薇)라 하였다. 또한 미천(微賤)한 사람들이 고비를 먹는 것을 미(薇)라 하였기 때문에 채미부수역(采薇賦戌役: 고비를 캐어 戌役을 부담한다.)이라는 시(詩)가 나왔다. 그리고 고비가 물이 있는 곳 근처에서 자라고 그 가지와 잎이 물[水]에 드리우기[垂] 때문에 수수(垂水)라 한 것이다.'[53]라고 하여 미천(微賤)한 사람들이 고비를 먹기 때문에 미(薇)라는 이름이 유래되었다고 설명했다.

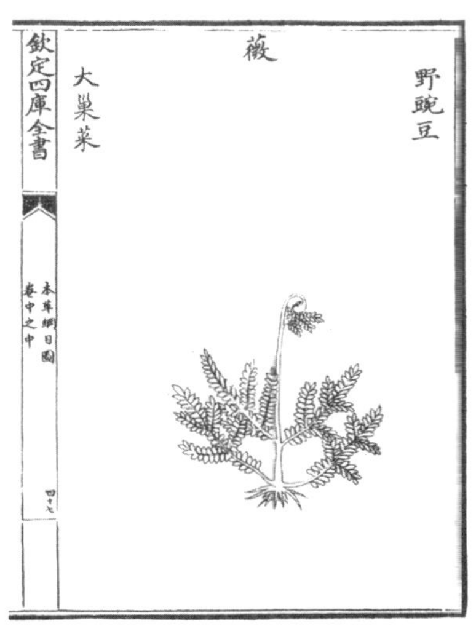

〈그림 6〉 『本草綱目』 薇

고비의 효능

고비의 효능에 대해 『證類本草』[54]·『本草綱目』[55]·『東醫寶鑑』[56]·『本草精華』[57] 등에 의하면 '감한(甘寒)하며 무독(無毒)하므로 오래 먹으면 배고픔이 없고 속을 다스리며 대장 소장에 이롭다. 수도(水道: 소변)가 잘 나가 부종(浮腫)을 내리고 대장(大腸)을 윤택하게 한다.'라고 했다. 『救荒撮要』에서는 '고비를 나물로 만든 다음 식초를 넣어 덕거나 된장을

---

52) 『廣才物譜』, 紫蕨 고비 似蕨而味苦. 迷蕨 紫萁 月爾 迷陽.

53) 李時珍, 『本草綱目』, 「薇」, 時珍曰 按許愼說文云 薇似藿 乃菜之微者也 王安石字説云 微賤所食 因謂之薇 故詩以采薇賦戌役 孫炎註爾雅云 薇草生水旁 而枝葉垂于水 故名垂水也 巢菜見翹揺下.

54) 唐愼微, 『證類本草』, 薇 味甘寒無毒 久食不饑 調中 利大小腸 生水傍 葉似萍 爾雅曰 薇垂也

55) 李時珍, 『本草綱目』, 「薇」, 氣味甘寒無毒 主治久食不饑 調中 利大小腸.(藏器) 利水道 下孚腫 潤大腸.(珣)

56) 許浚, 『東醫寶鑑』, 「薇」 회초미 性寒味甘無毒 調中 潤大小腸 通利水道 下浮腫.

57) 『本草精華』, 薇 외초미 味甘寒無毒 藏器 主久食不饑 調中 利大小腸. 珣 利水道 下浮腫 潤大腸 生水旁 葉似萍 蒸食利人 一名大巢菜 時珍曰 卽今野豌豆.

넣고 국을 만들어 먹는다. 흉년에 구하여 먹으면 구황을 구할 수 있다
.'58)라고 요리 방법을 구체적으로 적고 있다.

6. 고사리의 표기 변천

고사리와 고비의 명칭은 아래와 같다.

〈표 1〉 고사리, 고비의 표기 변천

고서	고사리	고비		
訓蒙字會(1527)	蕨 虌 拳頭菜 고사리			
東醫寶鑑(1613)	蕨菜 고사리	薇 회초미		
譯語類解(1690)	拳頭菜 고사리	貫衆菜 회촘이		
同文類解(1748)	拳頭菜 고사리			
及幼方(1749)	蕨菜 고사리			
蒙語類解(1768)	拳頭菜 고사리			
物名考(1830)	蕨 虌 拳頭菜 고스리	迷蕨 고비	薇 덤불자괴	紫蕨 迷蕨 月爾 紫萁 迷陽 스졀고비
廣才物譜(미상)59)	蕨 虌 拳頭菜 고스리	紫蕨 迷蕨 紫萁 月爾 迷陽 고비	薇 垂水 野豌豆 大巢菜 덤불즈괴	貫衆 스철고비
良方金丹(미상)60)	蕨菜 고스리	薇 희쵸미		
用藥賦(미상)	蕨菜 고사리			
本草精華(미상)	蕨菜 고사리	薇 외초미		

---

58) 朴鶴鍾, 『朝鮮增補 救荒撮要』, 「薇蕨」, 利大小腸及水道 下浮腫 作蔬和醋食 作羹和醬食 荒年取而救荒 久服不飢調中.

59) 『廣才物譜』, 蕨 고스리 虌 拳頭菜

60) 『良方金丹』, 蕨菜 고스리 ○薇 희쵸미

고추

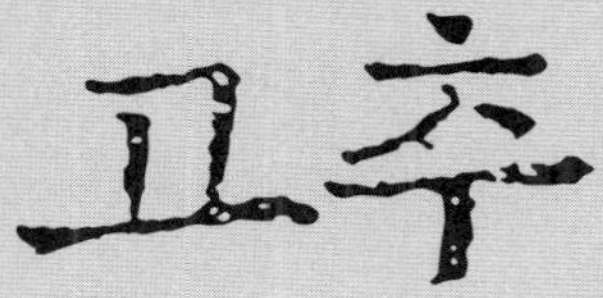

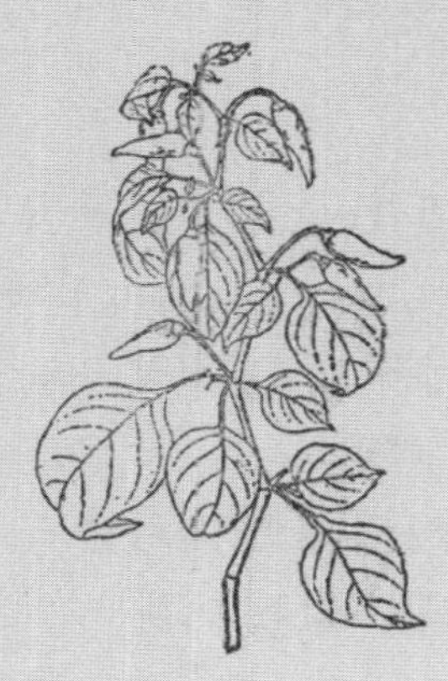

고추[番椒]가 남번(南番)에서 왔기 때문에 남초(南椒)라 하였고,
맛이 맵기 때문에 속칭(俗稱) 고초(苦椒)라 한다.
番椒 以其本岁南蠻 故一名南椒 以其味辣 故俗稱苦椒.

— 徐有榘, 『林園經濟志』, 「番椒」

고추

[蕃椒]

　　비싼 후추의 대용으로 널리 사용하게 된 고추를 유럽에서는 지금도 고추(Pepper)와 후추(Pepper, Piper nigrum L.)를 구분하지 않고 같이 부르는 경우가 많다. 고추에 대한 영국명인 Red pepper, Cayenne pepper, Spanish pepper, 독일명인 Pfeffer, 프랑스명인 Poivre 등을 통해서도 고추가 후추의 대용으로 사용되었음을 짐작할 수 있다.[1]

　　이러한 고추가 우리나라에 도입된 이래 남만초(南蠻椒)·남초(南椒)·번초(番椒)·고초(苦椒)·랄가(辣茄) 등으로 표기되면서 기존에 사용되던 훈채류(葷菜類)와 함께 중요한 양념으로 자리 잡았다. 그리고 그동안 양념으로 사용되던 초피(川椒)와 산초(秦椒)는 채취하기가 쉽지 않았는데, 재배하기 쉬운 고추가 도입됨에 따라 급속하게 대체되었다. 고추를 김치에 사용함에 따라 젓갈을 첨가한 새로운 김치가 나오는 계기가 되었다. 현재 고추가 없는 한국인의 식단은 생각하기 어려울 정도로 광범위하게 사용되고 있지만, 고추의 중요성에 비해 고서(古書)를 통한 체계적인 연구가 미흡한 것도 현실이다.

　　본고에서는 고추의 어원(語源)을 밝히는 과정을 통해 천초(川椒)와 고추와의 연관성을 살펴보고, 고추에 대한 잘못된 한문 표기에 대한 오류

---

[1] 李愚升, 『韓國의 菜蔬』, 慶北大學校出版部, 1994. 46~47쪽.

를 바로 잡을까 한다. 그동안 발표된 필자의 논문[2]을 중심으로 고추에 대해 살펴보고자 한다.

1. 고추의 도입 과정과 품종 분화

1) 고추가 전파된 시기

현재 전 세계에서 재배되고 있는 모든 고추는 열대아메리카가 원산지인 안눔(Capsicum annum var. annum)에서 분화된 것으로 알려져 있는데, 서력 전 6500~5000년에 형성된 멕시코 중부의 지층에서 출토되었다. 서력 전 2000년경부터 재배가 이루어졌던 것으로 알려진 고추는 마운 후추를 구하기 위해 탐사에 나선 콜럼버스에 의해 1493년 유럽에 처음으로 소개되었다. 고추 열매가 늘어져 하향으로 착과하는 것은 재배형이며, 직립하여 상향으로 착과하는 것은 야생형인데, 출토품은 원시적인 재배형으로 추정된다. 신미종(辛味種) 고추가 1493년 콜럼버스에 의해 유럽에 처음 전해졌을 때에는 약용식물 또는 관상식물로 이용되었다가 1550년경 감미종(甘味種)이 도입된 다음에 식용으로 이용되기 시작했다.[3] 이러한 고추가 포르투갈 사람들에 의해 동양에 전파되었는데, 우리나라에 언제 고추가 도입되었는가에 대해 논란이 있다.

현존하는 우리나라 문헌 중 고추에 대한 최초의 기록으로 알려진 것은 이수광(李晬光)의 『芝峰類說』로, '고추[南蠻椒]는 대독(大毒)하다. 처음 왜국(倭國)에서 들어왔기 때문에 세속(世俗)에서는 왜개자(倭芥子)라 한다. 요즘은 왕왕(往往 : 이따금) 심는데 술집에서 몹시 매운 것을 이듬

---

[2] 金鍾德, 「고추(蕃椒, 苦椒)에 대한 한의학적 이해」, 『선구자』, 제41호, 김상진기념사업회, 1999.
　　金鍾德, 「고추(番椒, 苦椒)의 語源연구」, 『韓國醫史學會誌』, 12(2), 1999.
　　金鍾德, 「고쵸에 대한 논쟁」, 『농업사연구』, 8(1), 2009.

[3] 田中正式, 신영범 역, 『재배식물의 기원』, 전파과학사, 1992. 173~180쪽.

한다(술안주로 고추를 먹는다). 혹 고추를 소주에 타서 팔기도 하였는데 이것을 마신 사람이 많이 죽었다.'[4]고 했다. 이 문장을 통해 고추가 일본에서 도입되었으며 그 당시에 술안주로 널리 이용되었음을 알 수 있다.

이규경(李圭景 : 1788~?)은 『오주연문장전산고(五洲衍文長箋散稿)』(1850)의 「번초남과변증설(番椒南瓜辨證說)」에서 '호박[南瓜]은 이시진(李時珍)의 『本草綱目』에 기록되었지만 고추[番椒]는 기재되지 않았다. 고추와 호박이 우리나라에 들어온 것은 임진왜란 이후에 고추와 같이 왔다. 왜국과 중원(中原 : 중국)에서 3종류가 도입되어 비로소 우리나라에 심어지기 시작하였다.'[5]라 하여, 고추가 임진왜란 이후에 도입되었다고 밝히고 있다. 그리고 「흑맥변증설(黑麥辨證說)」에서는 '고추·호박·담배가 일본에 전해진 것은 천정(天正)년간(1573~1591)에서 경장(慶長)년간(1596~1614) 사이에 배를 타고 온 오랑캐에게서 전래되었고, 명나라는 만력(萬曆)년간(1573~1615) 말에 여송(呂宋 : 필리핀)에서 전래되었고, 우리나라에서는 광해군 무오년(戊午年 : 1618)에 비로소 나오기 시작하였다.'[6]라고도 서술하고 있다. 우리나라에 도입된 시기에 대해 같은 책이지만 편명에 따라 서로 다르게 설명하고 있다. 현재 고추는 임진왜란 전후에 일본에서 도입된 것이 정설로 알려지고 있으나 이에 대해 다음과 같은 논란의 소지가 있다.

일본에서 나온 가이바라 에키켄(貝原益軒)의 『대화본초(大和本草)』(1709)와 『성형도설(成形圖說)』(1804)에 '도요토미 히데요시(風臣秀吉)가

---

[4] 李晬光, 『芝峰類說』, 「木」, 南蠻椒 有大毒 始自倭國來 故俗謂倭芥子 今往往種之 酒家利其猛烈 或和燒酒以市之 飮者多死.
李圭景, 『五洲衍文長箋散稿』, 「番椒南瓜辨證說」, 李芝峯類說 南蠻椒有大毒 始自倭國來 故俗呼倭芥子 往往種之酒家 利其猛烈 或和燒酒以市之 飮者多死 又見 星湖僿說 盛京通志 廣群芳譜

[5] 李圭景, 『五洲衍文長箋散稿』, 「番椒南瓜辨證說」, 南瓜雖見李時珍本草綱目 番椒則未載焉 番椒與南瓜 來于我東 則在於宣廟壬辰之後 與烟草同出 自倭國及中原 流傳三種 始播一國.

[6] 李圭景, 『五洲衍文長箋散稿』, 「黑麥辨證說」, 菜有南瓜 番椒(卽南蠻椒) 烟草(卽南草也) 以日本波及(日本則天正慶長時 自蠻舶傳來 皇明則萬曆末 自呂宋播傳 我東則光海戊午始出)

조선에서 고추 종자를 일본으로 가져왔기에 고추를 고려호초(高麗胡椒)라 한다.'라는 글이 나오고, 『물류칭호(物類稱呼)』(1775)·『왜훈간(倭訓栞)』(1775)·『본조세사담기(本朝世事談綺)』(1734) 등에 '고추는 조선에서 온 것이다.'라는 글이 있는 것으로 보아[7] 고추가 일본에서 들어온 것이 아니라 오히려 우리나라에서 일본으로 전해졌음을 짐작하게 한다.[8] 과연 이를 어떻게 해석해야 할 것인가? 우리나라 문헌을 중심으로 살펴보기로 하자.

이덕무(李德懋 : 1741~1793)는 『청장관전서(靑莊館全書)』(1795)에서 일본의 풍물을 소개하면서 '담배는 천정(天井)년간(1573~1591)에 남만(南蠻)의 상선(商船)에서 일본으로 처음 공납(貢納)하였으며, 고추[番椒]의 종자도 같은 시기에 도입되었다.'[9]라고 했다. 즉 고추가 남만(南蠻)에서 일본에 도입된 시기는 임진왜란(1592) 이전인 1573년에서 1591년 사이임을 밝히고 있다. 따라서 고추가 우리나라에 도입된 시기는 임진왜란 이후가 아니라 그 이전으로 보인다.

한편 『五洲衍文長箋散稿』에서는 일본의 『화한삼재도회(和漢三才圖會)』를 인용하면서 '고추[胡椒]는 지금의 당개자(唐芥子)인데 남만(南蠻)에서 온 것이다. 경장(慶長)시대(1596~1614)에 담배와 같이 들어왔다. 중국에서도 명(明)나라 말기부터 있었기 때문에 『本草綱目』에 기재되지 않았다.'[10]라 하여 고추가 일본에 도입된 시기가 1596년부터 1614년 사이라 했다. 하지만 이는 『靑莊館全書』에서 밝힌 시기(1573~1591)와 차이가 나고, 다른 문헌을 고려하면 『五洲衍文長箋散稿』의 내용이 잘못 기록되었을 가능성이 높다.

장지현(張智鉉)은 '일본에는 천문(天文)연간(1532~1555)에 남만선(南蠻船)을 통하여 고추가 도입되었고, 우리나라에는 임진왜란 이전에 일본에

---

7) 李盛雨, 『韓國食品文化史』, 敎文社, 1984. 64~65쪽.

8) 姜仁姬, 『韓國食生活史』, 三英社, 1997. 256~257쪽.

9) 李德懋, 『靑莊館全書』, 「物産」, 烟草 天正年中 南蠻商舶 始貢之 蕃椒之種 亦來同時

10) 李圭景, 『五洲衍文長箋散稿』, 「番椒南瓜辨證說」, 番椒 和漢三才圖會 胡椒今云唐芥子 按出
　　於南蠻 慶長年中 與烟草同時將來也 中華亦大明之末始有之 故本草綱目未載之.

서 고추가 도입되었으나 임진왜란 중 가토 기요마사(加藤淸正)가 오히려 일본으로 역수입하였다고 보고 있다.'[11]고 했다. 즉 고추는 임진왜란 때 일본에서 도입된 것이 아니라 그 이전에 우리나라에 도입되어 개량된 고추가 임진왜란 당시 일본으로 전해진 것으로 보인다. 이에 대해 쿠리다 에이지(栗田英二) 교수는 고추의 전래에 대해 '일본 구주(九州) → 한반도 → 일본 관서(關西)'의 유입 경로로 해석하면 지금까지 언급한 고추의 도입 과정 등이 모두 설명된다고 했다.[12]

2) 고추 품종의 분화

고추가 도입된 이래 여러 품종으로 분화되었다. 이익(李瀷 : 1629~1690)의 『성호사설(星湖僿說)』(1763)에 '『성경통지(盛京通志)』(1684)에 진초(秦椒)는 대추보다 길고 끝이 예리하며 풋고추는 푸른색이지만 익으면 붉다. 또한 결초(結椒)의 일종으로 위를 향한 것을 천초(天椒)라 한다고 하였다. 내가 시험해 보니 위를 향한 것은 열매는 많지만 매운 맛이 부족하다.'[13]라 하여 고추의 품종으로 진초(秦椒)·결초(結椒)·천초(天椒) 등을 들었으나 산초나무[秦椒]·초피나무[天椒][14]와 서로 혼동했던 것으로 보인다.

유중림(柳重臨)의 『增補山林經濟』에서는 중국에서 새로 수입된 품종으로 고추의 모양이 짧고 껍질이 두꺼운 당초(唐椒)를 소개하고 있다.[15] 한편 『五洲衍文長箋散稿』에서는 '화동인(華東人)이 번초(番椒 : 고추)에 대해 기술한 것에 여러 종류가 있다. 당고초(唐苦草)는 붉은 구슬과 같

---

11) 張智鉉,「苦椒 渡來考」,「聖心女子大學 論文集」, 8집, 1977.

12) 栗田英二,「고추(red pepper)의 어원에 관한 연구」, 인문예술논총, 1999, 제 18집 253~269.

13) 李瀷, 『星湖僿說』,「番椒」, 盛京通志 秦椒長於棗而上銳 生靑熟紅 又一種結椒向上 名天椒 余試向上者 實多而辛不及也.

14) 天椒가 蜀椒의 異名으로 사용되고 있음을 徐有榘(1764~1845)의 『林園經濟志』에서 확인할 수 있다.

15) 柳重臨, 『增補山林經濟』,「南椒」, 又有實形短促者 稱唐椒.

이 둥글며 그 끝부분은 계심(鷄心)과 같이 둥글다. 진초(秦椒)는 대추보다 길며 위로 예리하다. 또한 다른 종류로 결초(結椒)로 위를 향한 것을 앙천초(仰天椒)라 한다.'16)라고 하여 고추의 새로운 품종으로 당고초(唐苦草)·진초(秦椒)·결초(結椒)·앙천초(仰天椒) 등을 소개하고 있다. 하지만 이곳에서도 산초나무인 진초(秦椒)를 고추의 일종으로 잘못 파악한 것인지, 아니면 고추의 품종 이름을 진초(秦椒)로 잘못 이름 붙였는지에 대해 선뜻 알기 어렵다. 이렇듯 당시에는 고추가 재배됨에 따라 여러 가지 품종으로 분화되었지만, 산초나무와 서로 혼동을 했던 것으로 뵈인다.

한편 중국에서의 기록을 살펴보면 전술한 바와 같이 『本草綱目』에서는 고추가 기록되지 않았다. 그 이후에 나온 『農政全書』에 고추[番椒]가 나오지만 진초(秦椒)를 서로 혼동한 듯하다. '고추[番椒]는 진초(秦椒)라 하기도 한다. 흰 꽃이 피는데 열매가 몽당붓머리[禿筆頭]와 같고 선홍색(鮮紅色)이어서 보기가 좋고 맛이 매우 맵다.'17)라 하여 고추의 형상을 설명하고 있다.

『패문재광군방보(佩文齋廣羣芳譜)』(1708)18)·『欽定授時通考』19) 등에서는 『초화보(草花譜)』의 문장을 인용하면서 '고추[番椒]는 총생(叢生)하면서 흰 꽃이 핀다. 열매는 몽당붓머리[禿筆頭]와 비슷하며 맛은 맵고 진한 붉은색이 있어 보기에 매우 좋다. 씨를 심는다.'라고 설명하고 있다. 고추[辣茄]의 효능에 대해서는 『본초강목습유(本草綱目拾遺)』(1765)에 기록되어 있다.

우리나라에서 1830년에 나온 『物名考』에서는 '고추(番椒)는 예전에는 없다가 근래부터 있었기 때문에 이에 해당되는 글자가 없었다. 오직 치

---

16) 李圭景, 『五洲衍文長箋散稿』, 「番椒南瓜辨證說」, 按華東人記番椒者 有數種 唐苦草圓如紅珠 有尖圓如雞心 有秦椒長於棗而上銳 又有一種結椒向上者 名仰天椒

17) 徐光啓, 『農政全書』, 「椒」, 番椒亦名秦椒 白花 子如禿筆頭 色紅鮮可觀 味甚辣.

18) 劉灝, 『佩文齋廣羣芳譜』, 「番椒」, 草花譜 番椒叢生白花 子儼似禿筆頭 味辣色紅 甚可觀 子種

19) 鄂爾泰, 『欽定授時通考』, 「椒」, 草花譜 番椒叢生白(百을 교정)花 子似禿筆頭 味辣色紅 甚可觀 子種

부기서(致富奇書)의 번초(番椒)는 총생(叢生)하며 열매는 몽당붓머리[禿筆頭]와 비슷하고 붉기가 피와 같으며 맛이 매워 산초[花椒] 대용으로 사용이 가능하다. 이제 〈花〉를 〈實〉로 바꾸면 왜초(倭椒)의 형색(形色)과 바로 부합하기 때문에 아마 〈花〉가 잘못 적혀진 듯하다.'20)라고 나온다. 즉 화초(花椒 : 산초)의 〈花〉가 〈實〉로 써져야 한다는 것인데 실초(實椒)는 무엇을 의미하는지 연구가 필요하다.

2. 고추의 명칭에 대한 의미

고추에 대한 한문 표기는 다음의 〈표 1〉에 정리된 바와 같이 남만초(南蠻椒) · 왜개자(倭芥子) · 왜초(倭椒) · 왜고초(倭苦椒) · 번초(番椒) · 남초(南椒) · 고초(苦椒) · 랄가(辣茄) · 랄초(辣椒) · 고쵸 등으로 되어 있으며, 우리나라에서는 조선후기에 번초(番椒)나 고초(苦椒)로 정리되는 경향을 띠고 있음을 알 수 있다. 이에 각 단어의 의미를 통해 고추를 어떻게 인식했는지 살펴보자.

남만초(南蠻椒)라는 말은 현존하는 국내 문헌 중 고추에 대한 최초의 기록이라 할 수 있는 이수광(李晬光)의 『芝峰類說』에 나온다. 고추를 남쪽 오랑캐 땅[南蠻]에서 온 매운맛의 초피나무[川椒]와 비슷한 것으로 인식하여 남만초(南蠻椒)라 했다. 이는 거의 동시대에 도입된 토마토를 남만(南蠻)에서 온 감[柿]과 비슷한 것으로 인식하여 남만시(南蠻柿) 또는 '일년감'이라 표기한 것과 비슷하다.21)

왜개자(倭芥子)도 『芝峰類說』에서 처음 보이는데, 왜국(倭國)을 거쳐 도입된 고추가 겨자(芥子)처럼 매운 맛이 있다는 뜻으로 형성되었다. 또한 왜국에서 온 것으로 초피나무[椒]와 같이 맵다는 뜻으로 왜초(倭椒)

---

20) 柳僖, 『物名考』, 「番椒」, 고쵸 近世始有 而文字無之 惟致富奇書 番椒叢生 子(花를 교정)似禿筆頭 紅如血 味辣 可充花椒用 今若以實字易花字 正合於倭椒形色 而未知花字的是誤書否.

21) 李晬光, 『芝峰類說』, 「果」, 南蠻柿者 草柿也 春生秋實 其味似柿 本出南蠻 近有一使臣 得種於中朝以來 亦異果也.

〈표 1〉 고추에 대한 표기 방법과 이명(異名)

문헌	고추	異名	비고
救急簡易方(1489)			椒 고쵸, 죠피 胡椒 고쵸
訓蒙字會(1527)			椒 고쵸 쵸
新增類合(1574)			椒 쳔쵸 쵸
芝峰類說(1614)	南蠻椒	倭芥子	최초의 기록(그추)
農政全書(1639)(明)	番椒	秦椒	
佩文齋廣羣芳譜(1708)(淸)	番椒		
山林經濟(1715)	南椒 남만쵸	倭椒	
欽定授時通考(1737)(淸)	番椒		
星湖僿說(1763)	番椒	倭椒	秦椒 結椒 天椒
本草綱目拾遺(1765)(淸)	辣茄		
朝鮮王朝實錄(1768)	苦椒醬		
增補山林經濟(1766)	南椒 비고초	南蠻椒	새로운 품종의 唐椒
攷事新書(1771)	南椒		『山林經濟』를 轉載
漢淸文鑑(1779)			花椒 쳔쵸, 胡椒 호초, 秦椒 고쵸
本史(1787)	苦椒	俗名 倭苦椒	
靑莊館全書(1795)	番椒		
海東農書(1799)	番椒 고쵸		
物譜(1802)	고쵸	番椒 蠻椒	
閨閣叢書(1815)	번초	고초	
杏蒲志(1825)	番椒		
林園經濟志(1827)	番椒	南椒 苦椒	秦椒(분디여름)는 고추와 다른 것
物名考(1830)	南蠻椒 고쵸 / 番椒 고쵸	倭椒	
朝鮮王朝實錄(1832)	苦椒		
五洲衍文長箋散稿(1850)	番椒	苦草 南蠻椒 倭芥子 倭草	唐苦草 秦椒 結椒 仰天椒
松南雜識(1855)	南蠻椒	苦椒 番椒 倭芥子	
月餘農歌(1861)	辣茄 고초	番椒 海瘋藤	
農家十二月俗詩(1861)	辣茄 고초	番椒 海瘋藤 苦草	
群都目(1896)	苦草末 고쵸가로		
時議全書(1800末)	苦草 고초(고쵸)		
廣才物譜(미상)	番椒 고쵸	倭椒 海風藤	
物名括(미상)	番椒 고쵸	海瘋藤 辣茄	
萬國事物紀原歷史(1909)	番椒	苦椒	苦椒醬
朝鮮語辭典(1920)	苦草 고초	唐椒 番椒	
中藥大辭典(1977)	辣椒	番椒 秦椒 辣茄 辣虎 臘茄 海椒 辣角 鷄嘴椒	
事物異名別稱辭典(1990)	辣椒	大椒 番椒 辣子	

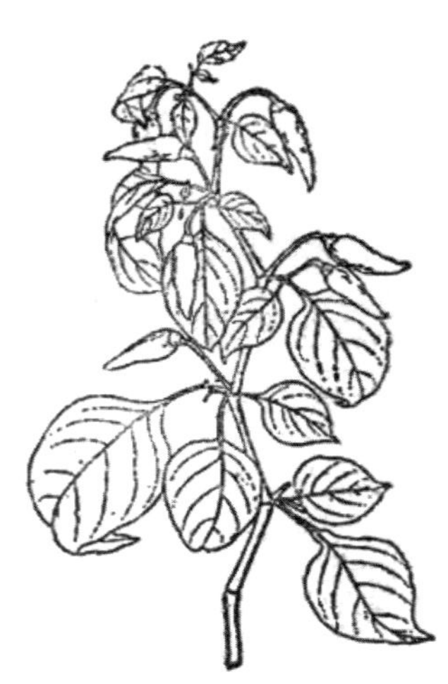

〈그림 1〉 고추

또는 왜고초(倭苦椒)라고도 했는데, 〈표 1〉에 보이듯이 『산림경제(山林經濟)』(1715)[22]·『星湖僿說』·『本史』[23]·『廣才物譜』[24]·『五洲衍文長箋散稿』[25] 등에 공통적으로 보인다. 『山林經濟』에서는 '고추는 건조한 땅이 좋다. 2월에 종자를 뿌렸다가 4~5월경에 비가 오면 옮겨 심는다. 바람이 잘 부는 곳에 심으면 열매가 많다.'라고 설명하고 있다.

특히 유희(柳僖 : 1773~1837)의 『物名考』에서는 '고추[南蠻椒]는 줄기와 잎이 여귀[靑蓼]와 비슷하고 꽃과 열매가 가지와 비슷하지만 작다. 날것은 푸르고 익은 것은 붉은데 맛이 매우 맵다. 우리나라에는 왜국(倭國)에서 전래된 것으로 왜초(倭椒)와 서로 같다.'[26]라 설명하고 있어 왜초(倭椒)의 어원을 분명히 밝히고 있다.

번초(番椒) 또는 남초(南椒)는 남쪽 오랑캐 땅[南蠻, 南番]에서 왔다는 뜻이다. 이규경(李圭景)은 『五洲衍文長箋散稿』에서 '고추[番椒]는 향명(鄕名)으로 고초(苦草)라 하고 호박[南瓜]은 속칭(俗稱) 호박(胡朴)이라 한다. 남만(南蠻)에서 왔기 때문에 고추를 번초(番椒) 또는 남만초(南蠻椒)라 하며 호박을 남과(南瓜)라 하는 것이다.'[27]라 하여 번초(番椒 : 고추)

---

22) 洪萬選 『山林經濟』, 「種南椒」, 或稱倭椒 남만쵸. 宜燥土 二月下種 四五月間 遇雨移栽. 種當風處 則多實.

23) 徐命應, 『本史』, 「苦椒」, 俗名倭苦椒.

24) 『廣才物譜』, 「未果類」, 番椒 고쵸 倭椒 海風藤.

25) 李圭景, 『五洲衍文長箋散稿』, 「番椒南瓜辨證說」, 番椒我東或稱倭芥子 或呼倭草 其嫩莖葉作蔬入菹可口.

26) 柳僖, 『物名考』, 「南蠻椒」, 莖葉如靑蓼 花實類茄子而小 生靑熟紅 味極辛辣 我東自倭國傳種. 고쵸. 倭椒同.

27) 李圭景, 『五洲衍文長箋散稿』, 「番椒南瓜辨證說」, 番椒者 鄕名苦草 南瓜者 俗稱胡朴 其原竝出南蠻 故番椒 或稱南蠻椒 胡朴亦號南瓜.

가 남만에서 도입되어 붙여진 이름이라고 했다.

랄가(辣茄)는 『本草綱目拾遺』·『월여농가(月餘農歌)』(1861)·『농가십이월속시(農家十二月俗詩)』(1861) 등에서 보이는데, 이는 고추가 맛이 맵고[辣] 모양이 가지[茄] 비슷하다는 뜻으로 이름 지어진 것이다.[28] 한편 『농정신편(農政新篇)』(1905)에서는 고추를 재배했을 때 열매가 맺는 것이 가지와 똑같기 때문에 고추를 랄가(辣茄)라 했다.[29]

고추의 어원이라 할 수 있는 고초(苦椒)는 『조선왕조실록(朝鮮王朝實錄)』에 나오는데 영조(英祖) 44년(1768)과[30] 순조(純祖) 32년(1832)[31]의 기록에 보이고, 『本史』[32]·『林園經濟志』·『송남잡지(松南雜識)』(1855) 등에서도 보인다. 특히 서유구(徐有榘 : 1764~1845)는 『林園經濟志』에서 '고추[番椒]가 남번(南番)에서 왔기 때문에 남초(南椒)라 하였고, 맛이 맵기 때문에 속칭(俗稱) 고초(苦椒)라 한다.'[33]라 하여 맛이 맵기 때문에 고추를 고초(苦椒)라 표기했음을 밝히고 있다. 보통 고(苦)는 '쓰다'라는 뜻으로 주로 사용되나, 여기에서는 '매워서 열이 난다'라는 뜻으로 고(苦)가 사용된 것이다. 우리나라 최초의 국어사전인 『訓蒙字會』에서는 '고(苦)는 맛이 쓰다는 뜻도 있지만 열이 나서 위로 솟구친다는 의미도 있다.'[34]라고 하여 이를 뒷받침하고 있다. 한의학에서 고미(苦味)를 오행상 화(火)에 배속시키는 이유와 무관하지 않다.

---

28) 金迵洙, 『農家十二月俗詩』, 「三月」, 辣茄 고초 一名番椒 一名海瘋藤 俗稱苦草 由於以苦爲 미울苦 以辛爲씀辛之謬 辛卽辣也 丁山樵時 云難心一弗沓椒辣.

29) 金一濟, 『農政新篇』, 「番椒」, 蕃椒者苦草也 有赤紫黄三色 或有向天者 向有地者 又大小長短 圓角諸形 精於培養 則必多 結子作法 與茄同 故曰辣茄 此本伯西兒國産也.

30) 『朝鮮王朝實錄』, 英祖 44年 8月 癸丑, 內局入侍 上曰 松相 生鰒 兒雉 苦椒醬 有此四味則善 飯.

31) 『朝鮮王朝實錄』, 純祖 32年 7月 乙丑, (前略) 牛二頭 猪四口 鷄八十隻 鹹魚四擔 各蔬菜二 十斤 薑二十斤 葱頭二十斤 蒜頭二十斤 苦椒十斤 白紙五十卷 穀四擔 麥麴一擔 蜜糖五十斤 酒一百斤 烟葉五十斤入給.

32) 徐命應, 『本史』, 「苦椒」, 俗名倭苦椒.

33) 徐有榘, 『林園經濟志』, 「番椒」, 以其本岀南蠻 故一名南椒 以其味辣 故俗稱苦椒.

34) 崔世珍, 『訓蒙字會』, 「苦」, 쁠 고. 又困苦 又厭也 又快也 脆也 炎上作苦.

서명응(徐命膺)은 『해동농서(海東農書)』를 지은 서호수(徐浩修 : 1736
~1799)의 아버지이며, 『林園經濟志』를 지은 서유구(徐有榘)의 할아버지
가 되는데, 『고사신서(攷事新書)』(1771)와 『本史』를 남겼다. 『攷事新書』
는 『山林經濟』를 대부분 전재했는데, 고추를 남초(南椒)라 했고, 『本史』
에서는 고추를 고초(苦椒)라 표기하고 있다(〈표 1〉 참조). 서명응(徐命
膺)은 책을 쓰는 시기에 따라 고추에 표기를 달리했는데 왜 그렇게 했
는지 의문이 든다.

　이는 비슷한 시기에 나온 정부 공식 기록인 『朝鮮王朝實錄』(1768)에서
단서를 얻을 수 있다. 전술한 바와 같이 정부에서 고추를 고초(苦椒)라
고 함에 따라 민간에서도 점차 고초(苦椒)라고 표기하는 과정으로 이해
된다. 즉 저자는 같지만 저술 시기에 따라 당시 시대 상황에 맞추어 고
추에 대한 표기 방법이 달랐던 것으로 해석할 수 있다.

3. 고쵸에 대한 논쟁

　고추는 1492년 미 대륙을 재발견한 콜럼버스(Columbus)가 아히(aji)를
유럽으로 가지고 온 것이 세계로 퍼진 것이며, 우리나라에는 임진왜란
때나 왜란 직전에 도입되었다는 것이 정설이다. 고추가 도입되기 이전
에 우리나라에서는 초피나무(Zanthoxylum piperitum)(川椒 · 蜀椒 · 巴椒
漢椒 · 南椒 · 薔薇 · 點椒)와 산초나무(Zanthoxylum schinifolium)(秦椒 · 花
椒 · 大椒 · 檓)의 열매를 양념으로 사용했다. 천초(川椒)와 진초(秦椒) 이
외에도 애초(崖椒) · 만초(蔓椒) · 지초(地椒) · 호초(胡椒 : 후추) · 번초(番椒 :
고추) 등이 있었는데, 이들을 모두 묶어 초류(椒類)로 이해했다. 이중
후추와 고추는 중국이나 우리나라에 자생하던 것은 아니지만 이들이 우
리나라에 도입되었을 때, 그 매운맛이 천초, 진초 등과 비슷했기 때문에
초(椒)를 붙여 같은 무리로 인식했다. 따라서 앞뒤 문장을 모른 채 '椒'
만 나온다면 구체적으로 어느 것을 의미하는지 알기 어렵다. 또한 한글
로 '고쵸'라고 하면 문맥에 따라 천초 · 후추 · 고추 등을 의미하는 경우가

각각 있었기 때문에 더욱 혼동하기 쉽다.

앞의 〈표 1〉에서 볼 수 있듯이 고추가 우리나라에 도입된 이래 한글로는 『山林經濟』에 '남만쵸', 『增補山林經濟』에 '비고초', 『海東農書』·『物名考』 등에 '고쵸', 『月餘農歌』·『월여십이월속시(月餘十二月俗詩)』(1861) 등에 '고초' 등으로 표기되었기 때문에, 고추라는 단어가 '고쵸(고초)'에서 나왔음을 짐작하게 한다. 따라서 고추의 어원(語源)이 '고쵸'임은 분명한데 문제는 고추가 도입되기 이전의 문헌에서도 '고쵸'라는 단어가 보인다는 것이다. 즉 성종(成宗) 20년(1489)에 언해(諺解)된 『구급간이방(救急簡易方)』은 고추가 미 대륙에서 서양으로 도입되기 이전이고, 중종(中宗) 22년(1527)에 간행된 『訓蒙字會』는 고추가 서양에 도입된 직후에 해당되는데 여기에 '고쵸'라는 한글 표기가 나온다. 이를 지금의 고추로 잘못 인식하는 바람에 고추가 수천 년 전부터 우리나라에 있어 왔다는 주장이 나오게 되었다.35) 이에 그동안의 연구 성과를 바탕으로 『救急簡易方』과 『訓蒙字會』에 나오는 '고쵸'가 지금의 고추가 아닌 천초(川椒) 또는 후추[胡椒]임을 밝힘으로써, '고쵸'가 시대에 따라 그 의미가 서로 다름을 밝히고자 한다.

1) 『救急簡易方』 분석

『救急簡易方』의 편찬 연대를 살펴보면 서문에 '성종(成宗) 20년(1489) 9월 상순(上旬)에 완성하였다.'36)고 했으나, 『朝鮮王朝實錄』에 성종(成宗) 20년 5월 30일 새로 편찬된 『救急簡易方』 9권을 올렸다는 기록37)고 9월 21일 또다시 새로 편찬한 『救急簡易方』을 올렸다는 기록이 나온

---

35) 정경란 외 3인, 「고추의 우리나라 전래에 대한 재고」, 흔맛흔얼, 2009년 봄호.
　　정경란 외 3인, 「임진왜란 때 들어왔다는 왜개자는 과연 한국 고추인가?」, 흔맛흔얼, 2008년 가을호, 1(4):5～15
　　홍윤표, 「간장과 된장과 고추장의 어원」, 쉼표마침표 29호, 국립국어원, 2008.

36) 『救急簡易方』, 「序」, 臣於是乎再拜 而謹書弘治二年乙酉 九月上澣.

37) 『朝鮮王朝實錄』, 成宗 20년 5월 30일(丁亥), 內醫院提調 領敦寧 尹壕等 進新撰救急簡易方 九卷.

다.38) 그러면 5월과 9월에 올린 『救急簡易方』이 같은 것이냐 아니면 다른 것이냐는 것이 의문으로 남는다. 또한 서문에 의하면 『救急簡易方』은 8권으로 이루어져 있다고 했는데,39) 5월에 올린 책은 9권으로 서로 일치하지 않는다. 이에 대해 좀 더 연구가 필요하나 『救急簡易方』이 성종(成宗) 20년(1489)에 완성된 것만은 분명하다.

1489년이면 콜럼버스가 미 대륙을 재발견한 1492년보다 과거에 해당된다. 그러면 『救急簡易方』에 나오는 '고쵸'는 무엇인가? 이에 대해 각 조문을 구체적으로 살펴보기로 하자.

(1) 초(椒 : 고쵸)가 천초를 의미하는 경우

『救急簡易方』의 「졸해수(卒咳嗽)」편을 보면 '卒咳嗽 以梨 빅 一顆 刺作 五十孔 每孔內椒 고쵸 一粒 以麪裹 於熱火灰中煨令熟 出停冷 去椒食之'40)라는 문장이 나오는데 초(椒)를 '고쵸'라고 언해되어 있다. 이 문장을 해석하면 '졸해수(卒咳嗽 : 갑자기 생긴 해수)가 있으면 배 1개에 50개의 구멍을 내고 구멍마다 초(椒 : 고쵸) 1알씩 넣고 밀가루로 싼다. 뜨거운 재에 구워 익으면 꺼냈다가 식힌 다음 초(椒)를 제거하고 먹는다.' 라고 번역된다.

그럼 여기에 나오는 초(椒)가 한글로 '고쵸'로 되어 있고, 고추의 어원이 '고쵸'이므로 이 문장에 나오는 초(椒)를 지금의 고추로 해석하면 오역이 된다. 그 이유를 살펴보면 다음과 같다.

첫째, 배[梨]는 매우 크고 고추는 매우 작다 해도 배 1개에 50개의 구멍을 뚫고 고추를 넣을 수 있을까? 이는 상식적으로 보아도 매우 힘든 일이다. 하지만 초(椒)를 초피나무의 열매인 천초(川椒)로 본다면 배 1개에 천초 50알을 박는 것이 가능하다.

---

38) 『朝鮮王朝實錄』, 成宗 20년 9월 21일(丙子), 內醫院 進新撰救急簡易方.

39) 『救急簡易方』, 「序」, 使人易曉書成凡爲卷八 爲門一百二十七 命曰救急簡易方.

40) 『救急簡易方』, 「卒咳嗽」, 卒咳嗽 以梨빅一顆 刺作五十孔 每孔內椒고쵸一粒 以麪裹 於熱火灰中煨令熟 出停冷 去椒食之. 과 리 기춤기치거든 빅흐나흘 쉰굼글뾹고 구무마다 고쵸흔 낫곰 녀코 밄굴으로 라빠 노올압지예 구어닉거든 내야시겨 고쵸앗고 머그라

둘째, 『救急簡易方』에 나오는 내용이 실제적으로 다른 의서에서는 어떻게 기록되었는가를 살펴보면 그 실마리를 찾을 수 있다. 『주후비급방(肘後備急方)』41)·『證類本草』42)·『鄕藥集成方』43)·『醫方類聚』44)·『食療纂要』45)·『本草綱目』46)·『林園經濟志』47)·『本草附方便覽』48) 등의 의서에는 『救急簡易方』의 내용과 동일하게 서술되어 있는데, 여기에서는 배에 초(椒)를 넣는다고만 하여 구체적으로 무엇을 지칭하는지 알 수가 없다. 하지만 『향약구급방(鄕藥救急方)』(1236)49)·『鄕藥集成方』50)·『醫方類聚』51) 등의 의서에서는 동일한 내용이 나오면서 초(椒)라 하지 않고 진초(眞椒)를 사용한다고 했으며, 『수친양로신서(壽親養老新書)』(1307)52)·『醫方

---

41) 葛洪, 『肘後備急方』, 孟詵 去卒咳嗽 以梨一顆 刺作五十孔 每孔內 以椒一粒 以麪裹 於熱火灰中煨令熟 出停冷 去椒食之.

42) 唐愼微, 『證類本草』, 「梨」, 又卒欬嗽 以一顆 刺作五十孔 每孔內以椒一粒 以麪裹 於熱火灰中煨令熟 出停冷 去椒食之

43) 『鄕藥集成方』, 孟詵. 治卒咳嗽. 梨一顆 刺作五十孔 每孔內椒一粒 以麪裹 於熱火灰中煨令熟 出停冷 去椒食之.

44) 『醫方類聚』, 孟詵云 卒欬嗽. 以梨一顆 刺作五十孔 每孔內以椒一粒 以麪裹 於熱火灰中煨令熟 出停冷 去椒食之.

45) 全循義, 『食療纂要』, 4-7 治卒咳嗽. 梨一顆 刺作五十孔 每孔內 以椒一粒 以麪裹 於熱火灰中煨令熟 出停冷 去椒食之.

46) 李時珍, 『本草綱目』, 「梨」, 詵曰 用梨一顆 刺五十孔 每孔納椒一粒 麵裹灰火煨熟 停冷去椒食之.

47) 徐有榘, 『林園經濟志』, 「湯液」, 梨 (食療本草) 梨一顆 刺五十孔 每孔納椒一个 麪裹灰火煨熟 停冷去椒食.

48) 黃度淵, 『本草附方便覽』, 「咳嗽」, 又方 梨一顆 刺五十孔 每孔納椒一粒 麪裹 灰火煨熟 停冷去椒食之.

49) 『鄕藥救急方』, 「小兒方」, 小兒卒咳嗽 用好梨一顆 刺作五十孔 每孔入眞椒一粒 以麪水和作餅裹梨 外用濕紙裹兩重 煨於糖灰中令熟 出停冷去椒 令兒喫之 良

50) 『鄕藥集成方』, 「小兒欬嗽」, 鄕藥救急方. 治小兒咳嗽. 好梨一顆 刺作五十孔 每孔入眞椒一粒 以麪水和作餅裹梨 外用濕紙裹兩重煨於糖火灰中令熟 出停冷去椒 令兒喫之 良.

51) 『醫方類聚』, 「咳嗽」, 備預百要方. 小兒卒咳嗽 好梨一顆 刺作五十孔 每孔入眞椒壹粒 以麪水和作餅裹梨 外用濕紙裹兩重 煨於糖灰中令熟 出停冷去椒 令兒喫之.

52) 陳直, 『壽親養老新書』, 食治老人咳嗽 胸脇引痛 卽多見唾涕 燠梨方. 黃梨(一大顆 刺作五十孔) 蜀椒(五十粒) 麵(二兩) 右以蜀椒每孔內一顆 軟麵軟裹 放於塘灰火中 候煨令熟 去麵冷 空心切食 用三二服尤佳 不當及熱食之益甚 須羊肚肝羹治之

類聚』53) 등의 의서에서는 촉초(蜀椒)를 사용한다고 했다. 여기에 언급된 진초(眞椒)와 촉초(蜀椒)는 모두 초피나무(Zanthoxylum piperitum) 열매인 천초를 의미하고 있다. 따라서 『救急簡易方』에 나오는 초(椒)가 '고쵸'라고 언해되어 있지만, 이는 고추가 아닌 천초를 지칭하고 있음을 알 수 있다.

셋째, 조선후기 이후에 나온 『及幼方』54)·『四醫經驗方』55)·『수진경험신방(袖珍經驗神方)』(1912)56)·『수세보결(壽世寶訣)』(1929)57) 등의 의서에서는 『救急簡易方』의 내용이 서술되어 있지만 배에 천초(川椒)가 아닌 호초(胡椒 : 후추)를 박는다고 하여 논란의 소지가 있다. 즉 조선중기 이전의 의서에서는 배에 천초를 사용했지만, 조선중기 이후의 의서에서는 호초(胡椒)를 사용한다고 하여 그 차이를 보이고 있다. 이를 어떻게 해석해야 할까? 이에 대한 해답은 『林園經濟志』의 '해수(咳嗽)를 치료하려면 배에 50개의 구멍을 뚫고 촉초(蜀椒 : 천초)를 넣는 것이 상례이지만, 민간에서는 배에 구멍을 뚫고 속을 파낸 다음 꿀 2~3숟가락 정도 넣고 구멍을 수십 개 뚫어 호초(胡椒) 1개씩 넣고 물에 적신 종이로 감아 강화(糠火)에 구워 먹는다.'58)라는 문장에서 찾을 수 있다. 처음에는 배에

---

53) 『醫方類聚』,「食治喘嗽諸方」, 食治老人咳嗽 胸脅引痛 卽多痰(上海本無此字). 唾涕(壽親養老新書同 上海本作唾燠涕). 燠梨方 黃梨 一大顆 刺作五十孔 蜀椒五十粒 麴二兩 右以蜀椒每孔內一顆 軟麴軟裹 放於塘灰火中 候煨令熟 去麴冷 空心切食 用三二服尤佳 不當及熟食之益甚 須羊肚肝羹治之.

54) 趙廷俊, 『及幼方』, 梨一箇 刺作五十孔 每孔納胡椒一粒 麴裏煨熟 停冷 去椒嚼之

55) 『四醫經驗方』, 上氣咳嗽喘急 食卽吐逆 腹脹滿 生干汁五合 砂糖四兩 相和 微火溫之 一二十沸 卽咳嗽胸膈引痛 多出唾涕 黃梨大者一顆 作五十孔 胡椒五十粒(立을 교정) 白麴二兩 以梨每孔納椒一粒 濕麴外裹 放於糠灰火中 候煨去麴 停冷空心切食二三服尤佳

56) 李麟宰, 『袖珍經驗神方』,「咳嗽通治」, 大梨一介 穿孔五十孔 每孔入胡椒一介式 麴裹煨熟 候冷去椒 服.

57) 李昌雨, 『壽世寶訣』,「咳嗽」, 又方 梨一顆刺五十孔 每孔納胡椒一粒 麴裹灰火煨熟 放冷去椒 食之.

58) 徐有榘, 『林園經濟志』, 燠梨(蔾를 교정)方 (又)治咳嗽 胸脅引痛 卽多唾涕 黃梨一大顆 刺作五十孔 每孔納蜀椒一顆 軟麴二兩裹之 放於糠灰中 使溫火煨熟 去麴 令空心切食 用三二服尤佳 不當及熟食之益(鹽을 교정)甚 須羊肚肝羹治之 按俗法 黃梨一大顆 用刀穴其底 空瓤內白蜜三二匙 復用所割蔕肉蓋定 周身刺作細孔數十 每孔納胡椒一枚 以紙漬水裹屢重 糠火煨

천초를 넣어 사용했지만 후대에 오면서 민간에서 천초 대신 호초(胡椒)를 배에 넣어 사용했던 것이다. 천초와 호초(胡椒 : 후추)는 열매 크기가 비슷하여 대신 사용할 수 있지만 식용으로 사용하는 고추와는 그 크기가 서로 달라 천초 대신 고추를 사용할 수는 없다. 이러한 이유로 보아도 『救急簡易方』의 '고쵸'는 고추가 아닌 천초이다.

넷째, 『救急簡易方』에서 초(椒 : 고쵸)의 단위를 알[粒]이라고 했다. 일반적으로 작고 둥근 형태의 씨앗을 말할 때 알[粒]로 표기하고 크기가 약간 크고 둥근 형태가 아닌 것을 말할 때는 매(枚)로 표기하는 것이 상례이다. 따라서 『救急簡易方』에 나오는 초(椒)를 고추가 아닌 천초로 보아야 하는 이유가 된다.

「卒咳嗽」편의 또 다른 문장인 '椒 고쵸 二百粒擣末 杏仁 솔고ᄡᅵ숩 二百枚熬 棗 대초 百枚去核 合擣令極熟 稍稍合如棗許大 則服之'59)에 '고쵸'가 나온다. 이를 해석하면 '졸해수(卒咳嗽)가 있을 때 초(椒 : 고쵸) 200알을 찧어 분말로 만들고, 행인(杏仁) 200개를 볶고, 씨를 제거한 대추 100개를 모두 같이 찧어 충분히 익힌다. 조금씩 뭉쳐 대추 크기 정도가 되면 복용한다.'가 된다. 그럼 여기에 나오는 초(椒)가 '고쵸'로 나와 있지만, 고추가 아닌 천초(川椒)로 보아야 하는 이유를 살펴보면 다음과 같다.

첫째, 『救急簡易方』에 나오는 내용이 『肘後備急方』60)·『普濟方』61)·『醫方類聚』62) 등의 의서에 동일하게 보이고 있다. 하지만 이 내용만 가지

熟食之 治咳嗽神效

59) 『救急簡易方』, 「卒咳嗽」, 椒고쵸二百粒擣末 杏仁솔고ᄡᅵ숩二百枚熬 棗대초百枚去核 合擣令極熟 稍稍合如棗許大則服之. 고쵸ᄅᆡ빅낫디흔ᄀᆞᄅ와 솔고ᄡᅵ숩ᄋᆡ빅낫봇ᄀᆞ니와 대초일빅낫ᄢ아ᄉᆞ니와롤 흔ᄃᆡ디허 ᄀᆞ장닉거든 졈졈대초ᄢᅵ마곰 빙ᄀᆞ라 머그라.

60) 葛洪, 『肘後備急方』, 「治卒得咳嗽方」, 又方 椒二百粒 搗末之 杏仁二百枚 熬之 棗百枚 去核 合搗令極熟 稍稍合如棗許大則服之.

61) 朱橚, 『普濟方』, 「治卒得咳嗽 出肘後方」, 又方 椒(一百粒 搗末) 杏仁(二百枚熬) 棗(一百枚 去核) 右合搗令極熟 稍合如棗許大則服之.

62) 『醫方類聚』, 「治卒上氣咳嗽方」, 又方 椒貳百粒 擣末之 杏仁貳百枚 熬之 棗百枚 去核 合搗令極熟 稍稍合如棗許大則服之.

고 초(椒 : 고쵸)가 고추인지 천초인지 알기가 어렵다. 그러나 『비급천금요방(備急千金要方)』(唐)[63]·『醫方類聚』[64] 등의 의서에 '상기(上氣)가 30년 이상 치료되지 않았을 때 쓰는 처방으로 대추 행인 각 100개, 두시(豆豉) 120알, 촉초(蜀椒) 200알 4가지를 준비한다. 먼저 행인과 두시(豆豉)를 빻고 익힌 다음 대추와 촉초를 넣고 다시 빻아 환을 대추씨 크기 정도로 만든다. 입에 물고 천천히 삼킨다. 이렇게 하기를 낮에 세 번, 밤에 한 번 한다.'라고 하여 촉초를 사용했음을 분명하게 밝히고 있다. 『救急簡易方』에서는 갑자기 생긴 해수(咳嗽)에 사용했다고 했지만 여기에서는 오래된 상기(上氣)에 사용한다고 했으며, 처방에 두시(豆豉)가 첨가되어 있는 것만이 다르다. 그러나 일반적으로 해수(咳嗽)가 오래되면 상기로 진전되는 것을 감안하면 사실상 같은 목적으로 처방이 운용되었음을 알 수 있다. 따라서 『救急簡易方』에서 언급된 초(椒 : 고쵸)는 고추가 아닌 촉초(蜀椒)로 보아야 한다. 촉초는 초피나무 열매인 천초(川椒)를 의미한다.

둘째, 『외대비요방(外臺秘要方)』(752)을 살펴보면 위에서 언급한 『備急千金要方』·『醫方類聚』 등과 동일한 내용이 서술되면서, 단지 촉초 대신 초(椒)로 표기되어 있다.[65] 즉 모든 글자가 동일하고 단지 촉초 대신 초로 표기되어 있으므로 여기에서의 초(椒)는 당연히 촉초(蜀椒 : 천초)로 보아야 한다. 촉초는 천초의 이명이므로 같은 내용이 기록된 『救急簡易方』의 초(椒)는 고추가 아닌 천초임을 알 수 있다.

셋째, 『救急簡易方』의 문장을 보면 초(椒 : 고쵸) 200알[粒]이라고 했다. 전술한 바와 같이 일반적으로 작고 둥근 형태의 씨앗을 말할 때 알[粒]로 표기하고 크기가 약간 크고 둥근 형태가 아닌 것을 말할 때는 매

---

[63] 孫思邈, 『備急千金要方』, 治上氣三十年不瘥方. 大棗 杏仁 各一百粒 豉一百二十粒 蜀椒二百粒 右四味 先擣杏仁豉令熟 後內棗椒 更擣爲丸 如棗核大 含稍稍咽之 日三夜一.

[64] 『醫方類聚』, 「積氣」, 治上氣三十年不瘥方. 大棗 杏仁 各一百枚 豉一百二十粒 蜀椒二百粒 右四味 先擣杏仁豉令熟 後內棗椒 更擣爲丸 如棗核大 含稍稍咽之 日三夜一.

[65] 王燾, 『外臺秘要方』, 又療上氣三十年不差方. 大棗 百枚去核皮 豉一百二十顆 杏仁一百粒 椒二百粒汗 右四味 先擣杏仁令極熟 後內棗椒豉 更擣作丸 如棗核大 含稍稍嚥之 日三夜一. 並出第十七卷中.

(枚)를 사용한다. 따라서 『救急簡易方』에 나오는 초(椒)를 천초가 아닌 고추로 번역한다면 고추 200알[粒]이 되어 문맥이 이상하게 될 것이다. 따라서 『救急簡易方』의 초(椒 : 고쵸)는 고추가 아닌 천초로 봐야 한다.

지금까지 초(椒 : 고쵸)가 천초를 의미하는 경우를 살펴보았다. 그러나 만주어사전인 『한청문감(漢淸文鑑)』(1779)에서는 '화초(花椒)는 쳔쵸, 진초(秦椒)는 고쵸'[66]라고 표기하고 있어 논란의 소지가 있다. 진초(秦椒 : 산초나무, Zanthoxylum schinifolium)는 대초(大椒)·훼(檓)·화초(花椒) 등으로 호칭되었기 때문에[67] 화초(花椒)와 진초(秦椒)를 구분하는 것은 의미가 없다. 그럼 왜 『漢淸文鑑』에서 화초(花椒 : 쳔쵸)와 진초(秦椒 : 고쵸)로 구분해서 기록했을까? 이에 대해 좀 더 연구가 필요하나, 여기에 나오는 '고쵸'가 지금의 고추가 아님은 분명하다.

(2) 초(椒 : 죠피)가 천초를 의미하는 경우

『救急簡易方』의 「중풍(中風)」편에 '生鹿肉 사ᄉᆞ미ᄂᆞᆯ고기 幷生椒 죠피 同搗傅之 右患傅左 左患傅右 看正卽除之.'[68]라는 문장이 나오는데 여기에서는 초(椒)가 '고쵸'가 아닌 '죠피'로 표기되어 있다. 이 문장은 '중풍에 생사슴고기와 생초(生椒 : ᄂᆞᆯ죠피)를 같이 찧어 붙인다. 오른쪽이 아프면 왼쪽에 붙이고 왼쪽이 아프면 오른쪽에 붙인다. 통증이 없어지면 즉시 제거한다.'라고 번역된다. 여기에 나오는 생초는 초피나무(Zanthoxylum piperitum)를 의미하고 초피나무의 열매는 천초(川椒)이다. 같은 내용이 『證類本草』[69]·『普濟方』[70]·『醫方類聚』[71] 등에 보이고 있다.

---

[66] 李湛 金振夏, 『漢淸文鑑』, 花椒 쳔쵸, 胡椒 호초, 秦椒 고쵸.

[67] 李時珍, 『本草綱目』, 「秦椒」, 釋名大椒(爾雅) 檓(毁) 花椒

[68] 『救急簡易方』, 「中風」, 生鹿肉 사ᄉᆞ미ᄂᆞᆯ고기 幷生椒 죠피 同搗傅之 右患傅左 左患傅右 看正卽除之.. 사ᄉᆞ미ᄂᆞᆯ고기와 ᄂᆞᆯ죠피와 ᄒᆞᆫ듸디허브툐ᄃᆡ 올ᄒᆞᆫ녁으로 기울어든 왼녁의 브티고 왼녁으로기울어든 올ᄒᆞᆫ녁의 브툐ᄃᆡ 평커든 즉재 아ᅀᅡ브리라.

[69] 唐愼微, 『證類本草』, 「鹿茸」, 又生肉 主中風口偏不正 以生椒自搗傅之 專看正卽速除之 九月已後 正月已前 堪食之也.

「배종(背腫)」편에 '發背始作 毒盛煩悶 生椒葉 늘죠팟닙 擣傳.'72)라는 문장이 나온다. 이는 '등에 부스럼이 나타나고 독이 왕성하여 번민(煩悶)이 되면 생초엽(生椒葉 : 늘죠팟닙)을 찧어 붙인다.'라고 번역된다. 같은 문장이 『醫方類聚』73)·『의방합편(醫方合編)』74) 등에 보이고 있는데, 여기에 나오는 생초는 초피나무(Zanthoxylum piperitum)로 보아야 한다.

(3) 초(椒 : 고쵸)가 호초(胡椒 : 후추)를 의미하는 경우

『救急簡易方』의 「심복통(心腹痛)」편에 '一切心痛 胡椒 고쵸 四十九粒 乳香一錢 爲末 男用生薑湯 싱앙글힌믈 調下 女用當歸酒 숭암춧블휘글힌 술 調下.'75)라는 문장이 나온다. 이를 번역하면 '모든 심통(心痛)에 호초(胡椒 : 고쵸) 49알과 유향(乳香) 1돈을 분말로 만든다. 남자는 생강탕(生薑湯)에 타서 먹고 여자는 당귀주(當歸酒)에 타서 먹는다.'가 된다. 여기에서는 호초(胡椒)를 '고쵸'라고 표기하고 있어 기존에 천초를 '고쵸'라고 한 것과 차별성을 가진다. 이를 어떻게 해석해야 할까?

첫째, 『醫方類聚』76)·『本草附方便覽』77)·『본초휘영(本草彙英)』78) 등에

---

70) 朱櫹, 『普濟方』, 治中風口偏不正 以生鹿肉生椒 同搗傳之 專看正卽速除 椒肉治偏風 左患右貼 右患左貼.

71) 『醫方類聚』, 「諸風」, 治中風口偏 用生鹿肉幷生椒 同擣傳之 右患傳左 左患傳右 看正卽除之. 『醫方類聚』, 「諸風門」, 孟詵云 鹿生肉 主中風口偏不正 以生椒同擣傳之 專看正卽速除之 九月已後 正月已前 堪食之也.

72) 『救急簡易方』, 「背腫」, 發背始作 毒盛煩悶 生椒葉 늘죠팟닙 擣傳. 등의 브스르미 시작ᄒᆞ야 독이 하답답거든 늘죠팟니플 디허브티라

73) 『醫方類聚』, 「發背癰疽癤方」, 發背始作 毒盛煩悶方. 又生椒葉 擣付.

74) 『醫方合編』, 「村救」, 毒盛煩悶 生椒葉 擣付

75) 『救急簡易方』, 「心腹痛」, 一切心痛 胡椒고쵸四十九粒 乳香一錢 爲末 男用生薑湯싱앙글힌믈 調下 女用當歸酒숭암춧블휘글힌술調下. 대도흔가슴알픈병에 고쵸마슌아홉낫과 슈향흔돈과ᄅᆞᆯ ᄀᆞ라 남진은 싱앙글힌므레 프러먹고 겨집은 숭암춧불휘글힌수레 프러머그라

76) 『醫方類聚』, 治一切心痛. 一方 用胡椒四十九粒 乳香一錢 爲末 男用生薑湯調下 女用當歸酒調下.

77) 黃度淵, 『本草附方便覽』, 心腹冷氣搯痛者. 乳香一粒 胡椒四十九粒 硏入薑汁 熱酒調服 香木

78) 『本草彙英』, 「心下疼痛」, 椒香散 治心下大痛 胡椒四十九粒 乳香一錢(㐃을 교정) 硏匀 男用生薑 女用當草酒下

『救急簡易方』과 같은 내용이 보이는데, 모두 호초(胡椒)로 표기되고 있기 때문에 『救急簡易方』의 호초(胡椒 : 고쵸)는 호초(胡椒 : 후추)임이 분명하다. 즉「心腹痛」편에 나오는 '고쵸'는 후추를 지칭하고 있는 것이다.

둘째, 『本草綱目』[79]의 경우 동일한 내용이 나오면서 호초(胡椒)가 아닌 초(椒)라고만 서술되어 있다. 하지만 호초를 설명하는 단락에 나오는 것이기 때문에 『本草綱目』의 초(椒)는 호초(胡椒 : 후추)를 의미한다.

셋째, 『救急簡易方』에서 나오는 호초(胡椒 : 고쵸)는 모두 00알[粒]이라고 했다. 전술한 바와 같이 작고 둥근 형태의 씨앗을 말할 때 알[粒]로 표기하기 때문에 호초(胡椒 : 고쵸)를 고추로 볼 수 없다.

그리고 「곽란(霍亂)」편에 '霍亂吐利 胡椒 고쵸 七粒 菉豆三七粒 爲末 煎木瓜湯 모과달힌믈 調下'[80]라는 문장이 나온다. 이를 번역하면 '곽란(霍亂)과 토리(吐利)에 호초(胡椒 : 고쵸) 7알과 녹두 21알을 분말로 만들어 모과 달인 물에 풀어 먹는다.'가 된다. 여기에서도 호초(胡椒)를 '고쵸'라고 표기하고 있다. 같은 내용이 『인재직지(仁齋直指)』(1264)[81]·『世醫得效方』[82]·『普濟方』[83] 등의 의서에 그대로 보이는데 이는 호초탕(胡椒湯)을 의미한다. 그리고 『부인대전량방(婦人大全良方)』(1237)[84]·『普濟方』[85]·『醫方類聚』[86]·『本草綱目』[87]·『증치준승(證治準繩)』(1602)[88]·『本

---

79) 李時珍, 『本草綱目』,「胡椒」, 心下大痛 壽域方 用椒四十九粒 乳香一錢 硏匀 男用生薑 女用 當歸酒下.

80) 『救急簡易方』,「霍亂」, 霍亂吐利 胡椒고쵸七粒 菉豆三七粒 爲末 煎木瓜湯 모과달힌믈 調 下. 도와리ᄒᆞ야 토ᄒᆞ며 즈츽어든 고쵸닐굽낫과 록두세닐굽낫과론ᄀᆞ라 모과달힌므레 프러 머그라.

81) 楊士瀛, 『仁齋直指』, 胡椒湯 治霍亂吐瀉 胡椒 七(漆을 교정)粒 生綠豆 貳拾壹粒 右末 煎宣 木瓜湯 溫和調下.

82) 危亦林, 『世醫得效方』, 胡椒湯 治霍亂吐瀉 胡椒(七粒) 生菉豆(二十一粒) 右爲末 宜木瓜湯溫 和調下.

83) 朱橚, 『普濟方』, 胡椒湯 治霍亂吐痢 諸藥不納 兼治中暑暴下(一名豆椒散 出危氏方) 胡椒 二 粒 生菉豆 二十一粒 右爲末 煎木瓜溫鹽湯調下一錢.

84) 陳自明, 『婦人大全良方』,「婦人霍亂方論」, 胡椒湯. 治霍亂吐利甚妙. 胡椒四十九粒 菉豆一百 四十七粒 右爲細末 木瓜煎湯調下二錢.

85) 朱橚, 『普濟方』, 胡椒湯 治霍亂吐利 胡椒 四十九粒 綠豆 一百四十七粒 右爲細末 木瓜煎湯

草附方便覽』[89] 등의 의서에서는 '호초(胡椒) 49알, 녹두 147알을 분말로 만들어 모과탕에 2돈씩 타서 먹는다.'라고 했는데, 이도 같은 내용으로 볼 수 있다. 『救急簡易方』에서의 호초(胡椒)와 녹두의 분량에 7배를 더한 것으로, 7알×7 = 49알, 21알×7 = 147알이 되기 때문이다. 하지만 호초와 녹두를 사용하는 비율은 기록되는 곳에 따라 서로 다르기도 했다. 『醫方類聚』[90]·『林園經濟志』[91] 등에서는 호초 7알 녹두 21알을 사용한다고도 했으며, 호초 21알 녹두 21알을 사용한다고 하여 2가지 경우를 모두 기록하고 있다. 그리고 『삼인극일병증방론(三因極一病証方論)』에서는 호초와 녹두를 항상 21알씩 사용한다고 서술하고 있다.[92] 분량의 차이는 있지만 모두 호초를 지칭하고 있는 것으로 보아 『救急簡易方』「霍亂」편의 호초는 고추가 아닌 후추임이 분명하다.

또 다른 「霍亂」편에 '生胡椒 고쵸 三十四粒 呑之'[93]라는 문장이 보이는데, 이는 '곽란이 있으면 날호초(胡椒 : 고쵸) 34알을 삼켜라.'라고 번역된다. 이와 똑같은 문장이 『普濟方』[94]·『醫方類聚』[95] 등에 동일하게 보이

調下 二錢.

86) 『醫方類聚』, 「婦人霍亂方論」, 胡椒湯 治霍亂吐利 甚妙. 胡椒四十九粒 綠豆一(乙을 교정)百四十七粒 右爲細末 木瓜煎湯調下二錢.

87) 李時珍, 『本草綱目』, 「胡椒」, 霍亂吐利. 直指方 用胡椒四十九粒 綠豆一百四十七(九를 교정)粒 硏匀 木瓜湯 服一錢

88) 王肯堂, 『證治準繩』, 胡椒湯 治霍亂吐利甚妙 胡椒 四十九粒 菉豆 一百四十七(九를 교정)粒 右爲細末 每服二錢 木瓜煎湯調下

89) 黃度淵, 『本草附方便覽』, 「霍亂」, 又方 胡椒四十九粒 菉豆一百四十七(九를 교정)粒 硏匀 木瓜湯服一戔

90) 『醫方類聚』, 胡椒湯 治霍亂 吐利爲佳. 胡椒七粒 菉荳 三七粒 ○經驗祕方 各七七粒 右爲末 煎木瓜湯調下.

91) 徐有榘, 『林園經濟志』, 椒豆散(直指方) 治霍亂後煩渴 不能服藥 或水藥不入口者 胡椒 綠豆 各四十九粒 右末 新水下或煎服 (又) 一名胡椒湯 胡椒七粒 綠豆二十一粒 爲末 木瓜湯下.

92) 陳言, 『三因極一病証方論』, 胡椒湯 治霍亂吐痢極妙 胡椒 菉豆 共三七粒 爲末 木(米를 교정)瓜湯調下.

93) 『救急簡易方』, 「霍亂」, 生胡椒고쵸 三十四粒呑之. 고쵸 셜흔네나츨 숨끼라.

94) 朱橚, 『普濟方』, 治霍亂(出肘後方) 用胡椒三十四粒 以飮呑之.

고 있다. 그러나 『肘後備急方』96)·『證類本草』97) 등에서는 곽란에 호초 30~40알을 삼킨다고 하고, 『本草綱目』98)·『本草附方便覽』99) 등에서는 30알을 삼킨다고 하고, 『경악전서(景岳全書)』(1624)100)에서는 40알을 삼 킨다고 하여 호초 사용량의 차이를 보이고 있다. 하지만 사용하는 목적 이 동일하므로 『救急簡易方』의 호초(胡椒 : 고쵸)는 고추가 아닌 후추를 의미하는 것임을 알 수 있다.

한편 「중한(中寒)」편에 '胃寒五臟風冷 心腹痛 吐淸水 用胡椒 고쵸 硏 酒服之 亦宜湯服 若冷氣呑三七粒'101)이라는 문장이 나온다. 이는 '위(胃) 가 차갑고 오장이 풍냉(風冷)하야 심복통(心腹痛)이 있으면서 청수(淸水) 를 토하거든 호초(胡椒 : 고쵸)를 갈아 술에 복용한다. 또한 더운 물에 먹어도 한다. 만약 냉기가 있으면 21알을 복용한다.'라고 번역된다. 여 기에 나오는 호초(胡椒 : 고쵸)도 고추가 아닌 후추를 의미하고 있다. 같 은 내용이 『醫方類聚』에 보이고 있다.102)

(4) 소결론

지금까지 『救急簡易方』에 나오는 초(椒)에 대해 살펴보았는데 정리하 면 다음과 같다.

첫째, 『救急簡易方』에 나오는 초(椒)는 천초(川椒)를 의미하고, 후추는 호초(胡椒)로 표기되어 있다. 그러나 일부 의서의 경우 호초(胡椒)를 약

---

95) 『醫方類聚』, 「霍亂門」, 主霍亂方 右取生胡椒三十四粒呑之. (肘後方三四十粒) 以飮呑之.

96) 葛洪, 『肘後備急方』, 孫眞人治霍亂 以胡椒三四十粒 以飮呑之.

97) 唐愼微, 『證類本草』, 「桐」, 孫眞人 治霍亂 以胡椒三四十粒 以飮呑之.

98) 李時珍, 『本草綱目』, 「胡椒」, 霍亂吐利. 孫眞人用胡椒三十粒 以飮呑之.

99) 黃度淵, 『本草附方便覽』, 「霍亂」, 吐利 厓胡椒三十粒 以飮呑之.

100) 張介賓, 『景岳全書』, 「霍亂」, 一方 凡霍亂吐瀉 不能服藥 急用胡椒四十粒 以飮呑之.

101) 『救急簡易方』, 「中寒」, 胃寒五臟風冷 心腹痛 吐淸水 用胡椒고쵸硏 酒服之 亦宜湯服 若冷 氣呑三七粒. 비 안히 차 브름 링긔로 가슴비 알하 물근믈 토ᄒ거든 고쵸를 ᄀ라 수례마 그라 더운므레 머거도 됴ᄒ니 그저세닐굽나츨 슴쪄도 됴ᄒ니라

102) 『醫方類聚』, 胃寒五臟風冷 心腹痛 吐淸水 用胡椒硏 酒服之 亦宜湯服 若冷氣呑三七粒.

칭으로 초(椒)라고 서술되어 있으므로, 문맥에 따라 초(椒)를 천초로 해석하는 경우와 후추로 해석하는 경우가 각각 있게 된다.

둘째, 『救急簡易方』의 '고쵸'는 문맥에 따라 천초(川椒) 또는 호초(胡椒)를 의미하지만 고추는 아니다.

셋째, 천초(川椒)에 대해 한글로 '고쵸', '죠피'라고 표기되었는데, 모두 초피나무(Zanthoxylum piperitum)를 의미한다. 초피나무 열매를 의미할 때는 '고쵸'라고 표기했으며, 초피나무 자체를 의미할 때는 '죠피'라고 했다. 이상의 내용을 정리하면 다음의 〈표 2〉와 같다.

〈표 2〉 '椒'와 '고쵸'에 대한 분석

약칭	한문	한글	의미	부위
椒	川椒	고쵸	초피나무(Zanthoxylum piperitum, 川椒)	열매
		죠피		식물
	胡椒	고쵸	후추	열매

2) 『訓蒙字會』 분석

중종(中宗) 22년(1527)에 간행된 『訓蒙字會』[103]에 초(椒)를 '고쵸 쵸'라고 나오는데 이를 고추로 볼 것이냐 아니면 천초(川椒) 또는 호초(胡椒)의 의미로 볼 것이냐가 문제가 된다. 1527년은 콜럼버스가 미 대륙을 재발견한 1492년 이후에 해당된다. 따라서 고추가 이미 우리나라에 도입되었을 가능성도 배제할 수 없다. 더구나 『訓蒙字會』에서 '고쵸'에 대한 구체적인 설명이 없이 간략하게 나오기 때문에 이를 어떻게 바라볼 것이냐가 문제이다.

(1) 『訓蒙字會』의 '고쵸' 가 고추일 가능성?

고추가 처음 우리나라에 도입되었을 당시 새로운 작물로 인식하지 못

---

103) 崔世珍, 『訓蒙字會』, 「椒」, 고쵸 쵸. 胡椒 又川椒 秦椒 蜀椒 죠피 又분디 曰山椒.

하고 천초(川椒)의 일종으로 인식하여 '椒(고쵸)'로 표현했을 가능성이 있다. 이는 남미(南美)가 원산지인 옥수수[玉蜀黍]가 처음 도입되었을 때, 옥수수의 원시종이 율무[薏苡]와 비슷했기 때문에 율무의 별종(別種)으로 인식하여 『訓蒙字會』에서 율무의 이명(異名)으로 옥촉서(玉蜀黍)가 기록된 경우와[104] 비슷하다고 볼 수 있다. 하지만 다음과 같은 문제점이 제기된다.

첫째, 포르투갈 사람에 의해 고추가 일본에 전해진 시기가 아무리 빨라도 1542년을 앞서지 않는다는 것이 정설이다.[105]

둘째, 1578년에 완성된 『本草綱目』에 고추에 대한 기록이 없다. 만약 1527년 당시에 이미 우리나라에 고추가 도입되었다면 당시의 정황으로 미루어 중국에도 고추가 기록되어야 하지만 그에 대한 기록이 당시에는 없다.

셋째, 관상용으로 사용되던 신미종(辛味種) 고추가 1493년 유럽에 전해졌지만, 식용으로 사용되는 감미종(甘味種) 고추는 1550년경 미 대륙에서 유럽으로 전해졌다. 따라서 1527년 우리나라에 고추가 있을 가능성이 매우 적다.

넷째, 만약 『訓蒙字會』 출간 당시 고추가 도입된 상태였다면, 초(椒)의 용례에서 '胡椒 川椒 秦椒 蜀椒'만이 아니라 '苦椒'도 예를 들었을 것이다. 하지만 '苦椒'에 대한 용례가 설명되지 않았으므로 『訓蒙字會』에서 언급된 '고쵸'를 고추로 보기는 어렵다.

이상과 같은 이유로 『訓蒙字會』에서 언급된 '고쵸'를 고추로 해석하는 것은 새로운 사료가 발견되지 않는 한 무리가 따른다. 따라서 맛이 맵고 먹으면 열이 나는 천초 또는 호초(胡椒)의 의미로 '고쵸'가 『訓蒙字會』에 기록된 것으로 보인다.

(2) 『訓蒙字會』가 1527년에 출간된 것이 맞는가?

---

104) 金鍾德, 「옥수수(玉蜀黍)의 도입 과정과 기장(黍), 수수(蜀黍)와의 상관관계」, 『사상의학회지』, 10(2), 1998.

105) 李盛雨, 『韓國食品文化史』, 敎文社, 1984. 64~65쪽.

현존하는 『訓蒙字會』의 판본이 중종(中宗) 22년 출간 당시의 것이 아니라 후대에 중간(重刊)되면서 고추를 의미하는 '고쵸'가 삽입됐을 가능성도 배제할 수 없다. 그러나 많은 국문학자들에 의하면 1971년 일본(日本) 京都 比叡山 延曆寺에서 발견된 예산본(叡山本) 즉 을해본(乙亥本)을 중종(中宗) 22년에 발간된 초간본 내지 초간본에 가장 가까운 판본으로 보고 있다.106) 국문학자들이 예산본을 초간본으로 보고 있는데 그 근거를 다음과 같이 들고 있다.

첫째, 최세진(崔世珍 : ?~1542)의 저서인 『사성통해(四聲通解)』(1517)의 초간본이 을해자본(乙亥字本)이며 임진왜란 이전에는 갑인자(甲寅字)와 을해자(乙亥字)의 활자본을 사용했다.

둘째, 다른 이본(異本)과는 달리 고어(古語)가 많고 내용이 정확하며 주(註)가 많다.

셋째, 예산본 표지에 '천해장서(天海藏書)'라 적혀 있는데 천해(天海)(1526~1643)는 자신이 수집한 장서에 찍은 것으로 알려져 있다. 따라서 임진왜란을 틈타 우리나라에서 가져간 것으로 볼 수 있다.

넷째, 예산본에 5군데 꿰었던 자국과 붉은 우리나라 실이 남아 있어 우리나라에서 가져간 것을 일본에서 다시 제본한 것임을 알 수 있다.

다섯째, 다른 이본(異本)들이 매면(每面) 4行 4字로 배열한 것에 비해 예산본은 매면 10행으로 『四聲通解』와 형식이 서로 같다.

이상과 같은 주장을 통해 예산본이 임진왜란 이전의 판본임은 분명한 것 같지만, 『고사촬요(攷事撮要)』(1568)107)의 「팔도책판목록(八道冊版目錄)」에 『訓蒙字會』의 판목(板木) 소재지로 고성(固城)·회령(會寧)·상원(祥原) 등이 있음을 밝히고 있어,108) 임진왜란 이전에도 『訓蒙字會』가

---

106) 李基文, 「解題」, 『訓蒙字會』, 檀大出版部, 1971.
　　金根洙, 「訓蒙字會 異本考」, 『訓蒙字會硏究』, 청록출판사, 1979.
　　金根洙, 「乙亥字本 訓蒙字會 考」, 『訓蒙字會硏究』, 청록출판사, 1979.
　　洪允杓, 「訓蒙字會 解題」, 『訓蒙字會』, 弘文閣, 1985.

107) 魚叔權의 『攷事撮要』는 明宗 9년(1554)에 출판되었으나 현존하지 않고, 宣祖 元年(1568), 宣祖 9년(1576), 宣祖 18년(1585) 등 10여 차례에 걸쳐 重刊되었다. 따라서 본고에서는 현존하고 있는 宣祖 元年(1568)에 기준을 두어 설명하고 있다.

여러 번 간행되었음을 알 수 있다. 따라서 현존하는 예산본이 중종(中宗) 22년(1527)에 나온 초간본이 아니라 중종 이후 임진왜란 이전에 나온 중간본일 가능성을 배제할 수 없다. 하지만 새로운 사료를 제시하지 못하는 한 국문학계의 주장에 따라 예산본을 1527년에 나온 것으로 보아야 할 것이다.

지금까지 논술한 것을 정리하면 다음과 같다. 『訓蒙字會』의 '고쵸'는 새로운 사료가 발견되지 않는 한 고추가 아닌 천초(川椒) 또는 호초(胡椒)를 의미하는 것으로 보는 것이 합리적이다. 따라서 '고쵸'의 의미가 고추가 도입되기 이전과 이후가 다르기 때문에 '고쵸'는 저술 시기와 문맥에 따라 해석을 달리해야 한다. 하지만 대부분의 사전류[109]에서는 『訓蒙字會』의 '고쵸 쵸(椒)'를 고추만을 의미하는 것으로 보고 있다. 마땅히 이를 바로 잡는 수정 작업이 이루어지는 것이 합당할 것이다.

4. 고추의 한문 표기는 고초(苦草)가 아닌 고초(苦椒)

고추의 어원은 '고초(苦草)'가 아닌 '고초(苦椒)'가 되어야 한다. 왜 이렇게 되어야 하는지 살펴보기로 하자.

---

108) 金根洙, 「訓蒙字會 異本考」, 『訓蒙字會硏究』, 청록출판사, 1979. 3~4쪽.

109) 신기철 신용철, 『표준국어사전』, 을유문화사, 1948.
　　국어국문학회, 『국어대사전』, 동아출판사, 1961.
　　『新編 國語大辭典』, 東亞出版社, 1963.
　　리서행, 『조선어 고어 해석』, 평양고등교육도서출판사, 1965
　　국어문학회편, 『표준국어대사전』, 학문사, 1971.
　　동아출판사전부, 『현대국어대사전』, 한서출판사, 1975.
　　남광우, 『본정 고어사전』, 대성문화사, 1977.
　　이숭녕, 『동아국어대사전』, 동아출판사, 1977.
　　이희승, 『국어대사전』, 민중서림, 1977.
　　한국어사전편찬회, 『대국어사전』, 현문사, 1985.
　　『표준국어대사전』, 민중서관, 1988.

　　고추가 우리나라에 도입되기 전에는 초피나무(Zanthoxylum piperitum A.P. DC 川椒)의 열매를 ‘고쵸’라 하여 향신료(香辛料)로 사용하다가, 1500년대 후반 도입된 고추(Capsicum annum L.)를 ‘고쵸’라 호칭했고, 한문으로는 천초[川椒]와 비슷하면서 맵고 쓰기[苦] 때문에 ‘苦椒’라 했다. 일부 사전류에서 고추의 어원을 ‘고초(苦草)’로 잘못 표기하고 있으나 이는 ‘고초(苦椒)’로 수정되어야 한다. 이는 현대식 발음이 서로 같지만 의미는 전혀 다른 것이기 때문이다.

　　고추의 어원이 고초(苦椒)임에도 불구하고 〈표 1〉에 보이듯이 『五洲衍文長箋散稿』·『農家十二月俗詩』110)·『군도목(群都目)』111)·『시의전서(時議全書)』(1800末)112) 등에서 고추를 ‘고초(苦椒)’가 아닌 ‘고초(苦草)’로 잘못 표기하고 있다. 그럼 고추의 어원을 ‘苦草’로 보면 왜 틀리는지 그 이유를 살펴보기로 하자.

　　첫째, 고초(苦草)와 고초(苦椒)는 현대식 발음은 같지만 전혀 다른 식물이다. 자라풀과에 속하는 고초(苦草 : Vallisneria spiralis L)113)는 연못이나 흐름이 빠르지 않는 강가에서 자라는 다년초(多年草)로서 『本草綱目』에 ‘백대하(白帶下) 또는 차(茶)를 많이 먹어 생긴 면황무력자(面黃無力者 : 얼굴이 누렇고 힘이 없는 사람)에게 쓴다.’114)라고 기술되어 있다. 또한 서명응(徐命應)의 『本史』에 고초(苦椒)와 고초(苦草) 두 가지가 모두 나오는데, 고초(苦椒)는 지금의 고추를 설명하고 있으며 고초(苦草)는 『本草綱目』의 설명과 동일하게 서술되어 있다.115) 따라서 고초(苦椒)

---

110) 金逈洙, 『農家十二月俗詩』, 「三月」, 辣茄 고초 一名番椒 一名海瘋藤 俗稱苦草.

111) 『群都目』, 「草食部」, 苦草末 고쵸가로.

112) 『時議全書』, 「苦草」, 고쵸션. 「각종치소」, 고쵸.

113) 江蘇新醫學院에서 나온 『中藥大辭典』(1977)에 근거하여 서술했다. 우리나라에서는 『大韓植物圖鑑』(1982)에 있는 Vallisneria asiatica Miki(나사말)을 苦草로 인식했던 것 같으나 좀 더 연구가 필요하다.

114) 李時珍, 『本草綱目』, 「苦草」, 時珍曰 生湖澤中 長二三尺 狀如茅蒲之類 主治婦人白帶 煎湯服 又主好嗜乾茶不已 面黃無力 爲末和炒脂麻 不時乾爵之.

115) 徐命應, 『本史』, 「苦草」, 苦草 生湖澤中 長二三尺 狀如茅蒲之類 治婦人白帶 又嗜乾茶面黃者 和炒脂麻爵之.

와 고초(苦草)는 전혀 다른 식물로 보아야 한다. 따라서 고추를 고초(苦椒)로 표기한 것은 잘못이다.

둘째, '椒'와 '草'는 현재의 발음으로 보면 서로 같지만 조선시대의 성조(聲調)로 보면 서로 발음이 다르다. '椒'가 평성(平聲)임에 반해 '草'는 상성(上聲)이기 때문에 조선시대의 발음으로 보면 서로 다르다. 『신증유합(新增類合)』(1574)에서 '椒'는 '쵸', '草'는 '초'로 분명 다르게 표기한 것을 보아도 조선시대에는 '椒'와 '草'를 달리 발음했음을 확인할 수 있다.116) 따라서 고초(苦椒)를 고초(苦草)로 표기하는 것은 음상사(音相似)로 볼 수 없기 때문에 분명 잘못된 것이다.

셋째, 남쪽 오랑캐 땅에서 도입된 고추를 천초(川椒)와 같이 맵기 때문에 남만초(南蠻椒)·남초(南椒)·번초(番椒)·왜초(倭椒)·고초(苦椒) 등으로 불렀다. 즉 고추를 천초(川椒)류의 일종으로 인식했으므로 우리나라에서 고추를 고초(苦椒)라 한 것이다. 그런데 고추를 고초(苦草)라고 표기한다면 고추가 천초(川椒)류와 상관관계가 없어지게 되는 셈이다. 따라서 '椒' 대신 '草'를 사용한 것은 잘못된 것이다.

넷째, 『月餘農歌』 같은 곳에서는 '랄가(辣茄)는 고추인데 번초(番椒) 해풍등(海瘋藤)이라고도 한다. 고추를 고초(苦草)로 쓴다면 이는 잘못된 것으로 의미가 상실되는 것이다.'117)라 하여 고추를 '苦草'로 표기된 것이 잘못된 것임을 분명히 강조하고 있다.

이상과 같은 이유로 고추를 '苦椒'가 아닌 '苦草'로 표기한 것은 잘못된 것으로 보아야 한다. 이는 고추의 어원(語源)을 제대로 이해하지 못해 나타난 오류로 보인다.

그리고 1911년 조선총독부 조사국에서 편찬을 시작하여 1920년에 출간된 『조선어사전(朝鮮語辭典)』(1920)에서 고추의 어원을 '苦草'로 잘못 소개한 것이118) 더욱 오해를 깊게 했다. 이러한 잘못된 오류가 해방 이

---

116) 柳希春, 『新增類合』, °草(플 초), 椒(쳔쵸 쵸)

117) 金逈洙 譯著, 『月餘農歌』, 「辣茄」, 고초 曰番椒 曰海瘋藤. 쓸苦 미울辛 辛卽辣也 書以苦草 意味俱失.

118) 朝鮮總督府編, 『朝鮮語辭典』, 「苦草(고초)」, 唐 辛. (別稱 唐椒 蕃椒. 轉 고추)

후에도 시정되지 않고 계속 이어져 현재 대부분의 사전류에서 고추의 어원을 '苦椒'가 아닌 '苦草'로 표기하고 있으니[119] 용어의 혼란을 피하기 위해서라도 속히 바로잡아져야만 한다. 그나마 최근 일부 사전에서 고추를 '苦椒'로 바르게 표기하는 경우도 있어[120] 다행이지만, 이 경우에도 『訓蒙字會』의 '고쵸'를 천초가 아닌 고추로 잘못 이해하고 있어 어원에 대한 이해의 한계를 보이고 있다.

5. 고추의 특징과 효능

1) 고추의 특징

---

[119] 신기철 신용철, 『표준국어사전』, 을유문화사, 1948.
　『새백과사전』, 동아출판사, 1959. 1965.
　국어국문학회, 『국어대사전』, 동아출판사, 1961.
　東亞出版社辭書部, 『新編 國語大辭典』, 東亞出版社, 1963.
　국어국문학회, 『표준국어대사전』, 학문사, 1771.
　이숭녕, 『삼화 학습국어사전』, 삼화출판사, 1974.
　民衆書館編輯局, 『엣센스 國語辭典』, 民衆書林, 1975. 1995. 1998.
　이희승, 『국어대사전』, 민중서림, 1977. 1982.
　양주동, 『새국어대사전』, 一中堂, 1984.
　한글학회, 『고치고 더한 쉬운말 사전』, 한글학회, 1984.
　한국어사전편찬회, 『대국어사전』, 현문사, 1985.
　김민수 홍웅선, 『국어사전』, 어문각, 1986.
　『국어대사전』, 교육서관, 1988.
　『표준 국어대사전』, 민중서관, 1988.
　『새 國語辭典』, 동아출판사, 1989.
　한글학회, 『우리말큰사전』, 어문각, 1991.
　김인수 고영근 임홍빈 이승재, 『국어대사전』, 금성출판사, 1991.
　學園出版公社事典編輯局, 『學園世界大百科事典』, 學園出版公社, 1993.
　고정일, 『한국세계대백과사전』, 동서문화, 1995.
　최인호, 『바른말글 사전』, 한겨레신문사, 1996.
　고정일, 『파스칼 세계대백과사전』, 동서문화사, 1996.
　민중서림 편집국, 『민중 실용 국어사전』, 民衆書林, 1997.

[120] 김민수, 『우리말 어원사전』, 태학사, 1997.

고추를 먹으면 맵고 열이 난다. 이
러한 고추는 자체가 열이 많기 때문
에 고추밭에서 일할 때와 상추밭에
서 일할 때를 비교하면, 전자일 때
상대적으로 더 더워 땀이 많이 난
다. 이러한 고추는 장마철에 비가
자주 오고 배수가 좋지 않으면 탄저
병 역병 등에 잘 걸리는 특징이 있
다. 고추는 자체의 열이 많은데 배
수가 잘되지 않으면 열이 더 후끈거
려져 병에 더 잘 걸리는 것으로 한
의학에서는 이해된다. 이는 같은 열
이라 해도 습기가 높은 장마철의 더
위와 건조한 지역에서의 더위가 서

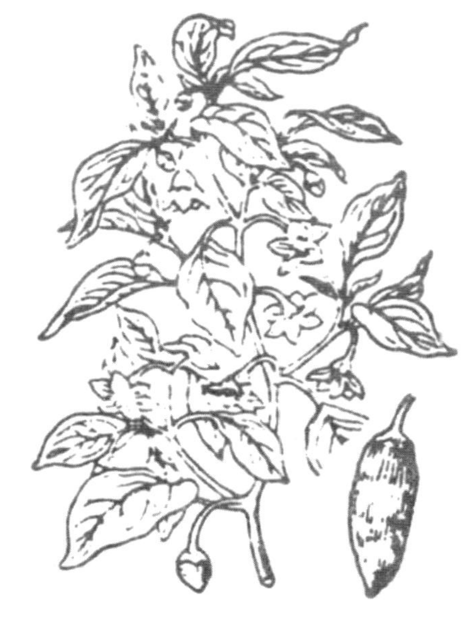

〈그림 3〉 『중약대사전』 고추

로 다른 것과 같다. 따라서 고추밭에는 땅을 잘 건조시키는 계분(鷄糞 :
닭똥)으로 거름을 주는 것이 상례이고, 음습한 기운이 있는 돈분(豚糞 :
돼지똥)을 거름으로 주지 않는다.

예전에도 이러한 고추의 품성을 이해했기에 『규합총서(閨閤叢書)』
(1815)에 '음력 2월에 씨 뿌려 4~5월 비 온 뒤 옮겨 심되 땅이 잘 마르
고 바람이 잘 부는 곳에 심으면 잘 열리고 무성하다.'[121]라고 하여 고추
는 배수가 잘되고 땅이 잘 마르는 곳에 심으라고 했다.

2) 고추의 일반적 효능

고추가 우리나라에 임진왜란 이전에 도입된 이래 고추의 효능을 어떻
게 이해하고 활용했는지에 대해 살펴보기로 하자. 먼저 중국에서의 믄

---

121) 憑虛閣李氏, 『閨閤叢書』, 「번초」, 이월 하죵ᄒ여 ᄉ오월간 비 후의 옴겨 심그되 마르고
    ᄇ람 마니 드ᄂ 곳의 심그면 줄 열고 성ᄒᄂ니라.

헌을 보면 『本草綱目』에는 고추에 대한 기록이 없고, 그 이후에 나온 고추에 대한 중국문헌을 살펴보면 『本草綱目拾遺』가 있다. 여기에서 고추를 랄가(辣茄)라 하면서 '고추[辣茄]의 성품은 맵고 대열(大熱)하다. 속을 따뜻하게 하고 기(氣)를 내리며 한습(寒濕)을 없애고 뭉친 것을 풀어주며[開鬱] 담(痰)을 없애고 소화를 도우며[消食] 살충(殺蟲) 작용과 해독(解毒) 작용이 있다. 따라서 구역(嘔逆)·열격(噎膈)·설사와 이질[瀉痢]·각기(脚氣) 등을 치료할 수 있다. 그러나 고추를 많이 먹으면 주풍동화(走風動火)하며 아픈 눈에서 창치(瘡痔)가 나온다. 따라서 혈허(血虛)하면서 화기(火氣)가 있는 사람은 먹지 말아야 한다.'122)라고 고추의 효능을 설명하고 있다.

조재삼(趙在三 : 1808~1866)은 『松南雜識』에서 『芝峰類說』의 내용을 인용하면서 '고추를 남만초(南蠻椒)·고초(苦椒)·번초(番椒)·왜개자(倭芥子) 등으로 표기하였고, 효능에 대하여는 고추를 끓여 먹으면 회충과 습담(濕痰)으로 인한 상충증(上衝症)을 치료하는 좋은 약이다.'123)라고 소개하고 있어 당시에 고추를 구충제로 사용했음을 알 수 있다.

고추의 소화 촉진 작용

고추는 소화를 촉진시키는 작용을 한다. 우리나라 조선후기 농학을 집대성한 서유구(徐有榘)는 『행포지(杏蒲志)』(1825)에서 '고추의 열매는 맵기 때문에 위의 소화 기능을 도와 밥맛을 좋게 하여 음식을 많이 먹게 한다. 혹 채소와 같이 버무려 김치를 담기도 하고, 혹 고추를 가루로 만들어 김치나 고추장을 만들기도 한다. 이제는 매일 사용하게 되니 일상생활에서 있어서 없으면 안 될 중요한 채소가 되었다.'124)라 하여 고

---

122) 趙學敏, 『本草綱目拾遺』, 「辣茄」, 食物宜忌云 性辛苦大熱 溫中下氣 散寒除濕 開鬱去痰消食 殺蟲解毒 治嘔逆 療噎膈 止瀉痢 祛脚氣 食之走風動火 病目發瘡痔 凡血虛有火者忌服.

123) 趙在三, 『松南雜識』, 「南蠻椒」, 芝峯曰 今謂苦椒 又番椒 有大毒 始自倭國來 故謂倭芥子 和燒酒飲者多死 云煎服爲治蛔及濕痰 上衝症 聖藥云.

124) 徐有榘, 『杏蒲志』, 「種番椒」, 其子味辣 開胃進食 或和菜沈菹 或屑之醃醬 今爲日用不可闕之菜.

추의 효능이 소화를 촉진하는 것임을 강조하고 있으며, 고추를 김치나 고추장으로 활용하고 있음을 밝히고 있다. 현대의학에 있어서도 고추의 캡사이신(capsaicin)을 내복하면 식욕 증진, 소화 개선 작용이 있음이 밝혀져 있다.[125] 『五洲衍文長箋散稿』에서도 '칠팔십 년 전부터 스님들이 호박을 주로 먹었고 평민들 일부가 먹었지만 사대부들은 먹지 않았다. 따라서 호박을 승소(僧蔬)라 하였고, 이후로 점차 먹는 것이 일반화되어 지금은 일반 사람들이 항상 먹는 음식으로 되어 보배와 더불어 서로 비교될 정도였다. 고추도 또한 그러하여 고추장은 이미 진비(진비 : 식욕을 나게 함)시키는 좋은 식품이다. 또한 고춧가루의 선홍색은 주사(朱砂)와 같아 음식물과 잘 어울리는 재료이다. 염매(鹽梅) 생강 계피 등과 더불어 하루라도 없으면 살 수 없는 것이 되었다.'[126]라고 하여 고추가 식생활에 매우 중요한 위치를 점한다고 언급하고 있다.

산패 방지 작용

고추는 음식의 산패(酸敗)를 막아 준다. 고추의 매운맛인 캡사이신을 식용유에 넣으면 산패가 현저하게 억제되며, 김치의 유산균(乳酸菌) 번식을 촉진시키며, 젓갈의 산패도 억제하는 역할을 한다.[127] 또한 고추는 고기나 생선의 냄새를 제거하고 부패를 막는 작용을 한다. 따라서 고추가 우리나라에 도입됨에 따라 그동안 김치에 사용하던 천초(川椒) 대신 고추를 사용하게 되니, 이때부터 김치에 영양가 많은 젓갈을 첨가할 수 있게 되어 합리적인 건강식품이 되었다. 물론 김치에는 고추 외에도 마늘·생강·파 등이 양념으로 들어가기 때문에 부패되지 않고 발효되는 효과가 있지만 고추의 역할을 간과할 수 없다. 한편 고추의 어린잎과

---

125) 江蘇新醫學院, 『中藥大辭典』, 「辣椒」, 對消化系統的作用 辣椒酊或辣椒鹼 內服可作健胃劑 有促進食慾 改善消化的作用.

126) 李圭景, 『五洲衍文長箋散稿』, 「番椒南瓜辨證說」, 然南瓜則退計七八十年前 僧尼食之 略及 平民 而士大夫則不與焉 以爲僧蔬 自此以後 漸漸流行 今爲日用恒饌 與珍錯相較 番椒亦至 椒醬已爲鎭脾之美羞 且其屑紅鮮如硃 爲調和物料 與鹽梅薑桂等 一日不可廢者也

127) 李盛雨, 『韓國食品文化史』, 敎文社, 1984. 66~75쪽.
李盛雨, 『食生活과 文化』, 修學社, 1992. 118~120쪽.

줄기를 김치에 넣어 먹기도 했다는 기록이 이규경(李圭景)의 『五洲衍文長箋散稿』에 나온다.[128)

발산 작용

고추는 발산 작용(發散作用)을 도와준다. 고추는 매우 뜨겁고 맵기 때문에 몸을 따뜻하게[溫中] 하여 한습(寒濕)을 없애고 뭉친 것을 풀어 주며[開鬱] 소화를 촉진시켜 주는 역할을 한다. 따라서 감기에 걸려 몸에 한기(寒氣)를 느낄 때 발산 작용이 있는 콩나물국에 고춧가루를 넣어 먹으면 땀이 나면서 감기가 풀어지는 것으로 한의학에서는 보고 있다.

양기의 상징

고추는 양기(陽氣)의 상징이다. 성질이 차가우면서[寒性] 수렴 작용이 있는 붉은색의 감은 햇빛에 말리면 갈색으로 변하지만, 고추의 붉은색은 햇빛에 말리면 오히려 더욱 붉어진다. 이는 햇빛이 고추의 열성(熱性)을 강화시켜 주는 기전으로 한의학에서는 이해한다. 우리나라 풍속에서 아들을 출산했을 때 성기(性器)를 상징하는 고추를 새끼줄에 매어 대문에 걸어놓아 잡인(雜人)의 출입을 금하는 것도 고추의 양기를 이용한 것이다. 제례 음식에 고추를 사용하지 않는 이유는 뜨거운 고추의 붉은색이 양기를 상징하여 음기를 좋아하는 귀신의 접근을 막는 것으로 한의학에서는 해석한다.

추위를 이기는 데에도 뜨거운 성질의 고추를 이용했다. 『五洲衍文長箋散稿』에 '추운 날 먼 길 떠날 때 사람이 복부에 고추를 넣어서 만든 복대를 하고 고추를 버선 틈에 넣어 신고 가면 그 자극성으로 혈행(血行)을 좋게 하여 추위를 타지 않게 하는 용도가 있고 또 고추를 고추 대포와 같은 무기로 쓰기도 한다.'[129)고 했다.

---

128) 李圭景, 『五洲衍文長箋散稿』, 「番椒南瓜辨證說」, 番椒我東或稱倭芥子 或呼倭草 其嫩莖葉作蔬入菹可口.

복통토사(腹痛吐瀉)에도 고추를 사용했다. 차가운 성질이 있는 수박을 많이 먹어서 생긴 복통토사에 뜨거운 성질이 있는 고추를 끓여 먹어 하독하는 방법을 조선의 통신사(通信士)에게서 배웠다는 기록이 일본의 『일화일언(一話一言)』(1726~1779)에 나온다.[130] 이는 고추의 의학적 활용이 우리나라에서 매우 광범위했으며 일본에까지 방법을 알려 주었음을 알 수 있다.

이익(李瀷)의 『星湖僿說』에서도 '왜인(倭人)은 고추를 번초(番椒)라 하고 우리나라에서는 왜초(倭椒)라 하는데 기미(氣味)가 맵고 뜨거워서 차가운 채소를 주로 먹는 야인(野人)의 위장에 가장 좋다. 우리나라에서는 일본에서 도입된 것으로 기록되었기 때문에 왜초(倭椒)라 한다.'[131]라 하여 서늘한 성질이 있는 채소를 많이 먹었을 때 혹시 생길 수도 있는 냉증(冷症)을 맵고 뜨거운 성질의 고추를 먹음으로써 중화시킬 수 있다고 보았다. 이는 음양(陰陽)의 조화를 도모하여 건강을 유지하려는 것으로 해석된다.

고추의 부작용

그러나 훈채류에 속하는 고추를 많이 먹는 것은 삼가야 한다. 서유구(徐有榘)는 『林園經濟志』에서 고추의 부작용에 대해 다음과 같이 밝히고 있다. '고추는 매우 매우며 크게 따뜻하다. 많이 먹으면 화(火)가 움직여 종창(腫瘡)이 생기고 낙태(落胎)하게 된다.'[132]라 하여 고추가 화기(火氣)를 돋우기 때문에 생기는 부작용을 설명했다.

서명응(徐命膺)도 『本史』에서 '고추의 공용(功用)은 한채(葷菜)[133]와 같

---

129) 李盛雨, 『韓國食品文化史』, 敎文社, 1984. 78쪽.

130) 李盛雨, 『韓國食品文化史』, 敎文社, 1984. 77쪽.

131) 李瀷, 『星湖僿說』, 「番椒」, 倭人稱番椒 我國稱倭椒 氣味酷烈 最宜於野人蔬菜腸 我國只記其從
　　　倭地來 故曰倭椒

132) 徐有榘, 『林園經濟志』, 「鼎俎志」, 番椒 和漢三才圖會 甚辣性大溫 多食之 動火發瘡墮胎.

133) 葖菜(*Rorippa indica Hiern* 개갓냉이)는 『中藥大辭典』에 '淸熱 利尿 活血 通經 작용을 하여
　　　感冒 熱咳 咽痛 痲疹不易透發 風濕關節炎 黃疸 水腫 疔腫 經閉 打撲損傷 등을 치료한다.'

고 회충을 죽일 수 있다. 그러나 훈채류(葷菜類)에 속하기 때문에 많이 먹으면 기(氣)를 손상시킨다.'134)라 했다. 대부분의 훈채류가 소음인 식품에 속하는 경우135)와 같이 사상의학에서는 훈채류에 속하는 고추가 소음인에게 좋은 것으로 분류하고 있다. 몸이 냉한 소음인에게 적당량의 고추가 좋으나, 열(熱)이 많은 소양인이나 태음인의 경우에 적당량을 먹지 않고 고추를 너무 많이 섭취하면 오히려 열(熱)이 치솟아 해가 될 수 있다고 보았다.

라 했다.

134) 徐命膺, 『本史』, 「苦椒」, 功用如煒菜 且能殺蚘蟲 然以其葷屬 故多食損氣.

135) 金鍾德, 「葷菜類에 대한 文獻的 考察 - 大蒜 小蒜 韭 薤 葱을 중심으로」, 경희대학교 석사논문, 1999.

냉이

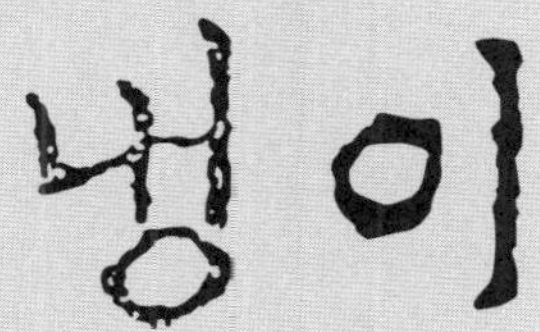

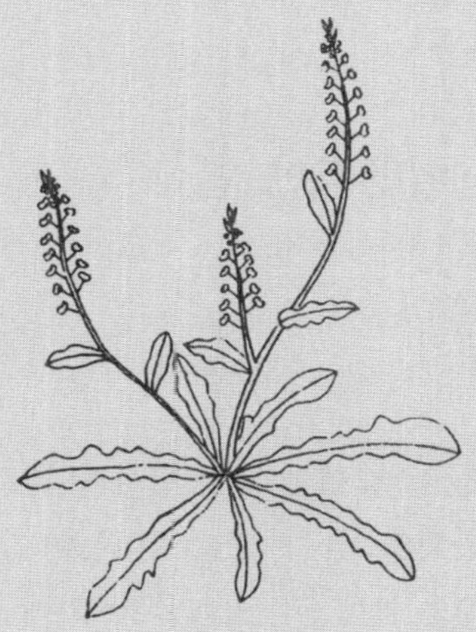

냉이는 들판에서 아무나 쉽게 구할 수 있기 때문에 아무리 가난한 사람이라도 냉이를 구해서 먹을 수 있으며, 맛이 부드럽기 때문에 나이가 많은 노인도 냉이를 국[羹]으로 끓여 먹을 수 있다. 그러므로 냉이를 백세갱이라 부르기도 한다.

清異論曰　俗號薺爲百歲羹　言至貧亦可具　雖百歲可長享也.

— 『淵鑑類函』, 「薺」

냉이

[薺]

1. 냉이에 대한 일반적인 인식

1) 봄의 전령사 냉이

봄이 되면 겨우내 꽁꽁 얼어붙었던 대지가 풀리면서 논두렁과 밭두렁, 길섶 어디에서나 파릇파릇 돋아나는 냉이들이 눈에 띈다. 냉이는 겨울철 한기에도 죽지 않고, 봄에 다른 식물에 비해 먼저 싹이 나오므로 '봄을 알리는 전령사'라 할 수 있다. 『東醫寶鑑』에서는 '냉이가 논밭과 들에서 자라는데 겨울을 지나면서도 죽지 않는다. 죽으로 끓여 먹는데 눈을 밝게 하는 작용을 한다.'[1]라고 했다.

일반적으로 냉이는 들판이나 밭에 심지 않아도 자생하는데 음의 기운이 극성한 동지 이후에 싹이 나오고 음력 2월이나 3월에 줄기가 나온다.[2] 냉이는 비교적 저온에서도 잘 자라는, 내한성이 강한 식물이다. 토양을 크게 가리지 않는 편이나 햇빛이 잘 들고 배수가 잘되는 비옥한

---

1) 許浚, 『東醫寶鑑』, 「薺菜」, 生田野中 凌冬不死 煮粥喫 能引血 歸肝 明目(本草)

2) 徐命膺, 『本史』, 「薺」, 原野園圃 不種自生 冬至後生苗.

토양인 사양토에서 생육이 양호하다.

　냉이는 따뜻한 성질이 있으면서 맛이 달기 때문에 봄철 입맛을 잃었을 때 국이나 나물 등의 요리로 식탁에 올라와 우리의 입맛을 나게 하는 역할을 한다. 냉이 요리를 할 때 잡티를 깨끗이 골라내고 물에 씻을 때 살살 주물러서 풋내를 뺀 다음 삶아서 물에 담가두면 쓴맛이 빠지고 부드러워진다. 약 3천 년 전의 시(詩)를 모은 『시경(詩經)』에도 '누가 씀바귀가 쓰다고 하는가. 맛의 달기가 냉이와 같도다.'[3]라고 한 것을 보면 예전부터 냉이를 맛이 좋은 채소[甘菜]로 인식했음을 알 수 있다.[4] 한편 『物名考』에서 냉이를 '단맛[甘]이 있는 풀[草]'이라는 의미로 '감초(甘草)'라고도 했는데,[5] 여기에서 말하는 감초는 우리가 일반적으로 한약재의 일종으로 알고 있는 감초와는 서로 다르다. 한의원에서 주로 사용하는 감초는 해독과 중화(中和)의 작용이 있고 따뜻한 기운이 있어 소음인의 처방에 주로 사용된다.

　예전에는 초봄에 7가지 식물이 나는 것을 보고 그 해의 길흉을 알아보기도 했다. 『세시광기(歲時廣記)』에 의하면 '풍년이 들 때에는 냉이[甘草]가 먼저 나오고, 흉년이 들 때에는 다닥냉이[苦草]가 먼저 나오고, 비가 많이 올 때에는 연꽃[雨草]이 먼저 나오고, 가뭄이 들 때에는 납가새[旱草]가 먼저 나오고, 홍수가 날 때에는 쑥[流草]이 먼저 나오고, 나쁜 일이 생길 때에는 마름[惡草]이 먼저 나오고, 질병이 많을 때에는 약쑥[病草]이 먼저 나오게 된다.'[6]라고 보았다. 즉 냉이가 봄에 잘 자라면 풍년이 든다고 본 것이다.

　냉이는 평야와 늪 지역의 곳곳에서 자란다.[7] 또한 냉이는 맥류와 같

---

[3] 『詩經』, 「谷風」, 誰謂荼苦 其甘如薺 (註)薺 甘菜.

[4] 池錫永, 『字典釋要』, 「薺」, 甘菜. 낭이 제.

[5] 柳僖, 『物名考』, 「薺」, 類地丁而細小. 나이. 甘草(同)

[6] 陳元靚, 『歲時廣記』, 「驗歲草」 黃帝問師曠曰 吾欲苦樂善心可知否 對曰 歲欲甘 甘草先生 薺是也 歲欲苦 苦草先生 葶藶是也 歲欲雨 雨草先生 藕是也 歲欲旱 旱草先生 蒺藜是也 歲欲流 流草先生 蓬是也 歲欲惡 惡草先生 水藻是也 歲欲病 病草先生 艾是也 皆以孟春占之

[7] 徐光啓, 『農政全書』, 「薺菜」, 薺菜 生平澤中 今處處有之 苗搨地生作鋸齒葉.

이 겨울에는 살 수 있지만, 한여름인 중하(仲夏)에는 죽는 특징이 있다.8) 그러나 가을의 절정인 중추(中秋)는 음력 8월로 음(陰) 속에 양(陽)이 포함된 형상으로 양기(陽氣)가 발생하는 때이므로 냉이가 이때 다시 살아난다고 『東醫寶鑑』에서는 보고 있다.9)

2) 크기에 따른 냉이의 종류

냉이는 크기에 따라 몇 종류가 있다. 잎·꽃·줄기가 편평하고 맛이 좋지만 크기가 작은 소제(小薺), 소제(小薺) 중에서도 크기가 제일 작은 사제(沙薺), 잎이 크지만 맛이 떨어지는 대제(大薺), 줄기는 딱딱하고 털이 있으면서 맛이 좋지 않은 석명(菥蓂) 등이 있으며, 다닥냉이(Lepidium apetalum)의 씨인 정력자(葶藶子)처럼 작은 냉이의 씨를 차(蒫)라 한다고 이시진(李時珍)은 정리하고 있다.10)

한편 『이아(爾雅)』(晉)11)·『채소재배전서(菜蔬栽培全書)』(1909)12) 등에 의하면 석명(菥蓂)은 크기가 크기[大] 때문에 대제(大薺)라고 하며, 잎이 가늘고 꽃이 흰색이므로 노인[老]과 비슷하다고 하여 노제(老薺)라고도 했다. 그러나 그 효과는 냉이와 같다고 『增補山林經濟』에서는 주장하고 있다.13)

---

8) 張英, 『淵鑑類函』, 「薺」, 淮南子 薺麥冬生而夏死. 抱朴子曰 薺麥大蒜仲夏而枯.

9) 許浚, 『東醫寶鑑』, 「薺菜」, 八月陰中含陽 陽氣發生 乃於中秋 而薺麥復生也〈參同契註〉

10) 李時珍, 『本草綱目』, 「薺」, 時珍曰 薺有大小數種 小薺葉花莖扁味美 其最細小者 名沙薺也 大薺科葉皆大而味不及 其莖硬有毛者 名菥蓂 味不甚佳 並以冬至後生苗 二三月起莖五六寸 開細白花 整整如一 結莢如小萍 而有三角 莢內細子如葶藶子 其子名蒫(音蒫) 四月收之 師曠 云 歲欲甘 甘草先生 薺是也 菥蓂葶藶皆是薺類 葶藶見草部濕草類.

11) 郭璞 註, 『爾雅』, 菥蓂大薺 似薺葉細 俗呼之曰老薺.

12) 張志淵, 『菜蔬栽培全書』, 「薺菜」, 菥蓂은 一曰大薺오 亦曰大薻이오 又曰馬辛이니 似薺葉而 細ᄒ고 花亦白故로 俗呼爲老薺ㄴ 然而味甘而不辛ᄒ고 葶藶은 味苦花黃ᄒ니라.

13) 柳重臨, 『增補山林經濟』, 「薺」, 根葉大者 爲菥蓂 功用同.

2. 냉이의 명칭

1) 제(薺)의 의미

냉이는 한문으로 제(薺)라 한다. 냉이는 특별히 신경을 써서 관리를 하지 않아도 잘 자라며 쓸모가 대우 많은데 한문으로 제제(濟濟)라고 표현한다. 『本草綱目』에서는 냉이를 '왕성하고 풍성한[齊] 풀[艸]'이라는 뜻으로 제(薺) 또는 제채(薺菜)라고 했다.14) 하지만 이에 대해서는 다른 시각의 해석도 있어 왔다.

동양에서는 예전부터 우주 자연의 현상을 '음양오행학설'이라는 방법론으로 해석해 왔다. 오행상 목(木)에는 봄·신맛[酸味] 등이 배속되고, 화(火)에는 여름·쓴맛[苦味] 등이 배속되고, 토(土)에는 늦여름[長夏]·단맛[甘味] 등이 배속되고, 금(金)에는 가을·매운맛[辛味] 등이 배속되고, 수(水)에는 겨울·짠맛[鹹味] 등이 배속된다는 것인데 이들은 서로 영향을 주고받는다. 木 → 火 → 土 → 金 → 水 → 木의 순으로 흐르는 움직임은 서로 간에 도움을 주는 상생(相生) 작용으로 보았고, 木 → 土 → 水 → 火 → 金 → 木 등의 순으로 움직이는 흐름은 서로를 제어하는 상극(相剋) 작용이 있다고 보았다.

한겨울의 추위를 이겨내고 다음해 봄에 새싹이 돋아 나오는 냉이에는 단맛이 있다고 했다. 이런 점을 오행학설로 해석하면 다음과 같이 놀 수 있다. 『淵鑑類函』15)·『欽定授時通考』16) 등에 의하면 '오행상 겨울은 수(水)에 속하고 단맛은 토(土)에 속하는데, 토(土)는 수(水)를 이기고 제어한다는 토극수(土克水) 상극의 원리에 따라 맛이 좋은 냉이로 겨울의 한기(寒氣)를 이길 수 있다. 따라서 '겨울[水 = 寒氣]을 잘 건너는[濟

---

14) 李時珍, 『本草綱目』, 「薺」, 時珍曰 薺生濟濟 故謂之薺.

15) 張英, 『淵鑑類函』, 「薺」, 春秋繁露曰 冬水氣也 薺甘味也 乘於水氣 故美者勝寒也 薺之言濟 所以濟夫水也.

16) 鄂爾泰, 『欽定授時通考』, 「薺」, 春秋繁露 薺以美冬水氣也 薺甘味也 乘於水氣 故味者甘勝寒 也 薺之言濟 所以濟大水也.

풀[艸]'이라는 뜻으로 냉이를 제(薺)라 명명하였다.'라고 했다.

또 다른 해석으로 냉이가 나루와 같은 물가[濟]에서 잘 자라기 때문에 냉이를 제(薺)라 했다고 『欽定授時通考』에서는 주장하고 있다.[17]

2) 냉이의 표기 변화

우리나라에서 냉이라는 말을 언제부터 사용했을까? 보통 예상하는 것과는 달리 냉이라는 표기가 나온 것은 불과 100여 년밖에 되지 않는다.

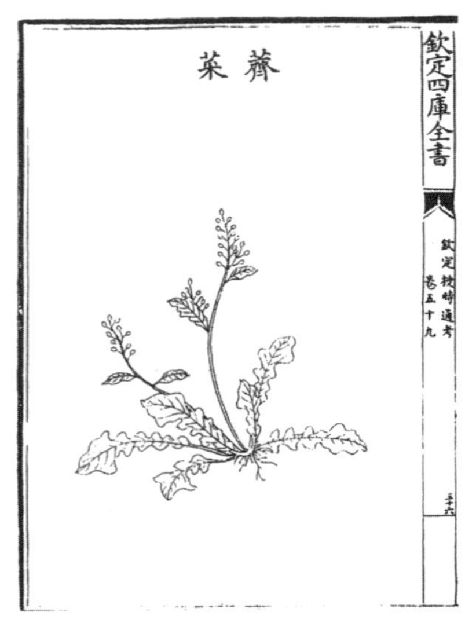

〈그림 1〉『欽定授時通考』薺菜

　시골에서는 냉이를 나생이·나시·나상구·나승개 등 다양하게 부르고 있는데, 이런 냉이의 표기 변화를 역사적으로 살펴보자. 성리학을 국시로 삼은 조선은 자생하고 있는 약재를 재정리할 필요성을 느끼게 되었다. 이러한 시대적 요구에 의해 나온 것이 바로 『鄕藥集成方』인데 여기에서 냉이를 '那耳'라고 표기했다. 우리나라 최초의 국어사전인 『訓蒙字會』[18]에 냉이를 '나싀'라고 표기한 이후부터 조선중기까지 '나이' 또는 '나히'라고 표기되었다. 그 뒤 『몽유(蒙喩)』(1810)에 '낭이'라고 표기한 이후로 '나이'와 같이 사용되다가 『조선어사전(朝鮮語辭典)』(1920)에서부터 '냉이'라고 표기되었다. 정리해 보면 냉이는 '那耳 → 나싀 → 나이(나히) → 낭이 → 냉이'로의 표기상 변화가 있어왔다. 그러므로 현재 우리가 사용하고 있는 냉이라는 표기의 유래가 100년도 되지 않았음을 알 수 있다. 이를 정리한 것이 다음의 〈표 1〉이다.

---

17) 鄂爾泰, 『欽定授時通考』, 「薺」, 本草云 薺生於濟 故謂之薺.

18) 崔世珍, 『訓蒙字會』, 「薺」, 나싀 제 俗呼薺菜 又薺苨 계로기 苨音你.

〈표 1〉 냉이의 표기 변화

고서	한문	한글
鄕藥集成方(1433)	薺	鄕名那耳
訓蒙字會(1527)	薺菜	나△
東醫寶鑑(1613)	薺菜	나이
譯語類解(1690)	薺菜	나히
山林經濟(1715)	薺菜	나이
同文類解(1748)	甘薺菜	나히
及幼方(1749)	薺菜	낭이
增補山林經濟(1766)	薺	나히
蒙語類解(1768)	甘薺菜	나히
本史(1787)	薺	俗名蘿伊
物譜(1802)	薺	나이
蒙喩(1810)	薺菜	낭이
物名考(1830)	薺	나이
廣才物譜(미상)	薺	나이
字類註釋(1856)	薺	낭이
宜彙(1871)	薺	낭이
群都目(1896)	薺菜	닝이
良方金丹(미상)	薺菜	낭이
本草精華(미상)	薺菜	낭이
字典釋要(1909)	薺	낭이
菜蔬栽培全書(1909)	薺菜	낭이
朝鮮語辭典(1920)	薺	냉이

3. 냉이에 대한 전통적인 인식

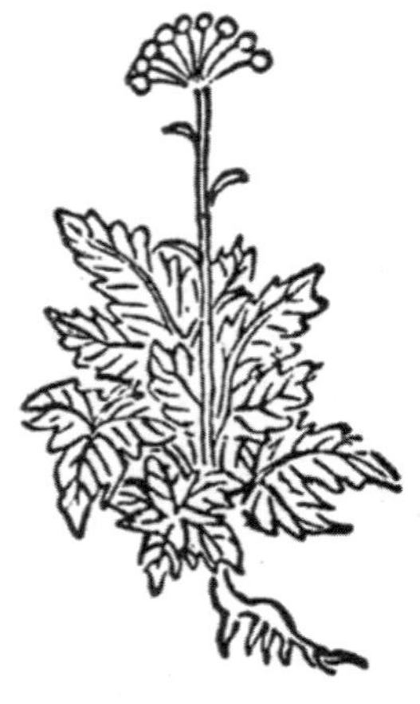

〈그림 2〉『本草從新』薺菜

1) 냉이는 생명 존중 및 효도의 상징

우리나라에서는 예전부터 냉이를 생명을 보호하는 풀로 인식해 왔다. 모든 종교의 중심으로 들어가 보면 공통점은 생명을 중시하는 것이다. 특히 불교에서는 인간의 생명뿐만 아니라 미물들의 생명까지도 존중하는데, 이런 점 때문인지 불가에서는 예전부터 냉이줄기로 등잔의 심지를 만들어 모기와 나방을 물리쳐 쫓았다. 날벌레들이 초롱불의 불꽃에 날아들어 타 죽는 것을 방지하기 위하여 냉이줄기가 사용되었으니 냉이는 생명을 존중하는 품성이 있다고 볼 수 있다. 따라서 미물의 생명[生]까지도 보호[護]하는 풀[草]이라는 뜻으로 불가에서는 냉이를 호생초(護生草)라 부른다고 『本草綱目』에서 언급하고 있다.[19] 자연에 대한 사랑을 느끼게 하는 대목이다.

벌레를 물리치는 냉이를 민간에서는 불가(佛家)와는 다른 용도로 사용했다. 『本草綱目』[20]·『東醫寶鑑』[21]·『山林經濟』[22]·『本史』[23] 등에 의하면 '양기가 오르는 음력 3월 3일에 냉이의 꽃을 따다가 침상의 자리 밑에 깔아 두어 벼룩을 제거했고, 부뚜막에 냉이의 꽃을 펼쳐 놓아 벌레와 개

---

19) 李時珍, 『本草綱目』, 「薺」, 釋家取其莖 作挑燈杖 可辟蚊蛾 謂之護生草 云能護衆生也.

20) 李時珍, 『本草綱目』, 「薺」, 花 主治布席下辟蟲 又辟蚊蛾(士良)

21) 許浚, 『東醫寶鑑』, 「辟蚊蠅」 薺菜花捋去席下 辟虫蠱(本草)

22) 洪萬選, 『山林經濟』, 「辟虫」, 三月三日 救薺菜花 鋪床席下去蚤.
　　洪萬選, 『山林經濟』, 「辟虫」, 三月三日 救薺菜花 鋪竈上 去蟲蟻.

23) 徐命膺, 『本史』, 「薺」, 花研末棗湯服之 治久痢 布席下 去蟲蚊.

미를 제거한다.'고 했다. 한편 냉이꽃을 음지에서 말려 가루로 만들어 대추 달인 물에 2돈씩 복용하면 오래된 이질을 치료할 수 있다고 보았다.[24)]

냉이를 효도의 상징으로 인식하기도 하여 100살 넘은 노인도 먹는다는 의미로 백세갱(百歲羹)이라고도 했다. 『本草綱目』[25)] 『林園經濟志』[26)] 등에 의하면 '냉이는 들판에서 흔히 볼 수 있으며 그 종류가 매우 많은데, 맛이 좋은 냉이의 싹을 국·나물·김치 등으로 만들어 먹을 수 있다. 또한 겨울에 냉이의

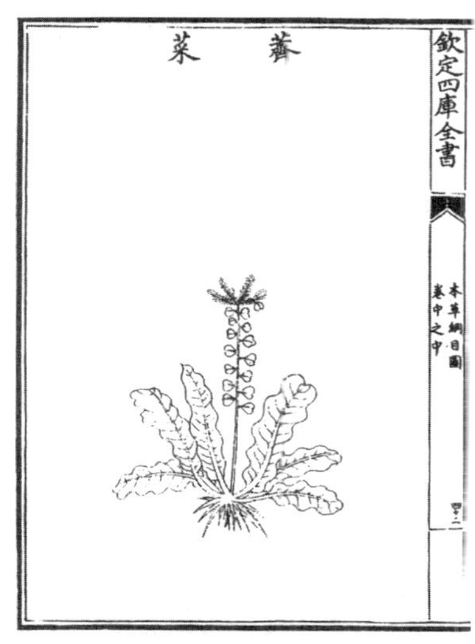

〈그림 3〉『本草綱目』 薺菜

뿌리를 채취하여 움집에 저장했다가 국을 끓여 먹어도 매우 좋으며 말려서 건량(乾糧)으로도 먹을 수 있다.'라고 했다. 이러한 냉이는 들판에서 아무나 쉽게 구할 수 있기 때문에 아무리 가난한 사람이라도 냉이를 구해서 먹을 수 있으며, 맛이 부드럽기 때문에 나이가 많은 노인도 냉이를 국[羹]으로 끓여 먹을 수 있다. 그러므로 냉이를 백세갱이라 부르기도 한다고 『淵鑑類函』에서 언급하고 있다.[27)]

날로 먹지 못하는 냉이를 국으로 끓여도 냉이에 포함된 회분은 거의 파괴되지 않으며, 혹 일부 녹아 나와도 국물에 남게 되니 거의 손실이 없는 셈이다. 이와 같이 어디서나 흔히 구할 수 있는 특성 때문에 냉이는 가난한 선비가 공부할 때 굶주림을 극복하는 데에도 일조를 했다. 실제로 성리학을 집대성한 주자(朱子)의 제자인 채서산(蔡西山)은 책을 읽을 때 항상 냉이를 먹음으로써 굶주림을 극복했다고 한다.[28)]

---

24) 李時珍, 『本草綱目』, 「薺」, 陰乾研末 棗湯一服二錢 治久痢(大明)

25) 李時珍, 『本草綱目』, 「薺」, 普曰 薺生野中 弘景曰 薺類甚多 此是今人所食者 葉作菹羹亦佳.

26) 徐有榘, 『林園經濟志』, 「薺」, 初生可作羹茹 冬月採根 藏土字中 取作羹佳 或乾儲亦食.

27) 張英, 『淵鑑類函』, 「薺」, 淸異論曰 俗號薺爲百歲羹 言至貧亦可具 雖百歲可長享也.

현대과학이 밝힌 냉이의 성분

이미 현대의 과학적 연구에 의해 냉이에는 지혈 작용이 있는 Bursic acid(불식산. 자궁출혈과 월경과다증이 있는 여성들에게 특히 좋다.)가 함유되어 있다고 밝혀졌다. 따라서 객혈·토혈·산후출혈·월경과다 등에 냉이를 먹으면 도움이 되고, 또한 출산 후의 자궁 수축을 도와준다. 그리고 혈압을 일시적으로 낮추는 작용도 있다고 한다.

4. 한의학에서 바라본 냉이

1) 간에 이로운 냉이

냉이는 간을 좋게 하는 작용을 한다. 『本草綱目』[29]·『東醫寶鑑』[30]·『本草精華』[31] 등에 의하면 냉이는 맛이 달고 따뜻한 성질이 있으므로 간에 좋으면서[利肝] 속을 편하게 하며[中和] 오장에 도움을 준다.

눈 관련 질병 치료

냉이는 눈을 좋게 하는 작용을 한다. 냉이뿌리는 눈이 뻑뻑하게 아픈 증상을 치료하고,[32] 눈을 밝게 하며 위기(胃氣)를 도와준다.[33] 묵과 같은 곱과 피고름이 섞인 이질을 적백리(赤白痢)라 하는데 냉이의 뿌리와 잎을 태운 재를 먹으면 효과가 좋다고 했다.[34] 한편 『의학입문(醫學入

---

28) 洪萬選, 『山林經濟』, 「救荒」, 薺菜 나이 性溫 和中 利五臟 煮粥喫 能引血歸肝 蔡西山 讀書時 常啖薺療飢.

29) 李時珍, 『本草綱目』, 「薺」, 氣味甘溫無毒 主治 利肝 和中(別錄)

30) 許浚, 『東醫寶鑑』, 「薺菜」, 나이 性溫味甘無毒 利肝氣 和中 利五藏

31) 『本草精華』, 「薺菜」, 낭이, 味甘溫無毒. 主利肝和中 利五臟.

32) 許浚, 『東醫寶鑑』, 「薺菜」, 根 療目疼(本草)

33) 李時珍, 『本草綱目』, 「薺」, 利五臟 根治目痛(大明) 明目益胃(時珍)

門)』(1575)에서는 냉이의 뿌리와 잎을 태운 재를 꿀물에 타 먹는다고 했다.35)

『醫學入門』36)·『本草綱目』37) 등어 의하면 '폭적안(暴赤眼 : 급성으로 눈이 충혈된 증상)이나 눈에 까칠까칠한 느낌이 있으면서 동통이 있는 증상에 냉이뿌리를 찧은 즙을 눈에 넣으면 좋아진다.'라고 했다.

예막(瞖膜)은 눈에 백태가 낀 것으로 폐에 열을 받았을 때 나타난다고 한의학에서는 보고 있다. 이러한 증상에 대해 『本草綱目』에서는 '냉이의 잎과

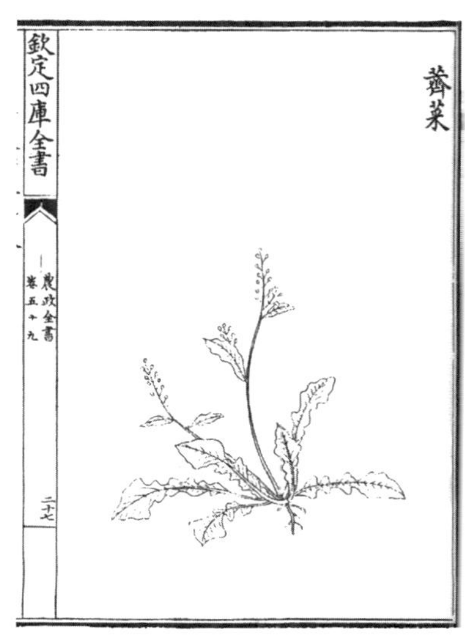

〈그림 4〉『農政全書』 薺菜

뿌리를 잘 씻고 약한 불에 쬐어 갈려 분말로 만든다. 매일 밤 자기 전에 눈을 씻고 쌀알 크기로 뭉쳐 양쪽 눈꼬리에 넣으면 삽통(澁痛 : 껄끄러운 통증)은 남아 있으나 시간이 지나면 예막이 저절로 없어진다.'38)고 했다.

『本草綱目』에 의하면 '몸이 붓고 배가 창만해지며 사지(四肢)가 마르고 소변이 잘 나가지 않을 때 다음과 같이 사용한다. 볶은 다닥냉이와 냉이를 분말로 만든 다음 탄환 크기로 환을 만든다. 진피탕(陳皮湯 : 오라된 귤껍질을 달인 물)에 1환씩 먹으면 곧 소변이 잘 나가며 10여 환을

---

34) 李時珍,『本草綱目』,「薺」, 根葉 燒灰 治赤白痢 極效(甄權)
　　許浚,『東醫寶鑑』,「薺菜」, 莖葉 燒灰 治赤白痢 極效.

35) 李梴,『醫學入門』,「薺」, 根葉燒灰爲末 蜜湯下 治赤白痢極效.

36) 李梴,『醫學入門』,「薺」, 根汁點暴赤眼痛.

37) 李時珍,『本草綱目』,「薺」, 暴赤眼 痛脹磣澁 薺菜根杵汁滴之(聖惠)

38) 李時珍,『本草綱目』,「薺」, 眼生瞖膜 薺菜和根莖洗淨 焙乾爲細末 每夜臥時 先洗眼 挑末尖
　　許 安兩大眥頭 澁痛忍之 久久膜自落也(聖濟總錄)

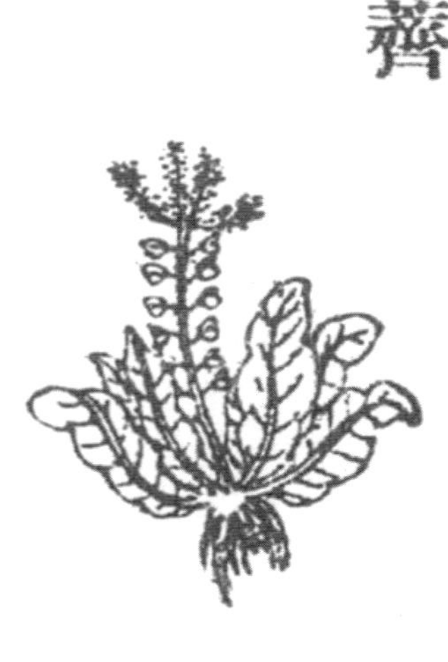

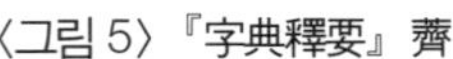

〈그림 5〉『字典釋要』薺

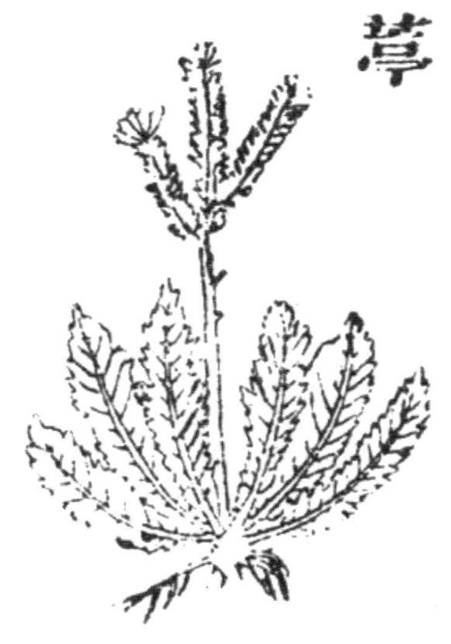

〈그림 6〉『字典釋要』葶

먹게 되면 예전과 같이 회복된다.'[39]라고 했다.

2) 냉이는 소음인에게 이로운 식품

사상의학에서는 소음인(少陰人)에게 냉이를 적극적으로 권장하고 있다. 잎, 뿌리, 씨 등 어느 하나 버릴 것이 없이 모든 부위에서 효능을 발휘하는 냉이는 사상체질 가운데에서도 소음인에게 더 좋은 역할을 한다. 일반적으로 소음인은 몸이 냉하기 쉽기 때문에 따뜻한 성질[陽煖之氣]의 식품이 건강을 유지하는 역할[保命之主]을 한다고 본다. 따라서 따뜻하고 단맛이 나는 냉이는 소음인에게 권장되는 식품으로 정리되고 있다.

단석(丹石)과 냉이는 상극

광물성약[丹石]과 냉이는 상극이다. 냉이의 잎은 따뜻한 반면 냉이의

---

39) 李時珍, 『本草綱目』, 「薺」, 腫滿腹大 四肢枯瘦尿澁 用甛葶藶炒 薺菜根 等分爲末 煉蜜丸彈
　　子大 每服一丸 陳皮湯下 只二三丸 小便淸 十餘丸服如故(三因)

씨는 평(平)하기 때문에 냉이의 잎에 비해
서는 차갑다고 볼 수 있다. 따라서 기병
(氣病)을 앓는 사람이 냉이씨를 먹으면 오
히려 냉기(冷氣)가 일어날 수 있으며, 차
가운 성질이 있는 밀가루 음식과 같이 먹
으면 등[背]이 답답해진다고 보았다. 또한
광물성약인 단석(丹石)을 복용하는 사람은
냉이씨를 먹지 말라고 했다.40) 하지만 여
기에 나오는 단석(丹石)을 담석(膽石)으로
잘못 인식하여 일부 책에서 담석이 있는
사람은 냉이를 먹지 말라고 언급하는 오
류를 범하고 있다.41) 속히 바로 잡아져야
한다.

3) 눈을 밝게 하는 냉이씨

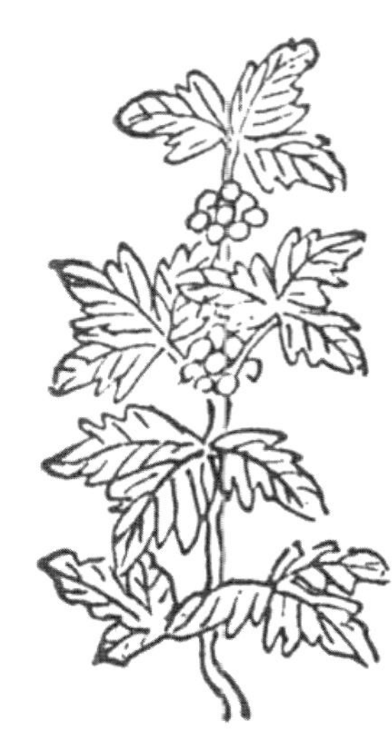

〈그림8〉『本草從新』 薺實

  냉이의 씨를 차실(薺實)이라고 하는데 보통 5월 5일에 채취하여 음건
한다.42) 하지만 냉이의 씨를 석명자(菥蓂子)라고 하며 4월 8일에 수확하
는 것이 좋다는 주장도 있다.43) 흉년이 들었을 때 냉이의 씨를 채취하
여 물에 개어 덩어리를 만들고 죽으로 끓이거나 떡을 만들기도 하는데
점착성과 활성(滑性 : 매끄러움)이 강하기 때문이다.44)
  『東醫寶鑑』45)·『增補山林經濟』46) 등에 의하면 '냉이씨는 간옹(肝壅 : 간

---

40) 李時珍, 『本草綱目』, 「薺」, 薺實 氣味甘平無毒. 權曰 患氣人食之 動冷氣 詵曰 不與麵同食
　　令人背悶 服丹石人 不可食.

41) 孟詵, 鄭金生 張同君 經注, 『食療本草經注』, 「薺」, 薺菜子 在治療眼病的方子經常用到它 薺
　　菜子不可和麵同吃 否則令人背部發悶 服用丹石藥的人也不可食用.

42) 李時珍, 『本草綱目』, 「薺」, 薺實 普曰 五月五日采陰乾

43) 李時珍, 『本草綱目』, 「薺」, 士良曰 亦名菥蓂子 四月八日收之良

44) 李時珍, 『本草綱目』, 「薺」, 周王曰 飢歲採子 水調成塊 煮粥作餅 甚粘滑.

이 뭉침)을 다스려 눈을 밝게 한다. 냉이의 싹이나 뿌리를 채취하여 쌀과 함께 죽으로 끓여 복용하면 피를 끌어 간(肝)으로 돌아오게 하기 때문에 눈이 밝아진다.'라고 했다. 예전부터 한의학에서는 간이 좋아지면 눈이 좋아진다고 보고 있다.

『本草綱目』[47]·『本草精華』[48] 등에 나온 냉이씨의 효능을 살펴보면 '냉이씨는 눈을 밝게 하고 목통(目痛)을 다스린다.'라고 했다. 그리고 청맹과니[靑盲 : 보기에는 눈이 멀쩡하나 사실상 보지 못하는 사람]로 사물을 보지 못하는 것을 치료하고 오장(五臟)의 부족한 기를 보충하며 복창(腹脹)을 다스린다.[49] 풍독(風毒)과 사기(邪氣)를 없애주며 눈이 침침한 목예(目瞖)를 치료하고 열독(熱毒)을 풀어 준다. 오래 복용하면 사물이 잘 보이게 된다고 했다.[50] 『本史』에서도 냉이를 오래 먹으면 눈이 좋아진다고 했다.[51]

『東醫寶鑑』에 언급된 냉이씨의 효능도[52] 『本草綱目』의 효능과 거의 같은 것을 보면 매우 광범위하게 냉이씨가 안과 질환에 사용되었음을 짐작하게 한다. 하지만 안과 질환에 냉이를 외용으로 사용하는 경우 함부로 하지 말고 안과 질환을 전문적으로 공부한 한의사와 상담해야 한다.

---

45) 許浚, 『東醫寶鑑』, 「薺子」 卽菥蓂子也 主肝壅明目 爲末服 又取嫩根和米 煮粥服 能引血歸肝 (入門)

46) 柳重臨, 『增補山林經濟』, 「薺」, 根苗甚益人 能引血歸肝 故明目 其子主明目.

47) 李時珍, 『本草綱目』, 「薺」, 薺實 主治明目目痛(別錄)

48) 『本草精華』, 「薺菜」, 別. 子 主明目 目痛.

49) 李時珍, 『本草綱目』, 「薺」, 靑盲不見物 補五臟不足(甄權) 治腹脹(吳普)

50) 李時珍, 『本草綱目』, 「薺」, 治腹脹(吳普) 去風毒邪氣 治壅去瞖 解熱毒 久服 視物鮮明(士良).
　　『本草精華』, 「薺菜」, 士良. 去風毒邪氣 治壅去瞖 解熱毒. 久服 視物鮮明. 花 辟虫.

51) 徐命膺, 『本史』, 「薺」, 薺實煮粥作餅 甚粘滑 久服去目瞖 解熱毒 視物鮮明

52) 許浚, 『東醫寶鑑』, 「薺菜」, 子 薺菜子一名菥蓂子 補五藏不足 去風毒邪氣 療靑盲目痛 不見物明目 去障瞖 解熱毒 久食視物鮮明 四月八月採(本草)

담배

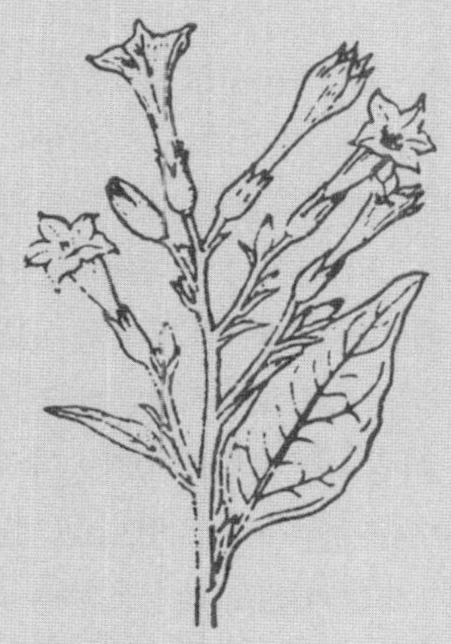

담배는 상사초라고도 한다. 사람이 담배를 먹으면 때때로 서로 생각하여
이별하지 못하기 때문이다.
煙草一名相思草 言人食之 則時時思想不能離也

— 『圖解本草』, 「煙艸」

담 배

[煙草, 南靈草]

흡연이 발암의 원인이 된다는 연구 보고서가 계속 발표되고, 미국 대통령이 '담배는 마약'이라고 규정하는 법안에 서명을 함으로써 담배의 유해성은 이제 상식으로 자리 잡았다. 이에 많은 공공장소에서 흡연이 금지되어 끽연자(喫煙者)의 입지가 좁아지고 있는 추세다. 하지만 담배가 처음 전래되었을 때에는 담배에 기분을 안정시키고 긴장을 푸는 진정 효과가 인정되어 의약품으로 권장되기도 했었고, 현재에도 담배를 기호품으로 애용하는 사람들이 매우 많다. 따라서 무조건적으로 금연해야 한다는 당위성만을 주장할 것이 아니라 한의학의 시각에서 담배가 어떠한 특징이 있는지를 살펴보고 왜 금연해야 하는지에 대해서도 살펴보고자 한다. 이에 고서(古書)를 중심으로 담배의 단점과 장점을 언급하면서, 선조들이 담배를 어떻게 인식하고 대처했는지 역사적으로 정리해 보았다.

1. 담배의 전래

아메리카 원주민들이 남긴 담배와 관련된 유적을 보면 역사시대 이전부터 담배는 종교 의식과 밀접한 관련이 있었고, 일상생활에서 널리 사용되었던 것으로 보인다. 따라서 담배는 서력 이전부터 중남미 대륙에 야생종으로 널리 분포되었던 것으로 추정된다. 1492년 아메리카 대륙을 재발견한 콜럼버스는 원주민들이 담배 피우는 것을 처음으로 보게 되었고, 이것을 유럽으로 가져와 소개하면서부터 담배는 매우 빠른 속도로 전 세계에 전파되었다.

1) 우리나라에 담배가 도입된 시기

우리나라에 담배가 도입된 연대를 살펴보기에 앞서 일본에 도입된 것을 살펴보기로 하자.

일본에 담배가 도입된 시기

일본에 담배가 도입된 것에 대해 『靑莊館全書』에서는 '담배[烟草]는 천정(天正 : 1573~1591)년간에 남만(南蠻)의 상선(商船)에서 일본으로 처음 공납(貢納)했으며, 고추[番椒]의 종자도 같은 때에 들어왔다. 담배는 일명 타파고(佗波古)·희시루(希施婁)라 하고 빈보초(貧報草)라고도 한다. 원화(元和 : 1615~1623)와 관영(寬永 : 1624~1643) 때에 담배 심는 것을 금하였으나 담배 경작을 그만두게 하지는 못하였다.'[1]라고 했다. 따라서 일본에는 대략 1570년대 초반에 도입되었을 가능성이 크다.

우리나라에 담배가 도입된 시기

우리나라에 담배가 도입된 시기에 대해 이규경(李圭景)은 『五洲衍文長箋散稿』의 「番椒南瓜辨證說」에서 '호박[南瓜]은 이시진(李時珍)의 『本草綱目』에 기록되었지만 고추[番椒]는 기재되지 않았다. 고추와 호박이 우리나라에 들어온 것은 임진왜란 이후에 담배와 같이 왔다. 왜국과 중원(中原 : 중국)에서 세 가지 종류가 도입되어 비로소 우리나라에 심어지기

---

[1] 李德懋, 『靑莊館全書』, 「物産」, 烟草 天正年中 南蠻商舶 始貢之 蕃椒之種 亦來同時 烟草一名佗波古 希施婁 亦曰貧報草 元和寬永間 禁種 不能止

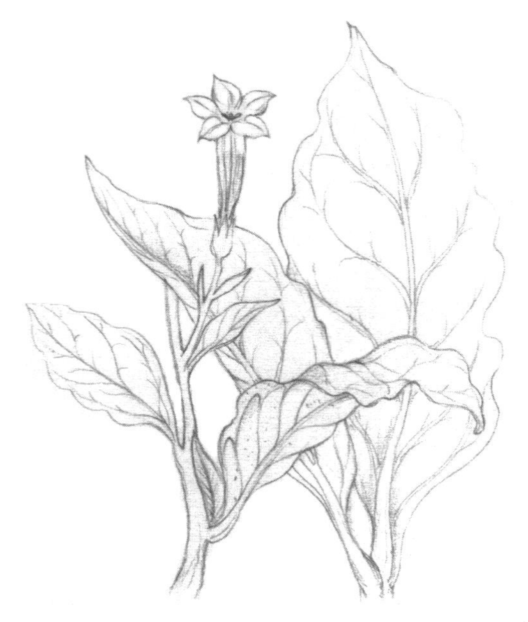

〈그림 1〉 담배의 잎과 꽃

시작하였다.'[2]라 하여 담배가 임진왜란 이후에 도입되었다고 밝히고 있다. 그리고 「黑麥辨證說」에서는 '고추·호박·담배가 일본에 전해진 것은 천정(天正)년간(1573∼1591)에서 경장(慶長)년간(1596∼1614) 사이에 배를 타고 온 오랑캐에게서 전래되었고, 명나라는 만력(萬曆)년간(1573∼1615) 말에 여송(呂宋 : 필리핀)에서 전래되었고, 우리나라에서는 광해군 무오년(戊午年 : 1618)에 비로소 나오기 시작하였다.'[3]라고도 서술하고 있다. 우리나라에 도입된 시기에 대해 같은 책이지만 편명에 따라 서로 다르게 설명하고 있다. 하지만 이 문장으로 미루어 보면 담배는 최소한 1618년 이전에 도입된 것으로 보인다.

이수광(李睟光)은 『芝峰類說』에서 '담파고(淡婆姑 : 담배)는 초명(草名)인데 남령초(南靈草)라고도 한다. 근래 왜국(倭國)에서 처음 왔는데, 잎을 채취하여 햇빛 아래에 말리고 불에 태운다. 병인(病人)이 죽통(竹筒 : 대나무 통)으로 그 연기를 마시고 되돌려 뿜으면 그 연기가 콧구멍을 따라 나온다. 능히 담(痰)과 습(濕)을 제거하고 하기(下氣)시키며 또한 술을 깨게 한다. 요즘 사람들이 많이 심고 그 방법을 사용하니 심히 효

---

2) 李圭景, 『五洲衍文長箋散稿』, 「番椒南瓜辨證說」, 南瓜雖見李時珍本草綱目 番椒則未載焉 番椒與南瓜 來于我東 則在於宣廟壬辰之後 與烟草同出 自倭國及中原 流傳三種 始播一國.

3) 李圭景, 『五洲衍文長箋散稿』, 「黑麥辨證說」, 菜有南瓜 番椒(卽南蠻椒) 烟草(卽南草也) 以日本波及(日本則天正慶長時 自蠻舶傳來 皇明則萬曆末 自呂宋播傳 我東則光海戊午始出)

과가 있다. 그러나 독성이 있어 가히 경솔히 시험하지 말아야 한다. 혹 전하기를 남만국(南蠻國)에 여러 해 동안 가래 끓는 병을 앓은 담파고(淡婆姑)라는 여인이 있었는데, 이 풀을 먹고 나았기 때문에 담파고(淡婆姑)라는 이름이 붙여진 것이다.'4)라고 했다. 즉 습담(濕痰)을 제거하는데 따뜻한 성질이 있는 담배를 이용했으며 담파고(淡婆姑)라는 이름이 여자의 이름에서 유래되었다고 설명하고 있다.

조경남(趙慶男 : 1570～1641)은 『속잡록(續雜錄)』에서 '광해군 15년(1622) 남령초(南靈草 : 담배)가 세상에 많이 성행하였는데, 일명 담박괴(談博怪)라고도 한다. 4～5년 전에 그 종자가 일본에서 들어왔는데 남쪽 사람들이 가져다 심어서 부유하게 된 자가 많았다.'5)라고 하여 당시 담배를 심어 치부한 사람들이 많았음을 알 수 있다.

장유(張維 : 1587～1638)는 『계곡집(谿谷集)』(1643)에서 '남령초(南靈草)를 흡연하는 방법은 일본에서 나왔다. 일본 사람들은 담박괴(淡泊塊)라 하면서 이 풀은 남쪽에 있는 나라에서 전래된 것이라고 하였다. 우리나라에서는 20년 전부터 있어 왔는데 위로는 공경(公卿)부터 아래로는 수레를 끄는 하인이나 나무꾼에 이르기까지 피우지 않는 자가 없다. 이 풀은 본초서에 보이지 않아 성질과 기운 그리고 주치증을 알기 어려웠다. 그러나 담배의 맛이 맵고 소득(小毒)하다. 때문에 사람들이 담배를 나물로 먹지는 않고 다만 불에 태워 연기를 마신다. 많이 흡연하면 사람이 어지러워 혼절하지만 장기간 흡연한 사람은 반드시 그러한 것만은 아니다. 세상에 흡연하지 않는 사람이 겨우 몇 명일뿐이다. 절강(浙江) 자계(慈溪) 사람인 중국인 주좌(朱佐)는 중국에서는 남초(南草)를 연다(煙茶)라고도 하는데, 100년 전에 긴(閩 : 복건성 근처) 지역에 이미 있었고 이제는 널리 퍼졌다. 그리고 적비(赤鼻)를 치료하는 데 담배가 효과

---

4) 李晬光, 『芝峰類說』, 「藥」, 淡婆姑草名 亦號南靈草 近歲始出倭國 採葉暴乾 以火爇之 病人用 竹筒吸其煙 旋即噴之 其煙從鼻孔出 最能袪痰濕下氣 且能醒酒 今人多種之 用其法甚效 然有 毒不可輕試也 或傳南蠻國 有女人淡婆姑者 患痰疾積年 服此草得瘳故名

5) 趙慶男, 『續雜錄』, 「壬戌 光海十四年」, 南靈草 盛用於世 一名談博怪 四五年前 厥種來自日本 南方人取以植之 致富者多

가 있다고 하였다. 내가 묻기를 담배는 조열(燥熱)하여 반드시 폐(肺)를 상하게 하는데 어찌 적비를 치료할 수 있겠냐고 하였다. 이에 주좌가 말하기를 담배는 체기(滯氣 : 뭉친 기운)를 흩어 주기 때문이라고 하였다. 그 말은 역시 일리가 있다.'6)라고 했다. 이는 뭉친 것을 풀어 주는 기운이 담배에 있음을 설명하는 것으로 보이며, 담배가 1600년대 초반에 도입되었음을 알 수 있다.

인조 16년(1638) 8월의 『朝鮮王朝實錄』 기록을 보면 '우리나라 사람들이 몰래 담배[南靈草]를 심양(瀋陽)에 수출하였다가 청나라 장수에게 발각되어 크게 힐책을 당하였다. 담배는 일본에서 생산되는 풀인데 그 잎이 큰 것은 7~8촌(寸)쯤 된다. 가늘게 썰어 죽통(竹筒)에 담거나 혹은 은(銀)이나 주석으로 만든 통에 담아 불을 붙여 빨아들이는데 맛은 맵다. 담(痰)을 치료하고 음식을 소화시키지만 오래 피우면 왕왕 간기(肝氣)를 손상시켜 눈이 침침해진다. 이 풀은 병진·정사(1616~1617)년간에 바다를 건너 들어왔는데 피우는 자가 많지 않았다. 그러나 신유·임술(1621~1622)년간 이래로 피우지 않는 사람이 없어 손님을 대하면 번번이 차[茶]와 술 대신 담배를 권하기 때문에, 담배를 연다(煙茶) 또는 연주(煙酒)라고도 하였다. 심지어는 담배 종자를 받아 서로 교역(交易)까지 하였다. 오래 피운 자가 담배가 유해무익한 것을 알고 끊으려고 해도 끝내 끊지 못하므로, 세상에서 담배를 요초(妖草 : 요망한 풀)라고도 하였다. 담배가 심양(瀋陽)으로 전해지자 심양 사람들도 또한 매우 좋아하였는데, 오랑캐 한(汗)은 토산물(土産物)이 아니라서 재물을 소모시킨다고 보아 절대 피우지 말도록 명령을 내리셨다.'7)라고 했다.

---

6) 張維, 『谿谷集』, 「南靈草吸煙」, 南靈草吸煙之法 本出日本 日本人謂之淡泊塊 言其草出自南洋
  諸國云 我國自二十年前始有之 今則上自公卿 下至輿臺蕘牧 無不服之 其草不見於本草諸書
  未知性氣及主治 但味辛似有小毒 人未嘗茹服 但燒煙吸之 吸多則亦令人暈倒 久服者不必然
  世之不服者 僅僅千百之一耳. 頃見華人朱佐 浙江慈溪人也 言中國稱南草爲煙酒 或稱煙茶 百
  年前閩中已有之 今則幾遍天下 治赤鼻最有效. 余問此物 燥熱 必傷肺 何能治鼻. 朱曰 能散滯
  氣故耳 其言亦有理.

7) 『朝鮮王朝實錄』, 「仁祖 16年 8月 4日 甲午」, 我國人潛以南靈草 入送瀋陽 爲淸將所覺 大肆詰
  責. 南靈草 日本國 所産之草也 其葉大者 可七八寸許. 細截而盛之竹筒 或以銀錫作筒 火以吸
  之 味辛烈. 謂之治痰消食 而久服徃徃傷肝氣 令人目翳. 此草自丙辰丁巳年間 越海來 人有服

여기에서 다음과 같은 것을 추정할 수 있다.

첫째, 담배가 일정 부분 효능이 있으나 오래 피웠을 때의 부작용을 정부 차원에서 이미 알고 있었다.

둘째, 담배의 도입이 광해군 8년(1616)이라고 하였으나, 담배를 언급한 『芝峰類說』이 이미 광해군 6년(1614)에 출간된 것을 보면 정부 공식 문서인 『朝鮮王朝實錄』에서 담배 도입 연도에 대해 잘못 인식한 듯하다.

셋째, 당시에 담배가 널리 퍼져 연다(煙茶)·연주(煙酒) 등으로 불렀으며, 담배의 중독성을 지적하면서 끊기 어렵다는 뜻으로 요초(妖草)라고 했다. 넷째, 우리나라의 담배를 중국으로 많이 수출했다.

또한 인조 17년(1639) 7월의 기록에 의하면 '장령 조중려(趙重呂)가 앉아 담배를 피우면서 동료를 대할 때 태만(怠慢)한 태도가 있었다.'8)라고 하여 문책을 요구하는 글이 나오기도 한다. 즉 담배가 일반화되면서 자신의 일을 태만히 하는 일이 벌어져 공직 사회에서 이를 금하려는 움직임이 나타난 것으로 보인다.

전래 당시 담배에 대한 인식

『도해본초(圖解本草)』(1685)는 일본에서 나온 책으로, 담배가 도입되던 당시 담배에 대한 인식을 잘 알 수 있는 책 중의 하나다. 여기에 의하면 '담배는 매운 맛과 따뜻한 기운이 있으며 유독(有毒)하다. 한습비(寒濕痺)를 치료하며 흉격(胸膈)의 막힌 담(痰)을 없애 준다. 경락이 뭉쳐진 사람의 장위(腸胃)와 근맥(筋脈)을 열어 주어 오직 기쁨[喜]만 있게 한다. 연기를 입으로 마시면 위맥(胃脉)으로 직접 접속되어 속으로 들어가고, 밖으로는 사지백해(四肢百骸)에 도달하지 않는 바가 없다. 담배의 공은 다음과 같이 크게 네 가지가 있다. 첫째, 정신을 차리게 하는 담

之者 而不至於盛行 辛酉壬戌以來 無人不服 對客輒代茶飮 或謂之烟茶 或謂之烟酒 至種採相
交易. 久服者 知其有害無利 欲罷而終不能焉 世稱妖草. 轉入瀋陽 瀋人亦甚嗜之 而虜汗 以爲
非土産 耗財貨 下令大禁云.

8) 『朝鮮王朝實錄』, 「仁祖 17年 7月 9日 甲子」, 掌令洪茂績 啓曰 掌令趙重呂 於本府坐起之日
在坐飮烟草 對同僚有怠慢之禮 又於茶時 受人呈狀 越法違例 此臣見輕於同僚之致.

배가 오히려 취하게 만든다. 화기(火氣)가 표리(表裏)를 훈증하여 마치 술을 먹은 것과 같이 약간 취하게 한다(술에 취한 듯 기분이 좋다). 둘째, 술을 먹고 취했을 때 담배는 정신을 차리게 한다. 대개 술을 마신 다음에 담배를 피면 관기하담(寬氣下痰 : 기를 뚫고 담을 아래로 내려보냄)하여 술이 깬다. 즉 술에 취한 사람이 담배를 피우면 정신이 든다. 셋째, 배고플 때 담배를 피우면 포만감이 든다(배가 고프지 않다). 넷째, 포식하였을 때 담배피면 오히려 배가 꺼지게 한다. 대개 공복에 담배를 피우면 기(氣)가 충만하여 배부른 듯하고 배가 불렀을 때 담배를 피우면 음식이 잘 소화된다. 따라서 이와 같은 이유로 사람들은 술과 차 대신 담배를 핀다. 또한 종일토록 담배를 피워도 싫증나지 않는다.'9)라고 했다. 이로 보아 담배가 처음 전래되었을 때는 담배에 대해 좋은 인식을 있었음을 알 수 있다.

1748년 조선통신사 일행이 일본을 방문했을 때, 서로 문답한 것을 적은 기록이 『선사필담(仙槎筆譚)』(1748)이다. 여기에서 일본인이 '연초(烟草 : 담배)를 조선에서 남령초(南靈草)라고 부릅니까? 화역지서(華域之書)에는 이러한 이름이 기재되지 않았는데, 귀국(貴國)의 아명(雅名)입니까?'라고 질문하니, 조선 의관이 답변하기를 '연초가 본초서에 기록되지 않았으나 특별히 좋은 이름으로 부른다.'라고 답변한 기록이 나온다.10) 이와 같이 담배가 처음 우리나라에 도입되었을 당시에는 남쪽[南]에서 온 신령[靈]스런 풀[草]이라는 뜻으로 남령초(南靈草)라고 좋은 이름을 붙였다.

최남선(崔南善 : 1890~1957)은 3·1운동 때 독립선언문을 기초한 사람이었다. 그는 자신의 저서 『조선상식문답(朝鮮常識問答)』(1946)에서 다

---

9) 下津元知, 『圖解本草』, 「煙艸」, 味辛性溫有毒 治寒濕痺 消胸中痞膈痰塞 開經絡結滯人之腸胃 筋脉 惟喜通暢 烟氣入口 直循胃脉而行自內達 外四肢百骸無所不到 其功有四 一曰醒能使之 醉 盖火氣薰蒸表裏 皆徹若飲酒然 二曰醉能使之醒 盖酒後啜之 寬氣下痰 餘醒頓解 三曰饑能 使之飽 四曰飽能使之饑 盖空腹食之 充然氣盛如飽 飽後食之 則飲食快然易消 人遂以之代酒 代茗 終日食之而不厭也

10) 橘元勳, 『仙槎筆譚』, 又云 烟草 或名南靈草乎 華域之書 不載此名 貴國之雅名乎. ○崇壽云 烟草不載於本草 而特以善名與之耳

음과 같이 담배에 대해 자문자답(自問自答)하고 있다. 이 내용을 원문 그대로 적어 보면 다음과 같다.

담배는 본래 米洲 熱帶地方 土人의 嗜好品으로서 시방부터 四百五十年쯤 전어 구라파로 傳하야 그뒤 百年쯤 동안에 다시 中國, 日本, 朝鮮 等으로 퍼지니 朝鮮에는 光海主初年(三百四十年前)에 대개 日本으로부터 傳來하야 數十年 못도는 동안에 全國에 왓작 퍼젓다고 합니다. 傳來하는 當初로부터 이미 栽培를 시작하니 土性이 이에 適合하야 아모대서나 잘되고 風味조흔 名品이 여긔저긔서 나왓습니다. 니를테면 平安道가 일반으로 담배의 宜土이야서 「西草」란 것이 보통 조흔담배이름이 되는 가운데 成川草, 陽德草, 三登草가 더욱 有名하고 全羅道의 鎭安草, 黃海道의 谷山草, 京畿 廣州南漢山城의 金光草 等이 쏘한 一國에 소문낫습니다. 쏘 平安道의 담배는 다만 國內쑨 아니라 진작부터 滿洲民族의 사이에도 聲價가 알려져서 그네들에 對한 貿易品의 하나가 되고 그전 北京으로 使臣이 다닐 적에는 沿路의 官民에게 歡迎밧는 선물이 되얏습니다. 그러나 烟草專賣制度를 實施하는 同時에 耕作을 集中的으로 制限하고 品種을 劃一的으로 改良하는 통에 그전 좁은 範圍땅에 되든 特品은 대개 保存되지 못하고 米國種 黃色烟草의 全盛時代를 보게 되얏습니다. 담배를 그전에 南草 쏘 南靈草라고 쓴 것은 南方으로서 傳來하고 쏘 藥效가 잇는 풀이라는 쏫을 부친 이름입니다.'11)

최남선은 담배의 우리나라 도입 연대를 광해군 1년인 1609년이라고 하였으며, 우리나라 담배의 특산품이 매우 많았다고 했다. 그러나 식딘지시절 담배전매제도가 도입되어 재래종 담배는 보존되지 못하고 미극에서 도입된 담배가 주로 재배되었다고 했다.

담배가 도입됨에 따라 이를 부르는 이름이 시대별로 달랐다. 이를 정리한 것이 다음의 〈표1〉이다.

---

11) 崔南善, 『朝鮮常識問答』, 東明社, 1946. 36～37쪽

<표 1> 담배의 표기 변천

고서	한문	담배
芝峰類說(1614)	南靈草	淡婆姑
續雜錄(1622)	南靈草	談博怪
朝鮮王朝實錄(1638)	南靈草 煙茶 煙酒 妖草	
谿谷集(1643)	南靈草 南草 煙茶	淡泊塊
圖解本草(1685)(日)	煙艸 煙草 相思草	
舟村新方(1687)	煙草	
本草備要(1694)(淸)	煙草 相思草	
仙槎筆譚(1748)	烟草 南靈草	
同文類解(1748)	烟	담비
熱河日記(1780)	靈草 南草 南靈草	
靑莊館全書(1795)	烟草 希施妻 貧報草	佗波古
林園經濟志(1827)	煙草 菸 排草 南草 西草 香草	淡婆姑
農家十二月俗詩(1861)[12]	菸艸 烟草 菸 淡泊鬼 個 西南草 臭草	淡巴菰
身機踐驗(1866)	煙草	
宜彙(1871)	南靈草	담비
用藥賦(미상)	煙草	담비
群都目(1896)[13]	痰破塊 西草 烟茶 長折草 壹草 葉草 南草 吸烟	담비 답비 쓴담비 엽초
朝鮮常識問答(1946)	西草 烟草 南草 南靈草	담배

---

12) 金迥洙, 『農家十二月俗詩』, 「二月」, 菸艸 담븨 出名物考 而按廣韻云臭草 淸吳芳培詩 日收 菸還穀種 卽今之烟草也.
　　金迥洙, 『農家十二月俗詩』, 「五月」, 淡巴菰 담븨 同菸 一名淡泊鬼 景岳本草單曰個 濟衆新 編 曰烟草 今俗去烟 稱西南草

13) 『群都目』, 「南草部」, 痰破塊 담비 西草 □□ 烟茶 답비 長折草 쓴담비 壹草 □□초 葉草 엽초 南草 담비 吸烟 담비

2. 흡연의 해(害)

우리나라에서는 흡연으로 인한 질환으로 매년 3만 명 정도 사망하는 것으로 알려져 있는데 이는 교통사고로 사망하는 경우보다 4배나 많은 수치이다. 또한 암으로 사망하는 사람 중 1/3은 흡연이 중요한 원인이라고 한다. 일반적으로 끽연자는 담배를 피우지 않는 사람들에 비해 평균수명이 7년 정도 짧다는 연구 보고도 있을 정도로 담배는 인간의 수명을 짧게 한다. 또한 담배는 중독성이 있어 정신건강에 으히려 악영향을 미치며 경제적인 손실도 만만하지 않다. 이러한 담배에 대해 예전에는 어떻게 이해했는지에 대해 살펴보자.

담배는 독초(毒草)

담배는 독초(毒草)다. 박지원(朴趾源 : 1737~1805)은 『열하일기(熱河日記)』(1780)에서 '혹정(鵠汀)이 말하기를 이 담배는 만력(萬曆 : 1573~1620) 말년에 절동(浙東)과 절서(浙西) 사이에 널리 퍼졌는데, 사람으로 하여금 가슴이 답답하고[悶胸] 취하여 넘어지게 하는 천하의 독초(毒草)입니다. 먹어서 배가 부른 것도 아니건만, 천하의 좋은 밭에 심어 이득이 가곡(佳穀 : 좋은 곡식)과 같고, 부인에서 어린아이들까지 즐겨 피우지 않는 이가 없을 뿐더러, 그 좋아하는 정도가 기름진 고기[芻豢] 정도는 아니나 차[茶]나 밥을 능가합니다. 금(金)과 화(火)가 입에 닥치니 이 또한 세운(世運)이지요. 이보다 더한 변이 어디 있겠습니까? 선생은 자못 담배를 좋아하지 않습니까? 내가 대답하기를 그렇다고 하였다. 혹정(鵠汀)은 말하기를 저는 이걸 좋아하지 않습니다. 전에 한 번 시험 삼아 피워 보았더니, 곧 취하여 쓰러질 것 같고 구역질이 나서 죽을 뻔했습지요. 이야말로 구액(口厄)이라 아니할 수 없겠습니다.'14)라고 했다. 이

---

14) 朴趾源, 『熱河日記』, 「太學留舘錄」, 又曰 這烟 萬曆末 遍行兩浙間 猶令人悶胸醉倒天下之毒草也 非充口飽肚 而天下良田 利同佳穀 婦人孺子 莫不嗜如芻豢 情逾茶飯 金火迫口 是亦一世運也 變莫大焉 先生頗亦嗜此否 余曰然 鵠汀曰 敝性不喜 此嘗試一吸 便卽醉倒 嘔噦差絶 這是口厄

기록을 보면 당시 중국에서는 부인에서 어린아이까지 담배를 피웠지만, 가슴을 답답하게 하고 취하여 넘어지게 하는 독초로 인식했던 것이다.

또한 담배의 유래에 대해 '만력(萬曆 : 1573~1620)년간에 일본(日本)으로부터 들어와서, 지금은 우리나라 토종이 중국 것과 다르지 않다. 청(淸)이 아직 만주(滿州)에 있을 때 담배가 우리나라에서 중국으로 들어갔으며, 그 종자가 본래 일본에서 왔으므로 남초(南草)라 하였다.'15)라고 했다. 이에 중국인의 답변에서는 '담배는 본래 일본에서 나온 것이 아니고 양박(洋舶 : 서양 상선)에서 온 것이다. 서양 아메리카[亞彌利奢亞]의 왕이 백초(百草)를 맛보아서, 이것으로 백성들의 입병[口癬]을 치료하였다. 사람의 비토(脾土)가 허랭(虛冷)하고 습하면 충(蟲)이 생기고, 그것이 입에까지 번지면 당장에 죽는다. 이에 화(火)로써 충(蟲)을 쳐서, 목(木)을 이기고 토(土)를 도와 장기(瘴氣)를 이겨 내고 습을 제거하면 즉시 신효(神效)하므로 담배를 영초(靈草)라 하였다.'16)라고 했다.

'우리나라에서도 이를 남령초(南靈草)라고 부르고 있습니다. 만일 그 신효함이 이와 같다면, 수백 년 동안에 온 세상이 다 함께 즐겨 피는 것도 역시 운수가 그 사이에 있습니다. 선생의 이른바 세운(世運)이라 하심은 실로 좋은 말씀입니다. 만일 이 풀이 아니었더라면, 천하 사람이 모두 입병[口瘡]으로 죽었을는지 누가 알겠습니까?'17)라고 물어보니 혹정(鵠汀)이 답변하기를 '저는 담배를 즐기지 아니 해도, 나이 예순에 아직 입병이란 없고, 다른 사람도 역시 즐기지 않습니다. 하지만 서양 사람들이 대체로 허황하여 이익을 낚는 데에만 교묘하니 어찌 그 말을 그대로 믿을 수 있겠습니까?'18)라고 했다.

---

15) 朴趾源, 『熱河日記』, 「太學留舘錄」, 余曰 自萬曆間 從日本入國中 今土種無異中國 皇家在滿洲時 此草入自敝邦 而其種本出於倭 故謂之南草

16) 朴趾源, 『熱河日記』, 「太學留舘錄」, 鵠汀曰 此非出日本 本出洋舶 西洋亞彌利奢亞王 嘗百草 得此以醫百姓口癬 人脾土虛冷而濕 能生虫口蠱 立死 於是火以攻虫 尅木益土 勝瘴除濕 卽收神效 號靈草

17) 朴趾源, 『熱河日記』, 「太學留舘錄」, 余曰 吾俗亦號南靈草 若其神效如此 而數百年之間 擧天下而同嗜 亦有數存焉 先生世運之論極是 誠非此草 四海之人 安知不擧皆口瘡而死乎

18) 朴趾源, 『熱河日記』, 「太學留舘錄」, 鵠汀曰 敝不嗜烟 行年六十 未有此病 志亭亦不嗜烟 西

　이상의 문답을 통해 보면 담배를 독초(毒草)로 인식하기도 한 반면 영초(靈草)로 좋게 인식하기도 했다. 상반된 주장을 하고 있는 것 같으나 결국 두 문헌 다 담배를 독초로 보는 경향임을 알 수 있다.

담배는 폐암을 유발

　담배가 폐암을 유발하기 쉽다는 것은 현대인들은 누구나 알고 있는 사실이다. 이러한 담배의 유해성이 1958년에 발간된 한의학 전문 서적인 『동방의약(東方醫藥)』에 나온다.[19] 그 내용을 원문 그대로 다음에 적는다.

　內類 牛乳 野菜 果實 等의 榮養物이 있는 反面에 酒精飮料 茶 담배 等의 嗜好品이 있다. 特히 담배를 피우는 習慣은 保健上으로 보아 그리 좋은 일이 아니다. 그러나 紫煙의 樂을 사람들은 즐긴다. 담배에는 有害한 鹽類와 有毒「알카로이드」(AlKaloid)를 含有하여 그 主成分이 「니커친」(Nicotine)인데 담배를 피우지 않는 사람이 조금이라도 피우면 당장에 中毒되는 일이 있다. 葉煙草나 吸煙은 더욱 害로우며 神經과 視力은 勿論이고 心臟에 가장 害로운데 脈搏의 不規則 血壓의 亢進 `血管硬化의 早發 等이니 「니커친」으로 말미암은 副腎의 變化結果이며 胃神經에 대한 惡影響도 생각할 문제이다. 近者 歐美醫學界에서 떠드는바와 같이 喫煙은 肺癌과 關聯이 있다는 것이다. 本草에도 담배를 「火氣薰灼. 耗血損年」이라하여 人體에 害毒이 큼을 말하였다.
　昨今 歐美에서 肺癌에 대해 每年의 統計와 다른 醫學上 根據에 의하여 놀랄간한 事實을 알게 되였는데 癌(Cancer)에 대한 最高權威者들은 喫煙은 肺癌의 主原因이 된다는 確實한 根據를 把握하게 되었든 것이었다. 調査한바에 의하건 四十五歲以後의 肺癌患者는 主로 喫煙의 量如何가 이病의 原因이 되는 것이며 또한 肺癌에 걸릴 危險性은 하루에 담배 스물다섯대를 피우는 사람이 全然 피우지 않는 사람의 二十五倍나 되게 많다는 것도 알게 되었다.
　丁抹의 癌研究者「P・N보네비」敎授도 醫學者大會에서 二十年以上 每日 담배 다섯 개 以上을 喫煙한 사람들이 肺癌에 걸릴 危險性이 가장 많다고 말하였으

　人類多誇誕 巧於漁利 安知其言之必信然否也

[19] 崔衡鍾, 「담배의害毒」, 『東方醫藥』 第4卷 第3號, 1958. -肺癌과 喫煙은 關聯있다-

며 어떤 統計學者들은 喫煙을 全然하지않는 사람이 앞으로 十二個月內에 肺癌
으로 死亡할 比率은 萬對一이고 喫煙中毒者의 死亡率은 三百對一이라 하였다.
世界的으로 가장 큰 癌研究所인「뉴욕」의 「스로얀·케터링」 學會의 權威科
學者는 喫煙과 肺癌사이에는 깊은 關係가 있다고 믿고 있으며 英國의 癌專門
家들도 二千名의 肺癌患者를 調査한 四年동안의 研究結果 이와 똑같은 事實을
發見하였다.
「스로안·케터링」癌學會의 「어네스트·L윈더」博士의 말에 의하면-「著名한
五個國 癌學者들이 緊密한 連絡下에 研究를 거듭해본 結果 오래동안 밝혀지지
않고 있던 喫煙과 肺癌間의 關係는 確實한 根據를 얻게 되었으며 肺癌에 걸릴
危險性은 喫煙하는 如何에 달렸다.」고 하였다. 그리고 美國의 外科醫協會의
代表者이며 個人病院까지 갖이고 있는 「알론·옥스너」博士도 「肺癌患者六百
五十名中 九六·五%도 二十年以上 하루에 담배 半갑以上을 喫煙한 사람들이었
다」고 말했으며 이보다 앞서 前外科醫協會長 「그라함」博士의 研究發表에
의하면 「肺癌患者五一·二%는 三十年以上 하루에 한갑을 喫煙한 사람들이
다」라고 말한 바이다.
그리고 英國醫學會에서 統計的研究를 하고 있는 「리차드·돌」과「A·브랏드
포드픽」兩博士는 多年間의 調査報告를 十五面에 걸처 「부리티쉬·메디칼 쩌
어날」誌에 發表한바 그一部를 紹介하면- 「喫煙과 肺癌사이에 깊은 關係가 있
음은 事實이니 肺癌에 걸릴 危險性은 나이가 많아질수록 많아지는데 그率은
喫煙量如何에 달려있다.」하였으며 이두博士는 五個都市와 二個地方病院의 入
院患者 男子千三百五十七名과 女子百八名을 調査對象으로 삼았었는데 男子肺喫
患者0.五%가 담배피우지 않는 사람이고 四分之一이 最少限度 十年間에 스물다
섯대以上을 喫煙한 사람들이라한다.
現在까지의 各國統計上數字로 보아서 女子肺癌患者는 매우 적으나 英國의 調
査에 의하면 女子肺癌患者의 三分之一가 喫煙者라고 하는대 이는 女子는 喫煙
者가 적고 또한 담배를 피운다하더라도 그期間이 짧은데 그原因이 있다. 그리
고 美國國民保健研究所 統計를 一瞥하면 定期的으로 담배를 피우는 사람의 死
亡率은 담배를 안피우는 사람들보다 五八%높다 한다. 同研究統計責任者「헤롤
드 돈」博士는 今年七月八日 倫敦에서 開催되는 第七次 國際癌會議에 提出한
報告에 담배를 피운 사람의 死亡率은 全然 담배를 피운일이 없는 사람보다 三
二% 높다고 하였는데 이統計는 一九一七年부터 一九四0年사이에 軍門에 服務
한 十九萬八千九百二十五名의 死亡率을 調査한데에 根據한 것이였다.

이와 같이 外國의 醫學者들은 喫煙과 肺癌에 對한 硏究가 대단함을 본다. 우리 醫學徒들도 이문제에 關心이 集中되고 있거니와 漠然한 關心程度에서 前進하여 眞勢한 硏究를 繼續함으로써 世界的醫學分野에 燦然한 貢獻이 있어야 될 것이다.

담배는 끊기 어려운 상사초(相思草)

담배는 한번 피기 시작하면 끊기 어렵다고 예전부터 지적했다. 『신기천험(身機踐驗)』(1866)에 의하면 '담뱃잎을 따서 햇빛에 말린 다음 불어 태워 그 연기를 흡입한다. 혹 담뱃잎을 잘게 갈아 분말로 만들고 참기름을 약간 넣은 다음 향기를 맡기도 한다. 담배는 능히 정신(精神)을 보하고 피곤한 것을 깨어나게 하고 마음을 편안하게 한다. 습한 곳에 거처하거나 기천(氣喘 : 숨이 차고 가래가 나옴) 증상을 앓는 사람이 담배 연기를 흡입하면 도움이 된다. 그러나 짙은 연기를 너무 많이 흡입하면 구토가 나며 어지럽고 식은땀이 나며, 오랜 시간 연기를 계속 마시면 담배 피는 것이 습관이 되어 종신토록 끊지 못한다.'[20]라고 설명하고 있다. 즉 담배는 각성시키는 작용도 하지만 흡연을 깊이 하면 담배를 끊기 어려운 단점이 있다고 지적하고 있다.

담배는 한번 맛을 들이면 끊기가 매우 힘들었기 때문에 상사초(相思草)라고도 한다. 『본초비요(本草備要)』(1694)에 의하면 '담배는 기(氣)를 잘 순행시켜 한기(寒氣)를 물리친다. 담배는 맵고 따뜻하며 유독(有毒)하다. 담배는 풍한습비(風寒濕痺)와 기의 흐름이 막혀 담(痰)이 정체된 것을 치료한다. 산람장무(山嵐瘴霧 : 습열로 인한 나쁜 기운의 안개)가 입으로 들어오면 정상적인 기운의 흐름이 잘 되지 않는다. 이때 담배를 피워 담배 기운이 전신을 한번 돌게 되면 온몸이 상쾌해진다. 담배를 피우면 맑은 정신을 취하게 할 수 있고, 취한 정신을 맑게 할 수 있으며, 배고플 때에는 배부르게 할 수 있고, 배부를 때에는 배고프게 할

---

20) 崔漢綺, 『身機踐驗』, 「煙草」, 取葉曬乾 燃點可吸 或硏細末 滴入香油 可嗅 竝能補精神 醒困倦 安腦安心 凡居處濕地及病氣喘證者 吸之有益 多吸濃煙 令人嘔吐 眩暈自汗 久吸令人習慣 終身不欲戒

수 있다. 따라서 담배는 술이나 차를 대신할 수 있어 종신토록 싫어하지 않기 때문에 담배를 상사초(相思草)라고도 한다. 그러나 담배는 화기(火氣)가 타는 것으로 혈(血)을 고갈시키고 수명을 단축시킨다는 것을 사람들이 알지 못한다. 담뱃대에 있는 담뱃진은 뱀독을 해독시킬 수 있다.'21)라고 하여 담배가 나쁜 기운을 물리치는 효능이 있지만 마약처럼 끊지 못하는 단점과 혈(血)을 고갈시키는 부작용이 있다고 했다.

『도해본초(圖解本草)』(1685)에서도 '담배[煙草]는 상사초(相思草)라고도 한다. 사람이 담배를 먹으면 때때로 서로[相] 생각[思想]하여 이별하지 못하기 때문이다.'22)라고 했다.

어린아이와 여자의 흡연에 대한 비판

담배는 어린아이에게 더욱 나쁘다. 이덕무(李德懋)는 『靑莊館全書』에서 어린아이의 흡연에 대해 다음과 같이 강한 어조로 비판하고 있다. '어린아이의 흡연은 아름다운 품행이 아니다. 골수(骨髓)를 마취하고 혈기를 마르게 하는 것이며, 독한 진액은 책을 더럽히고 불티는 옷을 태운다. 그리고 담뱃대를 물고 서로 시시덕거리며 다투다가 입술을 터뜨리고 이를 부러뜨리며, 심지어는 머리나 목구멍을 찌르기까지 하는데, 어찌 두렵지 않은가? 혹은 손님에게 긴 담뱃대를 빼물고 함께 불을 붙이는 어린이도 있는데, 어찌 그리도 오만불손한가? 또는 어른이 매까지 때리며 엄하게 금하는데도 숨어서 몰래 피우고 끝내 고치지 않는 어린이가 있는가 하면, 혹은 어린아이에게 담배 피우기를 권하는 부형도 있으니, 어찌 그리도 비루한가? 담배가 성행하는 것은 특히 아름다운 일이 아니다.'23)라고 하여, 어린아이가 담배를 피우는 것도 나쁘지만 어린

---

21) 汪昻, 『本草備要』, 「煙草」, 新增宣行氣辟寒. 辛溫有毒 治風寒濕痺 滯氣停痰 山嵐瘴霧 其氣入口不循常度 頃刻而周一身 令人通體俱快 醒能使醉 醉能使醒 飢能使飽 飽能使飢 人以代酒代茗 終身不厭 故一名相思草 然火氣薰灼 耗血損年 人自不覺耳 閩産者佳 煙筒中水 能解蛇毒

22) 下津元知, 『圖解本草』, 「煙艸」, 煙草一名相思草 言人食之 則時時思想不能離也

23) 李德懋, 『靑莊館全書』, 「童規」, 童子吸烟 非美行也 薰骨髓 燥血氣 毒液汚書冊 殘燼爇衣服 含烟盃 相嬉嬲爭競 而破脣缺齒 甚至貫腦衝咽 豈不可畏 或有對客 抽長筒與之接火 何其慢且狡也 亦有長者切禁 以至楚扑 而屛身偸吸 竟不悛改 亦或有父兄使之勸吸者 何其陋也 烟

아이에게 담배를 권하는 어른은 더욱 나쁘다고 했다.

또한 '담배를 즐겨 피우는 풍속이 있는데 왕도의 정치에서는 금해야 할 일이다. 그런데 어떤 부모는 어린 자녀에게 담배 피우기를 가르치기도 하는데 그것은 분명 무식한 부모요, 부모가 금하는데도 몰래 피우는 자는 분명 불초한 자녀인 것이다. 담배를 즐기는 자들은 걸핏하면 반드시 충담(蟲痰)을 없애는 것이라고 하는데, 내가 보건대 담배를 즐겨 피우는 자도 또한 충담으로 고생한다. 나는 일생을 담배와 가까이 않으나 아직까지 충담을 앓은 적이 없다. 세상 사람은 한갓 충담에 대한 것만 걱정하고 더 이상 큰 신기(神氣)를 해치는 것임을 걱정하지 않으니, 의혹된 바가 너무 심하도다. 가법(家法)에서 마땅히 자녀들이 담배 피우는 것을 엄금해야 한다. 육가서(陸稼書)는 대현(大賢) 군자(君子) 중에 담배 피우는 분이 없었으니 결코 좋은 물건이 아님을 알겠다고 갈했다.'24)라고 적고 있다.

이덕무는 남녀를 불문하고 담배를 피우는 것이 좋지 않지만 여자의 흡연에 대해서는 더욱 좋지 않다고 보았다. 그 이유에 대해 '담배를 피우는 것은 부인의 덕을 크게 해치는 일이니, 정결한 버릇이 아니다. 그것은 담배 냄새에 오래 훈습되면 흐르는 침을 제대로 거두지 못하기 때문이다. 또 담배 가루가 음식에 한번 떨어지면 다 된 음식 전체를 죄다 버려야 하니, 어찌 부인이 가까이 할 물건이겠는가? 따라서 계집종이 담배 피우는 도구를 가지고 가마 뒤에 따르는 것을 볼 때마다 밉다.'25)라고 했다. 그리고 '어떤 사람이 담배를 피우지 않으면 어찌 그렇게도 무미하냐고 사람들은 모두 말하나, 그들은 담배 피우지 않는 것이 큰 취미임을 알지 못한다. 공자·맹자께서도 반드시 담배를 피우지 않았을

草盛行　殊非美事也

24) 李德懋, 『靑莊館全書』, 「事物」, 風俗貪嗜烟葉　王政之當禁也　然人家父母　有敎其幼子稚女吸烟　此明是無識之父母　父母禁之而子女偸吸者　此明是不肖之子女　嗜烟者　動必曰可已蟲痰　余嘗見業嗜烟葉者　亦患蟲痰　余則一生不近烟　而余姑不患蟲痰　世人徒憂蟲痰　而不憂耗神害氣之爲大患　惑之甚也. 家法　當嚴禁子女之吸烟　陸稼書曰　大賢君子無喫者　知非佳物.

25) 李德懋, 『靑莊館全書』, 「婦儀」, 吸烟　大害婦德　非精潔之習也　以其長襲葷臭　唾津津不收故也　且烟屑一涉飮食　全烹盡棄　豈婦人之所可近也　常惡轎後婢子　持烟具而隨之

것이다. 남들은 내가 담배 피우지 않는 것을 괴이하게 여기고 또는 권하는 자도 있다. 그럴 때마다 나는 피우지도 못하고 피울 필요도 없는 것이라고 답해 버린다. 혹은 어릴 때부터 담배를 피우지 않다가 무미하다는 말에 충동되고 또는 세속에 어울리지 못할까 싶어서 담뱃대를 마련하여 쓴맛을 참느라 얼굴을 찡그려가며 억지로 익히는 자도 있는데, 어찌 그리도 고루할까? 또한 평생 존경하는 분이 우연히 담배를 즐기면 그것을 본받아 피우는 자도 있는데, 아, 습속에는 본디 제거시킬 수 없는 것이 있도다. 그러나 담배 피우는 일만은 결코 풍속을 따를 것이 아니다. 부형이 하는 것을 자제가 갑자기 고칠 수 없는 것이라고 해서는 안 된다.'[26]라고 하여 담배 피우는 사람의 궤변을 경계하고 있다.

하지만 담배가 처음 우리나라에 전래되었을 때에는 임금과 신하, 주인과 하인, 훈장과 서당 아이들 등 남녀노소 신분의 귀천을 막론하고 서로 함께 피우는 경우가 많았다. 광해군 때 신하는 담배를 임금 앞에서 피워서는 안 된다는 예법이 생겨나고, 이 예법이 일반 백성들에게까지 퍼져나가 어른이나 선배 앞에서 맞담배를 피지 말라거나, 어른에게 담뱃불을 청하지 말라는 풍습이 일반화되었다. 이러한 흡연 예절은 우리나라만의 고유한 생활 문화로 이어지게 되었다.

어린아이의 담배 중독은 된장국물이나 냉수로 해독

어린아이가 담배를 피우지 않아야 함에도 불구하고 어린아이가 어른 흉내를 내어 담배를 피우는 경우가 생긴다. 어린아이가 담배에 중독되어 정신을 차리지 못할 때 『林園經濟志』에 의하면 '담배의 독에 취하였을 때에는 된장국물로 해독하는데, 냉수를 먹어도 가능하다. 연초(煙草)는 남초(南草)라고도 하는데 어린아이는 피우는 것이 익숙하지 않기 때

---

26) 李德懋, 『靑莊館全書』, 「事物」, 人不吸烟 則人皆曰何其無味 殊不知不吸烟 大是趣味 孔孟在世 必不吸烟 人每怪余之不吸烟 亦有勸之者 輒謝曰 不能吸 亦不必吸 或有自幼不吸 而動於無味之說 亦恐不諧於俗 具烟器 耐辛苦嚬蹙而強習之者 何其陋也 亦有平生所尊慕者 偶然嗜烟 則因從而效吸焉 噫 習俗固有不可去者 然至於吸烟 決不可從俗也 亦不可曰父兄之所爲 子弟不可遽改也

문에 담배에 쉽게 중독(中毒)된다. 급히 새로 떠 온 물로 입 안을 씻어
내고 토하게 한 다음 2~3회 물을 마시게 하면 정신이 돌아온다. 만약
입을 양치하지 않고 물을 마시면 효과가 없다.'27)라고 했다.

흡연 예절

　담배를 끊지 못하고 어쩔 수 없이 계속 피게 될 때가 있다. 이때의
예절에 대해 이덕무(李德懋)는 『靑莊館全書』에서 '담배[烟草]를 피울 때
등불에다 불을 붙임으로 해서 재가 기름에 떨어지게 해서도 안 되고
담배통에 담배를 많이 쟁여 화로에 떨어져 연기가 나게 해서도 안 되
고, 반쯤 피우고 그대로 요강에 떨어뜨려도 안 되고, 담배 침을 벽이나
화로에 뱉어도 안 되고, 이불 속에서나 책들 사이에서나 음식상 곁에서
담뱃대를 물어서도 안 되고, 환자의 방에서 문을 닫고 잔득 피워도 안
된다.'28)라고 했다. 이러한 식으로 흡연 예절이 일반화되어 형과 아버지
앞에서 흡연하지 말 것이며, 양반 앞에서 평민은 담배를 피지 말 것이
며, 양반의 담뱃대는 길어도 좋으나 평민은 짧아야 하며, 여자는 남자
앞에서 피지 말 것이며, 길을 걷다가 연장자를 만나면 피던 담뱃대를
허리 뒤로 숨겨야 하며, 어른이 흡연을 할 수 있는 여자에게 담배를 드
냐고 물으면 담배를 태우지 않는다고 답변하라고 했다.

3. 한의학에서 바라본 담배의 성질

　담배의 해독성은 널리 알려져 있으나, 여기에서는 담배의 유용성을 한

---

27) 徐有榘, 『林園經濟志』, 「草木毒」, 煙草毒(和漢三才圖會)　凡人醉煙草毒者　醬汁解之　冷水亦可
　　(案)煙草卽俗呼南草也　童稚末慣吸者　中其毒　急以新汲水漱口吐之　細嚥兩三口卽醒　若不先嗽
　　口遽飮之則無效

28) 李德懋, 『靑莊館全書』, 「士典」, 吸烟草　不可延火於燈　灰墮于油　不可多築　墮爐烟爆　不可半
　　爇　仍投于溺器　不可潑烟涎于壁間爐中　不可含烟盃于衾褥書帙飯肴之間　不可於病人之室　閉
　　戶滿吸

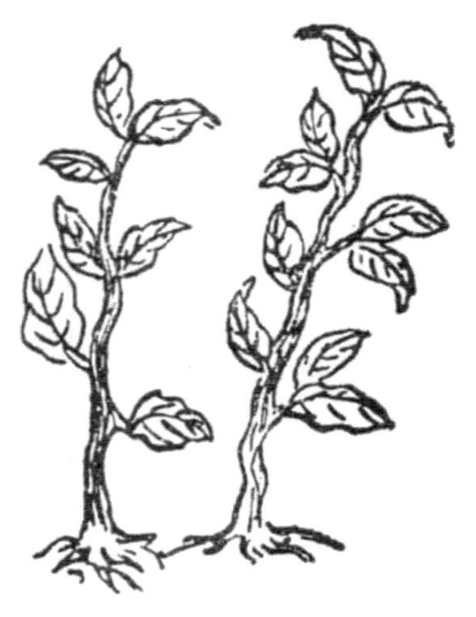

〈그림 2〉『本草從新』煙草

의학적인 개념으로 살펴보고자 한다.

현대 연구에 의하면 담배는 인지 기능을 향상시켜 작업 능률을 향상시키며, 집중력을 강화시켜 기억력을 향상시키고, 진정 작용이 있어 스트레스 해소에 도움을 주며, 신경성 뇌질환에 유효하다고 한다. 또한 흡연자는 골관절염에 덜 걸리며, 뚜렛 증후군(Tourette Syndrome : 안면과 성대의 경련)을 완화시키며, 수면무호흡증에 도움을 주며, 궤양성대장염(Ulcerative colitis)을 치료한다는 보고가 있어 왔다. 구체적으로 어떠한 기전으로 치료되는지는 밝혀지지 않았으나 담배가 일정 정도 효과가 있다는 것이다.

『중약대사전(中藥大辭典)』에 의하면 '담배는 매운맛이 있으며 성질은 따뜻하고 독성이 있다.'라고 하여 담배에 온성(溫性)이 있다고 하였다. 이러한 담배에 대해 한의학의 입장에서 어떠한 성질이 있는지 살펴보기로 하자.

1) 양기(陽氣)가 충만한 담배

담배는 따뜻한 기운이 있다. 농촌에서 담배 농사를 지어 본 사람은 담배밭에서 일할 때가 상추밭에서 일할 때보다 더 땀이 나고 더웠던 기억이 있을 것이다. 이것은 담배밭과 상추밭에서 느끼는 체감 온도의 차이가 있기 때문이다. 혹자는 담배 심은 밭이 건조한 땅이라 그런 것이 아니냐는 질문을 하지만, 담배와 배추를 바꾸어 심어도 담배 심은 곳이 유독 덥게 느껴지는 것이다. 이는 담배는 양(陽)의 성질이고 상추는 음(陰)의 성질이기 때문이다.

일반적으로 담뱃잎의 품질을 구분하는 방법으로 흙에 가깝게 있는 것을 토엽(土葉), 위에 있는 것을 천엽(天葉)이라 하는데 천엽을 상품(上品)으로 여기고 있다. 토엽이 나올 때는 아직 뜨거운 여름이 아닌 봄철이고 땅에 가깝기 때문에 지기(地氣)인 음기(陰氣)의 영향을 상대적으로 더 많이 받기 때문에 천엽에 비해 양(陽)의 기운이 떨어지게 된다. 그러나 천엽은 뜨거운 여름에 나와 햇살을 더 많이 받고 자라기 때문에 천기(天氣)인 양기(陽氣)가 충만하여 담배 고유의 맛이 더 좋아지게 되는 것이다. 이는 양(陽)의 성질인 담배가 더욱 양(陽)적이 되기 때문이라 생각된다.

수확한 잎담배를 건조하는데도 양건법(陽乾法)과 화건법(火乾法) 등을 주로 쓰고, 음건법(陰乾法)은 Burley종과 엽권종(葉捲種) 등 일부에만 해당된다. 하지만 음건법도 사실은 햇살에 상당 부분 말린 다음 실내에서 건조시킨 것으로 넓은 의미에서는 양건법이라 할 수 있다. 일반적으로 잎담배의 건조는 생엽 안에 있는 불필요한 성분을 끽연할 때 분해, 소멸시키거나, 좋은 향끽미를 내는 성분을 합성, 증가시키는 일종의 발효 작용이다. 이는 양의 성질인 담배를 건조 과정에서 화기(火氣)나 열기(熱氣)를 주어 더욱 맛을 좋게 하는 과정으로 한의학에서는 이해한다.

대부분의 끽연자들은 날이 음산하여 춥게 느껴질 때 담배를 피우면 몸이 따뜻해지는 경험을 가지고 있다. 이러한 현상을 양의 기운이 많은 담배에 불을 피워 연기를 마심으로써 몸이 따뜻하게 느끼는 것으로 한의학에서는 해석하고 있다. 일반적으로 몸이 찌뿌듯할 때 담배를 피우면 몸이 상쾌해지지만 무더운 한낮에 햇살을 쨍쨍 받으면서 담배를 피우면 그 맛이 잘 나지 않는다. 이는 더울 때 양의 기운인 담배를 피우면 더 더워지기 때문에 신체적으로 싫어하게 되는 것이다.

담배를 끊었던 사람도 술을 먹다 보면 자신도 모르게 담배를 다시 피우게 되는 경우가 많다. 이는 술을 먹어 열독(熱毒)이 오르게 되면 더욱 양기를 올리고 싶은 충동을 느껴 담배를 피우는 것으로 해석된다. 물론 술을 먹었을 때 성욕으로 발현되기도 한다. 따라서 술을 먹으면서 담배를 피우면 더 맛있게 느끼는 현상은 양의 기운에 양기(陽氣)를 더 올리고 싶은 것으로 보인다. 하지만 술을 많이 먹으면서 담배를 피워 더욱 양기를 올린 경우에는 다음날 숙취가 더 오래가고 몸이 더 피곤하기 쉽다. 이는 어느 정도 양기를 올리는 것은 괜찮지만 과다하게 양기를 올리면 오히려 탈이 난 것과 같다. 『본경봉원(本經逢原)』에는 '담배 핀 후에 술을 삼가야 한다. 술을 먹어 화기(火氣)가 뜨면 장부가 타 들어갈 것이다.'29)라 하여 예전부터 술과 담배를 같이 하는 것을 경계하였다.

애연가들은 식후에 담배를 안 피면 소화가 안 되고 불안하다고 말하는데 한의학의 입장에서는 타당한 말이다. 소화가 잘되려면 복부가 따뜻해야 되는데 속이 냉한 사람이나 뚱뚱한 사람이 식후에 담배를 핌으로써 양기를 받아 소화가 촉진되고 기분이 상쾌해지는 현상이 있게 되는 것이다.

몸을 따뜻하게 해 주는 담배

담배는 몸을 따뜻하게 하는 작용을 한다. 『本草精華』에 의하면 '담배는 매운 맛이 있으며 따뜻하고 미열(微熱)하다. 경악(景岳)이 말하기를 표(表)를 치료할 때에는 일체의 음사한독(陰邪寒毒)과 산람장기(山嵐瘴氣 : 더운 지역의 산에서 나타나는 습한 기운)를 잘 몰아내야 한다. 주리(腠理)에 풍습사(風濕邪)가 닫혀 있으면 근골(筋骨)이 동통(疼痛)하게 된다. 리(裏)를 치료할 때에는 위기(胃氣)를 튼튼하게 하여 음식(飮食)을 소화시키고 음탁한체(陰濁寒滯)를 제거하고 팽창숙식(膨脹宿食)을 없애 주어야 한다. 담배는 딸꾹질과 곽란을 그치게 하고 적취(積聚)와 충(蟲)을 제거해 주며 울결(鬱結)을 풀어 주고 동통(疼痛)을 그치게 한다. 기혈(氣血)을 움직여 삼초(三焦)에 이르게 한다. 담배를 흡연할 때 목구멍이 열리고 길게 빨아들여 삼키면 바로 하초(下焦)로 들어가게 된다. 그 기운이 위로 올라가면 심(心)과 폐(肺)를 따뜻하게 하고, 아래로 내려가면 간(肝)과 신(腎)을 따뜻하게 한다. 담배를 복용한 다음에 능히 온몸이 따뜻하게 되어 땀이 약간 나게 되고 원기(元氣)가 튼튼하게 된다.'30)

---

29) 『本經逢原』, 吸烟之後 愼不得飮火酒 能引火氣燻灼臟腑也...

라고 하였다.

『주촌신방(舟村新方)』(1687)[31]·『용약부(用藥賦)』[32] 등에서도 '담배는 맵고 뜨거운 기운이 있으므로 장기(瘴氣)를 몰아내고 담(痰)·한독풍습 (寒毒風濕) 등을 치료한다. 살충(殺蟲)에 더욱 좋다. 담배의 성질이 조 (燥)하고 화(火)가 많으므로 기(氣)가 허하거나 땀이 많은 사람은 사용 하지 말아야 한다.'라고 하였다. 이와 같이 한의학에서는 담배를 따뜻한 성질로 이해하여 몸속의 한기(寒氣)와 습기(濕氣)를 몰아낼 수 있다고 보았다.

건조한 성질로 습기를 빨아들이는 담배

담배는 건조한 성질이 있다. 자연 생태계를 살펴보면 담배밭 근처에서 는 음습(陰濕)한 것을 좋아하는 개구리·뱀·달팽이 등을 발견하기가 어 렵다. 만약 '담배밭에서 개구리 소리를 들으며 꽃뱀이 지나가는 것을 보 았다.'라는 소설이 있으면 이는 진짜로 소설일 따름이다.

잉크를 방안에 흘렸을 때 습기를 잘 빨아들이는 백묵을 이용하여 잉 크를 빨리 제거하기도 하는데, 이 백묵처럼 담배도 주변의 습기를 잘 빨아들인다. 비 오는 날에 쉽게 담배가 눅눅해지거나 심지어 담뱃갑 밖 으로 담뱃진이 흘러나와 옷이 누렇게 물드는 경우가 있는데 이는 담배 의 건조한 성질이 주변의 습기를 빨아들이는 과정으로 이해된다.

모내기를 할 때 거머리에 물리견 잘 떨어지지도 않고 미끈미끈하여 잘 잡히지도 않아 죽이기도 힘들다. 이럴 때 피를 빨아먹어 통통한 거 머리에게 담뱃재를 떨어뜨리면 금방 피를 토하면서 쭈글쭈글해지며 거 머리가 죽는 경우가 많다. 이것은 거머리가 담배의 습기를 빨아들이는

---

30) 『本草精華』, 「煙草」, 味辛溫微熱. 景岳曰 治表 善逐一切陰邪寒毒 山嵐瘴氣. 風濕邪閉腠理 筋骨疼痛. 治裏 壯胃氣 進飲食 袪陰濁寒滯 消膨脹宿食 止嘔噦霍亂 除積聚諸蟲 解鬱結 止 疼痛 行氣停血 擧下陷後墜通達三焦 吸時須開喉 長吸嚥下 令其直達下焦 其氣上行則溫心肺 下行則溫肝腎 服後能使通身溫煖微汗 元氣陡壯

31) 申曼, 『舟村新方』, 「煙草」, 辛熱 逐瘴 治痰寒毒風濕 殺蟲尤堪 性燥多火 若氣虛多汗者 不可 用

32) 『用藥賦』, 煙草辛熱 逐瘴 治痰寒毒風濕 殺蟲尤堪

강한 힘에 오히려 자신이 흡수했던 수분(피)을 빼앗겼기 때문으로 보인다. 이 정도로 담배는 건조한 성질이 매우 강하다. 또한 음습한 것을 좋아하는 구더기의 경우에도 담뱃재를 떨어뜨리면 금방 죽는 것을 볼 수 있다.

뭉친 것을 풀어 줌

담배는 뭉친 것을 풀어 주는 성질이 있다고 본다. 일상생활에서 고민이 있거나 억울한 일이 있으면 몸이 움츠려지는 경향이 있다. 이때 발산하는 성질이 있는 담배를 피우면 몸의 기운이 풀어져 마음이 편해지게 된다고 한의학에서는 보고 있다. 이는 울증(鬱症)으로 기(氣)가 움츠려 들어 있는 상태에 담배의 양기를 빌려 상승시킴으로써 마음이 진정되고 더 나아가 기분을 상쾌하게 만드는 과정으로 이해된다. 일례로 젊은 시절에 임신 우울증으로 고생하다가 담배를 피웠더니 우울증이 사라졌다고 이야기하는 할머니들이 종종 있다. 요즘은 임산부의 흡연이 문제가 되기 때문에 절대적으로 금연을 요구하고 있지만, 담배의 독성이 밝혀지기 전에는 동서양을 막론하고 임산부에게 담배를 권유한 적이 있었다.

『本草精華』33)·『用藥賦』34) 등에 의하면 '담배는 순양(純陽)에 속하며 순환을 도와주고 뭉친 것을 잘 풀어 주기 때문에 음기가 막힌 사람[陰滯者]에게 사용하면 신효하다. 양기가 왕성하고 기운이 넘쳐 조바심이 많고 화기가 많은 사람이거나 기(氣)가 허(虛)하며 땀이 많은 사람은 담배가 마땅하지 않다. 혹 많이 흡연하여 취한 경우에는 냉수를 한번 먹으면 풀어진다. 만약 흡연하여 속이 답답하여 번민(煩悶)한 사람은 흰 설탕을 먹으면 풀어진다.'라고 설명하고 있다. 담배는 뚱뚱하고 몸이 무거운 사람은 음기가 많아 습한 사람이므로 담배를 피우면 일정 부분 몸

---

33) 『本草精華』, 「煙草」, 性屬純陽 善行善散 惟陰滯用之如神 若陽盛氣越而多燥多火 及氣短而多汗者不宜用 醉倒以冷水一口解之 若煩悶 以白糖解之

34) 『用藥賦』, 煙草 純陽 善行善散 用於陰滯 神效 若陽盛氣越而多燥多火 及氣虛多汗者不宜 或多吸醉倒 冷水一口解之卽醒之 若煩憫者 用白糖解之

을 가볍게 해 주는 효과는 있지만 성격이 날카롭거나 마른 사람에게는 더욱 해가 될 것이다. 일반적인 견해로는 담배가 모든 사람에게 나쁘다고 알고 있지만, 한의학의 입장에서는 성격이 불과 같고 마른 체격의 사람이 담배를 피웠을 때 나쁘다고 보고 있다.

2) 담배의 한의학적 효능

『도해본초(圖解本草)』에서는 '사람의 종기(宗氣)는 한번 내쉴 때 3촌을 가고, 한번 들이마실 때 3촌을 가기 때문에 밤낮을 합하여 1만 3,500호흡을 쉬므로 50회 온몸을 유주하고 맥은 810장(丈)을 가게 되는 것이 자연의 절도(節度)이다. 장부(臟腑)의 경락(經絡)은 모두 위(胃)에서 기를 품부 받는다. 담배의 연기는 위(胃)로 들어가 잠깐 동안에 온몸을 유주하므로 상도(常度)를 순환하지 않아 매우 빠른 세력으로 움직인다. 따라서 기도(氣道)가 단숨에 열려 온몸이 상쾌하게 느끼나 화기(火氣)와 원기(元氣)가 양립(兩立)하지 못한다. 담배의 화기가 이기면 사람의 열기는 지게 되는 것이니 어찌 이 나쁜 화기를 종일토록 불사를 수 있는가? 세력 판도에 있어서 진기(眞氣)는 반드시 날로 쇠퇴해지고 음혈(陰血)은 날로 고갈되며 수명이 짧아지게 되나 사람이 이를 알지 못한다. 속으로 막히고 밖으로 저린 사람이[內痞外痺] 담배의 개통(開通)하는 힘을 빌려 한습(寒濕)과 담체(痰滯)를 몰아내고 제거하는 특별한 공이 있으나 음허(陰虛)하여 화(火)가 있는 사람이 담배를 피면 더욱더 화기(火氣)가 솟구칠 것이다.'35)라고 하여 담배가 저리고 음체된 증상을 치료하나 음혈이 부족한 사람은 오히려 손해가 될 것이라고 한의학적인 관점에서 정리하고 있다. 그럼 이러한 담배가 구체적으로 어떠한 효능이 있

---

35) 下津元知, 『圖解本草』, 「煙艸」, 然人之宗氣 一呼脉行三寸 一吸脉行三寸 晝夜一萬三千五百息 五十周於身 脈行八百一十丈 此自然節度也 臟腑經絡 皆稟氣於胃 烟入胃中 頃刻而周於身 不循常度 而有馳疾之勢 是以氣道頓開 通體俱快 然火與元氣不兩立 一勝則一負人之元氣 豈甚此邪火終日薰灼乎 勢必眞氣日衰 陰血日涸 暗損天年 人不覺耳 凡病內痞外痺者 藉其開通之力 驅除寒濕痰滯 亦有殊功 若陰虛有火者 得之是 益之焰矣

다고 선인들은 보았는지 살펴보기로 하자.

두부의 독성 해소

담배는 두부의 독성을 풀어 준다. 『사상
김궤비방(四象金匱秘方)』(1936)에   의하면
두부를 잘못 먹어 중독되었을 때 일반적
으로 무씨[萊菔子]를 끓여 먹는데, 담배 2
돈을 달여 먹어도 좋다는 기록이 나온
다.36) 이는 담배의 발산하는 기운으로 두
부 독성을 풀어낸 것으로 보인다.

지혈 작용

담배는 지혈 작용이 강하다. 서부영화를
보다 보면 총상을 입었을 때 총알을 빼내
고 담뱃불로 지지는 장면이나, 상처가 났
을 때 잎담배로 싸 주는 경우가 있는데,
이는 한의학의 관점에서 보았을 때 매우

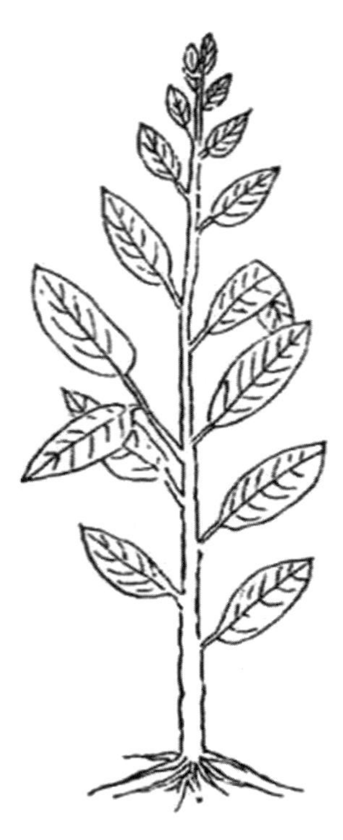

〈그림 3〉 『圖解本草』

합리적인 방법이다. 담배자체에 해독·살충 효과가 있으며, 열기가 있어
상처의 습기를 빨리 말려 딱지를 형성하는 데 도움을 주기 때문이다.
만일 상처 부위가 축축해지면 ― 습(濕)해지면― 세균 감염이 용이하여
덧나기 좋은 조건이 될 것이다. 따라서 『壽世寶訣』에서는 '쇠로 인한 상
처에서 출혈이 있으면 담뱃가루를 바르면 지혈이 된다.'37)라고 하였다.
그리고 『林園經濟志』에서는 '남만(南蠻)에서 외과에 사용하는 고약(膏藥)
에 어린 담뱃잎 진물을 넣으면 능히 통증을 줄이고 농(膿)을 배출하며
지혈이 되며 살충(殺蟲)한다.'38)라고 하였으며, '칼에 상처를 입으면 손

---

36) 李敏鳳, 『四象金匱秘方』, 「中毒」, 豆腐毒 萊菔子水煎服 ○煙草二錢煎服

37) 李昌雨, 『壽世寶訣』, 「金瘡」, 金瘡出血 煙草末傅之止血

38) 徐有榘, 『林園經濟志』, 「煙草」, 又南蠻 外科膏藥中入 煙草嫩葉汁 能止痛排膿 止血殺蟲

으로 즉시 눌러 출혈을 막고 삼씨기름을 바르고 담뱃잎으로 바르면 하룻밤이 지나 봉합된다.'39)라고도 했다.

『의약감(醫藥鑑)』(1856)에서는 '두뇌와 손발이 넘어지거나 깨져서 피가 그치지 않고 황망하게 약도 없을 때 절대로 향회(香灰 : 향불을 태운 재)를 사용하지 말아야 한다. 상처가 심해 통증이 극심하고 상처가 봉합되지 않을 때 담배 가루 한 움큼을 빻아 상처에 붙이고 잘 감는다. 바람이 투과하지 못하게 하면 통증이 그치고 상처도 잘 봉합된다.'40)라고 하여 지혈(止血)과 지통(止痛)에 담배가 좋다고 하였다.

치통(齒痛)에 이용

치통(齒痛)에 담배를 이용하기도 하였다. 『壽世寶訣』에 의하면 '치통(齒痛)을 예방하려면 동쪽으로 뻗은 담배 뿌리를 가을에 채취하여 항상 지니고 다니면 비록 치아가 빠진다 해도 참기 어려운 통증이 절대 없게 된다.'41)라고 설명하고 있다. 그러나 어떻게 담배 뿌리를 지니고 있음으로써 치통을 없애 주는지에 대해서는 좀 더 연구가 필요한 부분이다.

『四象金匱秘方』에서는 '충치·풍치(風齒) 등과 어금니에서 출혈이 되면서 아픈 증상의 소양인에게 수은(水銀)을 약간 넣은 담배를 흡연하였다가 침을 뱉는다.'42)라고 하여 담배를 이용하여 치통을 치료하고자 했다. 그러나 어떠한 기전으로 이렇게 언급했는지는 알기 어렵다.

문둥병에 사용

대풍창(大風瘡 : 문둥병)에 담배가 사용되기도 하였다. 『宜彙』에 의하면

---

39) 徐有榘, 『林園經濟志』, 「金鏃」, (梁氏經驗方)刀刃傷卽以手按之 勿令血出 以麻油點之 用煙草葉楺定經宿卽合

40) 朴亮, 『醫藥鑑』, 跌破頭 凡跌破頭腦手足 血流不止 急忙無藥 切不可用香灰 按上每至害痛亘難收口 可用煙草末一撮 壽在患處楺好 莫透風卽止痛 最易完口

41) 李昌雨, 『壽世寶訣』, 「牙齒」, 齒痛預防 煙草根東行者 秋月採取 常帶之 雖齒落時 切無難己之痛 絡方經驗

42) 李敏鳳, 『四象金匱秘方』, 「牙齒」, 牙齒蟲齒風齒 牙齦痒痛出血. 少陽人 〇水銀少許 入煙言吸煙吐涎

'남령초(南靈草 : 담비) 물에 옷이 더러워지면 뽕나무 잎을 삶은 물로 닦으면 된다.'43)라고 했으며, '대풍창(大風瘡)에 걸려 독기가 위로 올라오면 남령초(南靈草 : 담배)를 따뜻한 굴뚝에 펴고 그 위에 누우면 효과를 본다.'44)라고 하였다.

한편 나력(瘰癧)은 결핵성경부림프선염인데 『단방비요·경험신편(單方秘要·經驗新編)』(1913)에 의하면 담배의 진을 발라 치료한다고 했다.45) 그리고 용창(龍瘡)에 담배를 이용하기도 했다. 『林園經濟志』에 의하면 '용창(龍瘡)을 치료한다. 독이 오른 담뱃잎을 많이 따서 온돌에 두껍게 깐 다음 병인(病人)을 담배 위에 눕게 한다. 하루에 한 번씩 바꿔 준다.'46)라고 했다.

가렵고 아픈 곳에 담배가 이용하기도 했다. 『林園經濟志』에 의하면 '항문이 가려우면서 아플 때, 담배를 흡연한 다음 입속에 있는 침을 손가락으로 찍어 아픈 곳에 고루 바른다.'47)라고 했다.

5. 담배와 독충(毒蟲)은 상극

산행할 때 뱀이나 독충(毒蟲)의 접근을 막기 위해 야영지 주변에 백반이나 담배 가루를 뿌려 놓는다. 서양의학의 관점으로 보면 니코틴 성분 때문이라 설명하지만 한의학에서는 약간 다르게 해석한다.

양의 성질이 강한 담배는 주변의 습기를 빨아들여 건조하게 만들기 때문에 음습한 것을 좋아하는 독충들이 싫어한다. 따라서 야영할 때는

---

43) 錦里散人, 『宜彙』, 「雜方」, 南靈草(담비)汁汚衣 桑葉水洗之(柏葉炒衣亦用)

44) 錦里散人, 『宜彙』, 「疔瘡」, 大風瘡. 上毒 南靈草鋪溫堗上 臥其上 效

45) 申海容, 『單方秘要·經驗新編』, 「瘰癧」, 煙草津을 塗느라

46) 徐有榘, 『林園經濟志』, 「熨貼」, 煙草(廣濟祕笈) 治龍瘡 多摘煙草葉毒上者 厚鋪溫堗內 令病
    人臥煙草上 一日一易

47) 徐有榘, 『林園經濟志』, 「傅槮」, 吸煙草口津 (廣濟祕笈) 肛門痒痛 以指蘸吸煙草口中津 周抹
    患處

모닥불을 피워 놓고 잎담배를 태우면 독충이 오지 않는다. 물론 담배에 해독(解毒)·살충(殺蟲) 효과가 있기 때문이지만, 양성(陽性)이 있는 담배 때문에 독충이 오지 않는 것으로 이해해도 된다.

『林園經濟志』에서는 '고미사(熇尾虵)의 독은 매우 맹렬하다. 요즘의 독사는 1~2장(丈) 크기에 불과하다. 누런색이지만 작은 흑점(黑點)이 있는 것에 물리면 그날 죽기 때문에 세속에서는 일한(日限)이라고 하는데 바로 이것이 고미사이다. 뱀에 물린 사람의 팔에 침을 맞은 듯 작은 구멍이 있고 피가 실처럼 계속 나오고 잠시 후에 얼굴이 붓고 열이 났다. 치료해 달라고 나에게 부탁하여 급히 지혈약(止血藥)을 붙이고 쑥뜸 1장(壯)을 떴다. 유우타(留宇陀) 잎을 분말로 만들어 붙이고 패독산(敗毒散) 2~3첩을 사용하였더니 즉시 치유되었다. 유우타(留宇陀)는 담배로 독사에게 발을 물리거나 물린 아침(牙針)이 피부에 남아 급통(急痛 : 죄어들거나 켕기면서 아픔)이 있으면 상처를 싸고 그 위에 연초지(煙草脂)을 바르되, 통증이 완화되면 바로 위에서 견배(肩背)에 이르기까지 바른다. 민번(悶煩)할 때 견면(繭綿 : 누에가 고치를 지을 때, 몸체를 올려놓을 발판과 집을 지을 기초 공사로서 토사(吐絲)한 것으로 풀솜(眞綿)이라 한다.)으로 주변을 닦으면 아침(牙針)이 견면(繭綿)에 결려 나오게 된다. 그러 다음 연초지(煙草脂)을 바르거나 고약을 바른다. 살펴 보건데 연초지(煙草脂)은 담배 그릇이나 담뱃대에 있는 끈적끈적한 진을 의미한다.'[48]라고 하여 뱀에 물렸을 때 담뱃잎으로 상처를 싸 주거나 담뱃진을 발라 뱀독을 중화시키는 방법을 소개하고 있다.

『壽世寶訣』에서도 뱀에 물렸을 때 연유(煙油 : 담뱃진)와 연회(煙灰 : 담뱃재) 등을 사용한다고 했다.[49]

---

[48] 徐有榘, 『林園經濟志』, 「蛇虺傷」, (和漢三才圖會) 本草云 熇尾蛇毒尤猛烈 今有毒蛇 不過一二丈 色深黃 有細黑點中其毒者 卽日死 故俗名日限 此乃熇尾蛇也 有人中其毒者 腕有小孔 如針痕 血出似線 須臾面色腫脹發熱 招予乞治急傅止血藥 次艾灸一壯 傅留宇陀草末納 用敗毒散二三貼卽愈 案留宇陀卽煙草 蝮咬足 或螫牙針留膚急痛 緊縛傷處 上傅煙草脂 如緩則直上至肩背 悶煩用眞綿拖其邊 則牙針係綿以鑷拔 取次傅煙草脂或膏藥 案煙草脂 卽煙杯及煙竹中稠液也

[49] 李昌雨, 『壽世寶訣』, 「蛇咬傷」, 蛇咬先避風□惡血 生煙草葉擣傅之 無鮮藥用乾者 爲末傅之

지네에 물렸을 때 담배를 이용하기도 했다. 『壽世寶訣』에 의하면 '지네에 물렸을 때 방연통(方煙筒) 머리나 연초대통(煙草臺筒) 머리의 굳은 그름을 분말로 만들어 문지르면 바른 즉시 통증이 그친다. 연유간(煙油竿 : 담뱃대) 속의 진물을 바르거나 담뱃재를 발라도 통증이 그치게 된다.'50)라고 했다. 담배의 진물을 이용하여 진통 효과를 낸 것으로 보인다.

지금은 찾아보기 어렵지만 이[蝨]를 담배를 이용하여 제거하기도 했다. 『壽世寶訣』에 의하면 '담뱃잎을 이부자리에 깔거나 담배 연기로 훈증하면 이가 저절로 없어진다.'51)라고 했다. 담배의 독성 때문에 이를 없애는 기전으로 이해된다.

煙油煙灰皆可 煙油卽煙竿中津也
李昌雨, 『壽世寶訣』, 「蛇咬傷」, 蛇牙入肉中 煙油卽煙草竿竹津也 取塗之卽出 經□入口者無效

50) 李昌雨, 『壽世寶訣』, 「蜈蚣咬」, 又方煙筒頭 煙草臺筒頭 硬煤爲末擦之 立時止痛 煙油竿中津塗之煙灰擦之止痛

51) 李昌雨, 『壽世寶訣』, 「辟除苦蟲」, 辟壁蝨 又方煙草葉鋪牀代褥 或燒煙熏之自絶

대나무

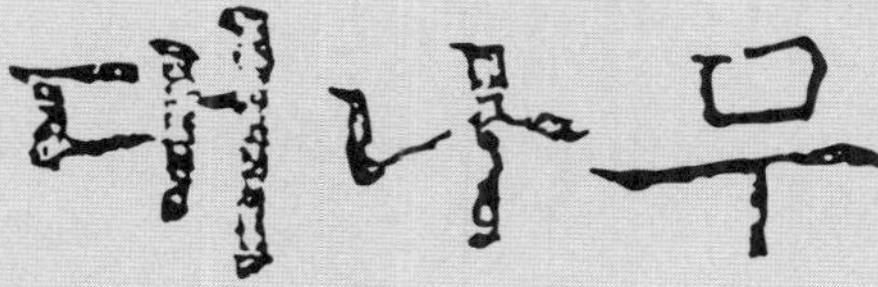

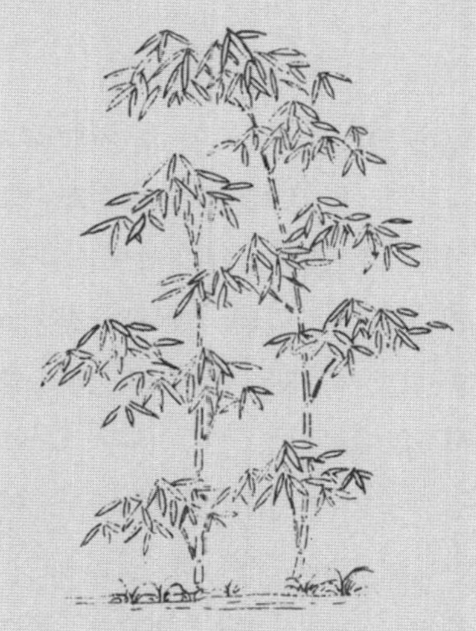

저 기수(淇水) 벼랑을 보니 푸른 대나무 아름답구나
문채 나는 군자여 잘라놓은 듯 다듬어 놓은 듯 쪼아 놓은 듯 갈아 놓은 듯하구나
치밀하고 굳세며 빛나고 점잖으니
문채 나는 군자여 끝내 잊을 수 없도다.

瞻彼淇奧 綠竹猗猗

有匪君子 如切如磋 如琢如磨

瑟兮僩兮 赫兮咺兮

有匪君子 終不可諼兮

— 『詩傳大全』, 「衞風」

대나무

[竹]

　대나무는 습하고 따뜻한 열대 및 아열대 지역에서 주로 자라며 그 종류는 매우 많은데, 대나무의 명산지로는 남중국·대만·일본 및 우리나라의 남부 지역 등으로 알려져 있다. 따라서 대나무는 동아시아를 대표하는 식물 가운데 하나라 할 수 있다. 우리나라에서 자생하는 대나무는 13종 정도로 알려져 있는데, 대나무의 주된 산지(産地)로는 전라남도 담양, 경상남도 진주 등이 유명하다.

　동양에서는 대나무를 사군자(四君子)의 하나로 인식하여 그 품격을 중시했다. 대나무의 품성이 선비의 기상과 일치하기 때문이다. 또한 대나무를 효행과 정절의 상징으로까지 생각했으며, 심지어는 사람으로 의인화하기까지 했다.

　우리나라를 비롯한 중국 일본에서는 대나무 특유의 성질을 이용하여 광주리·소쿠리·키 등의 생활 용구에서부터 문방구를 비롯하여 피리·생황·해금· 단소 등의 악기를 만들어 이용했다. 또한 죽순을 식용했으며, 사상의학에서는 죽력을 비롯하여 죽엽·죽근·죽여·죽실 등 대나무의 각 부위와 추출물을 태음인 치료에 활용했다.

　이 가운데 요리에 많이 사용하고 있는 죽순과, 치료에 주로 활용하고 있는 죽력을 중심으로 대나무의 효능을 살펴보았다. 고문헌 연구를 통해 대나무의 품성과 효능이 상당 부분 서로 일치하고 있음을 밝히고자

한다. 이러한 시도를 통해 문화사적인 측면과 한의학의 흐름이 서로 영
향을 주고받고 있었음을 알 수 있다.

1. 대나무의 종류와 특징

1) 종류가 다양한 대나무

현재 지구상에 약 120속 1,250종의 대나무가 있으며, 그중 동남아에
1,190종이 자라고 있다고 한다. 1700여 년 전에 저술된 『남방초목상(南
方草木狀)』(305)에서 이미 대나무를 운구죽(雲丘竹)·사로죽(사(竹+思)簩
竹)·석림죽(石林竹)·사마죽(思摩竹)·단죽(簞竹)·월왕죽(越王竹) 등 6가
지로 구분해 설명한 것을 보면[1] 예전에도 대나무를 분류하여 관찰한
것으로 보인다. 후대에 대나무는 더욱 자세하게 분류되었으며, 중국과
우리나라에서 대나무 품종에 대한 명칭이 서로 다르기도 했다.

『本草綱目』에 '대나무의 종류가 매우 많지만 약으로 사용하는 것은 근
죽(堇竹)이고 다음으로는 담죽(淡竹) 고죽(苦竹)이다. 껍질이 얇은 것이
감죽(甘竹)인데 잎이 가장 좋다. 실중죽(實中竹)과 황죽(篁竹)의 순(筍)
이 좋은데 약으로 사용하지는 않는다.'[2]고 하여 대나무의 종류에 따라
쓰임이 다름을 설명하고 있다.

한편 '약으로 사용하는 것은 근죽(堇竹)·고죽(苦竹)·담죽(淡竹)·감죽
(甘竹) 등이고 다른 대나무의 잎은 약으로 사용되지 못하므로 사람에게

---

1) 嵇含, 『南方草木狀』, 雲丘竹 一節為船 出扶南 然今交廣有 竹節長二丈 其圍一二丈者 往往有
之. 사(竹+思)簩竹 皮薄而空多 大者徑不過二寸 皮麤澀以錯犀 象利勝於鐵 出大秦. 石林竹
似桂竹勁而利削為刀割 象皮如切芋出九真交趾. 思摩竹 如竹大而筍生其節筍既成 竹至春節復
生笋焉交廣所在有之. 簞竹 葉疎而大一節相去六七尺 出九真彼人取嫩者 碪浸紡績為布謂之竹
疎布. 越王竹 根生石上 若細荻高尺餘南海有之 南人愛其青色用為酒籌云 越王棄餘筭而生竹

2) 李時珍, 『本草綱目』, 「竹」, 弘景曰 竹類甚多 入藥用堇竹 次用淡苦竹 又一種薄殼者 名甘竹
葉最勝 又有實中竹 篁竹 並以筍為佳 于藥無用
李時珍, 『本草綱目』, 「竹筍」, 弘景曰 竹類甚多 筍以實中竹 篁竹者爲佳 于藥無用

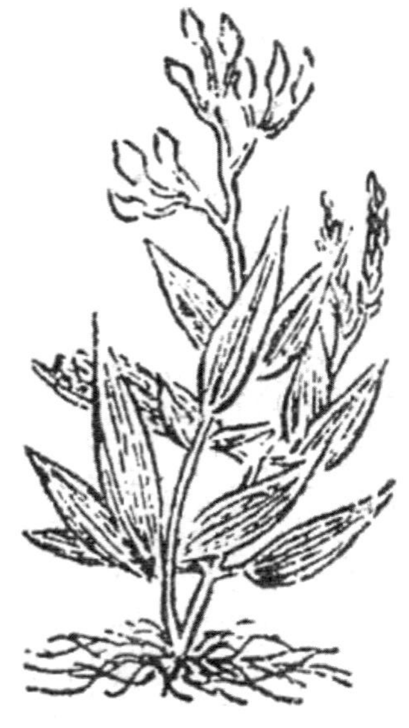

〈그림 1〉『本草綱目』淡竹葉

마땅하지 않다. 담죽(淡竹)이 가장 좋고 감죽(甘竹)은 그 다음이다.'3)라고도 했다. 『本草精華』에서는 '대숲처럼 무성한 것이 담죽(淡竹)이다.'4)라고 했다. 그러나 감죽(甘竹)의 잎이 가장 좋다는 주장도 있어,5) 보는 시각에 따라 대나무 품종에 따른 가치를 달리 보고 있음을 알 수 있다.

우리나라의 『東醫寶鑑』에서는 '근죽(筆竹)은 둥글고 단단하여 큰 것은 배를 찌를 수 있고 가는 것은 피리를 만들 수 있다. 감죽(甘竹)은 근죽(筆竹)과 비슷하지만 무성하니 즉 담죽(淡竹)이다. 고죽(苦竹)에는 흰색과 자색이 있다. 근죽(筆竹)과 담죽(淡竹)이 가장 좋고 고죽(苦竹)이 그 다음이다.'6)라고 대나무를 분류하고 있다.

이수광(李睟光)은 중국에서 말하는 대나무 품종과 우리나라에서 말하는 대나무 품종을 연결시켰는데, 『芝峰類說』에서 '근죽(筆竹)은 속칭 왕대[王竹]이며 담죽(淡竹)은 솜대[綿竹]이고 고죽(苦竹)은 오죽(烏竹)이다.'7)라고 정리하고 있다.

근죽(董竹)을   『東醫寶鑑』8)·『林園經濟志』9)·『物名考』10)·『廣才物譜』11)

---

3) 李時珍, 『本草綱目』, 「竹」, 詵曰 竹葉 董苦淡甘之外 餘皆不堪入藥 不宜人 淡竹爲上 甘竹次之 徐有榘, 『林園經濟志』, 竹 (食療本草) 竹葉 筆苦淡甘之外 皆不堪入藥

4) 『本草精華』, 「淡竹葉」, 宗奭曰 淡竹爲上 甘竹次之 餘皆不堪入藥. 似箽而茂 卽淡竹也.

5) 李時珍, 『本草綱目』, 「竹」, 弘景曰 甘竹葉最勝

6) 許浚, 『東醫寶鑑』, 「筆竹葉」, 竹有筆淡苦三種 筆竹體圓而質勁 大者宜刺船 細者可爲苗 甘竹 似筆而茂 卽淡竹也 苦竹有白有紫〈本草〉 ○筆竹淡竹爲上 苦竹次之〈入門〉

7) 李睟光, 『芝峰類說』, 「竹」, 筆竹卽俗所謂王竹 淡竹卽綿竹 苦竹卽烏竹

등에서도 '왕대'로 표기한 것을 확인
할 수 있어, 근죽(菫竹)은 왕대
(Phyllostachys bambusoides)로 볼 수
있다. 담죽(淡竹)은 『東醫寶鑑』12)·『
林園經濟志』13)·『物名考』14)·『廣才物
譜』15) 등에서 '소음대', '소음딧' 등으
로 표기한 것으로 미루어 솜대
(Phyllostachys nigra var. henonis)르
볼 수 있다. 고죽(苦竹)은 『東醫寶鑑
』16)·『林園經濟志』17) 등에서 '오 ,
오죽'으로 표기되어 있는 것으로 디
루어 오죽으로 볼 수 있는데,『物名
考』18)에서는 '관음대'로 표기되어 는
란의 소지가 있다. 한편 감죽(甘竹)

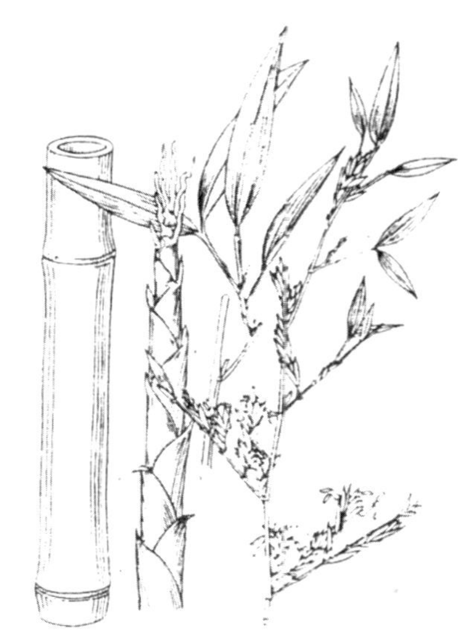

〈그림 2〉『本草學』 솜대

을 담죽(淡竹 : 솜대)과 같은 것으로 인식하고 있다. 이를 정리한 것이
다음의 〈표 1〉이다.

---

8) 許浚, 『東醫寶鑑』, 「筆竹葉」, 왕댓닙 性寒味甘(一云苦)無毒 止咳逆上氣 除煩熱 止消渴 壓丹
石毒 療風痓 喉痺 嘔吐 主吐血 熱毒風 惡瘍 殺小虫

9) 徐有榘, 『林園經濟志』, (案)諸家本草 筆竹葉 왕딋닙 苦平無毒 治欬逆上氣 除煩熱 霍亂轉筋

10) 柳僖, 『物名考』, 筆竹 堅而促節 體圓而質勁 皮白如霜 卽今왕대

11) 『廣才物譜』, 筆竹 왕대 堅而促節 體圓而質勁 皮白如霜 大宜刺船 細宜笛

12) 許浚, 『東醫寶鑑』, 「淡竹葉」, 소음댓닙 性寒味甘無毒 消痰清熱 主中風失音不語 壯熱頭痛
止驚悸 溫疫 狂悶 治咳逆上氣 眩暈倒地 小兒驚癎天弔〈本草〉

13) 徐有榘, 『林園經濟志』, 淡竹葉 소음딧닙 辛平大寒無毒 治胸中痰熱 壯熱頭痛 吐血 中風失音

14) 柳僖, 『物名考』, 淡竹 似篁而蕪 소음대 甘竹 仝

15) 『廣才物譜』, 淡竹 신의대 殼薄而味甘 亦名甘竹

16) 許浚, 『東醫寶鑑』, 「苦竹葉」, 오듁 性冷味苦無毒 治不睡 止消渴 解酒毒 除煩熱 發汗 治中
風失音〈本草〉

17) 徐有榘, 『林園經濟志』, 苦竹葉 오쥭닙 苦冷無毒 治口瘡目痛 消渴煩熱 諸瘡 筆竹根 益氣止渴

18) 柳僖, 『物名考』, 苦竹 有白有紫 관음대

<표 1> 왕대·솜대·오죽의 분류

고서	筆竹 = 왕대	淡竹 = 솜대		苦竹 =오죽
本草綱目	筆竹	淡竹	甘竹	苦竹
東醫寶鑑(1613)	筆竹葉 왕댓닙	淡竹葉 소음댓닙 淡竹		苦竹 오듁
芝峰類說(1614)	王竹	綿竹		烏竹
林園經濟志(1827)	筆竹葉 왕디닙	淡竹葉 소음덧닙		苦竹葉 오죽닙
物名考(1830)	筆竹 왕대	淡竹 소음대		苦竹 관음대
廣才物譜(미상)	筆竹 왕대	淡竹 신의대		苦竹

2) 대나무는 非木非草

예전부터 논쟁거리 중의 하나가 대나무를 풀로 보느냐 나무로 보느냐
에 대한 것이다. 나무의 줄기가 해마다 자라는 것에 비해 대나무는 해
마다 굵어지거나 높이가 높아지지 않으니 대나무를 나무라고 하기에는
부족하다. 또한 풀은 그 해에 자란 줄기나 잎이 해가 바뀌면서 죽고 다
음해에 새로 나는 데 비해 대나무는 몇 년이 지나도 줄기나 잎이 죽지
않으니 풀이라고 하기에도 적합하지 않다.

중국 진(晋)나라 때의 『죽보(竹譜)』에서는 '대나무는 강(剛)하지도 않고
유(柔)하지도 않으며 풀도 아니고 나무도 아니다.'[19]라고 대나무의 성질
을 설명하고 있다. 나무는 목재라고 하지만 대나무는 목재라고 하지 않
고 죽재라고 하듯이 나무와 대나무는 서로 다르다. 따라서 식물을 분류
할 때 대나무는 나무와 풀이 아닌 별도의 항목으로 분류해야 한다. 즉
대나무는 비목비초(非木非草)로 정의된다. 이는 동물에 있어서 새[鳥]·
물고기[魚]·짐승[獸]이 서로 다른 것으로 분류되는 것과 비슷하다고 『欽
定授時通考』에서는 정리하고 있다.[20]

---

19) 戴凱之, 『竹譜』, 植類之中有物曰竹 不剛不柔 非草非木.

우리나라도 예외는 아니어서 『物名
考』에서는 '대나무를 고인(古人)들이
나무로 분류한 것은 대나무의 수명이
길기 때문이다. 그러나 오직 『爾雅』
에서만 풀로 분류했다. 지금 대나무
의 뿌리와 껍질, 마디와 잎 등을 관
찰해보면 갈대와 같은 무리이다. 또
한 한번 자라 형체를 이룬 이후에 더
이상 크지 않는다. 또한 대나무를 풀
로 분류하면 절대 시들지 않는 풀로
설명할 수도 있다.'21)라고 하여 대나
무를 나무로 볼 것이냐 풀로 볼 것이
냐의 논쟁을 적고 있다. 우리나라에

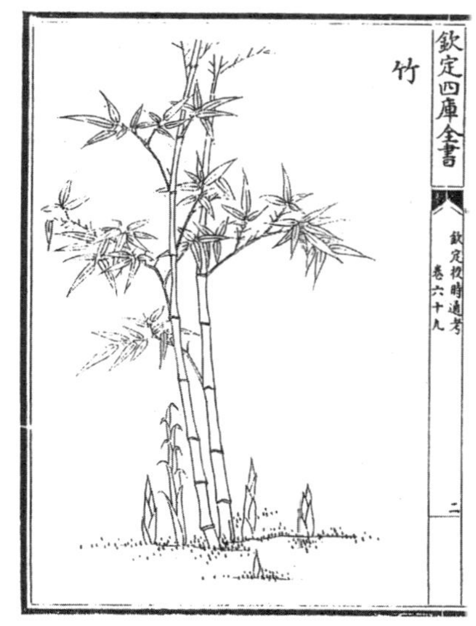

<그림 3> 『授時通考』 竹

서 대라고 하면 갈대의 대, 수숫대의 대처럼 속이 비고 호리호리한 풀
줄기를 의미하기도 하지만, 대를 그냥 대라고 하지 않고 나무와 합하여
대나무라고 부른다. 이는 대는 갈대와 같은 풀의 의미도 있으면서 나무
의 의미도 동시에 있는 식물로 본 것이다.

이와 같이 대나무는 나무와 풀에 속하지 않고 독립적인 영역으로 분
류되어 있다. 즉 군자가 세속의 흐름에 좌우되지 않고 옳다고 생각하는
것을 의연하게 실천하는 것과 흡사하다. 이러한 인식을 바탕으로 대나
무를 군자의 상징으로 받아들이게 된다.

3) 대나무는 빨리 자라므로 발산지기가 강하다

우후죽순(雨後竹筍)이라는 말과 같이 비온 뒤에 죽순이 죽죽 자라는

---

20) 鄂爾泰, 『欽定授時通考』, 「竹」, 竹植物也 非草非木 說文云 竹冬生草也 竹譜云 竹是一族之
　　總名 一形之偏稱也 植物之中有草木竹 猶動品之中有鳥魚獸也

21) 柳僖, 『物名考』, 「竹」, 대 古人多以竹入木類 以其壽故也 然獨爾雅在艸中 今究其根秄節葉
　　與蘆葦爲族 且其一番成形之後 不復加長者 又是艸之所爲 則不過以不凋之艸論.

모습은 경이롭다. 땅을 뚫고 솟아나오는 죽순의 성장 속도는 지구상의 어느 식물보다 빠른데, 담양에서 공식적으로 가장 빨리 자란 죽순은 하루에 122㎝로 알려져 있다. 오전 10시부터 오후 3시까지 가장 왕성하게 자라는데, 건조할 때보다는 습할 때, 기온이 낮을 때보다는 높을 때 더 잘 자란다. 또한 죽순이 돋아나서 생육하는 3월부터 6, 7월의 강수량이 많아야 잘 자란다. 따라서 중국의 경우 양자강 이남에 많은 종류의 대나무가 분포하고 있다.22)

대나무는 잎에서 영양분을 만들면 모두 뿌리줄기로 내려보내 저장, 비축하였다가 4년이 지난 뒤 죽순을 한 번에 올려 보내는 힘을 발휘한다. 『朝鮮王朝實錄』23)에 의하면 종묘(宗廟)에 시물(時物)을 천신하는데 죽순은 음력 5월에 채취하는 것이 좋다고 했다. 음력 5월이면 발산하는 기운이 가장 왕성한 시기로 죽순의 발산하는 기운을 짐작하게 한다.

대나무는 죽순의 굵기와 다 자란 뒤의 대나무 굵기가 같다. 대나무가 빨리 자라는 이유는, 다른 식물들은 보통 생장점(生長點)이 나무의 가지 끝에 있어서 나무 끝에서 새 가지가 나오면서 자라지만, 대나무는 생장점(生長點)이 마디마디에 모두 있어 한꺼번에 자라는 것이다. 또 다른 이유는 대나무 껍질인 죽피(竹皮)에 생장 호르몬이 포함되어 있어서 성장을 촉진시키기 때문이다. 따라서 죽피를 잘라 놓으면 대나무는 더 이상 자라지 못한다. 이와 같이 대나무 싹인 죽순이 대나무로 자라는 것은 순식간에 이루어진다.

그러면 죽순에 어떠한 연유로 순(筍)이란 이름을 붙였느냐에 대해 살펴보자. 『비아(埤雅)』(宋)에 의하면 '순(筍)은 해[日]와 싼대[勹]가 합성된 글자로, 해를 싼 것은 순(筍)이 되고 해를 풀어내면 죽(竹)이 된다. 또한 열흘[旬]과 대나무[竹]가 합성된 글자로 보기도 하는데, 이는 열흘 내에 죽순(竹筍)이 되고 열흘이 지나면 대나무가 되기 때문이다.'24)라고

---

22) 李時珍, 『本草綱目』, 「竹」, 時珍曰 竹惟江河之南甚多 故曰九河鮮有 五嶺寔繁

23) 『朝鮮王朝實錄』, 太宗 12年 8月 庚申, 命以時物 薦宗廟 二月氷 三月蕨 四月松魚 五月麥筍 櫻桃瓜杏 六月林檎茄冬瓜 七月黍稷栗 八月年魚稻栗 九月鴈棗梨 十月柑橘 十一月天鵝 十二月魚兔.

했다. 즉 죽순이란 뻗어나가려는 태양의 빛을 폭 싸고 포함한 형상으로 이해했고, 속에 내재되어 있던 햇빛이 쭉 뻗어나가는 것처럼 대나무가 쭉 자라기 때문에 순(筍)이라 했다. 『육씨시소광요(陸氏詩疏廣要)』(吳)[25]·『농서(農書)』(1313)[26]·『준생팔전(遵生八牋)』(1591)[27]·『本草綱目』[28] 등에서도 같은 내용이 그대로 인용된 것으로 미루어 후대에도 『비아(埤雅)』의 인식이 그대로 이어진 것으로 보인다.

죽순[笋]은 대나무에서 처음 나온 싹으로 마디와 잎이 모두 갖추어져 있다. 『廣才物譜』에 죽순의 이명으로 죽맹(竹萌)·죽태(竹胎)·죽자(竹子)·죽약(竹翁)·죽줄(竹茁)·초황(初篁)·용손(龍孫)·죽손(竹孫)·평두(平頭)·불영소(佛影蔬)·황독각(黃犢角)·대모잠(玳瑁簪)·투모초(妬母草) 등이 나오고, 그 특징에 따라 동순(冬笋)·편순(鞭笋)·옥판순(玉版笋)·명순(明笋)·화순(火笋)·염순(鹽笋)·산순(酸笋)·황순(黃笋) 등으로 소개하고 있다.[29] 이 밖에도 죽순의 이명으로 『物名

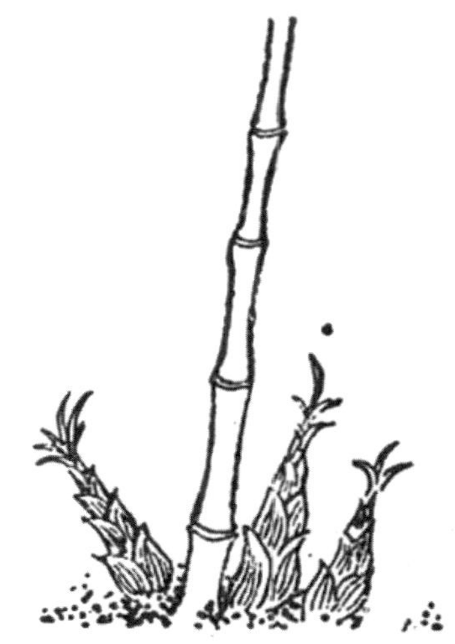

<그림 4> 『本草從新』 竹筍

---

24) 陸佃, 『埤雅』, 其萌曰筍 筍从勹从日 勹之曰爲筍 解之曰爲竹 一曰从旬 旬內爲筍 旬外爲竹

25) 陸璣, 『陸氏詩疏廣要』, 陸農師云 其萌曰筍 筍从勹从日 勹之曰爲筍 解之曰爲竹 一曰从旬 旬內爲筍 旬外爲竹

26) 王禎, 『農書』, 「竹」, 筍 陸佃云 字從勹從日 包之曰爲筍 解之曰爲竹 又曰字從竹從旬 旬內爲筍 旬外爲竹也

27) 高濂, 『遵生八牋』, 「竹譜」, 竹筍 陸佃云 字從旬從日 包之曰爲筍 解之曰爲竹 又曰字從竹從旬 旬內爲筍 旬外爲竹也

28) 李時珍, 『本草綱目』, 「竹筍」, 時珍曰 筍從竹旬諧聲也 陸佃云 旬內爲筍 旬外爲竹 故字從旬

29) 『廣才物譜』, 「竹笋」, 죽슌. 竹芽也. 竹萌 竹胎 竹子 竹翁 竹茁 初篁 龍孫 竹孫 平頭 佛影蔬 黃犢角 玳瑁簪 妬母草(笋生 旬有六日 如母齊) 冬笋(未出土者 亦名苞笋) 鞭笋(於竹根 行

考』에서는 태(箈),30) 『本草綱目』에서는 죽아(竹芽)를 추가하고 있다.31)

한편 『本草綱目』에서는 '순(筍)을 맹(萌)·약(簜)·권(蓲)·줄(茁)·초황(初篁) 등으로도 불렀으나 순(笋)은 아니다.'32)라고 하여 순(筍)과 순(笋)을 구분하고 있다. 그러나 『東醫寶鑑』33)에서는 죽순을 '竹笋, 듁슌'으로 표기하고 있어 『本草綱目』에서 죽순을 순(笋)으로 표기하지 말라고 하는 것과 서로 상충된다. 현재는 순(筍)과 순(笋)을 같이 사용하고 있다.

대나무가 빨리 자라는 것에 대해 『埤雅』(宋)에서는 '대나무를 어머니[母]를 시샘[妬]하는 식물이라는 뜻으로 투모초(妬母草)라 하였는데, 순이 나와 열흘 하고 육일이 지나면 어미대나무와 거의 비슷한 키로 자라기 때문이다.'34)라고 했다. 즉 대나무가 어미대나무의 키를 시샘하여 빨리 자란다고 보았다. 『陸氏詩疏廣要』35)·『本草綱目』36)·『山堂肆考』37)·『격치경원(格致鏡原)』(1735)38) 등에서도 대나무를 투모초라 부른다고 했다.

이와 같이 잠복해 있던 기운이 폭발적으로 뻗어나가는 대나무의 특성을 사상의학의 입장에서 발산지기(發散之氣)가 강한 것으로 이해하여 태음인에게 죽순을 사용하고 있다.

鞭時掘取其嫩者) 玉版笋(淡乾者) 明笋 火笋 鹽笋(鹽曝者) 酸笋(出粵南 笋大如臂) 黃笋(卽桃行笋也)

30) 柳僖, 『物名考』, 「笋」, 竹之始生一寸之萌 而節葉具焉. 箈 竹胎 竹子 竹芽(牙를 교정) 竹孫 龍孫 初篁 仌.

31) 李時珍, 『本草綱目』, 「竹筍」, 釋名 竹萌(爾雅) 竹芽(筍譜) 竹胎(說文) 竹子(神異經)

32) 李時珍, 『本草綱目』, 「竹筍」, 僧贊寧筍譜云 筍一名萌 一名簜 一名蓲 一名茁 一名初篁 皆會意也 俗作笋者非

33) 許浚, 『東醫寶鑑』, 「竹笋」, 듁슌 性寒味甘無毒 止消渴 利水道 除煩熱 益氣

34) 陸佃, 『埤雅』, 今俗呼竹爲妬母草 言筍旬有六日 而齊母

35) 陸璣, 『陸氏詩疏廣要』, 今俗呼竹爲妒母草 言筍旬有六日 而齊母

36) 李時珍, 『本草綱目』, 「竹筍」, 今謂竹爲妬母草 謂筍生旬有六日 而齊母也

37) 彭大翼, 『山堂肆考』, 「妬母」, 俗呼竹名妬母草 言筍生旬有六日 而齊母也

38) 陳元龍, 『格致鏡原』, 「筍」, 埤雅 俗呼筍爲妬母草 言筍旬有六日 而齊母也

4) 대나무는 시원하다

예전부터 무더운 여름날 대나무로 만든 제품으로 더위를 이기려 했다.
즉 시원한 느낌의 대나무는 발·삿갓·죽부인·퇴침·부채·방석·안석·돗
자리 등으로 이용되었다. 이 중 죽부인을 중심으로 살펴보기로 하자.

당나라 때 육귀몽(陸龜蒙)이 쓴 '以竹夾膝 寄贈襲美'이라는 시에 대나
무로 만들어 무릎에 끼는 도구인 죽협슬(竹夾膝)이 나온다. 무더운 여름
에 선비들이 무릎 사이에 끼고 눕거나 끌어안고 팔다리를 얹으면 통풍
이 잘되기 때문에 편안하게 휴식을 취할 수 있는 죽부인의 원조이다.

소식(蘇軾 : 1036~1101)은 「송죽궤 여사수재(送竹几 與謝秀才)」라는 시
에서 '나를 함께 가자고 붙잡는 것은 지팡이인데. 그대에게 말없는 죽부
인을 주노라.'39)라고 하고 있다. 즉 죽궤(竹几)를 주면서 죽부인(竹夫人)
이라고 표현한 것이다. 주자(朱子 : 1130~1200)도 '죽궤(竹几)가 비스듬
히 있고, 책이 반쯤 덮어졌을 때, 쓸쓸하게 위편삼절(韋編三絶 : 책을 묶
은 끈이 세 번 끊어질 정도로 책을 읽음)을 생각하니, 지금이 공부에
잠길 시기네.'40)라는 시에서 죽부인은 죽궤라고 표현하고 있다. 즉 죽협
슬(竹夾膝)이 죽부인(竹夫人)·죽궤(竹几) 등으로 달리 표현되고 있다.

그러나 황정견(黃庭堅 : 1045~1105)은 '죽부인(竹夫人)은 잠자리를 시원
하게 하며 팔과 무릎을 쉬게 한다. 이는 부인(夫人)의 직분이라 할 수
없으므로 내가 청노(靑奴) 또는 죽노(竹奴)라 이름을 짓고 시 2수를 쓴
다.'41)라고 하여 죽부인 대신 청노와 죽노를 사용했다.

일상생활에서 죽부인을 사용하는 것은 오로지 대나무의 시원한 성질을
이용하는 것으로 보아야 한다.

---

39) 蘇軾, 『東坡全集』, 「送竹几與謝秀才」, 平生長物擾天眞 老去歸田只此身 留我同行木上座 唐
君無語竹夫人 但隨秋扇年年在 莫鬪瓊枝夜夜新 堪笑荒唐玉川子 莫年家口若爲親

40) 朱子, 『晦庵集』, 「玩易齋」, 竹几橫陳處 韋編半掩時 寥寥三古意 此地有深期

41) 黃庭堅, 『山谷集』, 趙子充示竹夫人詩 蓋京寢竹器憩臂休膝 似非夫人之職 予爲名曰 靑(一作
竹)奴 并以小詩取之二首. 靑奴元不解梳粧 合在禪齋夢蝶牀 公自有人同枕簟 肌膚氷雪助清凉
穠李四絃風拂席 昭華三弄月侵牀 我無紅袖堪娛夜 政要靑奴一味凉.

2. 대나무에 대한 인식

1) 대나무는 벽사(辟邪)의 개념

귀신을 쫓는 벽사(辟邪)의 개념으로 대나무를 폭죽(爆竹)으로 사용되기도 했다. 동양에서는 예전부터 사람의 왕래가 드문 정초 새벽에 문밖에서 대나무를 태워 잡귀를 쫓는 풍습이 있어 왔다. 새로운 한 해를 평안하게 살 수 있도록 악귀와 사기를 쫓아내는 전통적인 행사다. 대나무는 속이 비어 있고 마디가 맺혀 있어 화기(火氣)를 만나면 공기가 팽창 폭발하면서 소리가 요란하기 때문에 귀신이 이 소리를 싫어한다는 것이다. 『本草綱目』[42]·『간이벽온방(簡易辟瘟方)』(1613)[43] 등에 '폭죽(爆竹)은 요기(妖氣: 요사스러운 기운)와 산소(山魈: 산에 사는 도깨비)를 물리친다.'라고 했듯이, 폭죽은 모든 액을 물리쳐 편안한 삶을 영위하려는 행위였다.

이는 『證類本草』[44]·『普濟方』[45]·『醫方類聚』[46]·『天中記』[47]·『本草綱目』[48] 등의 '폭죽은 요기(妖氣)를 물리친다. 이전(李畋)의 이웃에 중늙은이

---

42) 李時珍, 『本草綱目』, 「竹」, 爆竹 主治 辟妖氣山魈

43) 『簡易辟瘟方』, 又方 爆竹辟妖氣. 쏘 대를 퇴오면 妖요氣긔로읜거슬업게 ㅎᄂ니라

44) 唐慎微, 『證類本草』, 李畋該聞集云 爆竹辟妖氣 鄰人有仲叟 家爲山魈所崇 擲瓦石 開戶牖不自安 叟求禱之 以佛經報謝 而妖崇彌盛 畋謂其叟曰 翁旦夜於庭落中 若除夕爆竹數十竿 叟然其言 爆竹至曉 寂然安帖遂止

45) 朱橚, 『普濟方』, 「辟妖法」, (出千便良方) 李畋該聞集云 爆竹辟妖氣 鄰人有仲叟 家爲山魈崇 擲瓦石 開戶牖不自安 叟求禱之 以佛經報謝 而妖崇彌盛 畋謂其叟曰 翁旦(日을 교정)夜於庭落中 若除夕爆竹數十竿 叟然其言 爆竹至曉(晚를 교정) 寂然安遂伏

46) 『醫方類聚』, 李畋該聞集云 爆竹辟妖氣. 隣人有仲叟 家爲山魈所崇 擲瓦石 開戶牖不自安, 叟求禱之 以佛經報謝 而(以를 교정)妖崇彌盛 畋謂其叟曰 翁旦夜於庭落中 若除夕爆竹數十竿 叟然其言 爆竹至曉 寂然安帖遂止.

47) 陳耀文, 『天中記』, 「竹」, 爆竹辟妖氣 李畋鄰人有仲叟 家爲山魈所崇 擲瓦石 開戶牖不自安 叟求禱之 以佛經報謝 而妖崇彌盛 畋謂其叟曰 翁旦夜于庭落中 若除夕爆竹數十竿 叟然其言 爆竹至曉 寂然 安帖遂止(誤聞録)

48) 李時珍, 『本草綱目』, 「竹」, 慎微曰 李畋該聞集云 仲叟者 家爲山魈所崇 擲石開戶 畋令旦夜

가 있었는데 집이 산도깨비의 공격을 받아 기왓장이 던져지고 창문이 열려져 불안했다. 중늙은이가 불경에 의존하여 구원받고자 하였으나 도깨비의 행패는 더욱 극성했다. 이전(李畋)이 그 중늙은이에게 말하기를 아침저녁으로 마당에 대나무를 태우되, 제석(除夕 : 섣달 그믐날 밤)에는 수십 개를 태우라고 하였다. 중늙은이가 그 말대로 하였더니 대나무가 새벽까지 타고 나서 조용하더니 집안의 편안함이 회복되었다.'라는 이야기에서 유래된 것이다.

이러한 풍속이 현재에도 중국에 남아 있어 명절날이나 결혼식 날 폭죽(爆竹) 놀이가 유행하고 있다. 과학이 발달함에 따라 현재는 화약으로 만든 폭죽을 주로 사용하고 있지만, 본래는 대나무가 타면서 내는 소리로 귀신을 쫓는다는 의미이다. 이와 같이 대나무는 나쁜 기운[邪氣]를 물리치는 벽사의 개념이었다. 한의학에서는 이러한 대나무를 신체의 탁한 기운을 없애는 데 응용하고 있으며, 열을 내리고 정신을 맑게 하는 데 이용하기도 한다. 대나무를 영어로 Bamboo라고 하는데, 이는 대밭이 불탈 때 생기는 폭발음인 말레이어의 bambu에서 유래되었다고 한다.

2) 대나무는 신령스런 기운이 있다

대나무의 신령스런 기운을 이용하여 신성한 장소를 상징하는 표지도 사용되기도 했다. 혼례 때 대나무를 초례상에 올려놓거나, 출산 후 금줄에 죽엽을 사용하거나, 대나무 장대로 대문에 비스듬히 세워 놓기도 했다. 이와 같이 대나무는 신령이 있는 것으로 보아 무당이 신대[神竿]로 사용하여 신과의 교감(交感)을 이루었다. 대나무가 없는 지역에서는 복사나무를 이용하기도 하였으나, 대나무는 하늘 높이 곧게 자랄 뿐만 아니라 사시사철 변하지 않는 속성이 있기 때문에 인간과 신이 항상 연결될 수 있는 통로로 이해했던 것이다.

于庭中爆竹數十竿 若除夕然 其祟遂止

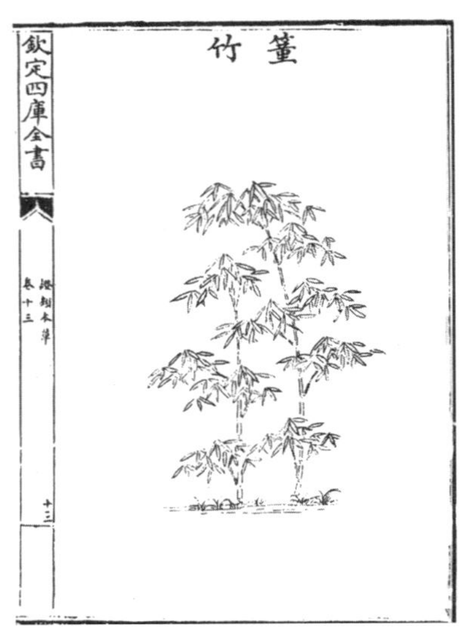

〈그림 5〉『證類本草』 篁竹

『삼국유사(三國遺事)』(1285)에 '제14대 유례왕 때 이서국(伊西國) 사람들이 금성(경주)으로 쳐들어왔다. 신라에서 힘을 다해 막았으나 버티지 못하였는데, 갑자기 기이한 병사들이 달려와 도와주었다. 모두 귀에 댓잎을 꽂고 있었으며, 신라군과 힘을 합하여 적을 무찔렀다. 군사들이 물러간 다음 어디로 돌아갔는지 알지 못하였는데, 댓잎이 미추왕릉 앞에서 발견되었다. 그래서 선왕의 음덕으로 공을 이루었음을 알았기 때문에 죽현릉(竹現陵)이라 부르게 되었다.'[49]라고 기록되어 있다. 이는 신령스런 대나무의 힘을 빌린 이야기로, 미추왕의 호국충절 정신이 대나무로 승화된 것으로 해석된다.

대나무의 신령스런 기운을 빌려 외적을 물리쳤던 또 다른 기록이 『三國遺事』에 보인다. '피리를 불면 적병이 물러나고 병이 치료되며 가뭄에는 비가 내리고 홍수 때는 맑아지며 바람은 잔잔해지고 파도가 잔잔해지는 것이었다. 이것으로 피리를 만들고 만파식적(萬波息笛)이라 부르며 나라의 보배로 삼았다.'[50]라 하여 만파식적을 소개하고 있다. 만파식적은 신문왕이 낮에는 둘이 되었다가 밤에는 합해져 하나가 되는 대나무를 발견하고 그것을 이용하여 피리를 만든 것이다. 낮에 둘이었다가 밤에 하나가 되는 것은 음양합일(陰陽合一)로 만물이 생성되는 의미가 내포되어 있다. 한손으로 치면 소리가 나지 않지만 두 손으로 마주 치면 소리가 나는 이치와 같이, 대나무는 합해져서 소리가 난다. 이러한 대

---

49) 一然, 『三國遺事』, 「味鄒王 竹葉軍」, 第十四儒理王代 伊西國人來攻金城 我大擧防禦 久不能抗 忽有異兵來助 皆珥竹葉與我軍幷力擊賊破之 軍退後不知所歸 但見竹葉積於未鄒陵前 乃知先王陰隲有功 因呼竹現陵

50) 一然, 『三國遺事』, 「萬波息笛」, 吹此笛則兵退病愈 旱雨雨晴 風定波平 號萬波息笛 稱爲國寶

나무로 피리를 만들어 분다는 것은 음양의 기운이 화합하여 천하가 화평해진다는 의미이다. 또한 피리소리는 입김으로 피리를 불어야만 소리가 나는 것으로 음과 양이 서로 조화를 이루는 의미가 만파식적에 있다.

이렇게 신령스런 대나무로 만든 피리를 통해 불의나 부정과 타협하지 않고 지조와 절개를 굳게 지켜 나라의 어려움을 극복하려는 것으로 해석된다. 즉 대나무의 올곧은 군자의 상징이 피리라는 형태로 나타난 것으로 보인다. 한편 이는 신령스런 기운을 빌려 적군을 물리치는 것으로도 해석된다. 이러한 대나무의 속성을 이용하여 한의학에서는 사기(邪氣)와 탁기(濁氣)를 물리치는 데 대나무를 이용하고 있다.

3. 대나무의 상징

1) 대나무는 군자의 상징

춘추시대의 시를 모은 『詩經』에 대나무를 군자에 비유하고 있는 것으로 보아 문자로 기록되기 이전부터 대나무는 군자의 상징으로 인식되었던 것으로 보인다. '저 기수(淇水) 벼랑을 보니 푸른 대나무 아름답구나. 문채 나는 군자여 잘라 놓은 듯 갈듬어 놓은 듯 쪼아 놓은 듯 갈아 놓은 듯하구나. 치밀하고 굳세며 빛나고 점잖으니 문채 나는 군자여 끝내 잊을 수 없도다.'51)라고 시작하는 이 시는 후대의 많은 학자들이 주로 인용하여 대나무를 군자에 비유하게 되었다.

대나무를 군자로 보는 이유에 대해 백거이(白居易 : 772~846)의 「양죽기(養竹記)」를 살펴보면, '대나무가 현자와 비슷한 것은 왜 그러한가? 대나무 뿌리는 견고한데 견고한 것은 덕을 세우는 것이다. 군자는 대나무

---

51) 『詩傳大全』, 「衛風」, 瞻彼淇奧 綠竹猗猗 有匪君子 如切如磋 如琢如磨 瑟兮僩兮 赫兮咺兮 有匪君子 終不可諼兮

뿌리를 보면 잘 세워 뽑히지 않을 것을 생각한다. 대나무의 성질이 곧으니 대나무는 곧음으로써 몸을 세운다. 군자가 대나무의 성질을 보면 중립하여 기울지 않을 것을 생각한다. 대나무 속이 비었으니 비어 있으므로 도(道)를 몸으로 실천한다. 군자는 대나무 속을 보면 응용하여 겸허히 받아들일 것을 생각한다. 대나무 마디는 곧으니 곧음으로써 뜻을 세운다. 군자는 대나무 마디를 보면 이름과 행실을 갈고 닦아 평탄하거나 험하거나 항상 일치할 것을 생각한다. 무릇 이와 같은 연고로 군자는 대나무를 많이 심어 정원에 가득 차게 한다.'52)라고 대나무의 품성을 자세히 설명하고 있다.

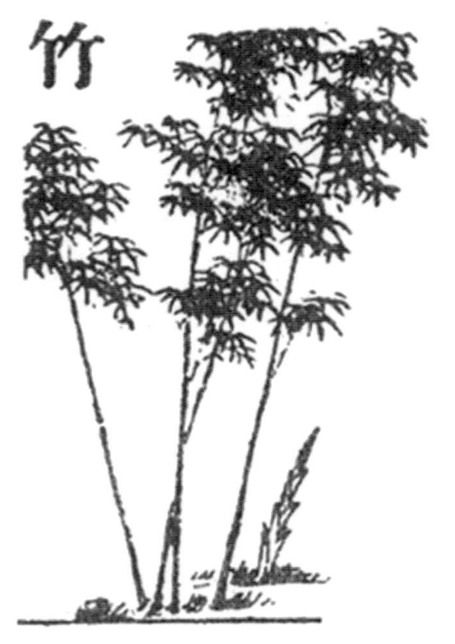

<그림 6> 『字典釋要』 竹

대나무의 생태적 특성을 죽본고(竹本固)·죽성직(竹性直)·죽심공(竹心空)·죽절정(竹節貞) 등 4가지로 파악하여 군자의 덕성에 비유한 명문장이다. 이와 같이 대나무는 겉으로 모양새는 단단하고 곧게 서 있지만 속은 텅 비어 있기 때문에, 군자가 곧게 살아가지만 마음을 비우는 것과 같다고 한 것이다.

따라서 백거이는 '아! 대나무는 식물인데 사람에게 무슨 상관이 있겠는가? 대나무가 현인(賢人)과 유사하기 때문에 사람들이 오히려 사랑하고 아껴 북돋아 번식시킨다. 하물며 진정한 현자(賢者)에게는 어떻게 하

---

52) 白居易, 『古文眞寶』, 「養竹記」, 竹似賢何哉 竹本固 固以樹德 君子見其本 則思善建不拔者 竹性直 直以立身 君子見其性 則思中立不倚者 竹心空 空以體道 君子見其心 則思應用虛受者 竹節貞 貞以立志 君子見其節 則思砥礪名行 夷險一致者 夫如是故 君子人 多樹之 爲庭實焉.

겠는가? 그러므로 초목(草木)에서의 대나무는 보통사람들에서의 현인(賢人)과 같은 것이다. 오호라, 대나무는 스스로 특이할 수 없기 때문에 오직 사람만이 대나무를 특이하게 대하고, 현인은 스스로 특이할 수 없기 때문에 오직 현인을 등용하는 사람만이 현인을 특이하게 대하는 것이다. 그러므로 양죽기(養竹記)를 지어 정자의 벽에 씀으로써 훗날 이곳에 거주하는 사람에게 주고, 또한 지금 현자를 등용하고자 하는 사람에게 알리고자 하는 것이다.'53)라고 하여 대나무를 기르는 것이 현자(賢者)를 기르는 것과 같다고 했다. 즉 대나무는 곧 군자를 상징한다고 본 것이다. 이 「養竹記」는 중국과 우리나라의 많은 사람들에게 대나무의 특성과 성정을 가장 잘 묘사한 글로 각인되었다.

2) 대나무는 효행과 정절의 상징

대나무는 효행의 상징으로 사용되었다. 대표적인 것이 맹종죽(孟宗竹)으로, 두 가지 이야기가 내려오고 있다. 『태평어람(太平御覽)』(977)54)·『기찬연해(記纂淵海)』(宋)55)·『설부(説郛)』(1496)56)·『山堂肆考』57)·『佩文齋廣羣芳譜』58) 등의 「초국선현전(楚國先賢傳)」에 그 내용이 나온다.
　'맹종(孟宗)의 자는 공무(恭武)로 지극히 효심이 많았다. 모친이 죽순

---

53) 白居易, 『古文眞寶』, 「養竹記」, 嗟乎 竹植物也 於人 何有哉 以其有似於賢 而人猶愛惜之 封殖之 況其眞賢者乎 然則竹之於草木 猶賢之於衆庶 嗚呼 竹不能自異 惟人異之 賢不能自異 惟用賢者異之 故作養竹記 書於亭之壁 以貽其後之居斯者 亦欲以聞於今之用賢者云

54) 李昉, 『太平御覽』, 楚國先賢傳曰 孟宗字恭武至孝 母好食筍 宗入林中哀號 方冬爲之出 因以供養 時人皆以爲孝感所致

55) 潘自牧, 『記纂淵海』, 孟宗至孝 母好食竹筍 宗入林中哀號 方冬筍爲之出 時人皆以爲孝感所致 先賢傳

56) 陶宗儀, 『説郛』, 「楚國先賢傳」, 孟宗字恭武至孝 母好食筍 宗入林中哀號 方冬爲之出 因以供養 時人皆以爲孝感所致

57) 彭大翼, 『山堂肆考』, 「孟宗泣竹」, 楚國先賢傳 孟宗字恭武 性至孝 母好食竹筍 冬月無筍 宗入竹中哀號 筍爲之生

58) 劉灝, 『佩文齋廣羣芳譜』, 楚國先賢傳 孟宗字恭武至孝 母好食筍 宗入林中哀號 方冬爲之出 因以供養 時人皆以爲孝感所致

을 매우 좋아하였는데, 마침 겨울이어서 죽순이 없었다. 맹종이 대나무 밭에 들어가 눈물을 흘리며 슬프게 울었더니, 겨울임에도 불구하고 죽순이 생겨나 이것으로 공양을 하였다. 당시 사람들이 이것을 보고 말하기를 하늘이 효심에 감동하여 이러한 일이 일어났다.'라고 했다.

또 다른 이야기는 『太平御覽』59)·『歲時廣記』(宋)60)·『淵鑑類函』(1710)61) 등에 '오(吳)나라의 좌대어사(左臺御史) 맹종(孟宗)은 효심이 지극하였다. 어머니가 죽순을 좋아하였는데 겨울에 돌아가셨다. 맹종이 숲에 들어가 슬피 우니 죽순이 나왔다. 맹종은 이를 가지고 제사상에 바쳤다.'라고 했다.

앞의 두 가지 이야기에서 어머니가 생존하고 사망한 차이를 빼면 거의 비슷한 내용인데, 모두 맹종의 지극한 효행을 기리는 내용이다. 이 고사로 인해 맹종죽이 죽순의 다른 명칭으로 자연스럽게 쓰일 정도로 그 호소력과 영향력은 대단했다.

맹종죽 못지않게 효행의 고사로 자주 회자되는 것이 등찬죽이다. 『남사(南史)』(唐)에 의하면 '남해왕(南海王) 자한(子罕)은 자(字)가 운화(雲華)로 무제(武帝)의 11번째 왕자다. 학문에 재주가 있어 모친 낙용화(樂容華)의 총애를 받으므로 무제가 사랑하였다. 모친이 병으로 눕자 자한은 주야로 기도하였는데, 밤에는 등을 이어 밤을 밝히고 기도를 끊이지 않았다. 그러던 중 세월이 흘러 등을 이은 대나무의 가지와 잎이 무성해지자 모친의 병도 나았다. 이는 효성이 감응하여 그렇게 된 것이다.'62)라고 나온다. 이 내용은 후대에 오면서 『太平御覽』63)·『通志』(宋)64)·

---

59) 李昉, 『太平御覽』, 吳志曰　左臺御史孟宗有孝道　母性嗜筍　及母亡冬節至　宗入林哀泣　而筍生得　以供祭祀

60) 陳元靚, 『歲時廣記』, 「號林筍」, 楚國先賢傳　左臺御史孟宗　事後母至孝　母性嗜筍　及母亡冬節至　宗入林哀號而筍生　以供祭祀　杜甫詩云　遠傳冬筍味　更覺綵衣春

61) 張英, 『淵鑑類函』, 吳志曰　左臺御史孟宗有孝道　母性嗜筍　及母亡冬節日　宗入林哀泣　而筍生得　以供祭祀

62) 李延壽, 『南史』, 南海王子罕字雲華　武帝第十一子也　頗有學母樂容華有寵　故武帝留心　母嘗寢疾　子罕晝夜祈禱于時　以竹為燈纘照夜　此纘宿昔枝葉大茂　母病亦愈　咸以為孝感所致

63) 李昉, 『太平御覽』, 齊書曰　南海王子罕字雲(云을 교정)華　武帝第十一子也　頗有學問　母樂(尚

『책부원구(冊府元龜)』(1013)[65]·『天中記』[66]·『佩文齋廣羣芳譜』[67]·『淵鑑類函』(1710)[68] 등에서 재인용되면서 효행의 대명사로 인식되어진다.

맹종죽이나 등찬죽이 효행의 상징으로 인식된 이야기는 유교 문화의 확산으로 인해 그 의미가 더욱 강조된다. 이에 대나무는 군자의 상징 못지않게 효행의 상징으로 현재까지 이어오고 있다.

그리고 대나무는 부녀자의 정절(貞節)을 상징하기도 한다. 『竹譜』(元)에 '순임금이 순행길에 돌아오지 못하고 창오(蒼梧)에서 장사를 지냈다. 요임금의 딸이자 순임금의 아내인 아황(娥皇)과 여영(女英)은 창오(蒼梧)에 가고자 하였으나 갈 수 없었다. 동정(洞庭)에 있는 산에 이르러 눈물을 흘리니 대나무가 얼룩져 반죽(斑竹)이 되었다. 왕비가 죽어 상수(湘水)의 신(神)이 되었다. 반죽(斑竹)을 상비죽(湘妃竹)이라고도 한다.'[69]라고 하여 상강에 몸을 던져 순임금의 뒤를 따른 정절의 상징으로 반죽(斑竹)을 소개하고 있다. 이 고사는 그 진위를 떠나 유교의 덕목중의 하나인 부녀의 정절을 상징하게 된다. 한편 여기에 나오는 반죽(斑竹)은 먹을 수 없다고 알려져 있다.[70]

을 교정)容華有寵 故武帝留心 母常寢疾 子罕晝夜祈禱于時 以竹爲燈纘照夜 此纘宿昔枝葉大茂 母病亦愈 以爲孝感所致

[64] 鄭樵,『通志』, 南海王子罕字雲華 武帝第十一子也 頗有學母樂容華有寵 故武帝留心 母嘗寢疾 子罕晝夜祈禱于時 以竹爲燈纘照夜 此纘宿昔枝葉大茂 母病亦愈 咸以爲孝感所致

[65] 王欽若,『冊府元龜』, 南海王子罕 武帝第十一子 母樂容華嘗寢疾 子罕晝夜禱祈於時 以竹爲燈纘照夜 此纘宿昔枝葉大茂 母病亦愈 咸以爲孝感所致

[66] 陳耀文,『天中記』, 燈纘枝生 南齊南海王子罕字雲華 武帝子也 其母樂容華 嘗寢疾 子罕晝夜祈禱于時 以竹爲燈纘 其燈照曜訖夜極明 此纘經宿枝葉茂盛 母病尋愈 咸以爲孝感所致

[67] 劉灝,『佩文齋廣羣芳譜』, 南史齊武帝諸子傳 南海王子罕字雲華 母樂容華嘗寢疾 子罕晝夜祈禱於時 以竹爲燈纘照夜 此纘宿昔枝葉大茂 母病亦愈 咸以爲孝感所致

[68] 張英,『淵鑑類函』, 南史曰 齊南海王子罕 母尚容華 嘗寢疾 子罕晝夜祈禱于時 以竹爲燈纘照夜 此纘宿昔 枝葉大茂 母病亦愈 以爲孝感所致

[69] 李衎.『竹譜』, 淚竹生全湘九疑山中 博物志云 舜南巡狩不返 葬於蒼梧之野 堯二女娥皇女英追之不及 至洞庭之山 淚下染竹成斑 妃死爲湘水神 述異記云 舜南巡葬於蒼梧 堯二女娥皇女英淚下沾 竹文悉爲之斑 亦名湘妃竹

[70] 釋贊寧,『筍譜』,「斑竹筍」, 博物志云 舜死二妃淚下 染竹成斑 妃死爲湘水神 故曰湘妃竹 詳其筍脫其殼 乃爲箬竹方生斑筍 不可食

3) 대나무의 의인화

대나무에서 군자의 모습을 찾고자 한 시도는 급기야 대나무 자체를 하나의 인격체로 승화하기에 이르렀다. 즉 대나무를 의인화(擬人化)하였는데, 그중 대표적인 것이 차군(此君)이다. 차군(此君)은 '이 사람'이란 의미이지만 왕희지(王羲之 : 303~361)의 아들인 왕휘지(王徽之 : ?~388)의 이야기에서 나온다. 『진서(晉書)』에 의하면 '당시 오(吳) 지방의 어떤 사대부 집에 좋은 대나무가 있었다. 휘지는 대나무를 보고자 가마에서 나와 대나무 아래로 가서 오랫동안 흥얼거리고 있었다. 주인이 깨끗이 쓸고 앉기를 청하자 휘지는 돌아보지도 않고 나가려 하였다. 주인이 이에 문을 닫자 휘지는 다시 대나무를 감상하다가 그 즐거움이 다한 뒤에 돌아갔다. 휘지가 일찍이 빈집을 빌려 살게 되었는데 즉시 대나무를 심게 하였다. 어떤 사람이 그 까닭을 물으니 휘지는 단지 휘파람만 불더니 대나무를 가리키며 말하기를 어찌 하루라도 차군(此君 : 이 사람)이 없을 수 있겠는가라고 했다.'[71]라고 했다. 『통지(通志)』[72]·『씨족대전(氏族大全)』[73]·『시림광기(詩林廣記)』[74] 등에도 같은 내용이 보인다. 왕휘지가 대나무를 좋아함이 마치 사람을 대하듯 하여 하루라도 대나무 없이 지낼 수 없음을 보여 주고 있다. 대나무를 벗·연인·스승으로 간주했고, 더 나아가 자신의 분신으로 여긴 것이다.

陶宗儀, 『説郛』, 「斑竹筍」, 博物志云 舜死二妃淚下 染竹成斑 妃死為湘水神 故曰湘妃竹 詳 其筍脱其殼 乃為篶竹方生斑筍 不可食

[71] 『晉書』, 「王羲之」, 時吳中一士大夫家有好竹 欲觀之 便出坐輿造竹下 諷嘯良久 主人灑埽請坐 徽之不顧將出 主人乃閉門 徽之便以此賞之 盡歡而去 嘗寄居空宅中 便令種竹 或問其故 徽之但嘯咏 指竹曰 何可一日無此君邪

[72] 鄭樵, 『通志』, 時吳中一士大夫家有好竹 欲觀之 便出坐輿造竹下 諷嘯良久 主人灑埽請坐 徽之不顧將出 主人乃閉門 徽之便以此賞之 盡懽而去 嘗寄居空宅中 便令種竹 或問其故 徽之但嘯詠 指竹曰 何可一日無此君邪

[73] 『氏族大全』, 「西山爽氣」, 性愛竹 嘗寄居空宅中 便令種竹 曰何可一日無此君邪

[74] 蔡正孫, 『詩林廣記』, 晉王徽之字子猷 時吳中一士大夫家有好竹 欲觀之 即出坐輿造竹下 嘗借居空宅中 便令栽竹 或問之 子猷但嘯詠 指竹曰 何可一日无此君邪 李涉之愛 亦子猷之愛云

이후 많은 사람들이 대나무를 차군(此君)으로 표현했다. 소식(蘇軾)은 차군암(此君菴)[75]을 지으면서 대나무를 차군이라고 한 것에서 더 나아가 포절군(抱節君)이라고 표현하기도 했다.[76] 포절군(抱節君)은 대나무가 여러 개의 마디[節]를 가지고 있는데, '절도[節]를 갖춘[抱] 군자[君]'라는 뜻으로 붙여진 이름이다. 『物名考』에서도 대나무를 차군(此君)·투모초(妬母草)·옥판(玉版)·묘두(猫頭) 등으로 표기하고 있다.[77]

4. 한의학에서 바라본 대나무의 효능

1) 죽순(竹筍)의 효능

죽순(竹筍)을 이용한 우리나라 음식으로는 죽순밥·죽순채·죽순탕 등이 있는데 죽순의 효능에 대해 살펴보기로 하자.

『本草綱目』[78]·『本草精華』[79] 등에 의하면 '죽순은 단맛이 있으며 약간 차가운 성질이 있고 무독하다. 소갈(消渴)을 치료하고 수도(水道)를 잘 나가게 하며 기운을 북돋워 주어 오래 먹을 수 있다.'라 했다. 또한 '죽

---

[75] 차군정(此君亭)이라고도 한다.

[76] 蘇軾, 『東坡全集』, 「此君菴」, 寄語菴前抱節君 與君到處合相親 寫眞雖是文夫子 我亦眞堂作記人
蘇軾, 『施註蘇詩』, 「此君菴」, 寄與菴前抱節君 與君到處合相親 寫眞雖是文夫子 我亦眞堂作記人. 杜子美丹靑引必逢佳 士亦寫眞 王洼 名竹爲抱節君 先生新語也 與可畵竹名之曰墨君有堂焉先生作墨君堂記
王十朋, 『東坡詩集註』, 「此君亭」, 寄語菴前抱節君 與君到處合相親 寫眞雖是文夫子 (倬公詩老可能爲竹寫眞) 我亦眞堂作記人 (次公名竹爲抱節君 先生之所新語也 與可畵竹名之曰墨君有堂焉而先生作墨君堂記)
劉灝, 『佩文齋廣羣芳譜』, 「此君菴」, 寄語菴前抱節君 與君到處合相親 寫眞雖是文夫子 我亦眞堂作記人

[77] 柳僖, 『物名考』, 「竹」, 대 此君 妬母草 玉版 猫頭 仝.

[78] 李時珍, 『本草綱目』, 「竹筍」, 諸竹筍 氣味甘微寒無毒 主治 消渴 利水道 益氣 可久食(別錄)

[79] 『本草精華』, 「竹筍」, 味甘微寒無毒. 主消渴 利水道 益氣(食을 교정) 可久食.

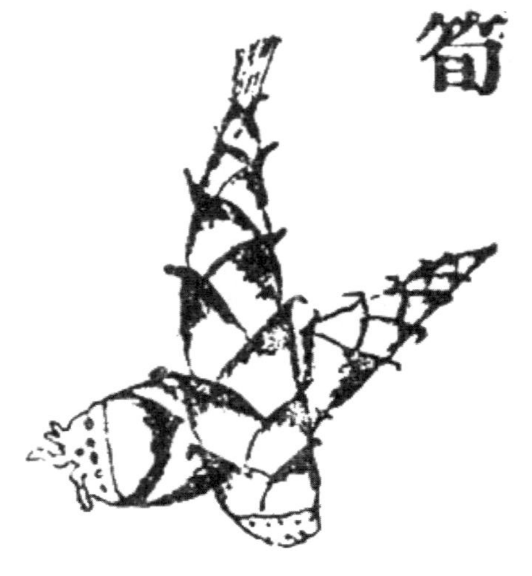

〈그림 7〉『字典釋 要』筍

순은 흉격을 이롭게 하고 기운을 내리며, 열을 내리며 담(痰)을 없애고 위(胃)를 상쾌하게 한다.'80)라고 했다. 그리고 '모든 죽순은 혈(血)과 기(氣)를 냉하게 한다.'81)라고 보았다. 하지만 '담순(淡筍)·감순(甘筍)·고순(苦筍)·동순(冬筍)·편순(鞭筍) 등은 모두 오래 먹을 수 있다. 그러나 다른 죽순들은 성미(性味)가 일정하지 않아 많이 먹는 것은 마땅하지 않다.'82)라고 한 것을 보면 모든 대나무의 죽순을 먹은 것은 아니었다. 그리고 주의사항으로 '죽순은 양(羊)의 간과 함께 먹으면 눈이 안 보이게 된다.'83)라고 했다. 그러나 죽순을 많이 먹으면 냉징(冷癥 : 냉기가 뭉쳐서 생긴 적취)이 생길 수 있다고 보았지만, 고죽(苦竹)의 죽순은 병이 생기지 않는다고 보았다.84)

죽순은 번열(煩熱 : 가슴이 답답하고 열이 나는 증상)을 없애 준다. 『東醫寶鑑』에서는 죽순에 대해 '소갈(消渴)을 그치게 하고 수도(水道)를 잘 나가게 하며 번열을 제거하고 기운을 북돋워 준다. 남쪽으로 자란 대나

---

80) 李時珍, 『本草綱目』, 「竹筍」, 利膈下氣 化熱消痰爽胃(寗原)
　　『本草精華』, 「竹筍」, 寗原 利膈下氣 化熱消痰爽胃.

81) 李時珍, 『本草綱目』, 「竹筍」, 藏器曰 諸筍皆發冷血及氣
　　『本草精華』, 「竹筍」, 發冷血及氣.

82) 李時珍, 『本草綱目』, 「竹筍」, 瑞曰 淡筍 甘筍 苦筍 冬筍 鞭筍 皆可久食 其他雜竹筍 性味不
　　一 不宜多食
　　『本草精華』, 「竹筍」, 淡筍 甘筍 苦筍 冬筍 皆可久食. 雜竹筍 不宜多食.

83) 李時珍, 『本草綱目』, 「竹筍」, 瑞曰 筍同羊肝食 令人目盲
　　『本草精華』, 「竹筍」, 瑞曰 同羊肝食 目盲.

84) 李時珍, 『本草綱目』, 「竹筍」, 詵曰 淡竹筍及中母筍雖美 然發背悶脚氣 箭竹筍新者可食 陳者
　　不宜 諸竹筍多食 皆動氣發冷癥 惟苦竹筍主逆氣 不發疾

무에서 나오는데 냉기가 동(動)하므로 많이 먹어서는 안 된다. 담(痰)을 없애주며 이수(利水)하고 위(胃)를 상쾌하게 하는데 찌거나 삶아서 먹는다. 죽순의 종류가 매우 많은데 맛이 좋고 시원하여 사람들이 즐겨 먹는다. 그러나 성질이 차서 소화가 잘 안 되고 비위(脾胃)에 도움이 되지 못하므로 적게 먹어야 한다.'85)고 설명하고 있다. 『食療纂要』에서도 '번열을 치료하려면 죽순(竹筍)을 임의대로 먹는다.'86)라고 하여 죽순을 번열을 치료하려는 목적으로 식품으로 이용했음을 알 수 있다.

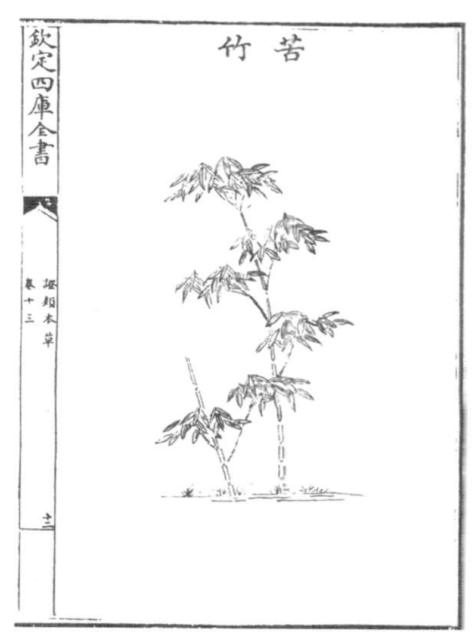

〈그림 8〉 『證類本草』 苦竹

한편 『本草綱目』에서는 죽순을 많이 먹지 말아야 하는 것에 대해 '죽순은 소화가 잘되지 않아 사람에게 불리할 수도 있으니 비병(脾病)을 앓고 있는 사람은 먹지 말아야 한다. 어떤 어린아이가 말린 죽순을 3촌 정도 먹었는데, 목이 메어 열이 나고 놀란 것처럼 숨이 헐떡거리었다. 놀랐을 때 먹는 약을 먹어도 효과가 없더니 뒤에 죽순을 토하고 나서 모든 증상이 진정되었으니 죽순을 소화시키기 어려움이 이와 같다.'87)고 하여 임상 경험을 기록하고 있다.

대나무 종류에 따른 죽순의 효능

대나무 종류에 따른 죽순의 효능을 살펴보기로 하자. 왕대의 죽순인

---

85) 許浚, 『東醫寶鑑』, 「竹筍」, 듁슌 性寒味甘無毒 止消渴 利水道 除煩熱 益氣 ○生南方竹木中 發冷動氣 不可多食〈本草〉 ○消痰利水 爽胃氣 取蒸煮食之〈入門〉 ○筍類甚多 滋味甚爽 人喜食之 然性冷難化 不益脾胃 宜少食之〈食物〉

86) 全循義, 『食療纂要』, 14-5 治煩熱. 竹筍 仁意食之.

87) 李時珍, 『本草綱目』, 「竹筍」, 宗奭曰 筍難化 不益人 脾病不宜食之 一小兒食乾筍三寸許 噎于喉中 壯熱喘粗如驚 服驚藥不效 後吐出筍 諸證乃定 其難化也如此

근죽순(筀竹筍)은 『本草綱目』에 소갈풍열(消渴風熱)을 다스리고 기력(氣力)을 북돋워 주고 복창(腹脹)을 다스리고 찌거나 삶고 볶아서 먹는 것이 다 좋다고 했다.88)

솜대의 죽순인 담죽순(淡竹筍)은 단맛이 있으면서 차가운 기운이 있다. 담(痰)을 없애고, 열광장열(熱狂壯熱)·두통(頭痛)·두풍(頭風)·임부두선(妊婦頭旋)·전부경계(顚仆驚悸)·온역(溫疫) 등으로 인한 미민(迷悶)과 소아의 경간천조(驚癎天弔)를 제거한다고 보았다.89) 또한 죽순의 성질이 차가워 대나무 잎과 성질이 서로 같음을 알 수 있는데, 장중경(張仲景)의 죽엽탕(竹葉湯)은 오직 담죽(淡竹)만을 사용한다고 했다.90)

고죽(苦竹)의 죽순은 쓴맛 단맛이 있으며 차가운 기운이 있어, 잠을 자지 못하는 것을 치료하고, 얼굴과 눈 그리고 혀 위의 열황(熱黃)을 없앤다. 소갈(消渴)을 치료하고 눈을 밝게 하며 주독을 풀어 주고 열기(熱氣)를 제거하고 사람을 튼튼하게 한다.91) 또한 마음이 번민(煩悶)한 것을 다스리며 기력(氣力)을 북돋워 주고 수도(水道)를 잘나가게 하고, 기를 아래로 내리고 담(痰)을 풀어 주며 풍열각기(風熱脚氣)를 다스리는데 찌거나 삶아 먹는다.92) 말려서 태운 다음 소금을 넣어 아감(牙疳 : 잇몸이 붉게 붓고 헐며 아픈 증상)에 문지른다고 했다.93)

『本草綱目』94)·『本草精華』95) 등에서는 '죽순은 죽력과 효능이 거의 같다. 평소 담병(痰病)을 앓는 사람이 죽순을 먹었더니 치유되었다.'라고

---

88) 李時珍, 『本草綱目』, 「竹筍」, 筀竹筍 主治消渴風熱 益氣力 消腹脹 蒸煮炒食皆宜(宁原)

89) 李時珍, 『本草綱目』, 「竹筍」, 淡竹筍 氣味甘寒 主治消痰 除熱狂壯熱 頭痛頭風 并妊婦頭旋 顚仆驚悸 溫疫迷悶 小兒驚癎天弔(汪穎)

90) 李時珍, 『本草綱目』, 「竹」, 宗奭曰 諸竹筍性皆寒 故知其葉一致也 張仲景竹葉湯 惟用淡竹

91) 李時珍, 『本草綱目』, 「竹筍」, 苦竹筍 氣味苦甘寒 主治不睡 去面目并舌上熱黃 消渴 明目 解酒毒 除熱氣 健人(藏器)

92) 李時珍, 『本草綱目』, 「竹筍」, 理心煩悶 益氣力 利水道 下氣化痰 理風熱脚氣 并蒸煮食之(心鏡)

93) 李時珍, 『本草綱目』, 「竹筍」, 乾者燒研入鹽 擦牙疳(時珍)

94) 李時珍, 『本草綱目』, 「竹筍」, 穎曰 筍與竹瀝功近 有人素患痰病 食筍而愈也

95) 『本草精華』, 「竹筍」, 穎曰 功與竹瀝同.

하여 죽순의 효능은 죽력과 같다고 보았다.

2) 죽순은 괄장비(刮腸篦)

  물이 맑지 않아 기름에 튀기거나 볶는 요리가 많은 중국에서 죽순을
요리에 이용하고 있다. 이는 죽순에 기름기를 제거하는 기능이 있기 때
문이다. 반면에 장에 기름기가 없는 사람이 죽순을 많이 먹으면 오히려
손해를 보기도 한다.
  『순보(筍譜)』(宋)에 '일설에 죽순(竹筍)은 대장(大腸)을 매끄럽게 하고
통하게 하지만 비(脾)에는 도움이 되지 않기 때문에 세속에서 죽순을
괄장비(刮腸篦)라고 한다. 어느 것이나 과도하게 먹으면 이익은 적고 손
해가 많아지는 것이 어찌 죽순(竹筍)뿐이겠는가? 죽순(竹筍)을 죽일 수
있는 것은 생강과 삼씨기름이다. 대나무가 너무 무성할 때 대나무를 죽
이려면 기름 찌꺼기로 거름을 준다. 그러면 다음해에 대나무가 시들어
드문드문 있게 된다.'96)고 하여 죽순을 장(腸)을 깎아[刮] 내리는 빗[篦]
이라는 뜻으로 괄장비(刮腸篦)라고 했으며 그 상극은 생강과 삼씨기름
이라고 했다. 같은 내용이 『說郛』97)·『本草綱目』98)·『御定佩文齋廣羣芳
譜』99)·『本草精華』100) 등에 보이고 있다.
  이시진(李時珍)은 괄장비(刮腸篦)의 내력에 대해 '죽력(竹瀝)은 차갑고
매끄러운 성질이 있기 때문에 풍화(風火)와 조열(燥熱)로 인하여 담(痰)
이 생긴 사람에게는 적합하다. 그러나 만약 한습(寒濕)으로 위(胃)와 허

---

96) 釋贊寧, 『筍譜』, 一說 滑利大腸 無益於脾(肺를 교정)也 俗或謂之刮腸篦是也 凡物過度而食
    益少而損多 豈止筍耶 殺筍之毒 吳蜀薑麻油 如竹叢欲敗 以油滓沃 明年則凋疎矣

97) 陶宗儀, 『說郛』, 一說 滑利大腸 無益於脾(肺를 교정)也 俗或謂之刮腸刮腸篦是也 凡物過度
    而食 益少而損多 豈止筍耶 殺筍之毒 吳蜀薑麻油 如竹叢欲敗 以油滓沃 明年則凋疎矣

98) 李時珍, 『本草綱目』, 「竹筍」, 時珍曰 贊寧筍譜云 筍雖甘美 而滑利大腸 無益于脾 俗謂之刮
    腸篦 惟生薑及蔬油 能殺其毒 人以蔬滓沃竹叢 則次年凋疎 可驗矣

99) 劉灝, 『御定佩文齋廣羣芳譜』, 「竹譜」, 筍譜 筍利大腸 無益于脾 俗謂之刮腸刮腸篦 食者審焉

100) 『本草精華』, 「竹筍」, 時珍曰 筍雖甘美 而滑利大腸 無益於脾 俗謂之刮腸篦 惟生薑及麻油
    能殺其毒.

하여 설사하는 사람이 죽력을 먹으면 오히려 장위(腸胃)가 상하게 한다. 죽순(竹筍)의 성질이 활리(滑利)하기 때문에 많이 먹으면 설사를 한다. 승가(僧家)에서 죽순을 괄장비(刮腸箆)라고 하는데 바로 이런 의미이다.'101)라 하여 기존의 설명과는 약간 다른 방법으로 설명하고 있다.

그러나 『本草備要』에서는 '본초서에는 기록되지 않았지만 죽순과 고사리를 많이 먹으면 이들은 모두 혈(血)을 조(燥)하게 한다. 따라서 죽순을 괄장비(刮腸箆)라고 하는데 고기와 같이 삶아먹으면 해가 없다.'102)라고 했다. 죽순이 혈을 마르게 하기 때문에 괄장비라고 했으며 고기와 같이 먹으면 해가 없다고 했다. 즉 기름기 많은 음식을 먹을 때에 죽순을 먹으면 좋지만 그렇지 않을 때에 죽순을 과도하게 먹으면 오히려 해가 될 수 있다고 본 것이다.

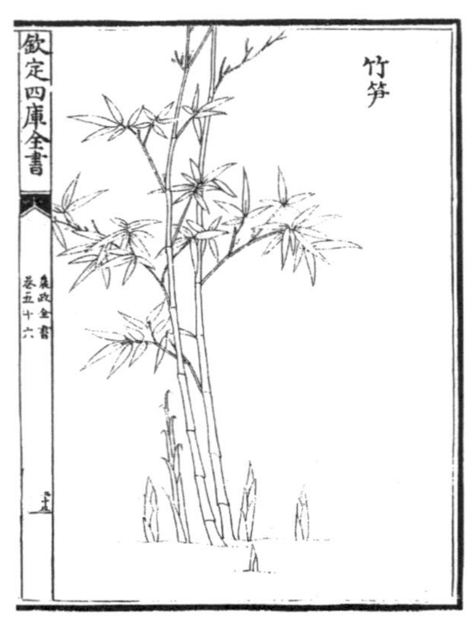

〈그림 9〉 『農政全書』 竹芽

3) 죽력(竹瀝)의 효능

죽력(竹瀝)은 한의학에서 많이 사용하는 약재 가운데 하나다. 죽력(竹瀝)을 만들고 보관하는 방법으로 『東醫寶鑑』에서는 '푸르고 큰 대나무를 2자 정도로 자른 뒤 두 쪽으로 쪼갠다. 이것을 우물물에 하룻밤 담가

---

101) 李時珍, 『本草綱目』, 「竹」, 時珍曰 竹瀝性寒而滑 大抵因風火燥熱而有痰者宜之 若寒濕胃虛腸滑之人 服之 則反傷腸胃 筍性滑利 多食瀉人 僧家謂之刮腸箆 即此義也
『本草精華』, 「竹瀝」, 時珍曰 性寒而滑 大抵因風火燥熱而有痰者宜之. 若寒濕胃虛腸滑之人 服之 則反傷腸胃.

102) 汪昂, 『本草備要』, 「竹瀝」, 本草未載 昂按筍蕨多食 皆能燥血 故筍有刮腸箆之名 惟同肉煮食 則無害也

두었다가 벽돌 2장을 적당한 간격으로 걸쳐 놓되 양쪽 끝이 1~2촌 정도 나가게 놓는다. 아래에서 센 불로 대나무를 달구면서 대나무의 양쪽 끝으로 나오는 진을 그릇에 받는다. 이것을 무명천에 걸러서 찌꺼기를 버리고 사기병에 넣어 둔다. 여름철에는 얼음 속에 넣어 죽력(竹瀝)이 산패하지 않게 하고 겨울철에는 따뜻한 곳에 두어 얼어 상하지 않게 해야 한다.'103)고 했다. 『本草綱目』에서도 같은 방법을 설명하면서 별도로 '다른 방법으로 5~6촌 정도 대나무를 자르고 시루에 넣고 매

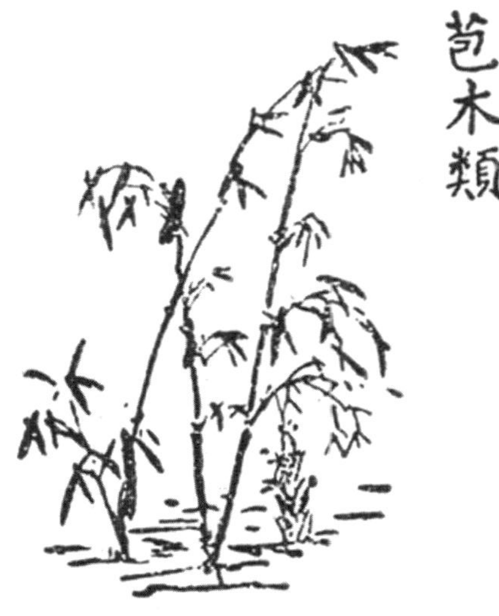

〈그림 10〉『本草從新』竹瀝

달아 둔다. 아래에 그릇을 놓고 주위에 숯으로 불을 때면 그 즙이 그릇으로 뚝뚝 떨어진다.'104)고 새로운 방법을 추가로 기록하고 있다. 또한 죽력은 모든 대나무로 만드는 것이 아니고, 오직 담죽(淡竹)·고죽(苦竹)·근죽(筆竹)만을 사용한다고 했다.105)

　죽력(竹瀝)의 효능에 대해 살펴보면 다음과 같다. 대나무의 정기(精氣)를 모은 죽력은 성질이 매우 차가워서 오래된 갈증과 심번(心煩)에 사용한다.106) 그러나 죽력이 그렇게 차가운 것만은 아니라고 보았다. 『本

---

103)　許浚, 『東醫寶鑑』, 「取竹瀝法」, 截靑大竹二尺許　劈作兩片　浸井水一宿　以塼二塊排定　將竹片架於塼上　兩頭出一二寸　下以烈火逼之　竹兩頭以器承瀝　收合綿濾去滓　砂瓶收貯　暑月以冷氷沈冷　以防瀝酸　寒月置溫處　勿令凍傷〈丹心〉

104)　李時珍, 『本草綱目』, 「竹」, 淡竹瀝　修治　機曰　將竹截作二尺長　劈開　以磚兩片對立　架竹于上　以火炙出其瀝　以盤承取　時珍曰　一法　以竹截長五六寸　以瓶盛　倒懸　下用一器承之　周圍以炭火逼之　其油瀝于器下也

105)　李時珍, 『本草綱目』, 「竹」, 弘景曰　凡取竹瀝　惟用淡苦筆竹者

106)　李時珍, 『本草綱目』, 「竹」, 雷曰　久渴心煩　宜投竹瀝

草綱目』107) ·『本草精華』108) 등에 의하면 ‘죽력은 담(痰)을 부드럽게 하지
만 생강즙의 도움이 없으면 제대로 행(行)하지 못한다. 산후의 금창(金
瘡)과 구금(口噤), 혈허자한(血虛自汗)·소갈(消渴)·소변이 많은 것은 모
두 음허(陰虛)의 병으로 죽력을 쓰지 않음이 없다. 산후에 허(虛)함에
한정하지 않고 임신 중 태아를 손상시키지 않는다. 본초서에서는 죽력
이 대한(大寒)하다고 하여 석고(石膏)·황금(黃芩) 등과 같은 무리로 보
아 잘 사용하지 않았다. 내경에 음허(陰虛)하면 발열(發熱)한다고 보았
는데, 죽력은 단맛이 있고 성질이 완만하여 능히 음허로 인한 대열(大
熱)을 제거한다. 죽력은 한성(寒性)이 있지만 능히 보(補)하니 마[薯蕷]가
한성(寒性)이 있지만 보하는 것과 같은 의미이다. 죽력이 대한(大寒)하
다고 한 것은 그 공을 말한 것이고 그 기운이 그렇다는 것은 아니다.
세상 사람들이 죽순을 어린아이부터 노인에 이르기까지 먹는데 죽력의
한성(寒性) 때문에 병든 사람은 없다. 죽력은 죽순의 진액으로 화기(火
氣)의 도움을 받아 만들어진 것으로 어찌 한(寒)하다고 할 수 있는가?
능히 먹을 수 있는 사람은 형력(荊瀝)을 사용하고 잘 먹지 못하는 사람
은 죽력(竹瀝)을 사용한다.’고 하여 죽력이 대한(大寒)하지 않은 것으로
보았다. 따라서 ‘죽력이 대한(大寒)하다고 한 것은 그 공을 말함이고 그
기를 말한 것이 아니다. 대나무의 성품이 비록 차가우나 죽력은 대한
(大寒)한 것은 아니다.109)고 결론 내리고 있다.
　『本草精華』에서도 ‘죽력은 대나무의 진액(津液)이다. 본초경에 죽력이
대한(大寒)하다고 한 것은 그 본성을 말한 것일 뿐이다. 화기(火氣)를

---

107) 李時珍, 『本草綱目』, 「竹」, 震亨曰 竹瀝滑痰 非助以薑汁不能行 諸方治胎産金瘡口噤 與血
　　虛自汗 消渴小便多 皆是陰虛之病 無不用之 産後不礙虛 胎前不損子 本草言其大寒 似與石
　　膏 黃芩同類 而世俗因大寒二字 棄而不用 經云 陰虛則發熱 竹瀝味甘性緩 能除陰虛之有大
　　熱者 寒而能補 與薯蕷寒補義同 大寒言其功 非獨言其氣也 世人食筍 自幼至老 未有因其寒
　　而病者 瀝即筍之液也 又假於火而成 何寒如此之甚耶 但能食者用荊瀝 不能食者用竹瀝

108) 『本草精華』, 「竹瀝」, 非助薑汁不能行. 古方治胎産金瘡口噤 與血虛自汗 消渴小便多 皆是陰
　　虛之病 無不用之. 産後不得虛 胎前不損子 味甘性緩 能除陰虛之有大熱者. 寒而能補 與薯
　　蕷寒補義同.

109) 李時珍, 『本草綱目』, 「竹」, 丹溪朱氏謂大寒 言其功 不言其氣 殊悖于理 謂大寒爲氣 何害于
　　功 淮南子云 楠竹有火 不鑽不然 今猫獠人以乾竹片相戛取火 則竹性雖寒 亦未必大寒也

얻은 뒤에는 대나무의 찬 기운이 응당 감소된다. 죽력의 성질은 매끄럽게 흘러 구멍을 잘 통하게 하고 담(痰)을 몰아낸다. 그러므로 중풍 환자에 있어 죽력은 요약(要藥)이 된다. 죽력은 모든 경락으로 두루 달려서 일체의 담(痰)이 맺힌 것을 뚫고 씻어내지만, 한담(寒痰)·습담(濕痰)·음식으로 생긴 담(痰)에는 사용하지 말아야 한다.'110)라고 정리하고 있다.

『東醫寶鑑』에서는 죽력의 효능에 대해 '갑자기 온 중풍(中風), 가슴의 대열(大熱)을 다스리고 번민(煩悶)을 그치게 한다. 중풍으로 인한 실음불어(失音不語)·담열(痰熱)로 인한 혼미(昏迷) 등을 치료한다. 소갈(消渴)을 그치게 하고, 파상풍과 산후의 발열(發熱), 소아의 경간(驚癇) 등 일체의 위급한 질환을 치료한다.'111)고 설명하고 있다.

따라서 죽력은 중풍으로 인한 구금(口噤 : 입을 열지 못하고 닫혀 있는 증상)에 생강즙과 같이 사용되고,112) 소아구금(小兒口噤)으로 몸에 열이 있는 경우에는 따뜻하게 마신다.113) 산후의 중풍(中風)과 구금(口噤) 그리고 몸이 경직되고 면청(面青)하며 수족이 뒤틀릴 때 죽력을 사용한다.114) 파상중풍(破傷中風)·섬탈절골(閃脫折骨) 등과 모든 부스럼에 부채로 바람을 일으키면 풍병[痙]이 나타나 구금(口噤)이 되고 뒷골이 뻣뻣하여 사람을 죽이게 되니 죽력을 사용해야 한다고 했다. 115) 금창중풍(金瘡中風)으로 구금(口噤)이 되어 죽으려고 할 때 죽력을 사용하고,116) 대인의 후풍(喉風)에 계죽유(笙竹油)를 사용한다고 하였다.117) 그

---

110) 『本草精華』,「竹瀝」, 經疏曰 竹瀝竹之津液也. 經云大寒 亦言其本性耳 得火之後 寒氣應淺 性滑流利 走竅逐痰 故爲中風家要藥. 遍走經絡 搾剔一切痰結 而寒痰濕痰飲食生痰 不宜用.

111) 許浚, 『東醫寶鑑』,「竹瀝」, 主暴中風 胸中大熱 止煩悶 卒中風 失音不語 痰熱昏迷 止消渴 治破傷風 及産後發熱 小兒驚癇 一切危急之疾

112) 李時珍, 『本草綱目』,「竹」, 中風口噤 竹瀝 薑汁等分 日日飲之 千金方

113) 李時珍, 『本草綱目』,「竹」, 小兒口噤 體熱 用竹瀝二合 煖飲 分三四服 兵部手集

114) 李時珍, 『本草綱目』,「竹」, 産後中風 口噤 身直面青 手足反張 竹瀝飲一二升 即甦 梅師方

115) 李時珍, 『本草綱目』,「竹」, 破傷中風 凡閃脫折骨諸瘡 慎不可當風用扇 中風則發痙 口噤項急 殺人 急飲竹瀝二三升 忌冷飲食及酒 竹瀝卒難得 可合十許束併燒取之 外臺祕要

116) 李時珍, 『本草綱目』,「竹」, 金瘡中風 口噤欲死 竹瀝半升 微微煖服 廣利方

리고 소아의 중설(重舌)에 죽력을 황벽(黃蘗)에 담가 사용하고,118) 소아
가 미친 소리를 밤에 자주 할 때 죽력을 먹이고,119) 소아의 입술에 부
스럼이 났을 때 죽력을 황련·황벽 등에 개어 황단(黃丹)으로 붙인다고
했다.120) 또한 부부관계로 인한 부인의 태동(胎動)에 죽력을 마시고,121)
임신 중 번갈에 죽력을 마신다고 했다.122) 그 밖에 시기번조(時氣煩燥)
가 5~6일이 되어도 풀리지 않을 때 청죽력(靑竹瀝)을 따뜻하게 다려서
먹고,123) 소갈뇨다(消渴尿多)에 죽력을 편한 대로 먹는다고 했다.124)

대나무 즙

　대나무 즙을 먹었더니 신선이 되었다는 이야기도 내려오고 있다. 차가
운 성질의 죽력을 복용할 때 예전에는 생강즙과 같이 복용했다.125) 또
한 계피와 같이 먹기도 했는데, 『本草綱目』에 '『신선전(神仙傳)』에 이르
기를 예전에 강공(姜公)이 대나무즙을 복용하고 계피를 먹었더니 오래
살았다. 대나무즙의 성질이 차가운데 따뜻한 성질의 계피로 중화시켰다.
이는 생강즙으로 죽력을 도와주는 의미와 같다.'126)고 했다. 그러나 『神
仙傳』에는 『本草綱目』에서 인용한 내용이 그대로 나오지 않아 의문이
된다. 　『예문유취藝文類聚』(唐)127)·『山堂肆考』128)·『광박물지(廣博物志)』

---

117) 李時珍, 『本草綱目』, 「竹」, 大人喉風 筀竹油頻飮之 集簡方

118) 李時珍, 『本草綱目』, 「竹」, 小兒重舌 竹瀝漬黃蘗 時時點之 簡便方

119) 李時珍, 『本草綱目』, 「竹」, 小兒狂語 夜後便發 竹瀝夜服二合 姚和衆至寶方

120) 李時珍, 『本草綱目』, 「竹」, 小兒吻瘡 竹瀝和黃連 黃蘗 黃丹傳之 全幼心鑑

121) 李時珍, 『本草綱目』, 「竹」, 婦人胎動 妊娠因夫所動 困絶 以竹瀝飮一升 立愈 産寶

122) 李時珍, 『本草綱目』, 「竹」, 孕婦子煩 竹瀝 頻頻飮之 梅師方 伏苓二兩 竹瀝一升 水四升 煎
　　二升 分三服 不瘥 更作之

123) 李時珍, 『本草綱目』, 「竹」, 時氣煩燥 五六日不解 青竹瀝半盞 煎熱 數數飮之 厚覆取汗 千
　　金方

124) 李時珍, 『本草綱目』, 「竹」, 消渴尿多 竹瀝恣飮 數日愈 肘後方

125) 許浚, 『東醫寶鑑』, 「竹瀝」, ○竹瀝 非薑汁不能行經 竹瀝六分 加薑汁一分用〈入門〉

126) 李時珍, 『本草綱目』, 「竹」, 神仙傳云 昔姜公服竹汁餌桂 得長生 蓋竹汁性寒 以桂濟之 亦與
　　用薑汁佐竹瀝之意相同

(明)129)·『淵鑑類函』130) 등에서 '이루공(離婁公)이 대나무즙을 복용하고 계피를 먹었더니 신선이 되었다.'고 하면서 이는 『神仙傳』에서 인용했다고 밝히고 있다. 비슷한 내용이지만 이름이 서로 달라 연구가 필요한 부분이다.

대나무의 종류에 따른 죽력의 효능

대나무의 종류에 따른 죽력의 효능을 살펴보면 다음과 같다.

왕대의 즙인 근죽력(簞竹瀝)은 풍치(風瘁 : 목덜미와 등이 뻣뻣해지고 정신이 혼미한 瘁風과 瘁病)를 치료한다고 했다.131)

솜대의 즙인 담죽력(淡竹瀝)은 감미(甘味)가 있으면서 대한(大寒)하므로 생강즙으로 죽력을 도와주어야 한다고 보았다.132) 『本草綱目』133)·『本草精華』134) 등에 의하면 '담죽력은 갑작스런 중풍(中風)과 풍비(風痺) 그리고 가슴의 대열(大熱)을 주로 치료하고, 번민(煩悶)·소갈(消渴)·노복(勞復 : 중병을 치르고 완쾌되기 전에 과로하여 다시 앓는 것) 등을 다스린다.'라고 보았다. 또한 '중풍(中風)으로 인한 실음불어(失音不語)를 다스리고 양혈(養血)·청담(淸痰) 작용이 있으며, 풍담(風痰)과 허담(虛痰)이 가슴에 있어 사람이 전광(癲狂)한 것을 다스린다. 담(痰)이 경락과 사지(四肢) 및 피부(皮膚)의 안쪽과 막(膜)의 바깥쪽에 있는 것은 죽력이 아니면 도달할 수 없고 운행할 수 없다.'135)라고 했다.

---

127) 歐陽詢, 『藝文類聚』, 神仙傳曰 離婁公服竹汁餌桂 得仙 許由父 箕山得丹石桂英 今在中岳

128) 彭大翼, 『山堂肆考』, 「離婁服汁」, 神仙傳 離婁公服竹汁 及餌桂 得仙

129) 董斯張, 『廣博物志』, 離婁公服竹汁餌桂 得仙(神仙傳)

130) 張英, 『淵鑑類函』, 神仙傳曰 離婁公服竹汁餌桂 得仙 許由父 箕山得丹石桂英 今在中岳

131) 李時珍, 『本草綱目』, 「竹」, 簞竹瀝 主治虱瘁(別錄)

132) 李時珍, 『本草綱目』, 「竹」, 氣味甘大寒無毒 時珍曰 薑汁為之使
　　『本草精華』, 「竹瀝」, 味甘大寒無毒.

133) 李時珍, 『本草綱目』, 「竹」, 主治 暴中風風痺 胸中大熱 止煩悶 消渴 勞復(別錄)

134) 『本草精華』, 「竹瀝」, 別 主暴中風風痺 胸中大熱 止煩悶 消渴 勞復.

135) 李時珍, 『本草綱目』, 「竹」, 中風失音不語 養血淸痰 風痰虛痰在胸膈 使人癲狂 痰在經絡四

　그리고 자모(子冐 : 임신중 경련)와 풍치(風痓)를 치료하고 사망(射罔)의 독(毒)을 풀어 준다고 보았다.136) 따라서 단석독(丹石毒 : 광물질 약재를 많이 먹어 생긴 독성)이 나타나 두현(頭眩)·이명(耳鳴)·공구불안(恐懼不安) 등에 담죽력을 사용하고,137) 소아의 적목(赤目)에 담죽력을 점안하고,138) 산후의 허한(虛汗)에 담죽력을 따뜻하게 복용하고,139) 해수폐위(欬嗽肺痿)와 대인·소아의 해역단기(欬逆短氣) 그리고 가슴으로 숨을 들이쉬거나 기침을 할 때, 가래와 농을 배출할 때 담죽력을 사용하고,140) 소아의 상한에 담죽력을 응용한다고 했다.141)

　고죽력(苦竹瀝)은 구창(口瘡)·목통(目痛)을 치료하고 눈을 밝게 하며 구규(九竅)를 통하게 한다.142) 그리고 어금니가 아픈 것[牙疼]을 치료하는 데 담죽(淡竹)과 효과가 같다고 했다.143) 따라서 급성 아치통(牙齒痛)에 고죽력을 사용하고,144) 간경(肝經)의 열로 인해 생긴 적목자통(赤目眥痛)으로 눈을 뜨지 못하는 사람에게 고죽력을 응용하게 된다.145)

肢及皮裏膜外 非此不達不行(震亨)

『本草精華』, 「竹瀝」, 震亨 中風失音不語 養血淸痰 風痰虛痰在胸膈 使人癲狂 痰在經絡四肢及皮裏膜外 非此不達不行.

136) 李時珍, 『本草綱目』, 「竹」, 治子冐風痓 解射罔毒(時珍)

137) 李時珍, 『本草綱目』, 「竹」, 丹石毒發 頭眩耳鳴 恐懼不安 淡竹瀝頻服二三升 古今録驗

138) 李時珍, 『本草綱目』, 「竹」, 小兒赤目 淡竹瀝點之 或入人乳 古今録驗

139) 李時珍, 『本草綱目』, 「竹」, 産後虛汗 淡竹瀝三合 煖服 須臾再服 昝殷産寶

140) 李時珍, 『本草綱目』, 「竹」, 欬嗽肺痿 大人小兒欬逆短氣 胸中吸吸 欬出涕吐嗽出臭膿 用淡竹瀝一合 服之 日三五次 以愈為度 李絳兵部手集

141) 李時珍, 『本草綱目』, 「竹」, 小兒傷寒 淡竹瀝 葛根汁各六合 細細與服 千金方

142) 許浚, 『東醫寶鑑』, 「竹瀝」, ○苦竹瀝 療口瘡 明目 利九竅〈本草〉

143) 李時珍, 『本草綱目』, 「竹」, 苦竹瀝 主治 口瘡目痛 明目 利九竅(別録) 同功淡竹(大明) 治牙疼(時珍)

144) 李時珍, 『本草綱目』, 「竹」, 卒牙齒痛 苦竹燒一頭 其一頭汁出 熱揩之 姚僧坦集驗方

145) 李時珍, 『本草綱目』, 「竹」, 赤目眥痛 不得開者 肝經實熱所致 或生障瞖 用苦竹瀝五合 黃連二分 綿裹浸一宿 頻點之 令熱淡出 梅師方

4) 죽엽(竹葉)의 효능

차로 끓여 먹기도 하는 죽엽(竹葉)에 대해 그 성미를 보는 관점에 서로 다르게 보았다. '죽엽(竹葉)은 고평(苦平)하고 음중미양(陰中微陽)하다'146)라고 보는 견해도 있고, '죽엽은 신고(辛苦)하고 한(寒)하여 기운을 내리기도 하고 올리기도 하며 양중음(陽中陰)하다'라고 보기도 했다. 그 효능으로 '오래되거나 새로 생긴 풍사(風邪)로 인한 번열(煩熱)을 제거해 주며 천촉(喘促 : 숨이 차는 증상)으로 기가 위로 솟구치는 것을 그치게 한다.'147)라고 보았다.

따라서 달리고 난 뒤에 상기(上氣)되고 열이 나 냉수를 마시는 경우에 죽엽과 귤피를 사용하기도 하고,148) 때대로 황달이 나는 경우에 죽엽을 밀 석고와 같이 사용하기도 했다.149)

왕대의 잎인 근죽엽(菫竹葉)을 『本草綱目』에서는 쓴맛이 나고 차가운 기운이 있다고 보아,150) 기침하면서 기(氣)가 위로 치미는 것[欬逆上氣]과 일근(溢筋)과 급악양(急惡瘍 : 급성 악창)을 치료하며 소충(小蟲)을 죽인다고 했다.151) 또한 번열(煩熱)과 풍경(風痙 : 風으로 생긴 경련), 후비(喉痺)·구토(嘔吐) 등을 치료하며,152) 탕으로 끓여서 곽란전근(霍亂轉筋)에 찜질하기도 한다고 했다.153) 이와 같은 죽엽의 효능은 『林園經濟志

---

146) 李時珍, 『本草綱目』, 「竹」, 元素曰 竹葉苦平 陰中微陽

147) 李時珍, 『本草綱目』, 「竹」, 杲曰 竹葉辛苦寒 可升可降 陽中陰也 其用有二 除新久風邪之煩熱 止喘促氣勝之上衝
   『本草精華』, 「淡竹葉」, 杲曰 可降可升 其用有二 除新久風邪之煩熱 止喘促氣勝之上衝.

148) 李時珍, 『本草綱目』, 「竹」, 上氣發熱 因奔趁走馬後 飮冷水所致者 竹葉三斤 橘皮三兩 水一斗 煎五升 細服 三日一劑 肘後方

149) 李時珍, 『本草綱目』, 「竹」, 時行發黃 竹葉五升切 小麥七升 石膏三兩 水一斗半 煮取七升 細服 盡劑愈 肘後方

150) 李時珍, 『本草綱目』, 「竹」, 菫竹葉 氣味苦平無毒 別錄曰大寒

151) 李時珍, 『本草綱目』, 「竹」, 主治 欬逆上氣 溢筋 急惡瘍 殺小蟲(本經)

152) 李時珍, 『本草綱目』, 「竹」, 除煩熱風痙 喉痺嘔吐(別錄)

153) 李時珍, 『本草綱目』, 「竹」, 煎湯 熨霍亂轉筋(時珍)

154) 등에 요약되어 재인용되고 있다.

『東醫寶鑑』에서는 근죽엽(箽竹葉)의 효능을 '기침하면서 기(氣)가 위로 치미는 것[欬逆上氣]과 번열(煩熱)을 제거하고, 소갈(消渴)을 그치게 하고, 단석독(丹石毒)을 풀어 준다. 풍치(風痓 : 목덜미와 등이 뻣뻣해지고 정신이 혼미한 痓風과 痓病)·후비(喉痹)·구토(嘔吐) 등을 치료하며, 토혈(吐血)·열독풍(熱毒風 : 열독으로 인한 풍증)·악창[惡瘍] 등을 다스리며 소충(小蟲)을 죽인다.'155)고 했다. 그런데 토혈(吐血)과 열독풍(熱毒風)을 다스리고 소갈(消渴)을 그치게 하며 단석독(丹石毒)을 풀어 준다는 『東醫寶鑑』의 근죽엽(箽竹葉)에 대한 효능은 『本草綱目』156)에서 담죽엽(淡竹葉)의 효능으로 설명되고 있어 논란의 소지가 있다.

솜대의 잎인 담죽엽(淡竹葉)은 신미(辛味)가 있으면서 대한(大寒)하다고 보았으나 감한(甘寒)하다는 주장도 있다.157) 또한 '죽엽의 기(氣)는 박(薄)하고 미(味)는 후(厚)하여 음중미양(陰中微陽)이 되며, 내려간다. 죽엽은 족양명경(足陽明經)과 수소음경(手少陰經)으로 들어간다.'158)라고도 했다.

『本草綱目』159)·『本草精華』160) 등에 의하면 '담죽엽(淡竹葉)은 가슴의 담열(痰熱)과 기침하면서 기(氣)가 위로 치미는 것[欬逆上氣]을 치료한다.'라고 했다. 그리고 '담(痰)을 없애고 열광(熱狂)과 번민(煩悶)을 치료한다. 중풍으로 말을 하지 못하는 것[中風失音不語]과 장열(壯熱)로 인한

---

154) 徐有榘, 『林園經濟志』, (案)諸家本草 箽竹葉 왕댓닙 苦平無毒 治欬逆上氣 除煩熱 霍亂轉筋

155) 許浚, 『東醫寶鑑』, 「箽竹葉」, 왕댓닙 性寒味甘(一云苦)無毒 止咳逆上氣 除煩熱 止消渴 壓丹石毒 療風痓 喉痹 嘔吐 主吐血 熱毒風 惡瘍 殺小虫

156) 李時珍, 『本草綱目』, 「竹」, 淡竹葉 吐血 熱毒風 止消渴 壓丹石毒(甄權)

157) 李時珍, 『本草綱目』, 「竹」, 淡竹葉 氣味辛平大寒無毒. 權曰甘寒.
　　『本草精華』, 「淡竹葉」, 味辛平大寒無毒.

158) 『本草精華』, 「淡竹葉」, 權曰 氣薄味厚 陰中微陽 降也 入足陽明 手少陰經.

159) 李時珍, 『本草綱目』, 「竹」, 主治 胸中痰熱 欬逆上氣(別錄)

160) 『本草精華』, 「淡竹葉」, 別 主胸中痰熱 欬逆上氣.

두통(頭痛)과 두풍(頭風)을 치료하고, 경계(驚悸)·온역(溫疫)으로 인한 미민(迷悶), 임산부의 머리가 어지러워 쓰러지는 것[頭旋倒地]과 소아의 경간(驚癎)과 천조(天弔)를 그치게 한다.'161)라 했다. 그리고 '심경(心經)을 서늘하게 하고 원기(元氣)를 북돋아주며 열을 제거하고 비장을 완만하게 풀어준다.'162)라고 했다. 또한 '후비(喉痺)·귀주(鬼疰)·악기(惡氣)·번열(煩熱) 등을 치료하고 소충(小蟲)을 죽인다.'163)라고 했다.

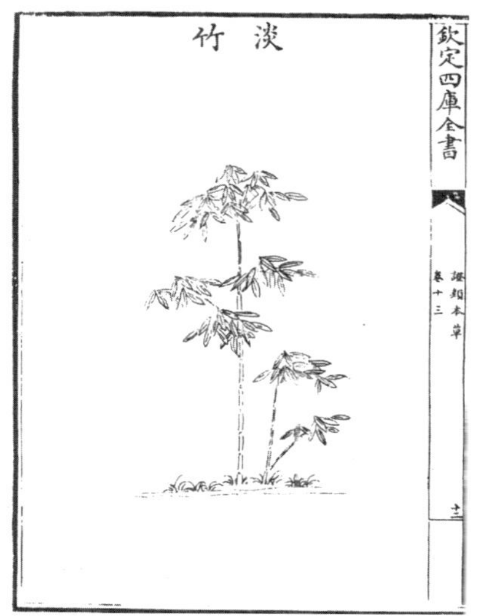

〈그림 11〉 『證類本草』 淡竹

　　외용으로도 사용했는데, '죽엽을 진하게 달여 치아에 출혈이 있을 때 양치하거나 치질이 밖으로 나와 들어가지 않는 경우에 씻는다.'164)라고 했다. 또한 토혈(吐血)과 열독풍(熱毒風)을 다스리며 소갈(消渴)을 그치게 하고 단석독(丹石毒)을 풀어 준다.165) 위와 같은 내용이 『東醫寶鑑』166)·『林園經濟志』167) 등에 요약되어 설명되고 있다.

---

161) 李時珍, 『本草綱目』, 「竹」, 消痰 治熱狂煩悶 中風失音不語 壯熱頭痛頭風 止驚悸 溫疫迷悶 妊婦頭旋倒地 小兒驚癎天弔(大明)
　　『本草精華』, 「淡竹葉」, 大明 治熱狂煩悶 中風失音 驚悸 瘟疫 妊婦頭旋倒地 小兒驚癎天吊.

162) 李時珍, 『本草綱目』, 「竹」, 凉心經 益元氣 除熱緩脾(元素)
　　『本草精華』, 「淡竹葉」, 元素 凉心經 益元氣 除熱緩脾.

163) 李時珍, 『本草綱目』, 「竹」, 喉痺 鬼疰惡氣 煩熱 殺小蟲(孟詵)
　　『本草精華』, 「淡竹葉」, 詵 喉痺 鬼疰惡氣 煩熱 殺小虫.

164) 李時珍, 『本草綱目』, 「竹」, 煎濃汁 漱齒中出血 洗脫肛不收(時珍)
　　『本草精華』, 「淡竹葉」, 時珍 脫肛不收.

165) 李時珍, 『本草綱目』, 「竹」, 吐血 熱毒風 止消渴 壓丹石毒(甄權)

166) 許浚, 『東醫寶鑑』, 「淡竹葉」, 소옴댓닙 性寒味甘無毒 消痰淸熱 主中風失音不語 壯熱頭痛 止驚悸 溫疫 狂悶 治咳逆上氣 眩暈倒地 小兒驚癎天弔〈本草〉

167) 徐有榘, 『林園經濟志』, 淡竹葉 소옴딧닙 프平大寒無毒 治胸中痰熱 壯熱頭痛 吐血 中風失音.

오죽의 잎인 고죽엽(苦竹葉)은 『本草綱目』에 쓰고 차가운 기운이 있다
고 보아,168) 구창(口瘡 : 입 안의 부스럼) 목통(目痛 : 눈이 아픈 증상)을
치료하며, 눈을 밝게 하고 구규(九竅 : 몸에 있는 귀·눈·코 2개씩과 입·
요도·항문 1개씩 총 9개의 구멍을 말한다.)를 부드럽게 한다고 했다.169)
그리고 잠을 못 자는 것[不睡]를 치료하며, 소갈(消渴)을 그치게 하고 주
독(酒毒)을 풀어 주며 번열(煩熱)을 없애고 땀을 나게 한다. 또한 중풍
으로 인한 벙어리[瘖瘂]를 치료한다.170) 살충(殺蟲) 작용이 있으며, 태워
서 분말로 만든 다음 돼지쓸개에 개어 소아의 두창(頭瘡 : 머리에 난 종
기)·이창(耳瘡 : 귀에 생긴 부스럼)·옴[疥癬] 등에 바르고, 계란흰자에 개
어 모든 악창(惡瘡)에 바르는데 자주 사용하면 효과를 본다고 했다.171)
같은 내용이 『東醫寶鑑』172)·『林園經濟志』173) 등에 요약되어 재인용되고
있음을 확인할 수 있다.

5) 죽근(竹根)의 효능

뻗어나가는 힘이 매우 좋은 대나무 뿌리를 『東醫寶鑑』에서는 '탕으로
끓여 복용하면 번열(煩熱)을 없애며 갈증을 그치게 하고 보허(補虛)한다.
기를 아래로 내리며 독을 없애고 풍치(風痓)를 다스린다.'174)고 했다.
왕대의 뿌리인 근죽근(箽竹根)은 『本草綱目』에 '탕으로 만들어 먹으면
기운을 북돋고 갈증을 그치게 하며 보허(補虛)하며 기를 아래로 내리게

---

168) 李時珍, 『本草綱目』, 「竹」, 苦竹葉 氣味苦冷無毒

169) 李時珍, 『本草綱目』, 「竹」, 主治口瘡目痛 明目利九竅(別錄)

170) 李時珍, 『本草綱目』, 「竹」, 治不睡 止消渴 解酒毒 除煩熱 發汗 療中風瘖瘂(大明)

171) 李時珍, 『本草綱目』, 「竹」, 殺蟲 燒末 和豬膽 塗小兒頭瘡耳瘡疥癬 和雞子白 塗一切惡瘡
　　 頻用取效(時珍)

172) 許浚, 『東醫寶鑑』, 「苦竹葉」, 오듁 性冷味苦無毒 治不睡 止消渴 解酒毒 除煩熱 發汗 治中
　　 風失音〈本草〉

173) 徐有榘, 『林園經濟志』, 苦竹葉 오듁닙 苦冷無毒 治口瘡目痛 消渴煩熱 諸瘡

174) 許浚, 『東醫寶鑑』, 「竹根」, 煮湯服 除煩熱 止渴補虛 下氣消毒 又主風痓〈本草〉

한다. 또한 독을 없애는 작용이 있다.'175)고 했다. 『林園經濟志』 등에서
는 '기운을 북돋우고 갈증을 그치게 한다.'176)고 요약 정리했다.

솜대의 뿌리인 담죽근(淡竹根)에 대해 『本草綱目』177)·『本草精華』178)
등에 '번열을 제거하며 단석(丹石)의 독으로 인한 발열과 갈증을 풀어
주는데 삶은 즙을 복용한다.'라고 했다. 또한 '담(痰)을 제거하고 풍열
(風熱 : 風邪와 熱邪가 겹친 것)을 없애고, 경계미민(驚悸迷悶)과 소아의
경간(驚癇)을 치료하다.'179)라고 했다. 뿌리에 잎을 넣은 다음 탕을 끓여
부인의 자궁하탈(子宮下脫)에 외용으로 씻기도 한다고 했다.180) 『林園經
濟志』에서는 담(痰)을 제거하고 풍열(風熱)을 없애고 경계(驚悸)와 단석
독(丹石毒)을 다스린다고 했다.181)

고죽근(苦竹根)은 심폐(心肺)와 오장(五臟)의 열기(熱氣)와 독기(毒氣)
를 내리는 데 사용한다고 했다.182) 그리고 감죽근(甘竹根)을 끓인 즙을
복용하면 안태(安胎)시키고 산후의 번열(煩熱)을 그치게 한다고 했다.183)
따라서 산후의 번열로 역기(逆氣)가 있는 경우에 응용되기도 했다.184)

---

175) 李時珍, 『本草綱目』, 「竹」, 篁竹根 主治 作湯 益氣止渴 補虛下氣(本經) 消毒(別錄)

176) 徐有榘, 『林園經濟志』, 篁竹根 益氣止渴

177) 李時珍, 『本草綱目』, 「竹」, 淡竹根 主治 除煩熱 解丹石發熱渴 煮汁服(藏器)

178) 『本草精華』, 「淡竹葉」, 根 除煩熱 解丹石毒發熱渴 煮服. 消痰去風熱.

179) 李時珍, 『本草綱目』, 「竹」, 消痰去風熱 驚悸迷悶 小兒驚癇(大明)

180) 李時珍, 『本草綱目』, 「竹」, 同葉煎湯 洗婦人子宮下脫(時珍)

181) 徐有榘, 『林園經濟志』, 淡竹根 消痰去風熱 驚悸 丹石毒

182) 李時珍, 『本草綱目』, 「竹」, 苦竹根 主治 下心肺五臟熱毒氣 剉一斤 水五升 煮汁一升 分三
　　服(孟詵)
　　徐有榘, 『林園經濟志』, 苦竹根 下心肺熱毒

183) 李時珍, 『本草綱目』, 「竹」, 甘竹根 主治 煮汁服 安胎 止產後煩熱(時珍)
　　許浚, 『東醫寶鑑』, 「甘竹根」, 治胎動不安 甘竹根 煮汁服之〈本草〉
　　徐有榘, 『林園經濟志』, 甘竹根 安胎

184) 李時珍, 『本草綱目』, 「竹」, 産後煩熱 逆氣 用甘草根切一斗五升 煮取七升 去滓 入小麥二升
　　大棗二十枚 煮三四沸 入甘草一兩 麥門冬一升 再煎至二升 每服五合 婦人良方

6) 죽여(竹茹)의 효능

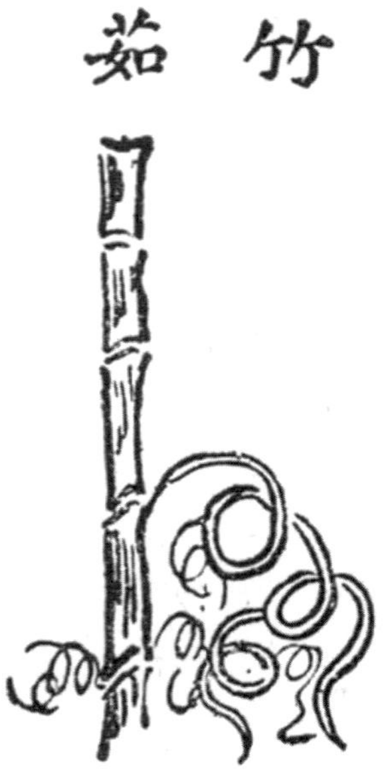

〈그림 12〉『本草備要』竹茹

대나무 속껍질인 죽여(竹茹)에 대해 『東醫寶鑑』185)·『本草精華』186) 등에서는 '구얼(嘔噦)과 해역(咳逆)을 다스리고 폐위(肺痿)를 그치게 하며, 토혈(吐血)·타혈(唾血)·코피·붕중(崩中) 등을 치료하는데 청죽(靑竹)의 껍질을 깍은 것이다.'고 설명하고 있다.

따라서 죽여(竹茹)는 상한(傷寒)으로 인한 노복(勞復)과, 상한(傷寒) 뒤의 부부관계로 인한 노복(勞復) 그리고 난종고통(卵腫股痛) 등에 응용된다.187) 임신 8~9개월 때 떨어져 다치거나 우마(牛馬)를 보고 놀랐거나 가슴이 아플 때 청죽여(靑竹茹)를 술

에 먹는다.188) 생리가 그치지 않고 계속 나올 때[月水不斷] 청죽여(靑竹茹)를 약간 볶아 분말로 만들어 먹기도 한다.189) 그리고 소아의 열병으로 구금(口噤)된 경우에 죽청여(竹靑茹)를 식초에 끓여 복용하기도 하며,190) 치혈(齒血)이 그치지 않을 때 생죽(生竹)의 껍질을 식초에 담갔다가 입에 머금기도 하며,191) 아치선로(牙齒宣露)에 황죽엽(黃竹葉)과 당귀미(當歸尾)를 분말로 만든 다음 탕으로 끓여 소금을 넣고 양치하기도

---

185) 許浚, 『東醫寶鑑』, 「竹茹」, 主嘔噦咳逆 止肺痿 吐唾血 鼻衄 崩中 卽刮靑竹皮也〈本草〉

186) 『本草精華』, 「竹茹」, 別 主嘔噦 溫氣寒熱 吐血 崩中.

187) 李時珍, 『本草綱目』, 「竹」, 傷寒勞復 傷寒後交接勞復 卵腫股痛 竹皮一升 水三升 煮五沸 服汁 朱肱南陽活人書

188) 李時珍, 『本草綱目』, 「竹」, 婦人損胎 孕八九月 或墜傷 牛馬驚傷 心痛 用靑竹茹五兩 酒一升 煎五合服 子母祕録

189) 李時珍, 『本草綱目』, 「竹」, 月水不斷 靑竹茹微炙 爲末 每服三錢 水一盞 煎服 普濟方

190) 李時珍, 『本草綱目』, 「竹」, 小兒熱痛 口噤體熱 竹靑茹三兩 醋三升 煎一升 服一合 子母祕録

191) 李時珍, 『本草綱目』, 「竹」, 齒血不止 生竹皮 醋浸 令人含之 嘰其背上三過 以茗汁漱之 千金方

하며,192) 음주 후의 두통에 죽여(竹茹) 끓인 물에 계란을 넣어 다시 끓여 먹기도 하며,193) 병장기나 목석(木石)에 맞아 혈(血)이 가슴과 등 옆구리가 찌르듯이 아프면 청죽여(靑竹茹)를 떨어진 머리털과 같이 태운 재를 술에 끓여 먹기도 했다.194)

따라서 '죽여는 족양명경(足陽明經)으로 들어가기 때문에 위(胃)가 차가우면 쓰지 말아야 한다.'195)라고 했다.

대나무의 품종에 따른 죽여의 효능

대나무의 품종에 따른 죽여의 효능은 다음과 같다. 왕대의 속껍질인 근죽여(䈽竹茹)는 노열(勞熱)을 치료한다고 했다.196)

솜대의 속껍질인 담죽여(淡竹茹)는 『本草綱目』197)·『本草精華』198) 등에 의하면 '폐위(肺痿)로 인한 타혈(唾血)과 코피 등을 그치게 하며, 오치(五痔)와 열격(噎膈) 등을 치료한다.'라 했다. 그리고 '감미(甘味)가 있고 미한(微寒)하고 무독하다. 죽여는 구완(嘔宛)과, 온사(溫邪)로 인한 한열(寒熱), 토혈(吐血)·붕중(崩中)·일근(溢筋) 등을 치료한다.'199)고 했다. 이시진(李時珍)은 '상한(傷寒)으로 인한 노복(勞復)과 소아의 열간(熱癎) 그리고 부인의 태동(胎動) 등을 다스린다.'200)라고 했다.

『林園經濟志』에서는 이를 요약하여 '구완(嘔宛)·토혈(吐血)·태동(胎動)

---

192) 李時珍, 『本草綱目』, 「竹」, 牙齒宣露 黃竹葉 當歸尾 研末 煎湯 入鹽含漱 永類方

193) 李時珍, 『本草綱目』, 「竹」, 飮酒頭痛 竹茹二兩 水五升 煮三升 納雞子三枚 煮三沸 食之 二金方

194) 李時珍, 『本草綱目』, 「竹」, 傷損內痛 兵杖所加 木石所迮 血在胸 背脅下刺痛 用靑竹茹 亂髮各一團 炭火炙煎為末 酒一升 煮三沸 服之 三服愈 千金方

195) 『本草精華』, 「竹茹」, 入足陽明 胃寒勿用.

196) 徐有榘, 『林園經濟志』, 䈽竹茹 治勞熱

197) 李時珍, 『本草綱目』, 「竹」, 止肺痿唾血鼻衄 治五痔(甄權) 噎膈(孟詵)

198) 『本草精華』, 「竹茹」, 權 止肺痿唾血鼻衄 五痔.

199) 李時珍, 『本草綱目』, 「竹」, 淡竹茹 氣味甘微寒無毒 主治嘔宛 溫氣寒熱 吐血崩中 溢筋(別錄)

200) 李時珍, 『本草綱目』, 「竹」, 傷寒勞復 小兒熱癎 婦人胎動(時珍)
　　『本草精華』, 「竹茹」, 時珍 傷寒勞復 小兒熱癎 婦人胎動.

을 치료한다고 했다.201) 따라서 부인(婦人)의 노복(勞復)이 처음에 치유
되었다가 노동으로 열기(熱氣)가 가슴으로 몰리고 중풍 걸린 사람처럼
손발이 경직되면 담죽청여(淡竹青茹)를 과루인과 같이 끓여 먹기도 했
다.202)

고죽여(苦竹茹)는 열옹(熱壅)을 내리며 물을 넣고 끓여 복용하면 요혈
(尿血)이 그친다고 했다.203) 산후의 번열과 내허단기(內虛短氣)에 감죽
여(甘竹茹)를 인삼·복령·감초·황금 등에 넣어 끓여 복용하기도 했
다.204)

7) 죽실(竹實)의 효능

대나무에 열매가 맺는 이유에 대해 여러 가지 이설이 있지만 개화하
고 결실하면 대나무는 말라죽는 것만은 공통이다. 대나무 열매는 죽육
(竹肉) 또는 죽실(竹實)이라 하는데, 『本草綱目』에 의하면 죽실은 신명
(神明)을 통하게 하고 몸을 가볍게 하며 기운을 북돋워 준다.205) 죽실의
모양이 밀과 같아 밥을 만들어 먹을 수 있다고 했다.206) 『東醫寶鑑』에
서도 '죽실은 대나무가 무성하고 밀집되어 있는 곳에서 나오는데 크기
가 계란 정도이며 죽엽이 층층이 싸고 있다. 신명(神明)을 통하고 가슴
을 시원하게 하며 몸을 가볍게 하며 기운을 북돋워 준다.'207)라고 했다.

---

201) 徐有榘, 『林園經濟志』, 竹茹卽靑竹皮也 淡竹茹 治嘔噦 吐唾血 治胎動

202) 李時珍, 『本草綱目』, 「竹」, 婦人勞復 病初愈 有所勞動 致熱氣衝胸 手足搐搦拘急 如中風狀
淡竹青茹半斤 栝樓二兩 水二升 煎一升 分二服 活人書

203) 李時珍, 『本草綱目』, 「竹」, 苦竹茹 主治 下熱壅(孟詵) 水煎服 止尿血(時珍)
徐有榘, 『林園經濟志』, 苦竹茹 止尿血

204) 李時珍, 『本草綱目』, 「竹」, 産後煩熱 內虛短氣 甘竹茹湯 用甘竹茹一升 人參 茯苓 甘草各
二兩 黃芩二兩 水六升 煎二升 分服 日三服 婦人良方

205) 李時珍, 『本草綱目』, 「竹」, 竹實 主治 通神明 輕身益氣(本經)

206) 李時珍, 『本草綱目』, 「竹」, 弘景曰 竹實出藍田 江東乃有花而無實 頃來斑斑有實 狀如小麥
可為飯食

『鄕藥集成方』208)·『醫方類聚』209) 등에 의하면 '신선칠정산방(神仙七精散方)에 토지정(土之精)인 지황화(地黃花), 천지정(天之精)인 백복령(白茯苓), 뇌지정(雷之精)인 차전자(車前子), 태양지정(太陽之精)인 죽실(竹實), 목지정(木之精)인 상기생(桑寄生), 월지정(月之精)인 감국화(甘菊花), 성지정(星之精)인 지부자(地膚子)가 들어간다.'고 하여 죽실(竹實)이 태양(太陽)의 정기를 받았다고 했다. 이는 뻗어나가는 힘이 강한 대나무에 있어서 그 정기가 모인 죽실(竹實)을 태양(太陽)의 정기를 받은 것으로 본 것이다.

『芝峰類說』에 의하면 '『동각잡기(東閣雜記)』에 태종조(太宗朝) 때 강원도 강릉 대령산(大嶺山)의 대나무가 열매를 맺었는데, 밀[眞麥]과 같으며 차지기는 율무[薏苡] 같고 맛은 수수[唐黍] 같은데, 마을사람들이 따다가 술과 밥을 만들어 먹었다고 했다. 근래 남쪽지방과 지리산에 대나무가 열매를 많이 맺었는데, 그 모양이 『東閣雜記』에 말한 바와 같았다. 사람들이 밥을 지어 먹었는데, 대나무가 열매를 맺고 죽었기 때문에 남쪽지역에는 큰 대나무가 없다.'210)라고 하여 우리나라에서도 예전부터 죽실을 식용으로 먹었음을 알 수 있다.

---

207) 許浚, 『東醫寶鑑』, 「竹實」, 生於竹木茂盛蒙密之中 大如鷄子 竹葉層層包裹 味甘 通神明 令心膈淸凉 輕身益氣〈入門〉 〇一云 狀如小麥 堪可爲飯喫〈本草〉

208) 『鄕藥集成方』, 神仙七精散. 地黃花土之精八兩 白茯苓天之精八兩 車前子雷之精 竹實太陽之精 桑寄生木之精 甘菊花月之精各五兩 地膚子星之精八兩 右上應日月星辰 具在中矣 欲合毫者 以四時王相日 先齊九日 擣細羅爲散 每服三錢 以井花水調下 每朝服之 面向陽 陽日一服 陰日二服 滿四十九日 可成仙矣 凡用茯苓 當如鷄雉 兎形者 或如龜鼈形狀者佳 地黃花四月採取之 竹實似小麥 生藍田 桑上寄生 須桑上者 餘藥竝須州土精好者 爲妙

209) 『醫方類聚』, 神仙七精散方. 地黃花(土之精 八兩) 白茯苓(天之精 八兩) 車前子(雷之精 五兩) 竹實(太陽之精) 桑寄生(木之精 五兩) 甘菊花(月之精 五兩) 地膚子(星之精 八兩) 右件藥 上應日月星辰 具在中矣 欲合藥者 以四時王相日 先齋九日 擣細羅爲散 每服三錢 以井花水調下 每旦服之 面向陽 陽日壹服 陰日二服 滿四十九日 可成仙矣 凡用茯苓 當如鷄雉 兎形者 或如龜鼈形狀者佳 地黃花四月採取之 竹實似小麥 生藍田 桑上寄生 須桑上者 餘藥竝須州二精好者 爲妙.

210) 李晬光, 『芝峰類說』, 「竹」, 東閣雜記曰 太宗朝江陵大嶺山 竹結實如眞麥 粘如薏苡 味如唐黍 村人摘取爲酒食云 頃歲南方及智異山竹多結實 其狀如雜記所言 居人厓以作飯 然竹結實則死 故今南方絶無大竹

봉황새가 죽실을 먹는다는 것에 대해 『本草綱目』에 '예전에는 죽실(竹實)을 봉황새가 먹는다고 보았다. 대나무꽃은 대추나무꽃처럼 작고 희다. 죽실은 밀과 같이 결실하는데 죽미(竹米)라 부른다. 죽실이 열리면 흉년이 될 조짐으로 보는데 대나무는 열매를 맺고 죽으므로 봉황새가 죽실을 먹는 것은 아니다. 근래 여간(餘干) 사람들이 말하기를 죽실이 계란처럼 큰 것이 있다고 하는데 꿀보다도 맛이 좋다. 이를 먹으면 가슴과 폐가 청량(淸凉)해지는데 대나무가 무성하게 자란 곳에서 나온다. 이를 구하였지만 오래되어 건조되었다. 하지만 맛이 남아 있는 것을 보니 봉황새가 먹는 것이 상물(常物 : 보통 구할 수 있는 것)이 아님은 분명하다.'211)고 하여 2가지 견해가 있음을 말하고 있다. 『芝峰類說』212) 등에서도 이를 정리하여 비슷한 견해를 실으니 예전부터 상상의 동물인 봉황새가 죽실을 먹었느냐 아니냐의 논쟁이 계속 있어 온 것으로 보인다.

이러한 논쟁은 대나무를 신성한 것으로 보는 관점에 일생에 한 번 열매가 열리고 곧 죽으니 대나무를 더욱 신성하게 보게 되었다. 상상의 동물이며 신령스런 동물인 봉황새가 신령스런 대나무 열매를 먹는 것으로 이해한 것으로 보인다.

요약정리

사군자의 하나인 대나무에 대해 우리나라를 비롯한 중국 일본에서는 예전부터 군자의 상징으로 여겨 왔다. 유교 문화가 발달하면서 대나무

---

211) 李時珍, 『本草綱目』, 「竹」, 承曰 舊有竹實 鸞鳳所食 今近道竹間 時見開花小白如棗花 亦結實如小麥子 無氣味而澀 江浙人號爲竹米 以爲荒年之兆 其竹即死 必非鸞鳳所食者 近有餘干人言 竹實大如雞子 竹葉層層包裹 味甘勝蜜 食之令人心膈淸凉 生深竹林茂盛蒙密處 頃因得之 但日久汁枯乾 而味尚存爾 乃知鸞鳳所食 非常物也

212) 李晬光, 『芝峰類說』, 「竹」, 按李畋云 舊稱竹實爲鳳凰食 而今竹實如麥 江淮號爲竹米 以爲荒年之兆 信非鳳凰之食也 楊愼云 餘干有竹實大如鷄子 味甘勝蜜 食之令人心肺淸凉 生深竹茂密處 乃知鳳凰所食 非常物也.

는 효행과 정절의 상징으로 발전했고, 신과 연결되는 신령스런 기운으로 이해되기도 했다. 이러한 인식으로 인해 죽현릉, 만파식적 등의 이야기가 『三國遺事』에 기록되게 된다. 사기(邪氣)를 몰아내는 벽사의 개념으로 폭죽을 이용하기도 했다. 이러한 대나무에 대한 품성연구에 있어서 다음과 같은 결론을 도출할 수 있었다.

(1) 대나무는 非木非草로 분류되며, 우리나라에서는 근죽(箽竹)을 왕대[王竹], 담죽(淡竹)을 솜대[綿竹], 고죽(苦竹)을 오죽(烏竹)으로 해석하고 있다. 단시간에 왕성하게 자라는 죽순은 응축된 기가 한꺼번에 발산하는 것으로 해석되어 대나무는 발산지기(發散之氣)가 강한 것으로 이해된다.

(2) 대나무는 사기(邪氣)를 물리치는 효능이 있어 신체의 탁기를 물리치는 데 사용한다. 이러한 효능이 확대 해석되어 폭죽으로 잡귀를 물리치는 풍습이 생겨나게 된다. 그리고 죽력의 맑고 시원한 기운으로 중풍·고열·번민·파상풍 등을 치료한다. 이러한 대나무의 품성이 확대 해석하여 죽력을 먹고 신선이 된 이야기가 나온다. 더 나아가 신령스런 것으로 이해하여 신대로 이용되기도 했다.

(3) 대나무를 군자·효행·정절·지조 등의 상징으로 여겨왔는데, 대나무 뿌리가 견고하고, 줄기가 곧게 자라며, 속이 비어 있고, 마디가 곧은 대나무의 품성을 이해했기 때문이다. 우리나라에는 더욱 승화되어 대나무로 피리를 만들어 불면 세상이 태평해진다고 보았다.

(4) 대장을 매끄럽게 하는 죽순은 장에 기름기가 많은 사람에게는 좋지만 과도하게 먹지 말아야 한다. 과거에 비해 현대는 기름진 음식을 많이 먹는 경향이 있으므로 죽순의 활용성이 높아진다. 차가운 성질이 있는 죽력은 오래된 갈증과 심번(心煩)에 응용된다.

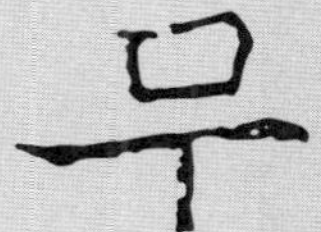

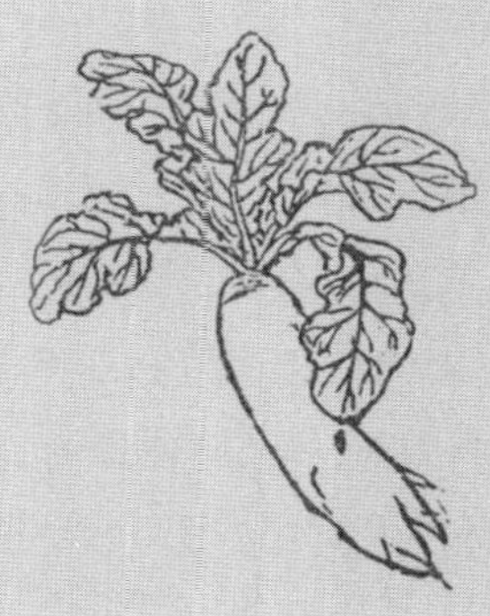

무는 관절을 부드럽게 하며 안색을 좋게 하고, 오장의 악기(惡氣)를 몰아낸다.
밀가루독을 제어하며 풍기(風氣)를 움직여 사기(邪氣)와 열기(熱氣)를 제거한다.
利關節 理顔色 練五臟惡氣 制麪毒 行風氣 去邪熱氣(蕭炳)

— 『本草綱目』, 「萊菔」

무

[蘿蔔]

무는 시원한 성질이 있으면서 톡 쏘는 매운맛과 단맛을 겸비하고 있어 요리에 다양하게 이용되어 왔다. 특히 소화를 촉진시켜 주는 작용이 있어서 애용된다. 체질(體質)에 따라 약재와 식품을 달리 써야 한다고 주장하는 사상의학(四象醫學)에서는 무와 무씨를 태음인에게 주로 사용하고 있다. 하지만 무의 어떠한 특성 때문에 태음인에게 사용하는지에 대해서는 명확한 설명을 하지 못하고 있는 것도 사실이다.

고서(古書)에는 무에 관한 기록이 많으므로, 그 기록을 통해 일상생활에서 흔히 사용된 무를 예전에는 어떤 관점으로 보았는지 정리했다. 이러한 과정을 통해 무에 대한 품성을 한의학적 관점에서 파악하면, 태음인에게 무를 사용하는 이유 또한 확인할 수 있으며, 무의 재배나 활용에 다양하게 응용할 수 있는 학문적 근거를 마련할 수 있을 것이다.

1. 무의 역사

1) 인류와 역사를 같이하는 채소

무의 원산지에 대해 지중해 연안, 중국, 중앙아시아, 인도, 서남아시아 등 여러 가지 주장이 있어 왔다. 하지만 우리 식문화에서 다양하게 이용되고 있는 무의 재배 역사는 인류의 역사만큼이나 오래된 것은 분명하다. 고대 이집트(서력 전 2800~2300)에서 피라미드를 건설할 때 인부들에게 무·마늘·양파 등을 먹였다는 기록이 나오고, 춘추시대 이전의 시를 모은 『詩經』에 '내 들에 나가 무를 뜯노라(我行其野 言采其蓄)'[1]라는 기록이 있는 것으로 보아 동서양을 망라하고 매우 오래 전부터 무를 먹었다는 것을 짐작할 수 있다.

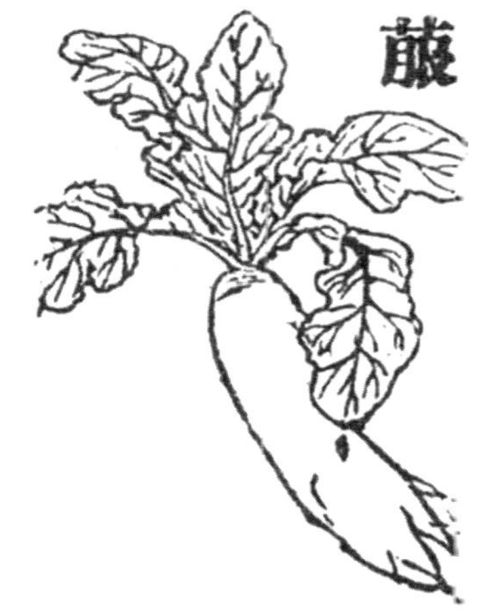

〈그림 1〉 『字典釋要』 蔽

『東醫寶鑑』에서 '무는 우리나라 곳곳에서 심을 수 있으며, 항상 식용이 가능한 채소이다.'[2]라고 할 정도로 무는 우리에게 친근한 채소이다. 예전에도 우리나라에서는 지역에 따라 무의 품질이 달랐다. 성현(成俔)은 『慵齋叢話』에서 '채소와 과실은 토질에 맞추어 심어야 이익을 거둘 수 있다. 지금의 동대문 밖 왕십리[往審坪]는 순무·무·배추 등을 심기에 알맞다.'[3]라 하여 지역에 따라 알맞은 작물을 소개하고 있다. 허균(許筠)은 『惺所覆瓿藁』에서 '나주(羅州)에서 나오는 무가 배[梨]처럼 달고 물이 많다.'[4]고 했다.

일반적으로 무를 저장하는 데는 따뜻한 남쪽이 좋지만 고지대에서 자란 무가 더 맛이 좋고 달다. 가을에 출하되는 여름무는 평지의 것은 자라는 것도 시원치 않고 단맛도 없이 매운맛만 난다.

---

1) 『詩經』, 「我行其野」, 我行其野 蔽芾其樗 昏姻之故 言就爾居 爾不我畜 復我邦家. 我行其野 言采其蓫 昏姻之故 言就爾宿 爾不我畜 言歸斯復. 我行其野 言采其蓄 不思舊姻 求爾新特 戎不以富 亦祇以異.

2) 許浚, 『東醫寶鑑』, 「萊菔」, 處處種之 常食之菜也

3) 成俔, 『慵齋叢話』, 卷之七, 凡菜菓 皆隨土宜而種之 以收其利 今東大門外往審坪 種蕪菁蘿葍 白菜之類 靑坡蘆原兩驛 好種蹲鴟.

4) 許筠, 『惺所覆瓿藁』, 「屠門大爵」, 蘿葍 産于羅州者極好 味如梨而多津.

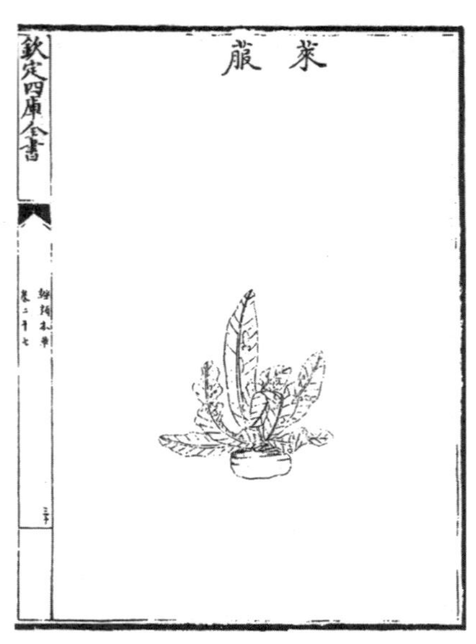

〈그림 2〉『證類本草』 萊菔

배추·무·순무 구별

배추·순무·유채는 기원이 같은 식물이지만 무와는 기원이 다르다. 예전에도 이를 서로 구분했는데,『제민요술(齊民要術)』(北魏)에서는 '배추[菘菜]와 무[蘆菔]를 심는 방법은 순무[蕪菁]와 동일하다. 배추는 순무와 비슷하지만 털이 없고 크기가 크다. 방언(方言)에 순무이면서 자색 꽃을 피우는 것을 노복(蘆菔 : 무)이라고 한다. 그러나 노복의 뿌리와 열매는 크다. 그리고 각(角)과 뿌리와 잎을 모두 생식할 수 있으므로 노복이 순무는 아니다.'5)라고 하여 배추·무·순무를 구별하고 있다. 송나라 때의 『이아익(爾雅翼)』에서도 '배추씨[菘子]는 흑색이고, 순무씨[蔓菁子]는 자적색(紫赤色)이며 크고 작은 것이 서로 비슷하다. 그러나 무씨[蘿葍子]는 황적색(黃赤色)으로 크기가 몇 배에 달하고 둥글지 않다.'6)라고 하여 배추·순무·무를 구분하고 있다. 이는 『證類本草』7)·『本草綱目』8)·『東醫寶鑑』9)·『陸氏詩疏廣要』10)·『詩傳名物集覽』11) 등에 인용되고 있다.

---

5) 賈思勰,『齊民要術』,「蔓菁」, 蒸乾蕪菁根法 種菘蘆菔(蒲北反) 法與蕪菁同 (菘菜似蕪菁 無毛而大 方言曰 蕪菁紫花者謂之蘆菔 案蘆菔根實粗大 其角及根葉 並可生食 非蕪菁也) 秋中賣銀 十畝得錢一萬 廣志曰 蘆菔一名雹突

6) 羅願,『爾雅翼』,「葑」, 大率菘子黑 蔓菁子紫赤 大小相似 蘆菔子黃赤而大 又不圓也

7) 唐慎微,『證類本草』,「菘」, 菘子黑 蔓菁子紫赤 大小相似 惟蘆菔子黃赤色 大數倍 復不圓也

8) 李時珍,『本草綱目』,「蕪菁」, 菘子黑色 蔓菁子紫赤色 大小相似 蘆菔子黃赤色 而大數倍 且不圓也

9) 許浚,『東醫寶鑑』,「萊菔」,「子」, 菘子黑 蔓菁子紫赤 大小相似 惟蘿葍子黃赤色 大數倍 復不圓也(本草)

10) 陸璣,『陸氏詩疏廣要』,「采葑采菲」, 大率菘子黑 蔓菁子紫赤 大小相似 蘆菔子黃赤而大 又不圓也

11) 陳大章,『詩傳名物集覽』,「采葑采菲」, 大率菘子黑 蔓菁子赤 大小相似 蘆菔子黃赤而大 又不圓也

2) 무의 용어 변천

다양한 이름을 지닌 무

서력 전 200년경 주(周)나라의 주공(周公)이 지은 것으로 알려진 동양 최고의 사전 『爾雅』에 '무[葍]는 복(蕾)이다. 잎은 크며 흰 꽃이 핀다. 뿌리는 정백(正白)색에 가깝고 먹을 수 있다.'[12]라고 언급된 이래로 많은 문헌에서 이를 인용하고 있다.[13] 이후에 무에 대한 다양한 이름이 있어 왔다. 『佩文齋廣羣芳譜』[14] · 『欽定授時通考』[15] 등에 의하면 무는 나복(蘿蔔) · 내복(萊菔) · 노복(蘆菔) · 박돌(雹葖) · 자화숭(紫花菘) · 온숭(溫菘) 토소(土酥) · 제근(薺根) 등으로 불렸다. 또한 노비(蘆萉)라고도 했다.[16] 우리나라에서는 무를 채복(菜菔)[17]이라고도 했다.

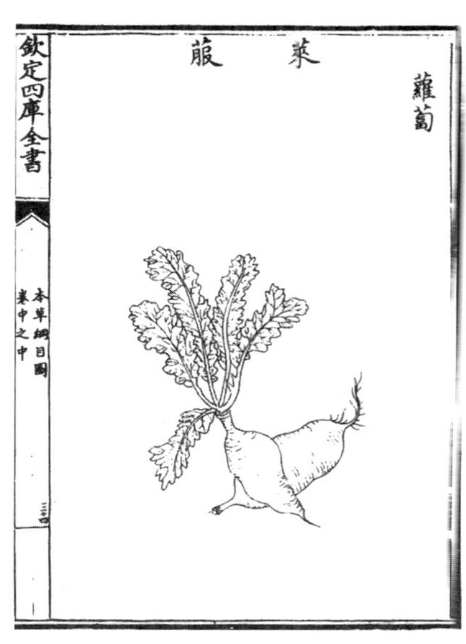

〈그림 3〉 『本草綱目』 萊菔

---

12) 邢昺, 『爾雅注疏』, 葍蕾 注大葉白華 根如指正白 可啖 音義

13) 陸璣, 毛晉 廣要, 『陸氏詩疏廣要』, 爾雅云 葍蕾 郭云 大葉白華 根如指正白 可啖
    馮復京, 『六家詩名物疏』, 「葍」, 爾雅云 葍蕾 郭云 大葉白華 根如指正白 可啖
    姚炳, 『詩識名解』, 「葍」, 葍(小雅 我行其野篇) 訓蕾 釋草文 郭璞謂大葉白花 根如指正白 可啖者 是也
    陳大章, 『詩傳名物集覽』, 「言采其葍」, 爾雅葍蕾 郭云大葉白華 根如指正白 可啖
    顧棟高, 『毛詩類釋』, 「葍(音福)」, 爾雅 葍(音富)蕾 郭璞註 大葉白華 根如指正白 可啖
    賈思勰, 『齊民要術』, 「葍」, 爾雅曰 葍蔓茅 郭璞曰 葍大葉白華 根如指正白 可啖
    劉灝, 『佩文齋廣羣芳譜』, 「葍」, 爾雅 葍蕾 註大葉白華 根如指正白 可啖

14) 劉灝, 『佩文齋廣羣芳譜』, 「蘿蔔」, 蘿蔔 一名萊菔 一名蘆菔 一名雹葖 一名紫花菘 一名溫菘 一名土酥 一名薺根

15) 鄂爾泰, 『欽定授時通考』, 「蘿蔔」, 蘿蔔 一名萊菔 一名蘆菔 一名雹葖 一名紫花菘 一名溫菘 一名土酥 一名薺根

16) 李時珍, 『本草綱目』, 「萊菔」, 釋名蘆萉(郭璞云 蘆音羅 萉音比 與菔同) 蘿蔔(音羅北) 雹突(爾雅註) 紫花菘(同上) 溫菘(同上) 土酥

17) 洪萬選, 『山林經濟』, 「種蘿蔔」, 或稱菜菔 亦曰蘆菔. 무우.

무와 배추의 혼용 표기

예전에는 무의 잎과 배추를 서로 구분하지 않고 같은 글자로 표현했으나 후대로 가면서 점차 구분하게 되었다. 이시진(李時珍)은 '숭(菘)은 무의 잎을 말한 것으로 송백(松栢)과 같이 겨울을 잘 이겨낸다는 뜻으로 지어진 단어이다. 내복(萊菔)은 무의 뿌리를 말한 것이다. 예전에는 무를 노파(蘆萉)라 하였으며, 그 다음에 내복(萊菔)이라 하였고, 후세에는 나복(蘿蔔)이라 하였다. 남쪽사람들은 나포(蘿瓝)라고 하였는데, 포(瓝)와 박(雹)은 서로 같은 것으로 진작(晉灼)의 한서주(漢書註)에 보인다.'18)라고 하여, 무의 잎은 숭(菘)이고 무의 뿌리는 내복(萊菔)이며, 한문 표기는 노파(蘆萉) → 내복(萊菔) → 나복(蘿蔔)으로 변해 왔다고 정리하고 있다. 여기에서 언급된 나복(蘿蔔)은 송나라 때 정착된 단어로 보인다. 같은 내용이 『佩文齋廣羣芳譜』19)·『欽定授時通考』20) 등에 보이고 있는데, 『어정패문운부(御定佩文韻府)』(1711)21)·『어정병자류편(御定駢字類編)』(1714)22) 등에서는 무의 잎에 숭(菘)이라는 말이 빠져 있다. 숭(菘)은 배추를 의미하는데 후대에 오면서 무와 배추를 구분을 명확하게 흔적으로 보인다.

지역과 계절에 따라 달리 표기

무를 지역에 따라 달리 표기하기도 했다. 『本草綱目』23)·『佩文齋廣羣芳譜』24)·『欽定授時通考』25) 등에 의하면 '무를 남인(南人)들은 자화숭(紫

---

18) 李時珍, 『本草綱目』, 「萊菔」, 珍按 菘乃菜名 因其耐冬如松栢也 萊菔乃根名 上古謂之蘆萉 中古轉爲萊菔 後世訛爲蘿蔔 南人呼爲蘿瓝 瓝與雹同 見晉灼漢書註中

19) 劉灝, 『佩文齋廣羣芳譜』, 「蘿蔔」, 菘乃菜名 萊菔乃根名 後世訛爲蘿蔔 南人呼爲蘿瓝

20) 鄂爾泰, 『欽定授時通考』, 「蘿蔔」, 菘乃菜名 萊菔乃根名 後世訛爲蘿蔔 南人呼爲蘿瓝

21) 張玉書, 『御定佩文韻府』, 「萊菔」, 稗雅萊菔 能制麪毒 本草萊菔 一名紫花菘 萊菔乃根名 上古謂之蘆萉 中古轉爲萊菔 後世訛爲蘿蔔

22) 『御定駢字類編』, 「萊」, 萊菔 埤雅萊菔 能制麪毒 本草萊菔 一名紫花菘 萊菔乃根名 上古謂之蘆萉 中古轉爲萊菔 後世訛爲蘿蔔

23) 李時珍, 『本草綱目』, 「萊菔」, 頌曰 紫花菘 溫菘 皆南人所呼 吳人呼楚菘 廣南人呼秦菘.

24) 劉灝, 『佩文齋廣羣芳譜』, 「蘿蔔」, 紫花菘 溫菘 皆南人所呼 吳人呼楚菘 廣南人呼秦菘 廣韵

花菘)·온숭(溫菘), 오인(吳人)들은 초숭(楚菘), 광남인(廣南人)들은 진숭
(秦菘), 노인(魯人)들은 납련(菈蓮)이라고 불렀다.'라고 했다. 하지만『본
초승아반게(本草乘雅半偈)』(1628)에서는 '남쪽 사람들은 무를 진숭(秦菘)
이라 하고, 진인(秦人)들은 무를 온숭(溫菘)이라 부른다.'26)라고 하고, 이
시진(李時珍)은 '진인(秦人)들은 무를 나복(蘿蔔)이라 한다.'27)라고 하여
고서(古書)에 따라 서로 차이를 보이고 있다. 한편 말린 무를 선인골(仙
人骨)이라고도 했는데 이는 방사(方士 : 道 닦는 사람)들이 주로 잘못하
여 부르는 것이다.28)

　금강산을 계절에 따라 달리 부르듯이 무도 계절에 따라 다른 이름으로
부르기도 했다. 『農書』에 의하면 '북쪽 사람들은 무를 네 가지 다른 이
름으로 불렀다. 봄에는 땅[地]을 파고[破] 들어가는 송곳[錐]과 같다고 하
여 파지추(破地錐), 여름[夏]에는 잘 자란다[生]는 뜻으로 하생(夏生), 가을
에는 나복(蘿蔔), 겨울에는 땅[土]에 있지만 깨끗하기가 연유[酥]와 같다는
뜻으로 토소(土酥)라 하였다.'29)라고 했다. 『本草綱目』30)·『本草乘雅半偈
』31)·『도해본초(圖解本草)』(1685)32)·『흠정일하구문고(欽定日下舊聞考)』33)·

云 魯人呼為菈蓮

25) 鄂爾泰, 『欽定授時通考』, 「蘿蔔」, 紫花菘 温菘 皆南人所呼 吳人呼楚菘 廣南人呼秦菘 廣韻
云 魯人呼為菈蓮

26) 盧之頤, 『本草乘雅半偈』, 「萊菔」, 爾雅云 苞突蘆菔 孫炎註云 紫花菘也 南人呼秦菘 吳人呼
楚菘 魯人呼菈蓮 秦人呼溫菘

27) 李時珍, 『本草綱目』, 「萊菔」, 時珍曰 按孫恬廣韻言 魯人名菈蓮音拉苔 秦人名蘿蔔

28) 李時珍, 『本草綱目』, 「萊菔」, 王氏溥濟方 稱乾蘿蔔為仙人骨 亦方士謬名也

29) 王禎, 『農書』, 「蘿蔔」, 圃云 蘿蔔 一種而四名 春曰破地錐 夏曰夏生 秋曰蘿蔔 冬曰土酥 又
黄山谷云 金城土酥 淨如練以其潔也

30) 李時珍, 『本草綱目』, 「萊菔」, 王禎農書言 北人蘿蔔 一種四名 春曰破地錐 夏曰夏生 秋曰蘿
蔔 冬曰土酥 謂其潔白如酥也

31) 盧之頤, 『本草乘雅半偈』, 「萊菔」, 北人四呼之 春曰破地錐 夏曰夏生(夏裏生을 교정) 秋曰蘿
蔔 冬曰地酥

32) 下津元知, 『圖解本草』, 「蘿蔔子」, 王禎農書言 北人蘿蔔一種四名 春曰破地錐 夏曰夏生 秋曰
蘿蔔 冬曰土酥

33) 『欽定日下舊聞考』, 「物産」, 北人蘿蔔 一種四名 春曰破地錐 夏曰夏生 秋曰蘿蔔 冬曰土酥. 農書

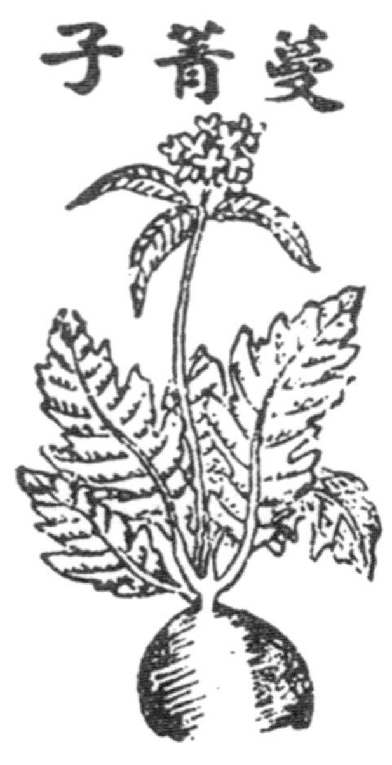

〈그림 4〉『本草備要 』 蔓菁子

『佩文齋廣羣芳譜』34)・『格致鏡原』35)・『기보통지(畿輔通志)』(1735)36)・『欽定授時通考』37) 등에서도 같은 말을 언급하고 있다.

심는 시기에 따른 품종 구분도 있었는데, '여름에 다시 심을 수 있는 무를 하라복(夏蘿蔔 : 여름무), 형태가 작지만 길이가 긴 무를 만청나복(蔓菁蘿蔔)이라 한다.'38)고 했다.

정약용(丁若鏞 : 1762∼1836)은 '내복(萊菔)은 방언으로 무우채(蕪尤菜) 또는 무우채(無憂菜)라고 하는데, 이것은 무후채(武侯菜)의 와전임을 모르고, 숭채(菘菜)는 방언으로 배초(拜草)라고 하는데, 이것은 백채(白菜)의 와전임을 모른다.'39)라고 하여 무를 무후채(武侯菜)에서 나온 무채(蕪尤菜) 또는 무우채(無憂菜)라 한다고 했다.

한글 표기 방법의 변천

한글 표기 방법의 변천을 살펴보면 다음의 〈표 1〉과 같다. 『구급간이방언해(救急簡易方諺解)』(1489)에서 무를 '댓무수민'로 표기했고,40) 『訓蒙

---

34) 劉灝, 『佩文齋廣羣芳譜』, 「蘿蔔」, 農書云 北人蘿蔔 一種四名 春曰破地錐 夏曰夏生 秋曰蘿蔔 冬曰土酥 謂其潔白如酥也

35) 陳元龍, 『格致鏡原』, 「蘆菔」, 農書 北人一種四名 春曰破地錐 夏曰夏生 秋曰蘿蔔 冬曰土酥

36) 『畿輔通志』, 「蘿蔔」, 農書 北人蘿蔔 一種四名 春曰破地錐 夏曰夏生 秋曰蘿蔔 冬曰土酥

37) 鄂爾泰, 『欽定授時通考』, 「蘿蔔」, 農書云 北人蘿蔔一種四名 春曰破地錐 夏曰夏生 秋曰蘿蔔 冬曰土酥 謂其潔白如酥也

38) 李時珍, 『本草綱目』, 「萊菔」, 瑞曰 夏月復種者 名夏蘿蔔 形小而長者 名蔓菁蘿蔔

39) 丁若鏞, 『與猶堂全書』, 「跋竹欄物名攷」, 萊菔 方言曰蕪尤菜 不知是武侯菜之訛也 菘菜 方言曰拜草 不知是白菜之誤也
丁若鏞, 『雅言覺非』, 武侯菜 誤翻爲無憂菜 華音本뭊훅채 蘿菖之別名

字會』에서 무를 '댓무수'라 표기한 이래[41) 댄무우·단무우·무우 등의 표기를 거쳐 현재 '무'라고 사용하고 있다. 예전부터 무와 순무[蕪菁]가 서로 비슷하기 때문에 혼동했다.[42) 하지만 무와 순무가 모양은 비슷하지만 무의 뿌리가 더 크기 때문에 구별할 수 있다고 했다.[43)

〈표 1〉 무와 순무에 대한 우리나라에서의 명칭 변화

	무	순무
鄕藥救急方(1236)[44)	蘿葍 俗云唐菁 蘿葍子 唐菁實 一名萊菔	
鄕藥集成方(1433)	萊菔根 鄕名唐菁	蕪菁 蘆菔 鄕名禾菁
救急簡易方諺解(1489)	蘿葍 댓무수민	
訓蒙字會(1527)	蘿葍 댓무수	蔓菁 쉿무수
東醫寶鑑(1613)	萊菔 댄무우	蔓菁 쉰무우
譯語類解(1690)	蘿葍 댓무우 水蘿葍 믈한갯무우 胡蘿葍 노른갯무우	蔓菁 쉿무우
山林經濟(1715)	蘿葍 무우 萊菔 蘆菔 蘿葍根 단무우	蔓菁 쉰무우 蕪菁
同文類解(1748)	蘿葍 무우	蔓菁 쉿무우
蒙語類解(1768)	蘿葍 무우	蔓菁 쉿무우
本草精華(미상)	蘿葍 댄무우	蔓菁 쉰무우
時議全書(1800末)	무우	
群都目(1896)	菁根 무. 蘿葍 미무	蔓青 슛무

---

40) 尹壕 외 撰, 『救急簡易方諺解』, 「噎塞」, 蘿葍 댓무수민 濃煎湯飮之.

41) 崔世珍, 『訓蒙字會』, 「蘿」, 댓무수 라. 又蘿藦 새박. 女蘿 새삼.
「葍」, 댓무수 복. 俗呼蘿葍. 又蓄葍梔子花

42) 李時珍, 『本草綱目』, 「萊菔」, 時珍曰 萊菔今天下通有之 昔人以蕪菁 萊菔二物混註 已見蔓菁 條下 圃人種萊菔 六月下種 秋采苗 冬掘根 春末抽高薹 開小花紫碧色 夏初結角 其子大如大 蔴子 圓長不等 黃赤色 五月亦可再種 其蒮有大者如蕪菁 細者如花芥 皆有紺柔毛 其根有紅 白二色 其狀有長 圓二類

43) 李時珍, 『本草綱目』, 「萊菔」, 孫炎註云 紫花菘也 俗呼溫菘 似蕪菁 大根 俗名雹突 一名蘆菔是也.

2. 한의학에서 바라본 무

1) 내복(萊菔)의 의미

밀·보리의 독성을 제어한다

무를 한문으로 내복(萊菔)이라 하는데, 『本草綱目』에 의하면 '육전(陸佃)은 말하기를 내복(萊菔)은 국수의 독성을 제어할 수 있다. 따라서 밀과 보리를 먹을 때 복용한다.'[45]라고 했다. 『佩文齋廣羣芳譜』[46]·『欽定授時通考』[47] 등에서도 같은 말이 언급되어 있으며, 『東醫寶鑑』[48]에서는 무에 대해 '우리나라에서는 댄무우라고 하며 속명(俗名)으로 나복(蘿蔔)이라고 하지만 노복(蘆菔)이라고도 한다. 무는 밀가루와 보릿가루의 독성을 제어할 수 있기 때문에 내복(萊菔)이라고 이름 지은 것이다.'라고 했다. 따라서 내복(萊菔)은 밀[來]의 독성을 없애고 이길[服] 수 있다는 뜻이다.

오늘날에는 '온다'라는 뜻으로 래(來)를 사용하고 있으나, 2천여 년 전에는 '온다'는 뜻이 아니라 '밀'을 의미하는 글자로 사용했다. 약 3천여 년 전에 나온 『詩經』에 '우리에게 밀과 보리를 주심은 상제(上帝)께서 명령하여 두루 기르게 하신 것이다(貽我來牟 帝命率育).'[49]라는 문장이 나오고, 주자(朱子)는 이를 보충하여 설명하기를 '내(來)'는 밀[小麥], '모(牟)'는 보리[麰 = 大麥]라 한 것에서도 확인할 수 있다.[50] 또한 허신(許

---

44) 『鄕藥救急方』, 「蘿蔔」, 俗云唐菁 一名萊菔 根味辛甘無毒.

45) 李時珍, 『本草綱目』, 「萊菔」, 陸佃乃言 萊菔能制麵毒 是來麰之所服 以菔音服 蓋亦就文起義耳.

46) 劉灝, 『佩文齋廣羣芳譜』, 「蘿蔔」, 或云性能制麥毒 故名来服 言来麰之所服也

47) 鄂爾泰, 『欽定授時通考』, 「蘿蔔」, 或云性能制麥毒 故名來服 言來麰之所服也

48) 許浚, 『東醫寶鑑』, 「萊菔」, 댄무우 俗名蘿蔔 亦曰蘆菔 以能制來麰麪毒 故亦名萊菔〈本草〉

49) 庚辰新刊內閣藏板本, 『詩經諺解』, 우리를 來릭 牟모로 貽이ㅎ심이 帝뎨 命명ㅎ야 다育육게 ㅎ신디라.

50) 『詩經』, 「思文」, 思文后稷 克配彼天 立我烝民 莫匪爾極 貽我來牟 帝命率育 無此疆爾界 陳常于時夏. (註) 來小麥 牟大麥也.

愼 : 58~148)이 만든 동양 최초의 한자 자전(字典)인 『설문해자(說文解字)』에 의하면 '래(來)'는 까끄라기[芒]가 있는 형상을 따서 만든 것[51]으로 밀을 뜻했는데, 이른 봄철 밀을 천천히 밟아[夊] 주기 때문에 래(來)와 쇠(夊)를 합성하여 맥(麥)이란 단어를 만들었다는 것이다.[52] 밀을 의미하는 맥(麥)은 보리가 널리 재배됨에 따라 보리와 밀을 동시에 의미하게 되었고, 현재는 보리만을 의미하거나 맥류의 통칭으로 사용하고 있다.[53] 따라서 무[萊菔]는 보리 음식이나 밀가루 음식을 먹다가 혹시 있을지도 모를 식체(食滯)를 예방하는 의미가 있음을 글자를 통해 알 수 있다. 하지만 래(來)를 밀만이 아니라 보리를 포함한 넓은 개념으로 봐야 한다고 『佩文齋廣羣芳譜』에서는 주장하고 있어[54] 고서에 나오는 래(來)가 문장에 따라 의미하는 것이 다르니 해석에 유념해야 한다.

우리는 보통 라면·국수·칼국수 등의 밀가루 음식을 먹을 때 보통 단무지의 형태로 무를 먹는다. 이는 혹시 있을지도 모를 국수[麵]의 독성을 무가 없애 주는 역할을 하기 때문이다. 그 이유에 대해 다음과 같은 이야기가 『爾雅翼』에 전해 내려오고 있다. '예전에 바라문(婆羅門) 스님이 와서 사람들이 국수를 먹는 것을 보고 깜짝 놀라면서 말하기를 이것은 열이 많은데 어찌 이것을 먹는가. 이어 무를 같이 먹는 것을 보고 이것 때문에 국수의 성질이 완화되는 것이라고 하였다. 이런 일이 있은 다음부터 국수를 먹을 때 꼭 무(단무지)를 같이 먹게 되었다.'[55]라고 했다. 같은 이야기가 『普濟方』[56]·『本草綱目』[57]·『佩文齋廣羣芳譜』[58] 등에도 보

---

51) 段玉裁,『說文解字注』,「來」, 周所受瑞麥來麰也 二麥一夆 象其芒束之形 天所來也 故爲行來之來.

52) 段玉裁,『說文解字注』,「麥」, 芒穀 秋種厚薶 故謂之麥 麥金也 金王而生 火王而死 從來有穗者也 從夊. (註) 也字今補 有穗猶有芒也 有芒故從來 來象芒束也. 夊思佳切 行遲曳夊夊也 從夊者 象其行來之狀 莫獲切 古音在一部.

53) 金鍾德,「麥類의 春化處理에 대한 사상의학적 고찰 - 農家月令을 중심으로」,『사상의학회지』, 10(1), 1998.

54) 劉灝,『佩文齋廣羣芳譜』,「蘿蔔」, 或云性能制麥毒 故名來服 言來麰之所服也.

55) 羅願,『爾雅翼』,「葵」, 昔有婆羅門僧東來 見食麥麪者 云此大熱 何以食之 及見食中有蘿菔 曰賴有此以解之耳 自此相傳 食麪必食蘿菔

56) 朱橚,『普濟方』,「解麪毒」, 以蘿菔啖之 昔有婆羅僧東來 見食麥麪者 云此熱 何以食之 又見

인다. 따라서 『증치준승(證治準繩)』(1602)[59] · 『경악전서(景岳全書)』(1624)[60] 등의 의서에서는 밀가루의 독성을 해독할 때에는 반드시 무를 씹으면 되는데, 이는 밀가루의 대열(大熱)한 성질을 무가 해독시킬 수 있기 때문이라고 설명하고 있다.

오장(五臟)의 기운을 다스림

무는 오장(五臟)의 나쁜 기운을 다스린다. 『本草綱目』에 의하면 '무는 관절을 부드럽게 하며 안색을 좋게 하고, 오장의 악기(惡氣)를 몰아낸다. 밀가루독[麪毒]을 제어하며 풍기(風氣)를 움직여 사기(邪氣)와 열기(熱氣)를 제거한다.'[61]라고 했다. 『東醫寶鑑』[62] · 『本草精華』[63] 등에서는 이를 요약정리하고 있는데, 먹는 방법으로는 무[蘿蔔]를 통째로 굽거나 삶고 혹은 국을 끓여 먹으면 된다고 『食療纂要』에서는 언급하고 있다.[64]

2) 무의 성질

오행(五行)에 따른 무의 성질

무를 어떠한 성질이 있는 것으로 보느냐에 대해 여러 가지 주장이 있어 왔다. 주진형(朱震亨)은 '무는 토(土)에 속하면서 금(金)과 수(水)를

食中有蘿菔 云賴有此以解性 自此相傳 食麪必啖蘿菔

57) 李時珍, 『本草綱目』, 「萊菔」, 昔有婆羅門僧東來 見食麥麪者 驚云 此大熱 何以食之 又見食中有蘆菔 乃云 賴有此以解其性 自此相傳 食麪必啖蘆菔

58) 劉灝, 『佩文齋廣羣芳譜』, 「蘿蔔」, 爾雅翼 昔有婆羅門僧東來 見食麥麵者 曰此大熱 何以食之 及見蘿菔 曰賴有此以解之耳 自此相傳 食麪必食蘿菔

59) 王肯堂, 『證治準繩』, 「解麪毒方」, 右以蘿菔啖之 麥麪太熱 蘿菔能解其性

60) 張介賓, 『景岳全書』, 「解麪毒」, 只以蘿蔔生啖之 或搗汁服之 麥麪大熱 蘿蔔能解其性 或用大蒜嚼食之 亦善解麪毒

61) 李時珍, 『本草綱目』, 「萊菔」, 利關節 理顔色 練五臟惡氣 制麪毒 行風氣 去邪熱氣(蕭炳)

62) 許浚, 『東醫寶鑑』, 「萊菔」, 利關節 練五藏惡氣

63) 『本草精華』, 「蘿菖根」, 炳. 利關節 鍊五臟惡氣 制麪毒 行風氣 去邪熱.

64) 全循義, 『食療纂要』, 5-22 鍊五臟惡氣 制麪毒. 蘿蔔炮煮 或作羹食之

겸하고 있다고 보았다. 구종석(寇宗奭)은 무는 아래로 내려 보내는 기운이 매우 신속한다고 보았다. 사람들이 종종 삶은 무를 과다하게 먹었을 때 정체(停滯)되어 토하기도 하니, 어찌 무가 감미(甘味)가 많고 신미(辛未)가 적지 않다고 하는가?'65)라고 하여 무의 감미(甘味 = 土)와 신미(辛未 = 金)를 언급하고 있다. 손사막(孫思邈)은 '무는 평(平)하다. 무는 지황(地黃)과 같이 먹지 말아야 하는데, 이는 영위(營衛)가 삽(澀)해져 머리카락이 희어질 수 있기 때문이다.'66)라고 했다. 『東醫寶鑑』에서도 '무는 하기(下氣)시키는 것이 가장 빠르므로 오랫동안 복용하면 영위(營衛)가 삽(澀)해져 머리카락이 희어질 수 있다.'67)라고 했다.

이에 대해 이시진(李時珍)은 '무의 뿌리와 잎의 효능은 같다. 날로 먹으면 톡 쏘는 맛이 살아 있어 기(氣)를 위로 올리고, 익혀서 먹으면 톡 쏘는 맛이 죽어 오히려 사람의 기(氣)를 아래로 내린다. 소송(蘇頌)과 구종석(寇宗奭) 두 사람은 무가 아래로 기운을 내려 보내는데 신속하다고만 하였고, 손사막(孫思邈)은 무를 오래 먹으면 영위(營衛)가 삽(澀)해진다고 하였으나, 이들은 무를 날로 먹으면 애기(噯氣 : 트림)가 나타나고 익혀서 먹으면 설기(洩氣)되어 무의 승강(升降)이 서로 달라짐을 알지 못하였다. 대개 무는 태음경·양명경·소양경의 기분(氣分)으로 들어가기 때문에 무는 폐(肺)·비(脾)·장(腸)·위(胃)·삼초(三焦)의 병을 다스린다. 이구화(李九華)는 말하기를 무를 많이 먹으면 인혈(人血)을 삼출(滲出)하게 하므로 머리카락이 희어지게 되는 것은 이러한 이유 때문이고 기를 아래로 내려 보내고 영위(營衛)를 삽(澀)하게 하는 성질 때문은 아니다.'68)라고 했다.

---

65) 李時珍, 『本草綱目』, 「萊菔」, 震亨曰　萊菔屬土　有金與水　寇氏言其下氣速　人往往煮食過多　停滯成溢飲　豈非甘多而辛少乎

66) 李時珍, 『本草綱目』, 「萊菔」, 思邈曰平　不可與地黃同食　令人髮白　為其澀營衞也
　　『本草精華』, 「蘿葍根」, 思邈曰　不可與地黃同食　令人髮白　爲其澀營衛也.

67) 許浚, 『東醫寶鑑』, 「萊菔」, 此物下氣最速　久服澁營(榮을 교정)衛　令鬚髮早白

68) 李時珍, 『本草綱目』, 「萊菔」, 時珍曰　萊菔根葉同功　生食升氣　熟食降氣　蘇寇二氏　止言其下氣速　孫眞人言久食澁營衛　亦不知其生則噯氣　熟則洩氣　升降之不同也.　大抵入太陰陽明少陽氣分　故所主皆肺脾腸胃三焦之病　李九華云　萊菔多食滲人血　則其白人髭髮　蓋亦由此　非獨医

한의학에서 일반적으로 지황(地黃)이나 하수오(何首烏)가 들어가는 한약을 복용할 때 흔히 무를 먹지 말라고 했는데 이를 통해 무의 성질을 이해할 수 있다. 『本草綱目』에서는 그 이유에 대해 '지황(地黃)과 하수오(何首烏)를 복용할 때 무를 먹으면 머리카락이 백발이 되는데 이는 맛이 맵고 하기(下氣)가 신속하기 때문이다. 그러나 생강 개자(芥子 : 갓의 씨)는 매우나 어찌 능히 흩어지는 기능만 있을 뿐인가? 무는 매운맛도 있지만 또한 단맛이 있어 하기(下氣)가 신속하므로 산기(散氣)에는 생강을 사용하고 하기(下氣)에는 무를 사용한다.'69)고 했다. 그러나 반찬에 조금씩 들어간 무는 전혀 영향을 주지 않으니, 무국·무생채·무김치 등과 같이 무로만 된 음식을 먹을 때 지황과 하수오를 조심하면 된다.

무의 부작용은 생강으로 풀었다. 이시진(李時珍)은 '무를 많이 먹어 기(氣)가 움직인 경우에는 오직 생강만이 그 독성을 제어할 수 있다. 또한 노사(硇砂)를 복종시킬 수 있다.'70)라고 했다. 같은 말이 『本草精華』에서도 언급되어 있다.71) 한편 무는 자극성이 있으니 위벽이 약한 사람에게는 무가 오히려 위에 자극을 줄 수 있기 때문에 공복에 무를 날로 먹는 것을 조심해야 한다.

무는 서늘한 식품

한편 무는 따뜻한가 아니면 냉한가에 대해 논쟁이 있어 왔다. 다음의 〈표 2〉에 보이듯이 대부분의 본초서에서 '무의 뿌리는 신감(辛甘)하고 잎은 신고(辛苦)하고 성질은 온(溫)하며 무독(無毒)하다.'고 보았다. 하지만 『本草精華』에서는 '냉(冷)하며 무독(無毒)하다.'72)라고 보았다. 기존의

其下氣　澁營衛也.
『本草精華』, 「蘿葍根」, 時珍曰 根葉同功 生食升氣 熟食降氣. 入太陰陽明少陽氣分 故所主皆肺脾腸胃三焦之病. 多食滲人血 其白人髭髮 亦由此 非獨因其下氣　澁營衛也. 一名萊菔.

69) 李時珍, 『本草綱目』, 「萊菔」, 宗奭曰 服地黃 何首烏 人食萊菔 則令人髭髮白 世皆以為此物味辛 下氣速也 然生薑芥子更辛 何止能散而已 蓋萊菔辛而又甘 故能散緩 而又下氣速也 所以散氣用生薑 下氣用萊菔

70) 李時珍, 『本草綱目』, 「萊菔」, 時珍曰 多食萊菔動氣 惟生薑能制其毒 又伏硇砂

71) 『本草精華』, 「蘿葍根」, 生薑制其毒 伏硇砂.

입장과 서로 상반되게 무를 온(溫)하다고 보지 않고 냉(冷)하다고 본 것이다. 또한 맹선(孟詵)은 무를 냉(冷)하다고 보았으며, 손사막(孫思邈)은 평(平)하다고 했다.73) 따라서 『東醫寶鑑』에서는 '무의 성질은 따뜻하다. 그러나 냉(冷)하다는 주장과 평(平)하다는 주장도 있다.'74)라고 하여 무의 성질에 대해 단정하지 않고 여러 가지 의견을 동시에 적고 있다. 이는 예전에 무를 따뜻한 것으로 인식했으나 점차 시원하다는 의견을 따른 것으로 이해되면서도 보는 시각의 차이로 보인다. 그러나 실제적으로 요리를 할 때 무를 넣으면 시원해지는 것으로 미루어 무는 냉한 것으로 보아야 한다.

〈표2〉 무의 성미(性味)

	根, 葉	비고	子
證類本草(1108)75)	根味辛甘溫 無毒	孟詵云　蘿蔔性冷. 日華子云　蘿蔔平	
鄕藥救急方(1236)	根味辛甘 無毒.		
本草綱目(1596)76)	根辛甘 葉辛苦溫 無毒.	詵曰性冷 思邈曰平	氣味辛甘平 無毒
東醫寶鑑(1613)	性溫味辛甘 無毒	一云冷 一云平	
本草乘雅半偈(1628)77)	辛甘平 無毒		
本草備要(1694)	辛甘		
本草從新(1757)	辛甘平		辛溫
濟衆新編(1799)	甘溫		
本草摘要(미상)	辛甘平		辛溫
本草精華(미상)	辛甘 葉辛苦冷 無毒.		味辛甘平 無毒
東武遺稿(미상)	甘溫		

---

72) 『本草精華』,「蘿葍根」, 辛甘 葉辛苦冷無毒.

73) 李時珍, 『本草綱目』,「萊菔」, 詵曰性冷 思邈曰平

74) 許浚, 『東醫寶鑑』,「萊菔」, 性溫(一云冷一云平)味辛甘 無毒

75) 唐愼微, 『證類本草』,「萊菔」, 根味辛甘溫 無毒

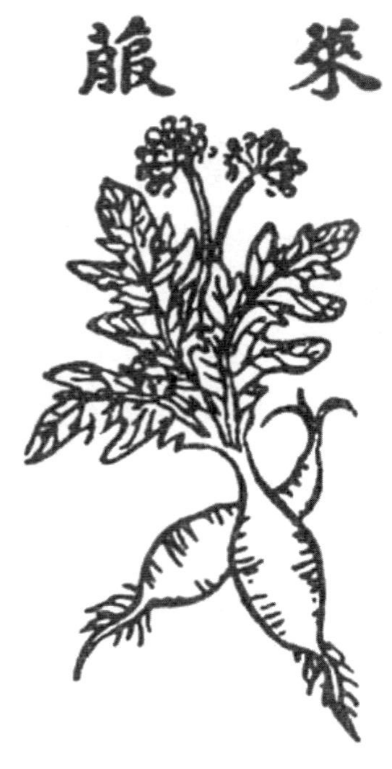

〈그림 5〉『本草備要』萊菔

3) 생활 속에서의 무 활용

무는 소화를 돕는다

무는 소화를 도와주기 때문에 대부분의 음식에 첨가된다. 『爾雅翼』[78]·『계신잡식(癸辛雜識)』(宋)[79]·『사실류원(事實類苑)』(宋)[80]·『本草綱目』[81]·『佩文齋廣羣芳譜』[82] 등에 의하면 '강동(江東) 사람들은 첫해에 토란을 30묘(畝) 심으면 쌀 30곡(斛 : 10말)이 소모된다고 계산하면 되고, 다음해에 무 30묘(畝)를 파종하면 추가로 쌀 30곡을 더 계산해야 하니 무가 소화를 도와준다는 것을 가히 알 수 있다.'고 설명하고 있다. 즉 무를 먹으면 소화가 촉진되어 밥을 두 배나 더 먹게 된다는 것이다. 따라서 『本草綱目』에서는 무에 대한 효능을 '무를 산제(散劑)로 먹거나 통째로 삶아 먹으면 크게 하기(下氣 : 기를 아래로 내려 보내는 작용)하고 음

---

76) 李時珍, 『本草綱目』, 「萊菔」, 氣味 根辛甘 葉辛苦溫無毒.

77) 盧之頤, 『本草乘雅半偈』, 「萊菔」, 氣味辛甘平無毒

78) 羅願, 『爾雅翼』, 「葵」, 談苑曰 江東居民 歲課種藝初年種芋三十畝 計省米三十斛 次年種蘿菔 三十畝 計益米三十斛 可知蘿菔消食也

79) 周密, 『癸辛雜識』, 「葵」, 談苑云 江東居民 歲課藝初年種芋三十畝 計省米三十斛 次年種蘿菔 三十畝 計益米三十斛 可見其能消食

80) 江少虞, 『事實類苑』, 「芋蘿蔔」, 江東居民 歲課程藝初年種芋三十畮 計省三十斛 次年種蘿蔔 三(二를 교정)十畮 計益米三十斛 可知蘿蔔消食也

81) 李時珍, 『本草綱目』, 「萊菔」, 慎微曰 按楊億談苑云 江東居民言 種芋三十畝 計省米三十斛 種蘿蔔三十畝 計益米三十斛 則知蘿蔔果能消食也

82) 劉灝, 『佩文齋廣羣芳譜』, 「蘿蔔」, 談苑 江東居民言 種芋三十畮 計省米三十斛 種蘿蔔三十畮 計益米三十斛

식을 소화시키며 속을 편하게 한다. 담벽(痰癖 : 수음〈水飮〉이 오래되어
생긴 담〈痰〉)이 옆구리로 가서 때때로 옆구리가 아픈 증상)을 없애며
사람을 살찌고 튼튼하게 한다. 날로 찧어 즙을 먹으면 소갈(消渴)이 그
치니 시험해 보면 크게 효험을 본다.'83)라고 정리하고 있다. 『食療纂要』
84)・『東醫寶鑑』85)・『本草精華』86) 등에서 이를 요약정리하고 있다.

음식 맛을 좋게 하는 무

음식에 무가 들어가면 맛이 좋아지기 때문에 음식을 잘하는 사람일수
록 무를 잘 쓴다. 음식에 무를 넣어 실패하는 경우가 적기 때문인데,
무는 요리 방법에 따라 효능이 서로 다르다.

한편 무는 김치를 담그는 데 빠져서는 안 되는 것 가운데 하나지만 약
간 매운 맛이 난다. 잎이 담백하지 않고 돌기[突]가 있으며, 뿌리가 가늘
고 매운 것이 있으니 이러한 것은 마땅히 먹지 말아야 한다고 했다.87)
이에 '사양토에서 자란 무는 무르고 달며, 척박한 곳에서 자란 무는
단단하고 맵다. 무의 뿌리와 잎은 모두 날로 또는 익혀서 먹을 수도 있
으며, 무절임・김치・장(醬)・메주・식초・당(醣)・무말랭이・무밥 등을 만
들 수 있다. 따라서 채소 가운데 무가 가장 이롭고 유익한데 고인(古
人)들이 자세히 설명하지 않았다고 무를 천하다고 소홀히 할 수 있겠는
가? 오히려 무의 이로움을 잘 외워야 할 것이다.'88)라고 하여 무의 유
익함을 강조하고 있는데, 『本草乘雅半偈』89)・『佩文齋廣羣芳譜』90)・『御定

---

83) 李時珍, 『本草綱目』, 「萊菔」, 主治 散服及炮煮服食 大下氣 消穀和中 去痰癖 肥健人 生擣汁
服 止消渴 試大有驗(唐本)

84) 全循義, 『食療纂要』, 5-22 主大下氣 消穀 去痰癖

85) 許浚, 『東醫寶鑑』, 「萊菔」, 消食 去痰癖 上消渴

86) 『本草精華』, 「蘿葍根」, 唐本 主下氣 消穀和中 去痰癖 肥健人 擣汁服 止消渴.

87) 李時珍, 『本草綱目』, 「萊菔」, 弘景曰 蘆葮是今温菘 其根可食 俗人蒸其根及作葅食 但小薰臭爾
葉不中啖 又有突 根細而過辛 不宜服之

88) 李時珍, 『本草綱目』, 「萊菔」, 大抵生沙壤者 脆而甘 生瘠地者 堅而辣 根葉皆可生可熟 可葅可醬
可豉可醋 可饡可腊 可飯 乃蔬中之最有利益者 而古人不深詳之 豈因其賤而忽之耶 抑未諳其利耶

89) 盧之頤, 『本草乘雅半偈』, 「萊菔」, 沙壤者肥甘而脆 瘠地者堅苦而辣 可生可熟 可俎可醬 可豉

『佩文韻府』[91]·『御定駢字類編』[92]·『格致鏡原』[93]·『欽定授時通考』[94] 등에서도 같은 내용이 보이고 있다. 따라서 김치를 담그는 데 있어 뭉친 것을 풀어 주는 역할을 하는 무를 넣으면 혹시 있을지도 모를 식체(食滯)를 예방하는 효과가 있으며, 김치 재료간의 조화를 가져오게 된다.

무는 날로 먹을 때와 삶아 먹을 때의 효능이 서로 다른 것으로 이해했다. 『本草綱目』[95]御定佩文韻府『本草精華』[96] 등에 의하면 '무는 가슴을 뚫어 시원하게 하며 대소변을 잘 나가게 한다. 날로 무를 먹으면 갈증을 그치게 하고 막힌 속을 뚫어 주고, 삶아서 먹으면 담(痰)을 없애며 소도(消導)시킨다.'라고 하여 조리하는 방법에 따라 무의 효능이 달라진다고 했다. 『本草綱目』에 의하면 '음식을 먹고 신물이 나올 때 무를 날로 여러 쪽 씹거나 생채(生菜)로 씹으면 역시 좋다. 매우 신묘하다. 그러나 무말랭이·삶은 무·소금에 절인 무는 효과가 없고 위(胃)가 냉한 사람도 효과가 없다.'[97]라고 했다.

식욕을 돋우는 무

무는 설사로 음식 생각이 나지 않을 때 사용한다. 『本草綱目』에 '돼지고기와 같이 먹으면 사람에게 도움이 되고 날로 찧어 먹으면 심한 설사

可醋 可碯可腊 可飾可羹 蔬菜之最有益者

90) 劉灝, 『佩文齋廣羣芳譜』, 「蘿蔔」, 大抵生沙壤者 脆而甘 生瘠地者 堅而辣 根葉皆可生可熟 可葅可薑 可醬可豉 可醋可糖 可腊可飯 乃蔬中之最有益者

91) 張玉書, 『御定佩文韻府』, 「萊菔」, 生沙壤者 脆而甘 生瘠地者 堅而辣

92) 『御定駢字類編』, 「萊」, 生沙壤者 脆而甘 生瘠地者 堅而辣

93) 陳元龍, 『格致鏡原』, 蔬譜 生沙壤者脆而甘 生瘠地者堅而辣 可生可熟 可葅可薑 可醬可豉 可醋可糖 可腊 蔬之最有益者

94) 鄂爾泰, 『欽定授時通考』, 「蘿蔔」, 大抵生沙壤者 脆而甘 生瘠地者 堅而辣 根葉皆可生可熟 可俎可薑 可醬可豉 可醋可糖 可腊可飯 乃蔬中之最有益者

95) 李時珍, 『本草綱目』, 「萊菔」, 寬胸膈 利大小便 生食 止渴寬中 煮食 化痰消導(甯原)

96) 『本草精華』, 「蘿葍根」, 原. 生食 止渴寬中 煮食 化痰消導.

97) 李時珍, 『本草綱目』, 「萊菔」, 食物作酸 蘿蔔生嚼數片 或生菜嚼之亦佳 絶妙 乾者熟者鹽醃者 及人胃冷者 皆不效 瀕湖集簡方

로 탈수되어 음식을 먹지 못하는 증상인 금구리(禁口痢)를 치료한다.'98)
라고 했다. 『本草綱目』에 의하면 '하리금구(下痢禁口 : 설사와 이질로 음
식을 먹지 못하는 증상)가 있을 때 무즙 작은 잔 1개, 꿀 1잔, 물 1잔을
같이 끓인 다음 아침에 1회, 점심에 1회 복용하고 저녁에 미음에 아교
환(阿膠丸) 100알을 복용한다. 무가 없으면 무씨를 갈아 그 즙을 사용해
도 된다. 또 다른 처방으로 고반(枯礬 : 명반을 가열하여 흰 가루로 한
것) 7푼을 첨가하여 같이 달인다. 또 다른 처방으로 무의 잎만을 끓인
국물을 매일 복용한다. 『普濟方』에서는 무 조각을 신구(新舊)를 불문하
고 꿀에 담갔다가 입에 머금어 그 즙을 삼킨다. 맛이 담담해지면 바꾸
어 다시 시도하는데, 음식 생각이 나면 고기를 끓인 죽을 먹도록 한다
그러나 과다하게 복용하지 않도록 한다.'99)라고 했다. 이질 설사 후어
장(腸)이 아픈 경우에도 이와 같은 처방을 같이 사용한다.100) 이러한 효
능이 있기에 '오장(五臟)을 이롭게 하고 몸을 가볍게 하며 기육을 희고
깨끗하게 한다.'101)라고 보았다.

　이러한 무로 무김치를 만들어 먹었었는데 그 방법이 『齊民要術』에 다
음과 같이 소개되어 있다. '깨끗이 씻어서 전부 가늘고 길게 썰어 종이
10장을 묶은 정도의 다발로 만든다. 잠깐 끓는 물에 담갔다가 금방 꺼
내고 소금 2되를 넣고 따뜻한 물속에서 손으로 주무른다. 또는 가락으
로 가늘게 썰어 잠깐 끓는 물에 넣었다가 귤피를 섞기도 한다. 따뜻할
때 섞으면 색이 누렇게 변한다. 요리가 끝나면 그릇에 가득 담아낸다
배추·파·순무의 뿌리도 모두 사용할 수 있다.'102)라고 했는데 지금으

---

98) 李時珍, 『本草綱目』, 「萊菔」, 同猪肉食 益人 生擣服 治禁口痢(汪穎)

99) 李時珍, 『本草綱目』, 「萊菔」, 下痢禁口 蘿蔔擣汁一小盞 蜜一盞 水一盞 同煎 早一服 午一服
　　日晡米飮吞阿膠丸百粒 如無蘿蔔 以子擂汁亦可 一方 加枯礬七分 同煎 一方 只用蘿蔔菜煎湯
　　日日飮之 普濟方 用蘿蔔片 不拘新舊 染蜜噙之 嚥汁 味淡再換 覺思食 以肉煮粥與食 不可過多

100) 李時珍, 『本草綱目』, 「萊菔」, 痢後腸痛 方同上

101) 李時珍, 『本草綱目』, 「萊菔」, 利五臟 輕身 令人白淨肌細(孟詵)

102) 賈思勰, 『齊民要術』, 「菘根蘿蔔葅法」, 淨洗通體 細切長縷 束爲把大 如十張紙卷 暫經沸湯
　　即出 多與鹽二升 煖湯合把手按之 又細縷切 暫經沸湯 與橘皮和 及煖與則黃壞 料理滿奠 熅
　　菘葱蕪菁根悉可用

요리법과는 차별성이 있다. 『佩文齋廣羣芳譜』에 같은 내용이 보인다.[103]

생선회와 찌개에 무를 이용하는 까닭

우리는 보통 생선회를 먹을 때 접시 위에 무채를 놓은 다음 회를 올려놓는다. 혹자(或者)는 보기 좋게 모양을 내려고 하기 위해서라고 하고, 혹자는 분량이 많아 보이기 위해 그렇다고 하고, 혹자는 무의 가격이 싸기 때문에 사용한 것이라고 하나, 한의학적으로는 다른 이유가 있다. 무는 시원한 성질이 있어 회를 좀 더 신선하게 먹을 수 있게 하고, 혹시 있을지도 모를 회의 독성을 완화시켜 주는 역할을 하기 때문이다.

또한 생선찌개를 끓일 때 무를 이용한다. 이는 생선의 비린내를 없애기 위함인데, 『本草綱目』[104]·『本草精華』[105] 등에 의하면 '무는 물고기의 비린 것을 없애주며 두부를 먹고 체한 것을 치료한다.'라고 했다. 『의지서여(醫旨緒餘)』(明)[106]·『本草備要』[107]·『본초적요(本草摘要)』[108] 등에서는 두부를 잘못 먹어 체한 경우에 무를 사용한다고 했는데 이는 두부가 무를 만나면 흩어지는 성질이 있기 때문이라고 했다.

4) 한의학 치료제로서의 무

기침 치료

무는 오래된 기침을 치료하는 데 응용되었다. 『本草綱目』에 의하면 '무는 담(痰)을 없애어 기침을 그치게 하고, 폐위(肺痿 : 피위〈皮痿〉와 폐열

---

103) 劉灝, 『佩文齋廣羣芳譜』, 「蘿蔔」, 齊民要術 蘿蔔菹法 淨洗通體 細切長縷 束爲把大 如十張 紙卷 暫經沸湯即出 多與鹽二升 暖湯合把手按之 又細縷切 暫經沸湯 與橘皮和 及暖興則黃壞 料理滿奠

104) 李時珍, 『本草綱目』, 「萊菔」, 殺魚鯹氣 治豆腐積(汪機)

105) 『本草精華』, 「蘿蔔根」, 機. 殺魚腥氣 治豆腐積.

106) 孫一奎, 『醫旨緒餘』, 「荳腐積」, 蘿蔔子

107) 汪昂, 『本草備要』, 「萊菔」, 解酒毒 制麪毒豆腐積. 腐漿見萊菔則難收.

108) 『本草摘要』, 解酒毒 制麪毒 豆腐積 [腐漿見莱菔則难收]

<肺熱>로 진액이 소모되어 생긴 만성쇠약병증)로 인한 토혈(吐血)을 치료하고 속을 따뜻하게 하여 부족한 것을 보충한다. 무에 양고기와 은어(銀魚)를 같이 끓여 먹으면 몸이 허약하여 오래된 기침을 치료한다.'109)라고 했다. 『東醫寶鑑』110)·『本草精華』111) 등에서도 같은 내용이 요약되어 있다. 복용하는 방법으로 『食療纂要』112)에서는 무[萊菔]를 통째로 굽거나 삶고 혹은 국으로 끓여 먹는다고 했다. 또한 『普濟方』113)·『本草綱目』114)·『醫方合編』115) 등에서는 '폐위(肺痿)로 피가 섞인 기침을 할 때 무와 양고기 또는 붕어를 같이 끓여 익힌 다음 자주 복용한다.'라고 했다.

반위(反胃)에 응용

무는 반위(反胃)에 응용되기도 했다. 『本草綱目』에 의하면 '반위와 열질(噎疾 : 먹은 음식이 목 안에서 위까지 내려가지 못하는 병)이 있을 때 무를 꿀에 넣어 달인 다음 조금씩 씹어 삼기면 좋다.'116)라고 했다. 『鄕藥集成方』117)·『醫方類聚』118)·『食療纂要』119) 등에서도 같은 내용이 보인다.

심통(心痛)에 사용

『食療纂要』에 의하면 '심복졸통(心腹卒痛 : 가슴과 배가 갑자기 아픈

---

109) 李時珍, 『本草綱目』, 「萊菔」, 消痰止欬 治肺痿吐血 溫中補不足 同羊肉 銀魚煮食 治勞瘦欬嗽(日華)

110) 許浚, 『東醫寶鑑』, 「萊菔」, 治肺痿吐血 勞瘦咳嗽

111) 『本草精華』, 「蘿葍根」, 日華. 消痰止嗽 肺痿吐血 溫中補不足.

112) 全循義, 『食療纂要』, 4-3 治肺痿吐血. 萊菔炮煮 或作羹食之 亦主消痰止咳.

113) 朱橚, 『普濟方』, 治肺痿吐血 用蘿葍和羊肉鯽魚 煮食之

114) 李時珍, 『本草綱目』, 「萊菔」, 肺痿欬血 蘿葍和羊肉或鯽魚 煮熟頻食(普濟方)

115) 『醫方合編』, 肺痿吐血 蘿葍炮煮食之 亦主消痰止咳

116) 李時珍, 『本草綱目』, 「萊菔」, 反胃噎疾 蘿葍蜜煎浸 細細嚼嚥良 普濟方

117) 『鄕藥集成方』, 經驗祕方 治反胃. 蘿葍蜜煎 細細嚼服 有效

118) 『醫方類聚』, 治反胃 蘿葍蜜煎 細細嚼服 有效.(簡奇方同)

119) 全循義, 『食療纂要』, 5-11 治反胃有效. 蘿葍蜜煎 細細嚼服.

것)을 치료하려면 무[萊菔]를 통째로 굽거나 삶아 먹는다.'120)라고 하여 심통에 무가 사용되기도 했다.

백탁(白濁)과 임증(淋症) 치료

무는 소변을 시원하게 나가게 도와주므로 백탁(白濁 : 소변이 혼탁하고 뿌옇다)과 임증(淋症)을 치료한다고 보았다. 『本草綱目』에 의하면 '소변이 백탁한 경우 생무를 깎아 속을 비우고 뚜껑을 만든 다음 오수유(吳茱萸)로 채우고 뚜껑을 고정시킨다. 나미(糯米 : 찹쌀)로 만든 밥 위에 놓고 쪄어 익힌다. 오수유를 제거하고 무를 불에 쬐여 말린 다음 갈아 분말로 만든다. 오동나무 열매 크기로 환을 만들어 매번 50환씩 소금물에 하루 3회씩 복용한다.'121)라고 했다. 또한 '사석림(沙石淋 : 음경 속이 아프면서 소변에 모래나 잔돌 같은 것이 섞여 나오는 임증)으로 인한 통증이 참기 어려울 정도면 무 절편을 꿀에 잠깐 담갔다가 구워 말리기를 여러 번 하되 지나쳐서 타지 않도록 한다. 잘게 씹어 소금물에 하루 3회 복용한다.'122)라고 했다.

소갈(消渴)에 사용

소갈에 사용하기도 했는데, 『普濟方』123)·『本草綱目』124) 등에 의하면 '소갈(消渴)로 인한 갈증에 독승산(獨勝散)을 사용하는데 그 처방은 다음과 같다. 싹이 난 무[出了子蘿蔔] 3매를 깨끗이 씻고 얇게 썬다. 햇빛에 발려 분말로 만든 다음 매일 2돈씩 돼지고기 삶은 물에 먹는다. 하루에

---

120) 全循義, 『食療纂要』, 3-8 治心腹卒痛. 萊菔炮煮 食之.

121) 李時珍, 『本草綱目』, 「萊菔」, 小便白濁 生蘿蔔剜空留蓋 入吳茱萸填滿 蓋定簽住 糯米飯上 蒸熟 取去茱萸 以蘿蔔焙研末 糊丸梧子大 每服五十丸 鹽湯下 日三服 普濟

122) 李時珍, 『本草綱目』, 「萊菔」, 沙石諸淋疼不可忍 用蘿蔔切片 蜜浸少時 炙乾數次 不可過焦 細嚼鹽湯下 日三服. 名瞑玄膏 普濟.

123) 朱橚, 『普濟方』, 獨勝散(出肘後方) 蘿蔔(出子者三枚) 右净洗薄切 晒乾為末 每服二錢 煎猪 肉澄清調下 食後并夜臥 日三服

124) 李時珍, 『本草綱目』, 「萊菔」, 消渴飲水 獨勝散 用出了子蘿蔔三枚 淨洗切片 日乾為末 每服 二錢 煎猪肉湯澄清調下 日三服 漸增至三錢 生者擣汁亦可 或以汁煮粥食之 圖經本草

3회 복용하는데 점차 늘려 3돈씩 덕는다. 날것은 찧어 그 즙을 먹어도 좋으며, 그 즙에 죽을 끓여 먹어도 좋다.'라고 했다.

혈변(血便)에 사용

대변에 피가 섞여 나올 때 무를 응용하기도 했다. 『本草綱目』에 의하면 '대변에 피가 섞여 나올 때에는 큰 무의 껍질을 태우고 남은 찌꺼기, 연잎 태우고 남은 찌꺼기, 포황(蒲黃)은 생용(生用)으로 하여 같은 분량을 분말로 만든다. 매일 1돈씩 미음에 복용한다.'125)라고 했다. 또한 '장풍하혈(腸風下血 : 치질로 인한 하혈)에 꿀에 구운 무를 임의대로 먹는다. 예전에 어느 부인이 이것을 먹고 효험을 보았다.'126)라고 했다.

술병으로 인한 하혈(下血)에 사용

술병으로 인한 하혈에도 사용했다. 『수친양로신서(壽親養老新書)』(1307)에 의하면 '주질하혈(酒疾下血 : 술병으로 인한 하혈)이 10일 이상 계속될 때 날무의 끝이 크고 둥글며 실한 것 20개를 골라 무청을 1촌 정도 남긴다. 도기(陶器)에 우물물을 넣고 푹 삶은 다음 강미(薑米 : 껍질을 깐 생강)·담초(淡醋 : 묽은 식초)를 넣고 공복에 임의로 먹으면 즉시 하혈이 멈춘다. 은그릇[銀器]에 중탕하면 더욱 좋다.'127)라고 했다. 같은 내용이 『醫方類聚』128)·『本草綱目』129)·『林園經濟志』130) 등에 보이고 있다.

---

125) 李時珍, 『本草綱目』, 「萊菔」, 大腸便血 大蘿蔔皮燒存性 荷葉燒存性 蒲黃生用 等分為末 每服一錢 米飮下 普濟

126) 李時珍, 『本草綱目』, 「萊菔」, 腸風下血 蜜炙蘿蔔 任意食之 昔一婦人服此有效 百一選方

127) 陳直, 『壽親養老新書』, 「蘿蔔菜」, 治酒疾下血 旬日不止 生蘿蔔 右一味 揀稍大圓實者二十枚 留上青葉寸餘及下根 用甆瓶取井水煮令十分爛熟 薑米淡醋 空心任意食之 立止 用銀器重湯煮尤佳

128) 『醫方類聚』, 蘿蔔菜. 治酒疾下血 旬日不止. 生蘿蔔 右壹味 揀稍大圓實者二十枚 留上青葉寸餘及下根 用瓷瓶取井水煮令十分爛熟 薑米淡醋 空心任意食之 立止. 用銀器重湯煮尤佳.

129) 李時珍, 『本草綱目』, 「萊菔」, 酒疾下血 連旬不止 用大蘿蔔二十枚 留青葉寸餘 以井水入罐中 煮十分爛 入淡醋 空心任食 壽親養老方

130) 徐有榘, 『林園經濟志』, 酒疾下血 大蘿蔔二十枚 留青葉寸餘 以井水入罐 煮爛入醋食之銀杏

부종(浮腫)에 사용

부종에 사용하기도 했는데 『本草綱目』에 의하면 '편신부종(遍身浮腫 : 온몸에 퍼진 부종)에 싹이 난 무[出了子蘿蔔]와 부맥(浮麥)을 같은 분량을 물에 담갔다가 마신다.'131)라고 했다.

후비(喉痺) 치료

후비(喉痺 : 목 안이 붉게 붓고 아프며 막힌 것 같은 병증)에도 사용했다. 『本草綱目』에 의하면 '후비(喉痺)로 인한 통증에 무즙과 조협장(皂莢漿)을 섞은 다음 복용하여 토하도록 한다.'132)라고 했다.

난창(爛瘡) 개선

난창(爛瘡)에 사용되었는데 『本草綱目』에 의하면 '입안 가득히 난창이 있는 경우 무에서 나온 즙으로 자주 양치하여 점액을 제거하면 묘하다.'133)라고 했다.

외용약으로 쓰임

무를 외용으로 이용하기도 했다. 『本草綱目』에 의하면 '대장(大腸)이 탈항(脫肛 : 직장 또는 직장 점막이 밖으로 빠져 나온 병)된 경우에 날무를 찧어 배꼽에 채운 다음 묶어 부스럼이 있는 것으로 지각되면 즉시 제거한다.'134)라고 했다. 또한 '각기(脚氣)로 인한 주통(走痛)에 무를 끓인 물로 닦는다. 또한 무를 햇빛에 말린 다음 분말로 만들어 버선 안에 바르기도 한다.'135)라고 했다.

'뜨거운 물에 화상(火傷)을 입은 경우 날무를 찧어 바른다. 무씨도 또

---

131) 李時珍, 『本草綱目』, 「萊菔」, 遍身浮腫 出了子蘿蔔 浮麥等分 浸湯飲之 聖濟總錄

132) 李時珍, 『本草綱目』, 「萊菔」, 喉痺腫痛 蘿蔔汁和皂莢漿服 取吐 同上

133) 李時珍, 『本草綱目』, 「萊菔」, 滿口爛瘡 蘿蔔自然汁 頻漱去涎妙 瀕湖集簡方

134) 李時珍, 『本草綱目』, 「萊菔」, 大腸脫肛 生萊菔擣 實臍中束之 覺有瘡 即除 摘玄方

135) 李時珍, 『本草綱目』, 「萊菔」, 脚氣走痛 蘿蔔煎湯洗之 仍以蘿蔔晒乾為末 鋪襪內 聖濟總錄

한 가능하다.'136)라고 했으며, 화화(花火 : 이글이글 타오르는 불)로 피부가 상했을 때도 이용한다고 했다.137)

다이어트 대용식

무는 식사량을 줄일 때 대용식으로 이용할 수도 있다. 『山林經濟』에 의하면 '무(蘿葍根 : 단무우)를 이른 아침에 불에 구워 먹으면 배고프거나 춥지 않다.'138)고 했다. 따라서 현대인들의 체중에 대한 공포를 무를 먹음으로써 해결할 수 있음을 옛 능서(農書)에서 보여 주고 있다.

3. 사상의학(四象醫學)에서 바라본 무의 효능

『동의수세보원(東醫壽世保元)』(1894)에 의하면 태음인에게 처방되는 태음조위탕(太陰調胃湯)139)·조위승청탕(調胃升淸湯)140)·마황정천탕(麻黃定喘湯)141)·마황정통탕(麻黃定痛湯)142)·열다한소탕(熱多寒少湯)143)·한다열소탕(寒多熱少湯)144)·조리폐원탕(調理肺元湯)145) 등의 처방에 무씨가 하

---

136) 李時珍, 『本草綱目』, 「萊菔」, 湯火傷灼 生蘿葍擣塗之 子亦可 聖濟總錄

137) 李時珍, 『本草綱目』, 「萊菔」, 花火傷肌 方同上

138) 洪萬選, 『山林經濟』, 「救荒」, 蘿葍根 단무우 早朝煨熟食之 不飢不寒.

139) 李濟馬, 『東醫壽世保元』, 太陰調胃湯 薏苡仁 乾栗 各三錢 萊葍子 二錢 五味子 麥門冬 石菖蒲 桔梗 麻黃 各一錢

140) 李濟馬, 『東醫壽世保元』, 調胃升淸湯 薏苡仁 乾栗 各三錢 萊葍子 一錢五分 麻黃 桔梗 麥門冬 五味子 石菖蒲 遠志 天門冬 酸棗仁 龍眼肉 各一錢

141) 李濟馬, 『東醫壽世保元』, 麻黃定喘湯 麻黃 三錢 杏仁 一錢五分 黃芩 萊葍子 桑白皮 桔梗 麥門冬 款冬花 各一錢 白果炒黃色 二十一箇

142) 李濟馬, 『東醫壽世保元』, 麻黃定痛湯 薏苡仁 三錢 麻黃 萊葍子 各二錢 杏仁 石菖蒲 桔梗 麥門冬 五味子 使君子 龍眼肉 柏子仁 各一錢 乾栗 七箇

143) 李濟馬, 『東醫壽世保元』, 麻黃定痛湯 薏苡仁 三錢 麻黃 萊葍子 各二錢 杏仁 石菖蒲 桔梗 麥門冬 五味子 使君子 龍眼肉 柏子仁 各一錢 乾栗 七箇

144) 李濟馬, 『東醫壽世保元』, 熱多寒少湯 葛根 四錢 黃芩 藁本 各二錢 萊葍子 桔梗 升麻 白芷 各一錢

나의 구성 요소로 사용되고 있다. 『東武遺稿』에서도 무에 대해 『제중신편(濟衆新編)』(1799)146)의 내용을 빌려, '무는 음식을 소화시키고 갈증을 멈추며 가래를 삭이고 관절을 부드럽게 한다. 몸이 수척한 것과 오래된 기침을 치료한다.'147)고 했고, 무씨에 대해서도 『濟衆新編』148)의 내용을 빌려 '기침을 다스리고 아래로 기(氣)를 내린다. 마치 담벼락을 넘어뜨리듯이 창만(脹滿)을 치료한다.'149)라고 하였으며, 무의 뿌리에 대해 '무의 뿌리는 단맛이 있고 아래로 기(氣)를 내린다. 소화를 도와주며 담수(痰嗽)를 치료하며 밀가루독을 풀어 준다.'150)라고 하여 부위별로 효능을 설명하고 있어 태음인 약인 폐약(肺藥)임을 명시하고 있다. 즉 무는 호산지기(呼散之氣)가 강한 식물로 보는데 그 이유를 살펴보기로 하자.

1) 태음인에게 이로운 호산지기(呼散之氣)

무는 뭉친 것을 푸는 작용이 있다. 무는 자신의 영양분을 뿌리에 저장하는 뿌리채소에 속한다. 대부분의 뿌리채소는 뿌리가 흙 속에 있지만 무는 흙 속이 답답한 듯 뿌리의 머리가 흙 위로 솟구쳐 반쯤은 땅 위로 나와 있다. 또한 무는 단맛도 있지만 톡 쏘는 매운맛이 있어 답답한 것을 풀어 주는 작용이 있다. 사상의학에서는 무의 뿌리가 흙을 뚫고 위로 나오는 형상과 매운 맛이 있는 것을 보고 무가 호산지기(呼散之氣)가 있다고 보아 순환이 잘 되지 않아 몸이 찌뿌듯한 태음인이 무를 먹으면 좋다고 보았다.

실제로 무를 먹어 보면 무의 끝부분보다는 머리 부분이 더 맛도 좋고

---

145) 李濟馬, 『東醫壽世保元』, 調理肺元湯 麥門冬 桔梗 薏苡仁 各二錢 黃芩 麻黃 萊葍子 各一錢

146) 康命吉, 『濟衆新編』, 蘿葍甘溫 消食止渴 痰癖利關 肺痿勞嗽. 댄무우

147) 李濟馬, 『東武遺稿』, 「肺藥」, 蘿葍甘溫 消食止渴 痰癖利關 肺痿勞嗽.

148) 康命吉, 『濟衆新編』, 萊菔子辛 喘咳下氣 倒壁衝墻 脹滿消去. 댄무우삐 卽蘿葍子也

149) 李濟馬, 『東武遺稿』, 「肺藥」, 蘿葍子辛 喘欬下氣 倒壁衝牆 脹滿消去.

150) 李濟馬, 『東武遺稿』, 「肺藥」, 萊菔根甘下氣篤 消食痰嗽解麪毒 籬葍七言

밀가루 독성을 제어하는 데도 효과가 좋은데, 이는 무의 솟구치는 성질을 알면 이해가 쉽다. 따라서 자기 스스로 소화시킬 수 있는 능력보다 더 많은 음식을 먹어 생긴 식체(食滯)에 무를 먹으면 풀어지게 되는 것이다. 따라서 무는 뭉친 것을 풀어 주어 아래로 내리는 작용을 한다.

소화 작용

『鄕藥集成方』에 의하면 '무의 뿌리는 음식을 소화시키고 관절을 이롭게 하며 안색을 좋게 한다. 오장의 악기(惡氣)를 없애고 밀가루독을 제어한다. 사람들이 음식을 과도하게 먹으면 무를 날로 씹어 삼키면 금방 소화된다. 무를 진흙과 같이 찧어 밀가루와 섞어 수제비[餺飥]를 만들어 먹으면 좋다. 포식을 해도 열이 나지 않고 폐수토혈(肺嗽吐血)을 치료한다. 연유에 끓여 먹으면 하기(下氣)한다.'151)라고 했다. 같은 내용이 『의심방(醫心方)』(984)152)·『普濟方』153)·『食療纂要』154)·『本草綱目』155) 등에 보이고 있다. 따라서 폐수(肺嗽)로 인한 토혈(吐血)에 무와 밀가루로 수제비를 만들어 이용했으며, 과식했을 때 무를 이용했음을 알 수 있다. 민간에서 소화가 잘 안 될 수 있는 고구마를 먹을 때 무가 들어 있는 동치미를 먹는 까닭도 이와 같은 이유에서다. 메밀국수를 먹을 때 무즙을 넣는 것도 무가 뭉친 것을 풀어 주기 때문이다.

주독(酒毒)과 어혈(瘀血)을 풀어 준다

뭉친 것을 푸는 작용이 있는 무는 주독(酒毒)과 어혈(瘀血)을 풀어 준

---

151) 『鄕藥集成方』, 「萊菔」, 蕭炳云 蘿蔔根 消食利關節 理顔色 練五藏惡氣 制麪毒 凡人飮食過度 生嚼嚥之 便消 硏如泥和麪 作餺飥佳 飽食亦不發熱 亦主肺嗽吐血 酥煎食下氣

152) 丹波康賴, 『醫心方』, 「治飮食過度方」, 養生要姙云 凡人飮食過度方 可生嚼菜菔根咽之即消 又硏汁服之

153) 朱橚, 『普濟方』, 「喘嗽門」, 治肺嗽吐血(出本草) 以萊菔硏如埿和麪 作餺飥食之佳 飽食亦不發熱

154) 全循義, 『食療纂要』, 5-22 凡人飮食過度 生嚼嚥下 便消.

155) 李時珍, 『本草綱目』, 「萊菔」, 炳曰 擣爛制麵 作餺飥食之最佳 飽食亦不發熱 酥煎食之 下氣 凡人飮食過度 生嚼嚥之便消.

다고 보았다. 이시진(李時珍)은 '무는 탄산(呑酸)을 치료하며 적체(積滯)를 소화시키며 주독(酒毒)을 풀어 주고 어혈을 없애는 데 매우 효과가 좋다. 분말로 먹으면 오림(五淋)을 치료하고, 환으로 먹으면 백탁(白濁)을 치료하고, 끓여서 각기(脚氣)에 외용으로 사용한다. 무 삶은 물을 마시면 하리(下痢)와 실음(失音) 그리고 연기에 질식되어 죽으려고 하는 것을 치료한다. 날로 찧어 타박상과 끓는 물에 댄 화상에 바른다.'156)라고 했다. 같은 내용이 『本草精華』에 보인다.157)

가스 중독 시 응급 처방

가스 중독에 걸려 몸이 경직된 것을 풀어 주고 중화시키는 역할을 무가 한다. 이는 무의 호산지기(呼散之氣)를 이용한 것으로 해석된다. 예전부터 가스 중독에 무가 응용되었기 때문에 연기에 질식된 사람에게 무가 좋다는 이야기가 내려오고 있다. 『普濟方』에 의하면 '이사(李師)라는 사람이 도적을 피해 석굴 속으로 피난하였다. 도적이 석굴 입구에 불을 때니 연기에 질식되어 거의 죽을 지경에 이르렀다. 혼미한 가운데 근처에 있던 무 한 줌을 찾아 씹어 그 즙을 먹었더니 금방 소생되었다. 무는 작은 식물이지만 사람을 살리는 공이 이와 같다. 또한 석탄 연기에 중독되어 죽으려고 하는 사람이 무 한 조각을 입에 넣고 있으면 연기가 사람을 해치지 못한다. 또는 미리 무를 말렸다가 분말로 만들었다가 급할 때 사용하는 것도 가능하다. 또는 새로 떠 온 물에 말린 무를 넣고 찧은 다음 마셔도 역시 가능하다.'158)라고 하여 무가 연기 중독에 좋음을 설명하고 있다. 『鄕藥集成方』159)·『本草綱目』160)·『山林經濟』161)·

---

156) 李時珍, 『本草綱目』, 「萊菔」, 主呑酸 化積滯 解酒毒 散瘀血 甚效 末服 治五淋 丸服 治白濁 煎湯 洗脚氣 飮汁 治下痢及失音 幷烟熏欲死 生擣 塗打撲湯火傷(時珍)

157) 『本草精華』, 「蘿葍根」, 時珍. 化積滯 解酒毒 散瘀血. 五淋白濁. 烟熏欲死 擣汁飮.

158) 朱橚, 『普濟方』, 「雜治門」, 治居民逃避石窟中 賊以火煙薰之(出經驗良方) 昔李(學을 교정)師者 被煙薰欲死 迷悶中 摸索得一束蘆菔 俗名蘿蔔 嚼汁下咽而甦 蘆菔細物活人之功 如此 又 炭煙薰人徃徃致死臨臥 含蘿蔔一片着口中 煙氣不能毒人 或預曝乾爲末 脩急用亦可 或新水 擂爛乾蘿蔔飮之亦可

159) 『鄕藥集成方』, 「卒忤」, [經驗良方] 治民居逃避石窟中 賊以煙火熏之 一李師者 被煙熏欲死迷

『佩文齋廣羣芳譜』162) 등에서 같은 내용이 보이는 것으로 보아 당시 연기 중독에 무를 사용하는 것이 일반적이었던 것으로 보인다. 지금은 많이 사라졌지만 연탄가스에 중독되었을 때 무가 있는 동치미국물을 먹어 해독하는 민간요법도 여기에 근거를 둔 것이다. 『東醫寶鑑』에 의하면 '보통 연기에 씌면 두통과 구토 증상이 나타나고 심하면 사망하게 된다. 이때 무를 날로 짓찧어 즙을 내어 먹이면 즉시 풀리나, 만약 날 무가 없으면 무씨를 물에 갈아서 그 즙을 짜 먹여도 풀린다.'163)고 한 것도 무의 호산지기(呼散之氣)를 이용한 예로 볼 수 있다.

두통 치료

따라서 두통에 응용되기도 했다. 『本草綱目』에 의하면 '편정두통(偏正頭痛 : 편두통과 정두통)에 생무 즙을 가막조개 껍질만큼을 준비하여 바로 누운 상태에서 좌우의 콧구멍에 넣으면 신효하다. 왕형공(王荊公)이 두통으로 고생할 때 도인(道人)이 처방을 전한 것으로 이를 시행하자 즉시 치유되었다. 이 처방으로 사람을 치료하여 나은 것이 셀 수 없을 정도이다.'164)라고 했다. 두통에 무를 이용한 것도 뭉친 것을 풀어 주는 무의 성질을 이용한 것으로 보인다.

悶 蘿蔔一束 模索得嚼汁下咽而甦 蘿蔔細物活人之功 如此 又炭煙熏人致死臨臥亦佳 或預曝乾爲末 新水擂爛飮之 亦可

160) 李時珍, 『本草綱目』, 「萊菔」, 又延壽書載 李師逃難入石窟中 賊以烟熏之垂死 摸得蘿蔔菜一束 嚼汁嚥下甦 此法備急 不可不知

161) 洪萬選, 『山林經濟』, 「避難解烟熏方」, 有人避難石窟 賊以烟熏之 迷悶欲死 得蘿蔔(무우) 嚼汁下咽而蘇 蘿葍子水姸 取汁服 亦解.

162) 劉灝, 『佩文齋廣羣芳譜』, 「蘿蔔」, 延壽書 李師逃難入石窟中 賊以煙薰之垂死 摸得蘿蔔菜一束 嚥其汁獲甦

163) 許浚, 『東醫寶鑑』, 「解烟熏」, 居民逃避石室中 賊以烟火熏之欲死 迷悶中摸索得一束蘿葍 嚼汁下咽而甦 ○炭烟熏人頭痛嘔吐 往往致死 生蘿葍搗取汁飮之卽解 無生則蘿葍子水硏取汁及亦解.

164) 李時珍, 『本草綱目』, 「萊菔」, 偏正頭痛 生蘿蔔汁一蜆殼 仰臥 隨左右注鼻中 神效 王荊公病頭痛 有道人傳此方 移時逐愈也 以此治人 不可勝數 如宜方

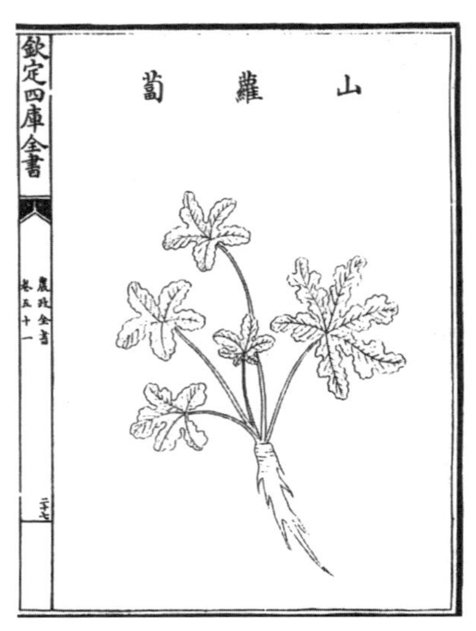

〈그림 6〉『農政全書』山蘿蔔

2) 무는 발산하는 기운이 강하다

무를 먹어 보아도 햇빛을 받은 윗부분의 무가 아랫부분의 꼬리보다 더 맛이 있고 비타민C도 윗부분에 더 많다. 또한 무의 속과 껍질 가까운 부분을 먹어 보면 껍질 가까운 부분이 더 맛이 있다. 이는 무가 발산하는 기운이 있는 것으로 보인다. 밖으로 나가려는 기운이 많기 때문에 가운데 속에 바람이 드는 것으로 해석된다.

일반적으로 무가 바람이 드는 것은 10℃ 이하로 2주 이상 계속되면 꽃눈이 형성되어 꽃대가 오르게 되면 무에 바람이 들게 된다. 한번 바람이 들면 계속 바람이 들어가 점점 깊어지고 심해져 못 먹는 부분이 더 많아지게 되고, 바람이 든 무는 푸석푸석하여 맛이 없고 마치 고무줄을 씹는 듯한 맛이 난다. 씨를 만들기 위해 무의 영양분이 소모되는 것으로도 해석하지만 사상의학에서는 발산하는 기운 때문으로 해석한다.

또한 무는 단기간에 매우 빠르게 생장한다. 무의 품종 가운데 20일무, 40일무 등이 있다. 이는 씨를 뿌린 뒤 20일 또는 40일 만에 수확을 하는 것으로, 그 이상이 되면 계속 성장을 하지만 바람이 들어 식용으로 사용하기에 부적절해진다. 단기간 왕성하게 자라는 것은 호산지기가 매우 강한 것으로 이해된다.

3) 통외(通外)시키는 작용이 있다

타박어혈과 코피 개선

타박어혈과 코피에 사용하는 무는 뭉친 것을 밖으로 풀어 주는 통외(通外)시키는 작용으로 볼 수 있다. 이덕무(李德懋)는 요즘의 백과사전이라 할 수 있는 유서(類書)인 『靑莊館全書』를 저술했는데, 여기에서 '타박상으로 인하여 시퍼렇게 부었을 때 무를 이용해서 뜨겁게 찜질하면 곧 사라진다.'165)라 했다. 타박상을 입어 멍이 드는 것은 놀란 피가 뭉쳐서 생겼다고 이해된다. 이때 뭉친 것을 풀어 주는 무를 사용하여 타박어혈(打撲瘀血)을 해결한 셈이다. 『本草綱目』에 의하면 '타박상으로 어혈이 뭉쳤지만 피부가 찢어지지 않은 경우에 무나 무 잎을 찧어 바른다.'166)라고 했다.

따라서 막힌 것을 풀어 준다는 의미에서 열이 솟구쳐 나타나는 토혈이나 코피에 무즙을 먹어 치료했다.167) 『醫說』에 '요주(饒州)에 사는 선비 이칠철(李七哲)이 코피를 자주 흘려 위급한 지경에 이르렀다. 이때 의원이 환자에게 무의 생즙과 좋은 술[無灰酒 : 회를 넣지 않은 술]을 마시도록 주었더니 즉시 나았다. 의원이 말하기를 혈(血)은 기(氣)의 운행에 따라 움직이는데 기가 막히고 역행하였기 때문에 코피를 흘린 것이다. 무는 뭉친 기를 풀어 아래로 움직이게 하고 술은 이를 도왔기 때문에 한번 복용하고 즉시 효험을 보았다. 5일이 지나 다시 전과 같이 코피가 나고 천식이 약간 남아 있었다. 장사순(張思順)은 명주(明州) 천왕씨(刊王氏)의 단방인 인중백(人中白 : 오줌버캐)을 새 기와 위에 놓고 불에 건조시킨 다음 온탕(溫湯 : 따뜻한 물)에 복용하니 즉시 코피가 그쳤다. 10년이 이르기까지 다시 코피가 나타나지 않았다.'168)라는 임상 기록을 적고 있다. 이는 『名醫類案』169)·『醫方類聚』170)·『本草綱目』171)·『瓢

---

165) 李德懋, 『靑莊館全書』, 「耳目口心書 五」, 疢痄靑腫 用萊菔爛罨之卽消 或用菉荳粉調附.

166) 李時珍, 『本草綱目』, 「萊菔」, 打撲血聚 皮不破者 用蘿蔔或葉擣封之 邵氏方

167) 李時珍, 『本草綱目』, 「萊菔」, 擣汁服 治吐血衄血(吳瑞)

168) 張杲, 『醫說』, 「鼻衄」, 饒州士民李七(二를 교정)哲 苦鼻衄垂至危困 醫授以方取蘿蔔自然汁
和無灰酒飮之則止 醫云 血隨氣運轉 氣有滯逆 所以妄行 蘿蔔最下氣 而酒導之 是以一服效
經五日復如前 僅存喘息 而張思順以明州刊王氏单方 刮人中白置新瓦上 火逼乾 以溫湯調服
即時血止 至今十年不作

169) 江瓘, 『名醫類案』, 饒州市民季七 常苦鼻衄垂困 醫授以方取蘿葡自然汁 和無灰酒飮之貝止
醫云 血隨氣運轉 氣有滯逆 所以妄行 蘿葡最下氣 而酒導之 是以一服效 經五日復如前 僅存
喘息 而張思順以明州刊王氏單方 刮人中白 置新瓦上 火逼乾 以温湯調下 即止 (按人中白
能去肝火三焦火 導膀胱火下行也 且不多用火力 則清凉矣) 今十年不作

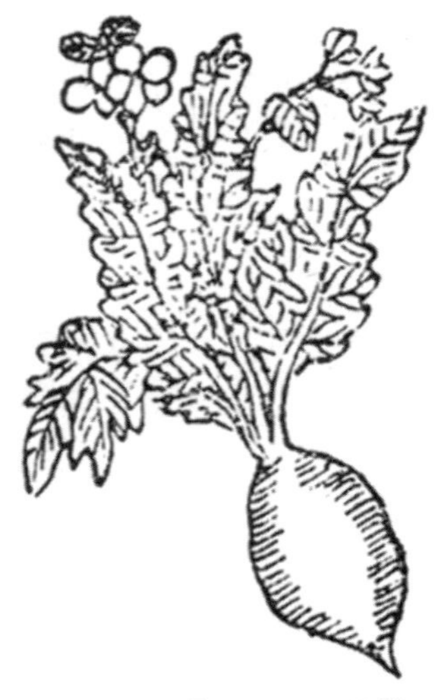

〈그림 7〉『本草從新』 萊菔子

文齋廣羣芳譜』172)·『本草附方便覽』173)　등에 같은 내용이 인용되어 있다.

그리고 『本草綱目』에 의하면 '코피가 그치지 않을 때 무즙 반 잔을 술에 넣고 약간 따뜻하게 한 다음 복용한다. 또한 무즙을 콧속에 주입해도 모두 좋다. 또는 술을 끓인 다음 무를 넣고 다시 끓여 마신다.'174)라고 했다.

두부로 인한 식중독 개선

무의 통외(通外) 작용은 두부를 만들 때 무를 넣으면 풀어지는 현상을 보고도 알 수 있다. 일반적으로 간수의 도움을 받아 뭉쳐진 두부에 풀어 주는 역할을 하는 무를 넣으면 두부가 되지 않는다. 이러한 것을 보고 무가 밖으로 풀어 주는 통외하는 작용이 있다고 해석된다. 따라서 보통 두부를 많이 먹어 나타나는 식중독에도 무가 좋다. 『本草綱目』에 의하면 '평소 두부를 좋아하던 사람이 식중독에 걸렸는데 의원이 치료를 해도 효과가 없었다. 두부를 파는 사람이 말하기를 부인이 두부를 만들다가 무 끓인

---

170) 『醫方類聚』, 「失血」, 血衄垂困　醫者則以蘿蔔自然汁　和無灰酒飮之則止. 醫云　血隨氣運轉　氣有滯逆　所以妄行也　蘿蔔最下氣　而酒導之　是以一服效. 經五日　復如前　僅存喘息　而張思順　以刮人中白置於瓦上　火逼乾　以溫湯調服　即時血止　至十年不作

171) 李時珍, 『本草綱目』, 「萊菔」, 又按張杲醫說云　饒民李七病鼻衄甚危　醫以蘿蔔自然汁　和無灰酒飮之即止　蓋血隨氣運　氣滯故血妄行　蘿蔔下氣　而酒導之故也.

172) 劉灝, 『佩文齋廣羣芳譜』, 「蘿蔔」, 張杲醫說　饒民李七　病鼻衄甚危　醫以蘿蔔自然汁　和無灰酒飮之即止　盖血随氣運氣滯　則血妄行　蘿蔔下氣故也

173) 黃度淵, 『本草附方便覽』, 「血」, 饒民李七病鼻衄甚危　醫以蘿葍自然汁　和無灰酒飮之卽止　蓋血隨氣運氣滯　故血妄行　蘿葍下氣　而消導之故也

174) 李時珍, 『本草綱目』, 「萊菔」, 鼻衄不止　蘿蔔搗汁半盞　入酒少許熱服　并以汁注鼻中皆良　或以酒煎沸　入蘿蔔再煎　飮之　衛生易簡方

물을 잘못하여 넣었더니 두부가 만들어지지 않았다고 하였다. 의원이
이를 기억하고 환자에게 무 끓인 물을 주었더니 금방 치료가 되었다
물리(物理)의 묘미가 이와 같다.'175)고 했다. 『佩文齋廣羣芳譜』176)·『續名
醫類案』177) 등에서도 같은 내용이 나오는데, 간수는 응고제로 사용되어
두부를 뭉치게 하는 역할을 하는데 무는 이와는 반대로 오히려 뭉친 것
을 풀어 주기 때문에 두부가 만들어지지 않은 것으로 본 것이다. 뭉친
것을 풀어 주는 무의 성질을 의학에 응용한 경우로 보인다.

4. 무씨의 효능

1) 무씨는 풍담(風痰)을 치료한다

무는 꽃줄기가 1m 정도 자라 몇 개의 가지로 갈라지면서 자주색 꽃이
핀다. 꽃잎 4장이 십자형으로 피는데 1개월 정도 지나면 씨가 여물고
씨가 저절로 땅에 떨어지지 않아 언제나 훑으면 무씨를 채취할 수 있
다. 무는 타화 수정을 하는데 억지로 자화 수정을 하면 3대째에 씨를
맺지 못하고 행여 씨가 생겨도 싹이 나오지 않는다.
　이러한 무씨는 풍담(風痰)을 치료한다고 보았다. 무씨의 기미(氣味)는
신감(辛甘)하고 평하며 무독하다.178) 이러한 무씨는 『本草綱目』179)·『本

---

175) 李時珍, 『本草綱目』, 「萊菔」, 又云有人好食豆腐中毒 醫治不效 忽見賣豆腐人言 其妻誤以蘿
　　蔔湯入鍋中 遂致不成 其人心悟 乃以蘿蔔湯飲之而瘳 物理之妙如此.
　　李時珍, 『本草綱目』, 「豆腐」, 時珍曰 按延壽書云 有人好食豆腐中毒 醫不能治 作腐家言 萊
　　菔入湯中 則腐不成 遂以萊菔湯下藥而愈 大抵暑月 恐有人汗尤宜慎之

176) 劉灝, 『佩文齋廣羣芳譜』, 「蘿蔔」, 有人好食豆腐中毒 醫治不效 偶聞人云 其妻誤以蘿蔔湯入
　　豆腐鍋中 遂不成 其人遽飲蘿蔔湯遂愈

177) 魏之琇, 『續名醫類案』, 「中毒」, 有人好食豆腐中毒 不能治 延醫至中途遇作腐人家相爭 因妻
　　誤將萊菔湯 置鍋中腐 便不成 醫得其說 以萊菔湯下藥而愈 醫說續編

178) 李時珍, 『本草綱目』, 「萊菔」, 子 氣味辛甘平 無毒
　　『本草精華』, 「蘿葍子」, 味辛甘平 無毒.

草精華』180) 등에 의하면 '무씨를 갈아서 그 즙을 복용하면 풍담을 토하고 식초와 함께 갈아 복용하면 종독(腫毒 : 종기에서 나오는 독)을 없애 준다.'라고 했다. 이에 주진형은 무씨는 담(痰)을 다스리는 데 있어 담벼락을 밀어 넘어뜨리는 것 같은 효능이 있다고 했다.181) 『本草綱目』에 의하면 '상기(上氣)로 인한 담수(痰嗽), 천촉(喘促)으로 인하여 농혈(膿血)을 뱉을 때 무씨 1홉을 잘게 갈고 끓인 다음 식사하기 전에 복용한다.'182)라고 하여 기침으로 피고름이 나올 때 무씨를 사용한다고 했다.

풍한(風寒)에 사용되기도 했는데, 『本草綱目』에 '소아(小兒)의 풍한에 무씨를 생으로 갈아 분말로 만들어 1돈씩 따뜻한 총주(蔥酒)에 복용한다. 약간 땀을 내면 크게 효과를 본다.'183)라고 했다. 그리고 '오래된 두풍(頭風 : 두통이 오랫동안 치유되지 않고 수시로 발작하는 증상)에 무씨와 생강을 같은 분량으로 넣고 찧어 그 즙을 낸다. 사향(麝香)을 약간 넣고 콧속으로 넣으면 즉시 그치게 된다.'184)라고 했다.

2) 기를 다스리는 데 좋은 무씨

이시진(李時珍)은 무씨의 효능에 대해 '무씨는 기(氣)의 순환을 잘 도와주는데[利氣] 날로 먹으면 기(氣)를 위로 올리고, 익혀서 먹으면 기(氣)를 아래로 내려 준다. 기(氣)가 위로 올라가면 풍담(風痰)을 토하고 풍한(風寒)을 흩어 주며 창진(瘡疹 : 두창)을 치료한다. 기(氣)가 아래로

---

179) 李時珍, 『本草綱目』, 「萊菔」, 主治研汁服 吐風痰 同醋研 消腫毒(日華)

180) 『本草精華』, 「蘿葍子」, 日華. 研服 吐風痰 醋研 消腫毒.

181) 李時珍, 『本草綱目』, 「萊菔」, 震亨曰 萊菔子治痰 有推墻倒壁之功
　　『本草精華』, 「蘿葍子」, 震亨曰 治痰 有推墻倒壁之功.

182) 李時珍, 『本草綱目』, 「萊菔」, 上氣痰嗽 喘促唾膿血 以萊菔子一合 研細煎湯 食上服之(食醫心鏡)

183) 李時珍, 『本草綱目』, 「萊菔」, 小兒風寒 蘿葍子生研末一錢 溫蔥酒服之 取微汗大效(衛生易簡方)

184) 李時珍, 『本草綱目』, 「萊菔」, 年久頭風 萊菔子 生薑等分 搗取汁 入麝香少許 搐入鼻中 立止(普濟方)

내려가면 가래가 끓는 기침[痰喘咳嗽]을 그치게 하고, 설사를 하여 뒤가 무지룩한 것[下痢後重]을 조절하며 아픈 것을 그치게 하니 이는 무가 기(氣)의 순환을 잘 다스리는[利氣] 효과가 있기 때문이다. 내가 일찍이 사용해 봤는데 과연 좋은 결과가 있었다.'185)고 했다.

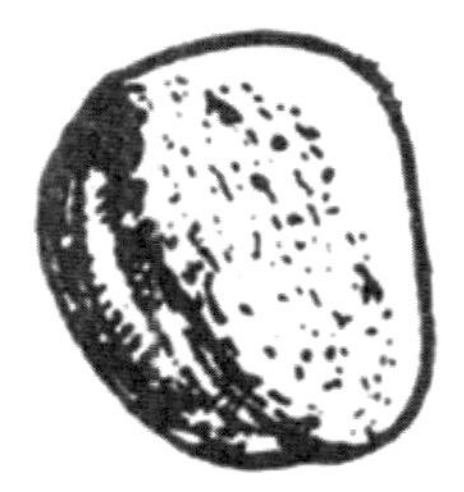

〈그림 8〉 무씨

이를 요약하여 『本草綱目』에서 '무씨는 하기(下氣)시키며 천식을 그치게 하고 담을 치료한다. 음식을 소화시키며 창만을 제거한다. 또한 대소변을 잘 나가게 하며 기통(氣痛)과 하리후중(下痢後重)을 그치게 한다. 창진(瘡疹)을 나오게 한다.'186)라고 했다. 『東醫寶鑑』에서도 '무씨는 팽창(膨脹)과 적취(積聚)를 치료하며 오장(五藏)을 이롭게 하며 대소변을 잘 나가게 한다.'187)라고 하여 소화를 무씨가 드와준다고 했다. 한편 무씨는 기운을 내리는 효능이 빠르므로, 허약한 사람은 이를 삼가야 한다고 『本草精華』에서는 언급하고 있다.188)

『本草綱目』에서는 '기창(氣脹)과 기고(氣蠱)에 무씨를 갈아 물에 끓여 즙을 낸다. 사인 1량을 하룻밤 담갔다가 볶아 말리고 다시 반복하여 담갔다 볶는다. 7번하여 분말로 만든 다음 미음에 1돈씩 복용하면 귀신같이 좋아진다.'189)라고 했다. 복통에도 응용하였는데, '소아의 반장기통(盤腸氣痛 : 어린아이가 속이 차서 배가 아픈 병증)에 무씨를 누렇게 볶아 분말로 만들고 유향탕(乳香湯)에 반 돈씩 복용한다.'190)라고 했다.

기를 다스리는 무씨는 중풍에 응용되기도 했다. 『本草綱目』에 '중풍그

---

185) 李時珍, 『本草綱目』, 「萊菔」, 時珍曰 萊菔子之功 長于利氣 生能升 熟能降 升則吐風痰 散風寒 發瘡疹 降則定痰喘欬嗽 調下痢後重 止內痛 皆是利氣之效 予曾用 果有殊績

186) 李時珍, 『本草綱目』, 「萊菔」, 下氣定喘治痰 消食除脹 利大小便 止氣痛 下痢後重 發瘡疹(時珍)

187) 許浚, 『東醫寶鑑』, 「萊菔」, 「子」, 治膨脹積聚 利五藏 及大小二便 又研末飲服 吐風痰 甚效

188) 『本草精華』, 「蘿葍子」, 時珍曰 長于利氣 生能升 熟能降 升則吐風痰 散風寒 發瘡疹 降則定痰喘咳嗽 調下痢後重 皆是利氣之效. 下氣更速 虛弱忌之.

189) 李時珍, 『本草綱目』, 「萊菔」, 氣脹氣蠱 萊菔子研 以水煎汁 浸縮砂一兩一夜 炒乾又浸又炒 凡七次 為末 每米飲服一錢 如神 失氏集驗方

190) 李時珍, 『本草綱目』, 「萊菔」, 小兒盤腸氣痛 用蘿葍子炒黃研末 乳香湯服半錢 楊仁齋直指方

금(中風口禁)에 무씨와 아조협(牙皂莢) 각 2돈씩 물에 넣어 끓여 복용하여 토하게 한다.'191)라고 하였으며, '실음불어(失音不語)에 무즙에 생강즙을 넣어 같이 복용한다.'192)라고 했다.

두창에도 응용되었다. 『本草綱目』에 의하면 '창진(瘡疹)이 나오지 않을 때 생 무씨를 갈아 분말로 만들고 미음에 2돈씩 복용하면 좋다.'193)라고 했다.

치통에 사용되기도 했는데 『本草綱目』에 의하면 '어금니가 아픈 증상에 무씨 14개를 날로 갈고 젖[人乳]에 섞어 왼쪽이 아프면 오른쪽의 코에 붙이고, 오른쪽이 아프면 왼쪽의 코에 붙인다.'194)라고 했다.

3) 기침에 좋은 무씨

『本草綱目』에 '폐담해수(肺痰欬嗽)에 무씨 반 되를 깨끗이 씻고 불에 말린 다음 누렇게 볶아 분말로 만든다. 설탕을 섞어 가시연꽃 열매 크기로 환을 만들고 자루에 넣고 입에 머금어 그 즙을 삼키면 심히 묘하다.'195)라고 했다. 그리고 '후천(齁喘 : 숨이 몹시 차고 목에서 가래 끓는 소리가 나는 병증), 담축(痰促)이 있을 때 후미(厚味 : 음식의 맛이 진함)를 먹으면 더 심해지는 사람은 무씨를 씻고 쪄서 익히 다음 햇빛에 말려 분말로 만든다. 생강즙에 담근 다음 쪄서 녹두 크기로 환을 만든 다음 매번 30환씩 복용하되 침으로 삼킨다. 하루에 3회 복용하는데 청금환(清金丸)이라고 한다.'196)라고 했다.

---

191) 李時珍, 『本草綱目』, 「萊菔」, 中風口禁 蘿蔔子 牙皂莢各二錢 以水煎服 取吐 丹溪方

192) 李時珍, 『本草綱目』, 「萊菔」, 失音不語 蘿蔔生擣汁 入薑汁同服 普濟方

193) 李時珍, 『本草綱目』, 「萊菔」, 瘡疹不出 蘿蔔子生研末 米飲服二錢 良 衞生易簡方

194) 李時珍, 『本草綱目』, 「萊菔」, 牙齒疼痛 蘿蔔子十四粒生研 以人乳和之 左疼點右鼻 右疼點左鼻

195) 李時珍, 『本草綱目』, 「萊菔」, 肺痰欬嗽 萊菔子半升 淘淨焙乾 炒黃為末 以糖和丸芡子大 綿裹含之 嚥汁甚妙 勝金方

196) 李時珍, 『本草綱目』, 「萊菔」, 齁喘痰促 遇厚味即發者 蘿蔔子淘淨 蒸熟晒研 薑汁浸蒸餅丸

또한 '담기천식(痰氣喘息)에 볶은 무씨와 조협(皂莢)을 태우고 남은 재를 같은 분량으로 분말을 만들어 생강즙에 섞은 다음 꿀에 불려 오동나무 열매크기로 환을 만들어 매번 50~70환씩 백탕(白湯 : 맹탕으로 끓인 물)에 먹는다.'197)라고도 했다. 그리고 '구수담천(久嗽痰喘)에 볶은 무씨와 껍질과 끄트머리를 제거하고 볶은 행인(杏仁)을 같은 분량으로 쪄서 삼씨 크기 정도로 환을 만든다. 매번 3~5환을 복용하되 때때로 침으로 삼킨다.'198)라고 했다. 그리고 '노인의 기천(氣喘)에 볶은 무씨를 분말로 갈아 꿀에 오동나무 열매 크기로 환을 만들어 50환씩 백탕에 복용한다.'199)라고 했다.

태음인의 오래된 가래기침에 무씨인 나복자(萊菔子)를 사용했다. 자잘하고 동글동글하며 단단한 무씨에 물을 주면 싹이 금방 나오는데 성장 속도가 콩나물만큼이나 빠르다. 마치 폭탄이 터지듯이 자신의 기(氣)를 확 퍼지게 하는 성질을 가지고 있으므로 무씨는 우리 몸을 둘러싼 한기(寒氣)를 몰아내고, 음식을 많이 먹어 뭉쳐진 것을 풀어 주며[消食除脹], 오랜 해수(咳嗽)로 인한 완고한 담(痰)을 없애 주는 역할을 한다. 따라서 오래된 해수천식에 태음인이 무밥을 먹으면 좋다는 것은 이에 근거를 둔 것이다.

요약정리

무와 관련된 고서(古書)를 정리함으로써 다음과 같은 결론을 도출할

綠豆大 每服三十丸 以口津嚥下 日三服 名淸金丸 醫學集成

197) 李時珍, 『本草綱目』, 「萊菔」, 痰氣喘息 蘿蔔子炒 皂莢燒存性 等分爲末 薑汁和 煉蜜丸梧子大 每服五七十丸 白湯下 簡便單方

198) 李時珍, 『本草綱目』, 「萊菔」, 久嗽痰喘 蘿蔔子炒 杏仁去皮尖炒 等分 蒸餅丸麻子大 每服三五丸 時時津嚥 醫學集成

199) 李時珍, 『本草綱目』, 「萊菔」, 高年氣喘 蘿蔔子炒 硏末 蜜丸梧子大 每服五十丸 白湯下 齊生祕覽

수 있었다.

(1) 무에 대한 한문 표기는 '노파(蘆菔) → 내복(萊菔) → 나복(蘿蔔)'로 변해 왔고, 한글 표기로는 '댓무수 → 댄무우 → 단무우 → 무우' 등의 표기를 거쳐 현재 '무'로 사용되고 있다. 무를 내복(萊菔)이라고 한 까닭은 밀[來]의 독성을 없애고 이길[服] 수 있다는 의미이다. 따라서 밀가루 음식을 먹을 때 단무지를 같이 먹는 것은 혹시 있을지도 모를 밀가루의 독성을 막기 위함이다. 내(來)를 현재는 현재 '온다'라는 뜻으로 사용하고 있으나, 예전에는 '밀'의 의미로 사용되었으므로 고서에 따라 번역을 달리해야 한다.

(2) 음식에 무가 들어가는 이유는 무가 소화를 도와주고 맛을 좋게 하기 때문이다. 그릇에 생선회를 담을 때 밑에 무채를 놓는 까닭은 무가 시원한 성질이 있기 때문이며, 혹시 있을지도 모를 회의 독성을 미연에 방지하기 위함이다. 생선찌개를 끓을 때 무를 넣는 까닭은 생선의 비린 내를 없애기 위함이다.

(3) 무가 땅 위로 솟구치는 형상과, 단맛과 톡 쏘는 매운맛을 동시에 가지고 있기 때문에, 사상의학에서는 무를 뭉친 것을 풀어 주는 기운이 강한 것으로 보아 태음인에게 사용하고 있다. 따라서 태음인의 주독·어혈·가스 중독· 등에 응용된다.

(4) 무는 속보다 껍질 가까운 부분이 맛이 있으며, 속에 바람이 드는 현상, 그리고 단기간에 왕성하게 자라는 무의 속성 때문에 발산하는 기운이 강한 것으로 해석된다. 이는 통외(通外)시키는 작용으로도 해석되므로 타박어혈·코피·두부 먹고 체한 증상 등에 응용된다.

(5) 일반적으로 무는 오래된 담과 기침을 치료하는 데 응용하며, 소변을 시원하게 나가게 해 주므로 백탁과 소갈에 응용된다. 무씨는 풍담을 잘 다스리며 기를 다스리므로 기침에 많이 응용된다.

무화과

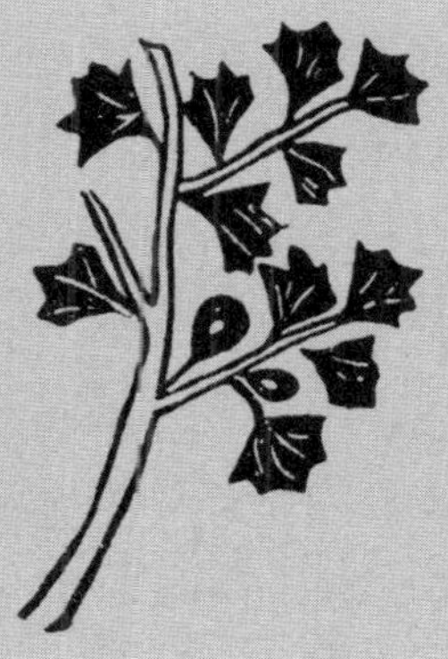

꿀과[蜜] 같이 맛있는 과일[果]이라는 뜻으로 밀과(蜜果)라고 하였다.
一名蜜果

— 『佩文齋廣羣芳譜』, 「無花果」 / 『欽定授時通考』, 「無花果」

무화과

[無花果]

1. 무화과는 어떤 과일인가

　기온이 높고 습한 아열대 지방에서 잘 자라는 무화과는 뽕나무과에 속하며 원산지는 서부아시아 소아시아의 카리카(carica) 지방으로 알려져 있다. 이 지방의 지명을 따서 무화과의 학명(Ficus carica L.)이 붙여졌다.
　우리나라에서는 해남·강진·영암 등의 남부 지역에 주로 분포되어 있으며, 날씨가 추운 중부나 북부 지방에서는 찾아보기 힘들다.
　무화과는 다른 과일에 비해 단위 생산량이 많고, 비타민과 미네랄[無機質]이 풍부하며, 수액(樹液)에 단백질 분해 효소인 피신(ficin) 등이 다량 함유하고 있어 건강보조식품으로서도 영양 가치가 높다. 또한 소화를 촉진시켜 주며 주독(酒毒)이나 어독(魚毒)에도 효과가 있는 것으로 알려져 있다. 무화과는 칼슘을 많이 포함한 알칼리성 식품이므로 산성화된 현대인들에게 더욱 필요한 과일이라 할 수 있다.
　무화과는 어른뿐만 아니라 어린이의 간식으로도 매우 좋다. 달콤하고 한 입에 먹을 수 있으며, 껍질도 먹을 수 있는 부드러운 과일이기 때문이다. 더구나 농약이 필요 없는 강인한 생명력을 가지고 있다. 그리고 몇 달에 걸쳐 계속 나오기 때문에 더욱 즐길 수 있다. 하지만 완전히 익은 지 하루만 지나도 상하고, 열매가 벌어지면서 벌과 개미들이 당분을 먹으려고 달려들기도 하기 때문에 저장하기 어렵다는 단점도 있다.

무화과는 농약 걱정이 없는 무공해 식품으로서, 생과(生果)로 주로 소비되고 있다. 특히 당분 함량이 많아 잼·젤리·술·주스·식초·건과 등으로 가공되어 이용되고 있다. 『佩文齋廣羣芳譜』에 의하면 '무화과의 청과(青果)를 채취하여 소금물에 담갔다가 납작하게 누른 뒤 햇빛에 말려 과일로 이용했다. 작은 것을 엿이나 꿀에 넣고 달이면 오랫동안 보관할 수 있다.'[1]라고 했다.

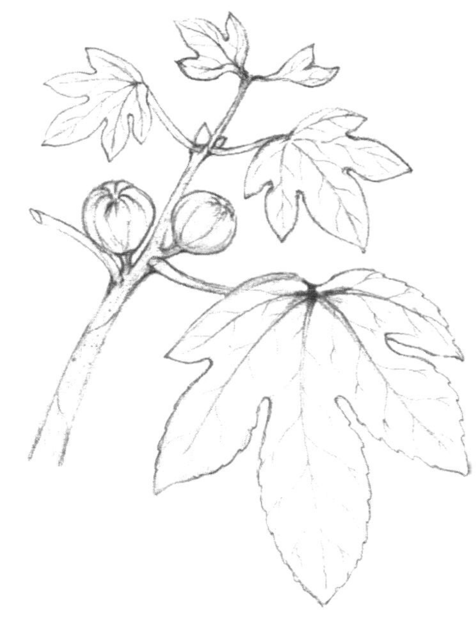

〈그림 1〉 무화과의 잎과 열매

1) 역사가 오래된 식물

예수의 나무

『성경(聖經)』의 「창세기」에 의하면 에덴동산에서 금단의 열매인 선악과를 따 먹은 아담과 하와가 부끄러움을 느껴 벌거벗은 자신들의 몸을 무화과나무의 잎으로 가렸다고 한다. 부끄러운 곳을 숨기는 데 무화과 잎이 단단히 한 몫 했는데, 무화과 열매 자체가 자신의 꽃을 보여 주지 않는 특징과 서로 연관이 된다. 이와 같이 성경에서 처음으로 언급된 식물이 바로 무화과나무였으며, 금단의 열매가 무화과라는 주장도 있듯이 무화과는 '예수님의 나무'라 해도 과언은 아니다.

---

[1] 劉灝, 『佩文齋廣羣芳譜』, 「無花果」, 製用 採青果 用鹽漬壓扁日乾 可充果實 小者用糖煎蜜煎 可以久留

불교의 우담바라와 무화과

무화과가 불교(佛敎)의 ‘우담바라’와 관련이 있다는 일부의 논쟁에 대해 살펴보자.

불가(佛家)에는 여래(如來)가 태어나거나 전륜성왕(轉輪聖王)이 세상에 출현할 때 커다란 복덕의 힘으로 ‘우담바라’가 피어난다는 말이 전해진다. 불가에서 말하는 우담바라(優曇婆羅)는 우담발화(優曇鉢華)·우담발라화(優曇跋羅華)·우담화(優曇華)·영서화(靈瑞花)·공기화(空起花)·기공화(起空花) 등으로도 불리는데, 3천 년 만에 한 번 피는 신령스런 상상의 꽃으로서, 매우 드물고 희귀하다는 의미를 가지고 있으며, 아울러 이 세상을 구원한다는 의미로도 사용한다. 이 우담바라가 상서로운 조짐으로 인식된 까닭은, 이 꽃이 꽃받침에 싸여 밖에서는 보이지 않는 은화식물(隱花植物)인 무화과의 일종이기 때문이다. 사람들의 눈에는 꽃이 보이지 않으므로 이 꽃이 피면 매우 상서로운 징조로 여긴 것이다. 여래의 가르침을 접하는 것이 이 꽃을 보는 것과 같고, 여래의 지혜는 우담바라가 오랜 세월이 지나야 피듯이 일반인의 짧은 지혜로는 알지 못하고 깨달음의 깊이가 있어야 알 수 있다는 것이다.

그런데 이렇게 귀한 우담바라가 우리나라에서 피었다는 보고가 있었는데, 이는 우담바라가 아니라 풀잠자리의 알이라는 주장이 강하다. 여기에서는 우담바라의 진위를 가리는 데 의미를 두는 대신 고서(古書)의 기록을 중심으로 우담바라와 무화과와의 관계를 살펴보고자 한다.

『五洲衍文長箋散稿』에 의하면 ‘우담화(優曇花)는 『열반경(涅槃經)』에 나오는데, 부처님이 이 세상에 나오기 어려운 것이 마치 우담화가 꽃피는 것과 같다. 이는 무화과(無花果) 나무에서 꽃이 피는 것과 비슷하다는 것을 비유한 것이다. 세속에 전하는 말에는, 우담화는 천 년 만에 한 번 꽃이 핀다고 한다.’[2]라고 했다. 즉 우담바라인 우담화가 피는 것은 무화과나무에서 꽃이 피는 것과 비슷하다는 비유를 하고 있다. 그리

---

2) 李圭景, 『五洲衍文長箋散稿』, 「釋敎梵書佛經辨證說」, 優曇花 涅槃經 佛出世難如優曇花 皆比 無花果之開花 俗傳優曇花 一千年一開花

고 『林園經濟志』에서는 '무화과는 불
교에서 말하는 우담발(優曇鉢)이다.'[3]
라고 명시하고 있다. 따라서 우담발
은 무화과를 의미하고 있으므로 우담
바라가 무화과라는 등식이 성립된다.

『本草綱目』[4]·『佩文齋廣羣芳譜』[5]·『
本史』[6] 등에 의하면 '무화과를 중국
광주(廣州)에서 우담발(優曇鉢)이라고
한다.'라고 하여, 불교에서 말하는 우
담바라가 무화과의 이명(異名)이라고
명시하고 있다. '무화과의 이명으로
영일과(映日果)라고도 하며, 파사(波斯
: 페르시아)에서는 아장(阿馹)[7]이라고

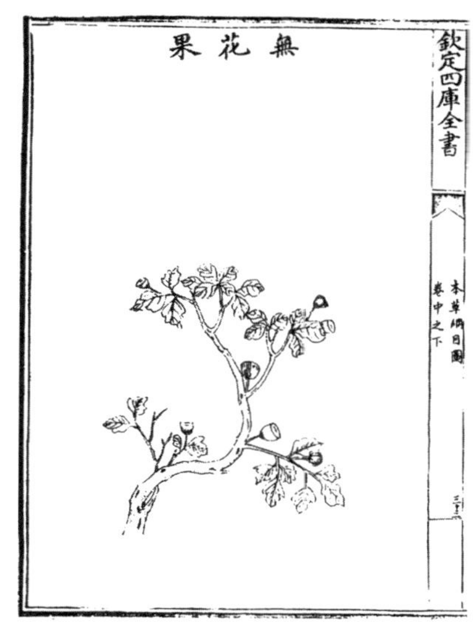

〈그림 2〉 『本草綱目』 無花果

하고, 불림(拂林 : 동로마제국)에서는 저진수(底珍樹)라고 한다.'라 했다. 이
렇듯 무화과의 이명을 통해 서양과의 교류도 짐작해 볼 수 있는데, 무화
과가 서양에서 왔으며 그 이름이 한문으로 전해오고 있음을 알 수 있다.

2) 무화과의 전래 시기

우리나라에 전래된 시기

무화과가 언제부터 우리나라에 있었느냐는 논란의 소지가 있다. 일단

---

3) 徐有榘, 『林園經濟志』, 「無花果」, 名品 一名映日果 一名阿馹 一名密果 梵名優曇鉢

4) 李時珍, 『本草綱目』, 「無花果」, 釋名 映日果(便民圖纂) 優曇鉢(廣州志) 阿馹(音楚) 時珍曰 無
花果凡數種 此乃映日果也 即廣中所謂優曇鉢 及波斯所謂阿馹也

5) 劉灝, 『佩文齋廣羣芳譜』, 「無花果」, 無花果 一名映日果 一名優曇鉢 一名阿馹 酉陽雜俎云 波
斯人呼為阿馹 拂林人呼為底珍樹

6) 徐命膺, 『本史』, 「無花果」, 無花果 不花而實 故名. 楊州呼爲映日果 廣中呼爲優曇鉢 波斯國
呼爲阿馹(音楚)

7) 馹를 楚로 발음하라고 『本草綱目』에 있으나 한문 사전의 음을 따랐다.

중국의 문헌을 살펴보기로 하자.

『本草綱目』에 의하면 파사(波斯 : 페르시아)의 아장(阿馹)과 불림(拂林 : 동로마제국)의 저진수(底珍樹)는 모두 무화과를 지칭한 것이라고 했는데,8) 여기에 인용된 문헌이 단성식(段成式 : ?~863)의 『유양잡조(酉陽雜俎)』이다.9) 따라서 아무리 늦게 잡아도 중국에서는 당나라 때인 800년 경에 무화과가 소개되었을 가능성이 높다. 하지만 현존하는 문헌 가운데 무화과라는 단어가 처음 나오는 것은 주숙(朱橚 : ?~1425)의 『구황본초(救荒本草)』로 알려져 있다.

우리나라 문헌인 『東醫寶鑑』10)·『林園經濟志』11) 등에 무화과는 중국에서 우리나라로 들어왔으나, 우리나라에도 그전부터 자라던 무화과가 간혹 있었다고 적고 있다. 하지만 우리나라에서 무화과는 흔히 볼 수 있는 것이 아니었다. 박지원(朴趾源 : 1737~1805)은 중국을 여행하면서 적은 『열하일기(熱河日記)』(1780)에서 '이상한 나무가 심어져 있는 화분이 있는데 잎은 동백(冬栢) 같고 열매는 탱자와 비슷하다. 그 이름을 물으니, 무화과(無花果)라 한다. 열매가 모두 쌍쌍이 맞대어 달려 있으며, 꽃이 없이 열매가 맺히기 때문에 이렇게 이름 지어진 것이라 한다.'12)라고 적고 있다. 즉 당대의 대학자인 박지원은 중국에서 처음으로 무화과를 본 것이다. 따라서 영정조 시대에는 우리나라에 무화과가 없었거나 매우 희귀한 것임을 짐작하게 한다.

---

8) 李時珍, 『本草綱目』, 「無花果」, 按方輿志云 廣西優曇鉢 不花而實 狀如枇杷 又段成式酉陽雜俎云 阿馹出波斯 拂林人呼為底珍樹 長丈餘 枝葉繁茂 葉有五(有의 앞뒤에 2자 삽입교정)丫 如蓖麻 無花而實 色赤類椑柹 一月而熟 味亦如柹 二書所說 皆即此果也

9) 段成式, 『酉陽雜俎』, 阿驛 波斯國呼為阿馹(馹을 교정) 拂林呼為底珍樹 長丈 四五枝葉繁茂 葉有五出似椑麻 無花而實 實赤色類椑子 味似甘柿 一月一熟

10) 許浚, 『東醫寶鑑』, 「無花果」, 味甘 開胃 止泄瀉〈食物〉○無花結實 色如青李而稍長 自中原移來 我國或有之〈俗方〉

11) 徐有榘, 『林園經濟志』, 「無花果」, (東醫寶鑑) 無花結實 色如青李而稍長 自中原移來 我國或有之

12) 朴趾源, 『熱河日記』, 又有異樹一盆 葉類冬栢 果似枳實 問其名 曰無花果 果皆雙雙竝帶 不花結實故名

무화과는 매우 귀한 것

이광여(李匡呂 : 1720~1783)의 『이참봉집(李參奉集)』(1805)에 의하면 중국에 사신으로 간 사람에게 무화과를 부탁했는데, 중국 계주(薊州) 상인에게서 2필의 비단을 주고 무화과를 구해 왔다고 했다.[13] 이로 미루어보면 당시의 무화과는 우리나라에 매우 드물었으며, 비싼 값을 치르고 구했음을 짐작하게 한다.

건조하고 온난한 반사막 지대가 원산지인 무화과는 아열대성 과수의 특성을 지니기 때문에 비교적 비가 적고 고온 건조한 기후를 좋아하는 나무이다. 무화과는 알칼리성 토양을 좋아하고 습기에 약한 뿌리를 가지고 있으므로 여름철에 장마가 있고 습도가 높은 우리나라에서 잘 자라는 편은 아니다. 더구나 무화과는 30℃ 이상이 되면 오히려 광합성이 급격히 떨어지기 때문에 우리나라에서는 여름철에 오히려 생육이 나빠져서 무화과가 일반화되기 힘들었던 것으로 보인다. 따라서 힘들게 구한 무화과를 서울 근교에 심어도 무화과가 적응하지 못하고 죽었기 때문에, 우리나라에서는 무화과를 예전부터 매우 귀한 것으로 여겼다.

무화과는 장생과(長生果)

순조 3년(1803) 청나라 연경을 여행하면서 적은 『계산기정(薊山紀程)』에 '무화과(無花果)는 남방에서 나는 것으로서 꽃이 피지 않고서 열매를 맺는데 장생과(長生果)라고도 한다.'[14]라고 적혀 있다. 따라서 당시에 무화과를 '오래 사는 과일[長生果]'이라는 뜻으로 이해했음을 알 수 있다.

한편 『佩文齋廣羣芳譜』[15]·『欽定授時通考』[16] 등에서는 무화과의 이명으로, 꿀과[蜜] 같이 맛있는 과일[果]이라는 뜻으로 밀과(蜜果)라고 했으

---

13) 李匡呂, 『李參奉集』, 「贈尹孺文赴燕」, 無花安得果 君儻疑火浣 栽挿旋食實 顧余良衰短
李匡呂, 『李參奉集』, 「復贈孺文」, 孺文使回 果以無花歸 言得之薊州商人家 酬二匹絹 孺文有
書復索贈 詩成欲寄而孺文已沒. (중략) 千葉鮮食實 無花還有果 不待薦瓊顆 直此名己可

14) 『薊山紀程』, 無花果 出南方 不花而實 亦名長生果

15) 劉灝, 『佩文齋廣羣芳譜』, 「無花果」, 一名蜜果

16) 鄂爾泰, 『欽定授時通考』, 「無花果」, 無花果 一名映日果 一名優曇鉢 一名阿駔 一名蜜果

니, 가히 무화과의 맛을 짐작해 볼 수 있다. 그리고 무화과의 열매 모양이 마치 만두와 비슷하기 때문에 목만두(木饅頭)라고도 했다.17) 관청에서 손님을 대접할 때 다상(茶牀)에 무화과를 높이 쌓아 놓기[高飣] 때문에 무화과를 공연다정목만두(公筵多飣木饅頭)라고도 했다.18)

무화과의 이명(異名)

『선한약물학(鮮漢藥物學)』(1931)에서는 무화과의 이명으로 당시(唐枾)·영일홍(映日紅)·왕손피지(王孫皮枝)·선도(仙桃)·청도(靑桃)·문광과(文光果) 등으로 적고 있다.19) 그러나 문광과는 무화과와 비슷하지만 다른 종류로 보아야 한다.

무화과와 비슷한 종류로 문광과20)·천선과(天仙果)21)·고도자(古度子)22) 등이 있는데, 이들은 꽃이 피지 않고 열매만 열리기 때문에 무화과와 비슷하다고 보지만 같은 식물은 아니다.23) 같은 내용이 『本史』에서도 보이고 있듯이24) 이들은 무화과와 비슷한 식물로 인식했다.

남해안이나 섬 지방에 가면 우리나라 토종 무화과나무라고 할 수 있는 천선과나무가 자란다. 하늘[天]의 신선[仙]이 먹는 과일[果]이란 뜻의

---

17) 鄂爾泰, 『欽定授時通考』,「無花果」, 倦游録 木饅頭 京師亦有之 謂之無花果 狀類小梨 中空 既熟 色微紅 味頗甘酸 嶺南尤多

18) 劉灝, 『佩文齋廣羣芳譜』,「無花果」, 倦遊録 木饅頭 京師亦有之 謂之無花果 狀類小梨 中空 既熟 色微紅 味頗甘酸 食之大發瘴 嶺南尤多 州郡待客多取為茶牀高飣 故云公筵多飣木饅頭 或謂嶺南諸州 刻木作饅頭狀 底刻字云 大中祥符年 一牒造三十隻談者之誤也

19) 韓道濬, 金壽萬, 『鮮漢藥物學』,「無花果」, 異名 阿駔 底珍 唐枾 蜜果 文光果 映日果 映日紅 優曇鉢 王孫皮枝 仙桃 靑桃

20) 李時珍, 『本草綱目』,「無花果」, 文光果 出景州 形如無花果 肉味如栗 五月成熟

21) 李時珍, 『本草綱目』,「無花果」, 天仙果 出泗州 樹高八九尺 葉似荔枝而小 無花而實 子如櫻桃 纍纍綴枝間 六七月熟 其味至甘 宋祁方物贊云 有子孫枝 不花而實 薄言朵之 味埒蜂蜜

22) 李時珍, 『本草綱目』,「無花果」, 古度子 出交廣諸州 樹葉如栗 不花而實 枝柯間生子 大如石榴及櫨子而色赤 味醋 煮以為粽食之 若數日不煮 則化作飛蟻 穿皮飛去也

23) 李時珍, 『本草綱目』,「無花果」, 又有文光果 天仙果 古度子 皆無花之果也 並附於左

24) 徐命膺, 『本史』,「無花果」, 果之不花而實者 又有文光果 出景州 有天仙果 出泗州 有古度子 出交廣諸州 古度子大如石榴 醋煮以為粽食 若數日不煮 則化作飛蟻 穿皮浮飛去

천선과는 무화과처럼 꽃이 보이지 않은 채 열매가 달리고 익으면 진한 자줏빛이 된다. 크기는 손톱 굵기 정도로 젖꼭지와 모양이나 색깔이 아주 흡사하여 전라남도 일부 지방에서는 아예 젖꼭지나무라고도 한다.

3) 무화과의 모양

고서(古書)에 언급된 무화과의 형상을 살펴보기로 하자. 구황식품(救荒食品)을 주로 적은 『救荒本草』에서는 '무화과는 산과 들에서 자라던 것인데

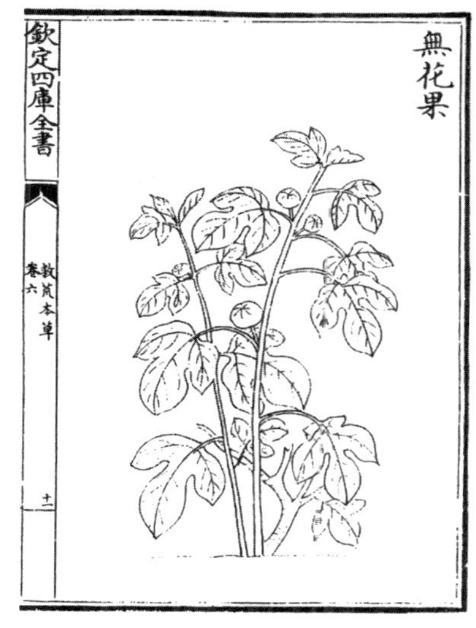

<그림 3> 『救荒本草』 無花果

요즘은 인가(人家)의 과수원이나 밭에 심는다. 잎은 포도 잎과 모양이 비슷하지만 약간 길면서 굳세고 두꺼우며 끝은 3가닥으로 나누어져 있다. 가지와 잎 사이에 과일이 열리는데 처음에는 청색이다. 약간 익으면 크기가 오얏(자두)과 비슷하며, 색깔은 자가(紫茄 : 가지의 한 품종)와 비슷하고 맛은 달다.'[25]라고 설명하고 있다.

백성들이 알아보기 쉽도록 자주 보는 식물과 비교한 것이 특색이다. 이러한 설명은 『農政全書』[26]·『야채박록(野菜博録)』[27] 등에도 그대로 인용된다.

이시진(李時珍)은 '무화과(無花果)는 양주(揚州)와 운남(雲南)에서 나온다. 그리고 오(吳)·초(楚)·민(閩)·월(越) 지역의 인가(人家)에도 있으며

---

25) 朱橚, 『救荒本草』, 「無花果」, 無花果 生山野中 今人家園圃中亦栽 葉形如葡萄葉 頗長硬而厚 梢作三叉 枝葉間生果 初則靑 小熟大狀如李子 色似紫茄色 味甜

26) 徐光啓, 『農政全書』, 「無花果」, 無花果 生山野中 今人家園圃中亦栽 葉形如葡萄葉 頗長硬而(面을 교정)厚 稍作三叉 枝葉間生果 初則靑 小熟大狀如李子 色似紫茄色 味甜

27) 鮑山, 『野菜博録』, 「無花果」, 無花果 生山野中 今人家園圃中亦栽 葉形如葡萄葉 頗長硬厚 梢作三叉 枝葉間生果 初則靑 小熟大如李子 似紫茄色 味甜

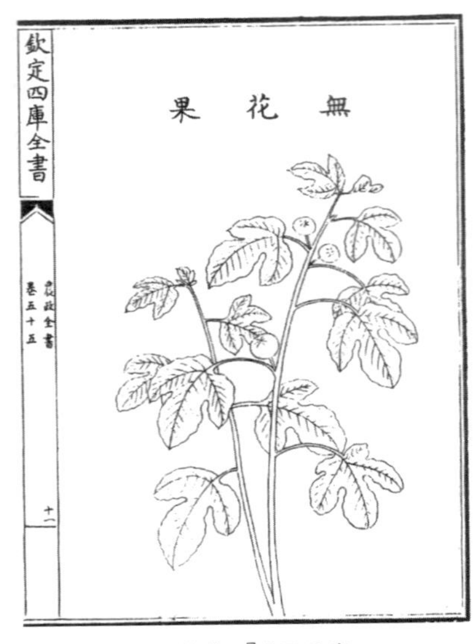

〈그림 4〉『農政全書』

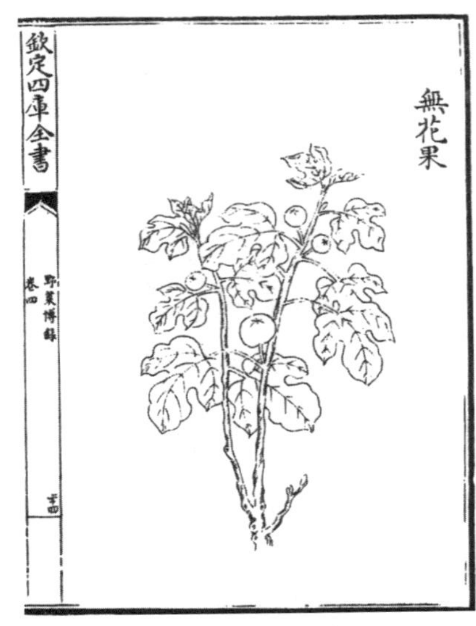

〈그림 5〉『野菜博錄』

가지를 꺾어 꽂으면 자란다. 무화과의 가지는 비파나무와 같으며 3월에 꽃과 같이 생긴 잎이 나고, 5월에는 꽃이 피지 않으면서 열매가 가지 사이에 나오는데 만두 모양과 비슷하고 열매의 속은 비었으며 부드럽다[虛軟]. 열매를 채취하여 소금에 절이고 납작하게 눌러 햇볕에 말린 다음 과식(果食)으로 충당한다. 익으면 자색이고 감과 같이 연하고 물렁물렁하며 단맛이 나고 핵(核)이 없다.'28)고 무화과를 설명하고 있다.

그 뒤에 나오는 『佩文齋廣羣芳譜』29)·『欽定授時通考』30)·『本史』31)·『林園經濟志』32) 등에서도 이를 요약하여 '무화과는 삽목(揷木)을 해도 매우

---

28) 李時珍, 『本草綱目』, 「無花果」, 時珍曰 無花果出揚州及雲南 今吳楚閩越人家 亦或折枝揷成 枝柯如枇杷樹 三月發葉如花構葉 五月內不花而實 實出枝間 狀如木饅頭 其內虛軟 采以鹽漬 壓實令扁 日乾充果食 熟則紫色 軟爛甘味如枾 而無核也

29) 劉灝, 『佩文齋廣羣芳譜』, 「無花果」, 最易生 揷條卽活 在處有之 三月發葉 樹如胡桃 葉如楮 子生葉間 五月內不花而實 狀如木饅頭 生靑熟紫 味如柿而無核

30) 鄂爾泰, 『欽定授時通考』, 「無花果」, 最易生 揷條卽活 在處有之 三月發葉 樹如胡桃 葉如楮 子生葉間 五月內不花而實 狀如木饅 生靑熟紫 味如柿而無核

31) 徐命膺, 『本史』, 「無花果」, 今吳楚閩越 或折枝栽揷 以爲庭飾樹高丈餘 枝柯如枇杷樹 三月生葉 五月結實枝間 狀類椑柿 一月而熟 熟則紫色 味甘如柿 無核 土人 采以漬鹽 壓實令扁 以充果食

쉽게 자라기 때문에 곳곳에 있으며 3월에 잎이 난다. 수형(樹形)은 호두 나무와 비슷하며 잎은 닥나무[楮] 같고 열매는 잎 사이에 생긴다. 5월에 꽃이 피지 않으면서 열매를 맺는데 마치 만두와 비슷하다. 덜 익은 것은 청색이고 익으면 자색이 된다. 감[柿]과 같이 맛이 있으며 핵(核)이 없다.'라고 하여 삽목 번식이 매우 잘된다고 강조하고 있다.

무화과는 꽃이 있다

그럼 무화과는 정말 꽃이 없을까? 무화과(無花果)란 이름 자체가 '꽃 없이 열리는 과일'이라는 뜻이다. 하지만 어떠한 식물이든지 꽃이 핀 다음에 열매가 맺는 법이기 때문에, 꽃이 피지 않고 열매가 맺는다는 무화과에 대해 의문이 든다.

우리가 보통 알고 있는 무화과의 볼록한 부분은 사실 열매가 아니고 꽃술의 끝이 비대한 것이다. 다른 식물에서는 꽃을 지탱해 주는 받침부분이 무화과에서는 과육으로 변한 것이기 때문이다.

무화과를 잘라 보면 속에 많은 알갱이가 있다. 일반적으로 이 알맹이를 무화과의 씨로 알고 있지만 이것이 바로 무화과의 꽃이다. 일반적으로 자연 상태의 꽃에는 꽃잎이 있지만, 무화과의 꽃은 암술이나 수술만으로 이루어졌기 때문에 다른 꽃과는 달리 무화과에서는 꽃이 보이지 않는다. 봄부터 여름에 걸쳐 잎겨드랑이에 열매와 같은 꽃 이삭이 달리고 안에 작은 꽃이 많이 달리지만, 겉에서 보면 꽃이 보이지 않으므로 예전부터 꽃이 없는 과일로 인식한 것이다. 무화과의 꽃이 필 때 꽃받침과 꽃자루가 길쭉한 주머니처럼 비대해지면서 수많은 작은 꽃들이 주머니 속으로 들어가 버리고 꼭대기만 조금 열려 있다. 사람들이 주머니 꼭대기의 작은 구멍을 통해 속을 보기가 어렵다. 따라서 꽃이 피는 것을 보지도 못했는데 어느 날 갑자기 열매가 익기 때문에 무화과는 꽃이 없는 과일로 본 것이다.

---

32) 徐有榘, 『林園經濟志』, 「無花果」, (羣芳譜) 在處有之 三月發葉 樹如胡桃 葉如楮 子生葉間 五月內不花而實 狀如木饅頭 生靑熟紫 味如柿而無核

4) 무화과의 장점 7가지

『農政全書』에서는 '무화과(無花果)는 본래 좋은 과일[佳果]이다. 마땅히 좋은 종자를 가려내 넓게 심어야 한다.'33)라고 하여 무화과를 좋은 과일이라는 의미로 가과(佳果)라고 했다.

무화과는 구황식품으로 유용하게 쓰였다. 지금은 보릿고개를 걱정하지 않지만 예전에는 기근이 큰 걱정거리였다. 이때 굶주림을 구할 수 있는 것 중의 하나가 무화과였다. 『救荒本草』34)·『農政全書』35) 등에 의하면 '굶주림을 면하기 위해 무화과의 열매를 구하여 먹었다.'라고 적고 있다. 따라서 무화과를 수백 그루씩 심어 구황을 대비하기도 할 정도로 그 유익함이 컸다.

『佩文齋廣羣芳譜』36)·『欽定授時通考』37)·『林園經濟志』38) 등에서는 무화과의 장점으로 다음 7가지를 들었다.

첫째, 무화과의 열매는 달고 많이 먹어도 사람에게 해가 없으며 노인과 소아에게 더욱 좋다.

---

33) 徐光啓, 『農政全書』, 「無花果」, 玄扈先生曰 子本佳果 第須良種 宜廣植之

34) 朱橚, 『救荒本草』, 「無花果」, 救飢 採果食之

35) 徐光啓, 『農政全書』, 「無花果」, 救飢 採果食之

36) 劉灝, 『佩文齋廣羣芳譜』, 「無花果」, 人家宅園隨地種數百本 收實可備荒 其利有七 實甘可食 多食不傷人 且有益尤宜老人小兒 一也 乾之與乾柿無異 可供邊實 二也 六月盡取次成熟 至霜降有三月 常供佳實 不比他果一時採摘都盡 三也 種樹十年取效 桑桃最速 亦四五年 此果截取大枝扦插 本年結實 次年成樹 四也 葉為醫痔勝藥 五也 霜降後未成熟者 採之可作糖蜜煎果 六也 得土卽活 隨地可種廣植之 或鮮或乾 皆可濟饑 以備歉歲 七也

37) 鄂爾泰, 『欽定授時通考』, 「無花果」, 人家宅園隨地種數百本 收實可備荒 其利有七 實甘可食 多食不傷人 且有益尤宜老人小兒 一也 乾之與乾柿無異 可供邊實 二也 六月盡取次成熟 至霜降有三月 常供佳實 不比他果一時採摘都盡 三也 種樹十年取效 桑桃最速 亦四五年 此果截取大枝榦插 本年結實 次年成樹 四也 葉為醫痔勝藥 五也 霜降後未成熟者 採之可作糖蜜煎果 六也 得土即活 隨地可種廣植之 或鮮或乾 皆可濟饑 以備歉歲 七也

38) 徐有榘, 『林園經濟志』, 「無花果」, 功用 人家宅園隨地種數百本 收實可備荒 其利有七 實甘可食 多食不傷人 且有益尤宜老人小兒 一也 乾之與乾柿無異 可供邊實 二也 六月盡取次成熟 至霜降有三月 常供佳實 不比他果一時採摘都盡 三也 種樹十年取效 桑桃最速 亦四五年 此果截取大枝扦插 本年結實 次年成樹 四也 葉為醫痔勝藥 五也 霜降後未成熟者 採之可作糖蜜煎果 六也 得土卽活 隨地可種廣植之 或鮮或乾 皆可濟饑 以備歉歲 七也 (羣芳譜)

둘째, 무화과를 말리면 곶감[乾柿]과 거의 차이가 없기 때문에 제사에 올릴 과일로 사용할 수 있다.

셋째, 음력 6월부터 상강(霜降 : 양력 10월 24일경으로 음력으로 대략 9월에 해당됨)까지 약 3개월간 항상 좋은 열매[佳實]를 공급받을 수 있다. 대부분의 다른 과일들은 일시에 모두 수확해야 한다.

넷째, 대부분의 나무는 심은 지 10년이 지나야 열매를 얻을 수 있다. 뽕나무와 복사나무가 가장 빠르지만 이도 대략 4~5년이 걸린다. 그러나 무화과는 큰 가지를 삽목하면 그해에 열매를 맺고 다음해에는 큰 나무가 된다.

다섯째, 무화과나무의 잎은 치질을 치료하는 좋은 약이 된다.

여섯째, 상강(霜降) 이후에 덜 익은 무화과를 따서 엿과 꿀을 넣고 끓여 먹을 수 있다.

일곱째, 무화과나무의 가지를 땅에 심으면 즉시 잘 자라기 때문에 넓은 지역에 심을 수 있다. 무화과는 신선한 열매를 먹어도 되고 말려서 먹어도 되는데, 2가지 방법 모두 굶주림을 구제할 수 있다. 따라서 무화과로 흉년을 대비할 수 있다.

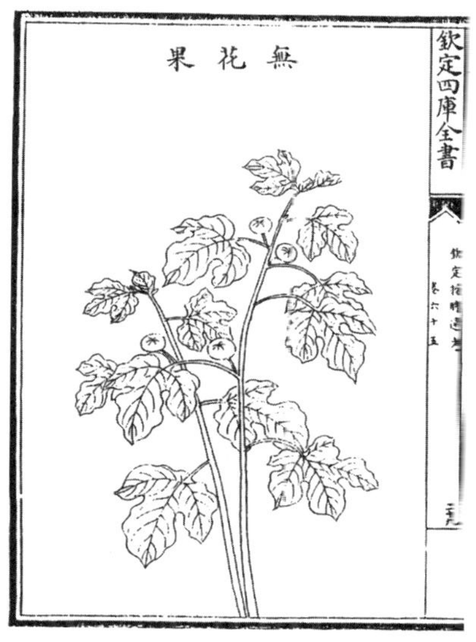

〈그림 7〉 『授時通考』 無花果

2. 무화과의 한의학적 효능

서양에서는 무화과를 다산(多産)의 상징으로 여겨 왔다. 무화과를 잘랐을 때 씨와 같은 작은 알갱이들이 많은데 이를 보고 이렇게 이해한 듯하다. 그렇다면 우리나라에서는 무화과를 어떻게 이해했는지 이에 대해 살펴보기로 하자.

1) 무화과의 효능

개위(開胃) 작용

『食物本草』[39]·『本草綱目』[40] 등에 의하면 '단맛이 있는 무화과(無花果)는 막힌 속을 뚫어 주고 소화를 도와주는 개위(開胃) 작용이 있으며 설사를 그치게 한다.'라고 했다. 이시진(李時珍)은 무화과가 오치(五痔)와 인후통(咽喉痛)을 치료한다고 했다.[41] 이러한 시각은 『本史』에도 이어져 그대로 설명하고 있다.[42]

인후통(咽喉痛) 치료

『醫方類聚』에 의하면 '인후통(咽喉痛)을 치료하기 위해 무화과를 채취할 때에는 5월 5일에 하는 것이 좋다.'[43]라고 했다. 하지만 어떠한 이유로 양(陽)의 기운이 극성한 5월 5일에 무화과를 채취해야 하는지에 대해서는 좀 더 연구할 필요가 있다.

주독(酒毒) 해소

한편 『鮮漢藥物學』에서는 무화과가 완화자양(緩和滋養)하고[44] 주독(酒毒)을 풀어 주는 효능이 있다고 했다.[45] 『野菜博録』에서 '무화과는 잘 익은 과일을 채취하여 먹는다.'[46]라고 했듯이 예전부터 무화과는 잘 익

---

39) 盧和 著. 李杲 編, 『食物本草』, 「無花果」, 無花果 味甘氣平微毒 主開胃 止洩痢 其形色如靑李而稍長

40) 李時珍, 『本草綱目』, 「無花果」, 實 氣味甘平無毒 主治開胃 止洩痢(汪穎)

41) 李時珍, 『本草綱目』, 「無花果」, 治五痔 咽喉痛(時珍)

42) 徐命膺, 『本史』, 「無花果」, 開胃 止痢 治五痔 咽喉

43) 『醫方類聚』, 「咽喉門 四」, 五月五日 (중략) 其日採暎日果 卽無花果 能治咽喉.

44) 韓道濬, 金壽萬, 『鮮漢藥物學』, 「無花果」, 效能 緩和滋養藥으로 又는 痔疾을 治함에 効가 有하다 云하나니라

45) 韓道濬, 金壽萬, 『鮮漢藥物學』, 「無花果」, 氣味 實 甘平無毒. 主治 開胃解酒毒 止洩痢 治五痔 咽喉痛.

46) 鮑山, 『野菜博録』, 「無花果」, 食法 採熟果食之

은 것을 먹어야 한다고 했다.

치질 치료

무화과는 치질에 사용되었다. 봄에 잎이 생기면서 무화과가 열리는데 사실상 꽃에 해당된다. 꽃은 껍질에 둘러싸여 있다가 말복이 지나면 점점 커지면서 벌어진다. 그 꽃을 달콤한 열매로 먹게 되는 것이다. 그런데 이 열매는 다른 나무처럼 시간을 두고 서서히 커지면서 익는 것이 아니라, 며칠 만에 갑자기 크면서 익게 된다. 사람에게 종기가 나면 환처 주위로 발갛게 부어오르다가 고름이 터지는 것처럼 무화과는 갑자기 익어 버린다. 그래서 그런지 치질이나 종기에 무화과에서 나오는 수액을 바르면 특효라고 한다.

담석병(膽石病)에 응용

무화과는 담석병(膽石病)에 응용되기도 했다. 『백초약학(百草藥學)』(1949)에 의하면 ‘담이 붙은 담석병에 대추를 먹거나 무화과 열매를 먹으면 특효’47)라고 했다.

2) 무화과나무의 효능

무화과는 열매뿐만 아니라 잎도 이용했다. 무화과나무의 수액에는 단백질 분해 효소인 피신이 다량 함유되어 있다.

심통(心痛)을 치료

『救荒本草』48)·『農政全書』49) 등에서는 ‘무화과(無花果) 잎은 심통(心痛)

---

47) 姜豪, 『家庭必備萬病通治 百草藥學』, 담붙은데는(膽石病) 대추 잘익은 것을 쪄서 말이었다가 一日四매(勿) 내지 十勿를 다려먹으면 특효 `또는 무화과(無花果)열매를 먹으면 신효

48) 朱橚, 『救荒本草』, 「無花果」, 治病今人傳説 治心痛 用葉煎湯服甚效

49) 徐光啓, 『農政全書』, 「無花果」, 治病今人傳説 治心痛 用葉煎湯服甚効

을 치료하는데 잎을 달인 물을 먹으면 매우 효험이 있다.'라고 하여 심
통에 무화과 잎을 사용했다.

오치(五痔) 외용약

『本草綱目』에 의하면 '무화과(無花果) 잎은 단맛이 있으면서 약간 매운
맛이 있고 소독(小毒)하다. 오치(五痔：5가지 종류의 치질)와 종통(腫痛)
을 치료하는데 잎을 탕으로 끓여 그 김을 쬐고 그 부위를 바르면 효험
을 볼 수 있다.'50)라고 했다. 『東醫寶鑑』에서도 치질에 무화과 잎을 달
여 그 김을 쬔다고 하여51) 당시 무화과 잎을 치질에 널리 사용했음을
짐작하게 한다.

『증치준승(證治準繩)』(1602)에서는 치질을 치료하기 위해 무화과 잎을
물에 끓여 그 김을 쬐는 훈치방(熏痔方)으로 이용하고 있다.52) 또한 무
화과 잎 7장, 오배(五倍) 2돈, 피초(皮硝) 2돈에 물 1사발을 넣고 달여 8
푼으로 만든 다음 사기그릇에 넣고 그 그릇을 타고 앉아 뜨거운 김을
쬔다고 했다.53) 그러나 『本史』에서는 무화과 잎을 달인 물로 오치(五痔)
를 씻어 주면 효험이 있다고 설명하고 있어,54) 김을 쬐는 것과 씻는 것
과의 차이를 보이고 있다. 한편 『鮮漢藥物學』에서는 5푼~1량5푼의 무
화과를 사용한다고 구체적인 분량을 명기하고 있다.55)

어독(魚毒) 해소

또한 무화과 잎과 가지는 어독(魚毒)을 풀어 주기도 했다. 『林園經濟

---

50) 李時珍, 『本草綱目』, 「無花果」, 葉　氣味甘微辛平有小毒　主治五痔腫痛　煎湯頻熏洗之　取效
(震亨)

51) 許浚, 『東醫寶鑑』, 「洗痔法」, 無花果葉　煮水熏洗亦可(丹心)

52) 王肯堂, 『證治準繩』, 「痔」, 熏痔方　用無花果葉煮水熏　少時再洗

53) 王肯堂, 『證治準繩』, 「痔」, 又方　無花果葉七片　五倍二錢　皮硝二錢　水一碗　煎八分　砂鍋內乘
熱熏洗

54) 徐命膺, 『本史』, 「無花果」, 其葉煎湯　洗五痔有效

55) 韓道濬, 金壽萬, 『鮮漢藥物學』, 「無花果」, 「葉」, 有小毒　治五痔　腫痛　煎湯頻薰洗之. 用量
五分　乃至　一兩五分

志』에 의하면 '물고기로 인한 어독 때문에 정신이 혼미해지고 취하며 온
몸에 붉은 종기[赤腫]가 나고 열이 날 때에는 무화과의 잎을 달여 마시
면 즉시 낫는다. 만약 잎이 없으면 무화과의 가지를 사용해도 좋다.'[56]
라고 했다.

3. 무화과 재배법

분재(盆栽)로 이용

무화과는 분재(盆栽)로도 이용되었다. 순조 28년(1828) 중국을 여행하
면서 적은 『부연일기(赴燕日記)』에 '화분에 심은 무화과가 열매를 맺었
는데 마치 탱자와 같았다. 가지에는 가시가 없고 잎은 배나무[梨]와 같
으며 줄기는 개오동나무와 같은데 겨울을 타지 않는다. 파란 것이 성숙
하여 붉어지면 맛이 달아 먹을 만하다고 한다.'[57]라고 하여 당시에 무화
과를 분재로 이용했음을 알게 한다.

삽목(揷木) 번식

무화과는 삽목(揷木)을 해도 매우 잘 자라며 수분 공급이 매우 중요하
다. 『佩文齋廣羣芳譜』에서는 무화과의 재배법에 대해 다음과 같이 설명
하고 있다. '춘분 전에 2~3척(尺) 정도의 무화과를 잘라 땅에 심는데
상하의 흙이 반씩 섞이도록 한다. 거름물[糞水]을 항상 주되 잎이 나오
면 거름물[糞水]을 주지 말고 순수한 물만 주어야 한다. 이는 가지와 잎
이 너무 잘 자라 꺾일 것을 염려해서이다. 열매가 열리기 시작한 후에
는 물이 결핍되지 않아야 한다. 따라서 항상 물 항아리를 그 옆에 놓고
물이 뚝뚝 떨어지도록 하되 밤낮으로 중단되지 않게 하면 과일이 주발

---

56) 徐有榘, 『林園經濟志』, 「蟲魚毒」, 通治諸魚毒. (和漢三才圖會)食魚昏醉　遍身赤腫發熱　無花
　　果葉煎食之　立愈　無葉時　用枝亦可

57) 『赴燕日記』, 無花果盆種　結子如枳　枝無棘刺　葉如大梨　莖葉如小櫃而不冬　靑成熟爛紅　則味
　　甜可食云

[甌]만해진다.'[58]라고 했다.

이러한 내용을 『欽定授時通考』·『林園經濟志』[59] 등에서도 그대로 인용하고 있다.[60]

58) 劉灝, 『佩文齋廣羣芳譜』, 「無花果」, 扦插 春分前取條長二三尺者 插土中上下相半 常用糞水澆 葉生後純用水忌糞 恐枝葉大盛易摧折 結實後不宜缺水 當置瓶其側 出以細霤 日夜不絶 果大如甌

59) 徐有榘, 『林園經濟志』, 「無花果」, 種藝 最易生 春分前取條長二三尺者 插土中上下相半 常用糞水澆 葉生後純用水忌糞 恐枝葉大盛易摧折 結實後不宜缺水 當置瓶其側 出以細霤 日夜不絶 果大如甌(羣芳譜)

60) 鄂爾泰, 『欽定授時通考』, 「無花果」, 羣芳譜 榦插 春分前取條長二三尺者 插土中上下相半 常用糞水澆 葉生後純用水忌糞 恐枝葉太盛易摧折 結實後不宜缺水 當置瓶其側 出以細霤 日夜不絶 果大如甌

미꾸라지

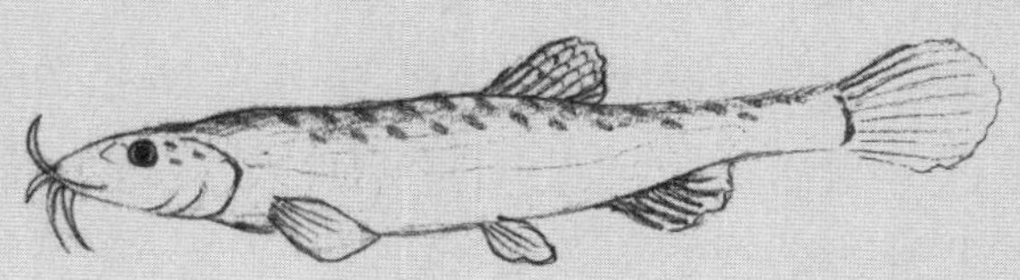

미꾸라지를 한문으로 추(鰍)라 하는데, 이는 물고기를 의미하는 어(魚)와 미꾸라지가 우는
소리인 '추(秋)'를 서로 합성한 의성어이다. 한편 가을[秋]에 먹는 미꾸라지가 통통하고 맛이 좋기
때문에 붙여졌다는 주장도 있다. 그리고 미꾸라지를 니추(泥鰍)라고도 하는데 이는 진흙[泥]에
사는 미꾸라지[鰍]라는 의미로 만들어진 말이다.

미꾸라지

[鰍魚]

미꾸라지는 잉어목에 속하는 민물고기로, 주로 연못·논·도랑 등 물의 흐름이 약한 곳에서 서식한다. 진흙 속의 유기물을 먹고 자라며, 초여름에 산란을 하고, 다 자란 미꾸라지의 길이는 20cm 안팎이 된다. 흔히 들을 수 있는 속담에 '미꾸라지 한 마리가 물을 흐린다'는 속담이 있는데, 이는 못된 사람의 행동을 꼬집는 표현이기도 하지만, 실제로 먹이를 찾기 위해 유속(流速)이 적은 물 속 바닥을 파헤쳐 흙탕물을 일으키는 미꾸라지의 속성을 잘 나타낸 말이다. 예부터 우리나라 사람들이 탕이나 숙회로 식용해 온 친근한 물고기로, 특히 가을에 제 맛이 난다고 하여 추어(秋魚)라는 이름으로 불리기도 한다.

우리나라는 중국과 같이 예전부터 미꾸라지가 자생하고 있었기 때문에 미꾸라지에 대한 속담과 얽힌 이야기가 많다. 특히 '미꾸라지가 용이 되었다.'라는 속담은 미천한 사람이 어려운 여건을 극복하고 성공한 경우에 사용된다. 또한 아무 것도 아닌 일을 해 놓고 무슨 큰일처럼 허세를 부리며 큰소리치거나, 못난 사람이 잘난 체함을 일컫는 말로 '미꾸라지 국 먹고 용트림한다.'라고 한다. 이러한 속담으로 미루어 보면 예전에는 진흙 속에 사는 미꾸라지를 좋은 시각으로 보지 않았음도 유추해 볼 수 있다.

1. 미꾸라지에 대한 인식

1) 미꾸리와 미꾸라지는 어떻게 다른가?

미꾸라지는 가늘고 기다랗게 생긴데다 미끄럽기까지 해서 요리조리 잘 빠져나가고 입가에는 모두 5쌍의 수염이 있어 마치 할아버지처럼 나이가 많이 들어 보인다. 보통 미꾸리(Misgurnus anguillicaudatus Cantor)와 미꾸라지(Misgurnus mizolepis Gunther)를 같은 것으로 인식하고 통용해 사용하고 있으나, 엄밀하게 보면 이들은 과(科)는 같지만 종(種)이 다르다.

그 차이를 보면, 미꾸리는 몸이 둥글고 미꾸라지는 옆으로 납작하며, 미꾸리의 수염은 짧고 미꾸라지의 수염은 길다. 또한 미꾸리는 길이가 좀 짧고 가늘며, 미꾸라지는 크고 길다. 따라서 일부 지역에서는 미꾸리를 '동구리', 미꾸라지를 '넓죽이'로 부르기도 한다. 미꾸리와 미꾸라지의 효능이 서로 비슷하므로 본고에서는 미꾸라지를 대표로 설명하고자 한다.

한편 미꾸리라는 이름은 밑이 구리다는 '밑구리'에서 나온 말이다. 즉 미꾸리의 항문에서 기포가 방출되는 것이 꼭 방귀를 뀌는 것처럼 보여 붙여진 이름이다. 미꾸라지라는 이름은 미끈미끈한 비늘을 가지고 있어 표면이 미끄럽기 때문에 붙여진 이름이다. 미꾸리와 미꾸라지는 우리나라 전역에 분포하고 있으며 중국·일본·러시아에도 있는 것으로 알려지고 있다.

〈표 1〉 미꾸리와 미꾸라지 감별

	미 꾸 리	미 꾸 라 지
학 명	Misgurnus anguillicaudatus	Misgurnus mizolepis
형 태	몸이 둥글다	옆으로 납작하다
수 염	짧다	길다
길 이	짧다	길다
이 명	동구리	넓죽이
어 원	밑구리	미끈미끈

2) 옛 문헌에 나타나 있는 미꾸라지

습습어(鰼鰼魚)는 미꾸라지인가?

약 2400여 년 전에 저술된 것으로 알려진 중국 최고(最古)의 지리서 (地理書)인 『산해경(山海經)』에 '탁광산(涿光山)에서 효수(囂水)가 나와 서쪽으로 흘러 하(河)에 이른다. 그 가운데 습습어(鰼鰼魚)라는 고기가 사는데, 그 형상은 마치 까치와 같고 10개의 날개를 가지고 있으며 모든 비늘이 날개의 끝부분에 있다. 소리가 까치와 비슷하고 가히 화(火)를 막을 수 있으며 이것을 먹으면 황달에 걸리지 않는다.'[1]라고 했다. 여기에 나오는 습습어(鰼鰼魚)가 정확하게 어떤 물고기를 언급하고 있는지는 좀 더 연구가 필요하다. 그러나 당시에 미꾸라지를 의미하는 습 (鰼)을 사용한 것으로 미루어, 이 기록은 습습어(鰼鰼魚)를 미꾸라지로 볼 수 있는 문헌으로 보인다. 하지만 논란의 소지가 남아 있다.

해추(海鰌)

그럼 옛 문헌에 나오는 해추(海鰌)는 무엇으로 보아야 할까? 지금은 민물에 사는 미꾸라지만을 미꾸라지라고 하지만, 『本草綱目』에서는 '해추(海鰌)는 바다에 살고 크기가 크다. 강추(江鰌)는 강에 살며 길이가 7~8척이다. 니추(泥鰌)는 호수나 연못에 살며 크기가 가장 작아 길이가 3~4촌 정도이다. 진흙 속에 살며 모양이 드렁허리[鱓]와 비슷하지만 더 작다. 머리가 뾰족하고 몸은 살이 있으며 청흑색(靑黑色)이다. 비늘이 없으며 침으로 자신의 몸을 감싸 미끄럽고 빠르기 때문에 다른 물고기에 비하여 잡기가 어렵다. 따라서 장자(莊子)는 미꾸라지가 물고기와 더불어 헤엄친다고 말하였다.'[2]라고 하여 바다에 사는 미꾸라지와 강물과

---

1) 郭璞, 『山海經』, 「北山經」, 又北三百五十里 曰涿光之山 囂水出焉 而西流注于河 其中多鰼鰼之魚 其狀如鵲而十翼 鱗皆在羽端 其音如鵲 可以禦火 食之不癉 其上多松栢 其下多椶櫃 其獸多麢羊 其鳥多蕃

李昉, 『太平御覽』, 「鰼鰼魚」, 山海經曰 涿光之山 囂水出焉而西流 其中多鰼鰼之魚 其狀如鵲而十翼 鱗皆在羽端 其音如鵲 可以禦火 又經圖讚曰 鼓翮一運十翼翾翻 厥鳴如鵲 鱗在羽端 雒書曰 鰼鰼魚狀如鵲 食之不癉 出涿光之山

진흙에 사는 미꾸라지로 구분하기도 했다. 『비아(埤雅)』3)·『山堂肆考』4)·『格致鏡原』5)·『민중해착소(閩中海錯疏)』6) 등에서도 같은 말을 언급하고 있다.

이에 대해 서유구(徐有榘)는 '추(鰌)에는 3가지가 있다. 바다에 사는 해추(海鰌)는 고래를 말한 것이다. 큰 강에 사는 것은 강추(江鰌)이고, 도랑이나 얕은 진흙 속에 사는 것이 니추(泥鰌)이다.'7)라고 정리하고 있다. 즉 해추(海鰌)가 고래이므로 미꾸라지는 아니라고 했다.

그러면 어떠한 근거로 해추(海鰌)를 고래로 본 것이냐에 대해 의문이 든다. 그러나 『廣才物譜』에서도 '해추(海鰌)는 바다에서 사는 것으로 가장 큰 것이다. 작은 것도 1천 여 척(尺)이나 된다.'8)라고 한 것을 보면 예전에는 고래를 바다에 사는 미꾸라지로 인식하였음을 알 수 있다.

『爾雅翼』에서는 '바다에 있는 해추(海鰌)는 매우 큰데, 그 길이가 수천 리나 된다. 거처가 해저에 있는데, 해추가 거처로 들어가면 해일이 일어나 바닷물이 밀려오고, 거처에서 나오면 조수가 물러나게 된다. 출입에 주기가 있기 때문에 조수가 주기적으로 움직인다. 요즘 사람들이 배를 만들고 해추선(海鰌船)이라 하는 것은 해추가 물을 잘 다스리기 때문이니 마치 옛날 배를 편어선(鯿魚船)이라 하는 것과 같다.'9)라고 하여

---

2) 李時珍, 『本草綱目』, 「鰌魚」, 時珍曰 海鰌生海中 極大 江鰌生江中 長七八寸 泥鰌生湖池 長小 長三四寸 沈於泥中 狀微似鱓而小 銳首肉身 靑黑色 無鱗 以涎自染 滑疾難握 與他魚牝牡 故莊子云 鰌與魚游

3) 陸佃, 『埤雅』, 「鰌」, 鰌今泥鰌也 似鱓而短無鱗 以涎自染 難握 與魚而為牝牡 莊子所謂 麋與鹿交 鰌與魚遊一名鰼

4) 彭大翼, 『山堂肆考』, 埤雅 鰌似鱓而短無鱗 以涎自染 難握 與魚為牝牡 一名鰼

5) 陳元龍, 『格致鏡原』, 「鰍」, 埤雅 鰌今泥鰍也 似鱓而短無鱗 以涎自染 難握 與魚為牝牡 莊于所謂鰌與魚遊一名鰼

6) 屠本畯, 『閩中海錯疏』, 鰌似鱓而短 首尖而銳 色黃無鱗 以涎自染 難握 按鰌好與魚為牝牡旬字 从魚从酋 薺齏乃佳

7) 徐有榘, 『林園經濟志』, 「佃漁志」, 泥鰌 밋구리 図鰌有三 而生海洋曰海鰌 卽鯨之一名也 生大江曰江鰌 生溝渠淺淖中曰泥鰌

8) 『廣才物譜』, 鰌魚 밋구리 狀微似鱓小 以涎自染 滑疾難握. 泥鰍 鰼魚 江鰌(生江中者) 海鰌(生海中最偉者 其小者亦千餘尺)

해추를 확대 해석하고 있다. 해추가 밀물과 썰물을 어떻게 일으키겠는가? 하지만 조수의 원인이 해추라는 생각은 청나라 때까지 이어 내려오고 있음을 『이어도찬전(異魚圖贊箋)』를 통해 확인할 수 있다.[10]

3) 진흙을 좋아하는 니추(泥鰍)

미꾸라지를 한문으로 추(鰍)라 하는데, 이는 물고기를 의미하는 어(魚)와 미꾸라지가 우는 소리인 '추(秋)'를 서로 합성한 의성어이다. 한편 가을[秋]에 먹는 미꾸라지가 통통하고 맛이 좋기 때문에 붙여졌다는 주장도 있다. 그리고 미꾸라지를 니추(泥鰍)라고도 하는데 이는 진흙[泥]에 사는 미꾸라지[鰍]라는 의미로 만들어진 말이다.

〈표 2〉 미꾸라지의 표기

고서	한문	한글
訓蒙字會(1527)[11]	鰍 泥鰍	믯구리
東醫寶鑑(1613)	鰍魚 鰌魚	믜쑤리
林園經濟志(1827)[12]	泥鰌	밋구리
廣才物譜(미상)	鰌魚	밋구리
本草精華(미상)[13]	鰌魚 泥鰍	밋구리
物名括(미상)	泥鰍	미구리
良方金丹(미상)	鰌魚	미쑤리

---

9) 羅願, 『爾雅翼』, 「鰌」, 海中鰌乃有大者 水經曰 海中鰌長數千里 穴居海底 入穴則海溢為潮 出穴則潮退 出入有節 故潮水有期 今人作舟謂之海鰌船 言如鰌之利水 猶古舟之有鯿魚船也

10) 胡世安, 『異魚圖贊箋』, 「海鰌」, 水經海鰌魚長數千里 穴居海底 入穴則海水潮上 出穴則潮退 出入有節 故潮候有期

11) 崔世珍, 『訓蒙字會』, 鰍 믯구리 츄. 俗呼泥鰍

12) 徐有榘, 『林園經濟志』, 「佃漁志」, 泥鰌 밋구리

13) 『本草精華』, 「鰌魚」, 밋구리 味甘平無毒. (중략) 俗名泥鰍.

또한 『本草綱目』에 의하면 '미꾸라지를 추어(鰌魚)라고도 하는데, 미꾸라지의 성품이 뛰어나게[酋 : 두목 취] 튼튼하고 잘 움직이기 때문에 붙여진 이름이다. 그리고 미꾸라지가 진흙을 찾는 습성[習]이 있기 때문에 습(鰼)이라고도 한다.'[14]라고 정리하고 있다.

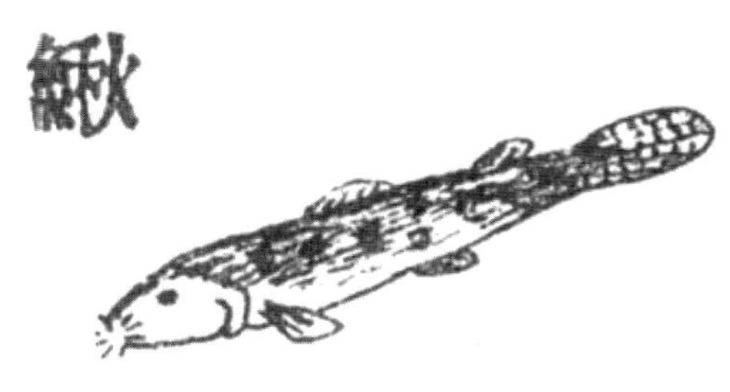

<그림 1> 『字典釋料』 鰍

『고경해구침(古經解鈎沉)』[15]·『埤雅』[16]·『山堂肆考』[17]·『格致鏡原』[18]·『林園經濟志』[19] 등에서도 '미꾸라지는 진흙을 찾아 깊은 곳으로 들어간다. 청수(淸水 : 맑은 물)를 싫어한다.'라고 하여 미꾸라지의 습성을 설명하고 있다.

진흙을 좋아하고 흙탕물을 좋아하는 미꾸라지의 속성 때문에, 못된 사람이 악한 일을 하는 경우를 일러 '미꾸라지 한 마리가 온 웅덩이를 흐려놓는다.'는 속담이 나오게 된 것이다. 이는 탁한 물을 좋아하는 미꾸라지가 온갖 구석구석 쑤시고 다니는 형상을 의미하기도 한다. 따라서 미꾸라지를 더럽고 지저분한 물고기로 인식하여 집에서 관상용으로 기르지 않게 된 것이다.

시냇물이나 도랑의 탁한 물에는 어김없이 미꾸라지가 있어 대장 노릇을 하고 있다. 이를 보고 선인들은 『장자주(莊子注)』[20]·『장자구의(莊子

---

14) 李時珍, 『本草綱目』, 「鰌魚」, 釋名 泥鰍(俗名) 鰼魚(爾雅) 時珍曰 按陸佃云 鰌性酋健 好動 善優 故名 小者名鰌魚 孫炎云 鰼者 尋習其泥也

15) 余蕭客, 『古經解鈎沉』, 鰼鰌 鰼尋也 尋習其泥 厭其淸水 孫炎正義 埤雅一

16) 陸佃, 『埤雅』, 「鰌」, 孫炎爾雅正義曰 鰼尋也 尋習其泥 厭其淸水

17) 彭大翼, 『山堂肆考』, 孫炎爾雅正義 鰼尋也 尋習其泥 厭淸水

18) 陳元龍, 『格致鏡原』, 「鰍」, 孫炎爾雅正義曰 鰼尋也 尋習其泥 厭其淸水

19) 徐有榘, 『林園經濟志』, 「佃漁志」, 孫炎解爾雅編 鰌曰 鰼尋也 尋習其泥 厭其淸水

20) 郭象, 『莊子注』, 「雜篇庚桑楚」, 弟子曰 不然 夫尋常之溝 巨魚無所還 其體而鯢鰌為之制 步

口義)』21)·『장자익(莊子翼)』22)·『남화진경의해찬미(南華真經義海纂微)』23)·
『天中記』24)·『淵鑑類函』25) 등에서 '보통 크기의 도랑에 큰 물고기가 되
돌아오지 않는 이유는 미꾸라지의 견제를 받기 때문이다. 보통 걸어 다
닐 수 있는 구릉에 큰 짐승이 숨을 수 없는 까닭은 여우의 견제를 받기
때문이다.'라고 했듯이 탁한 물에 미꾸라지가 잘 산다.

한편 서유구(徐有榘)는 같은 말을 언급하면서 '미꾸라지는 진흙 속의
구멍에 산다. 맑은 물에 미꾸라지를 넣으면 진흙과 탁한 것을 다 토한
다. 그런 다음 국이나 탕으로 미꾸라지를 끓여 먹으면 색다른 맛을 즐
길 수 있다.'26)라고 했다.

2. 한의학에서 바라본 미꾸라지

소음인(少陰人)에게 좋은 식품

이시진(李時珍)은 미꾸라지의 효능에 대해 '속을 따뜻하게 하고, 기를
북돋워 준다[暖中益氣]. 술에 취한 것을 깨도록 하며 소갈(消渴)을 풀어
준다.'27)라고 했다. 『本草精華』28)·『본초적요(本草摘要)』29) 등에서도 같

仍之丘陵 巨獸無所隱 其軀而夔狐為之祥

21) 林希逸,『莊子口義』, 弟子曰 不然 夫尋常之溝 巨魚無所還 其體而鯢鰍為之制 步仍之丘陵 巨
獸無所隱 其軀而夔狐為之祥

22) 焦竑,『莊子翼』, 弟子曰不然 夫尋常之溝 巨魚無所還旋 其體而鯢鰍為之制 步仍之丘陵 巨獸
無所隱 其軀而夔狐為之祥

23) 褚伯秀,『南華真經義海纂微』, 弟子曰不然 夫尋常之溝 巨魚無所還 其體而鯢鰍為之制 步仮之
丘陵 巨獸無所隱 其軀而夔狐為之祥

24) 陳耀文,『天中記』, 弟子曰 夫尋常之溝 巨魚無所還 其體而鯢鰍為之制 步仍之丘陵 巨獸無所
隱 其軀而夔狐為之祥

25) 張英,『淵鑑類函』,「溝洫」, 晏子曰 尋常之溝洫 巨魚無所還 其體而鯢鰍為之制
張英,『淵鑑類函』,「魚」, 庚桑子曰 夫尋常之溝 巨魚無所還 其體而鯢鰍為之制

26) 徐有榘,『林園經濟志』,「佃漁志」, 莊子庚桑楚云 尋常之溝 巨魚無所還 其體而鯢鰍為之制者
泥鰍之謂也 似鱓而短 首銳而色黃黑 有滑以涎 以涎自染 濡滑難握 穴處泥中 與他 清水中
俟吐盡泥濁 作爲羹臛 說爲異味

은 말을 인용하고 있다.

　속이 냉한 소음인의 경우 따뜻한 기운이 보명지주(保命之主)가 된다. 이때 소음인에게 도움이 되는 것 가운데 하나가 미꾸라지다. 『東醫寶鑑』에서는 '미꾸라지[鰍魚]는 따뜻한 성질이 있으며 단맛이 나고 무독하다. 속을 보(補)하며 설사를 그치게 한다. 형체가 작아 항상 진흙 속에 산다. 추어(鰍魚)라고도 한다.'30)라고 서술하고 있다.

소갈증에 응용

　미꾸라지를 소갈증에 응용하기도 했다. 『성제총록찬요(聖濟總録纂要)』31)·『普濟方』32)·『醫方類聚』33)·『本草綱目』34)·『本草附方便覽』35) 등에 의하면 '소갈증이 나서 물을 계속 마시고 소변을 조금씩 보는 경우에 옥초산(沃焦散)을 사용한다. 옥초산(沃焦散)은 음건(陰乾)한 미꾸라지 1천 마리를 머리와 꼬리를 제거하고 태운 다음 갈아 분말로 만들고 건조된 연잎을 잘게 갈아 분말로 만들어 같은 분량을 섞는다. 하루 3회 2돈씩 사로 떠온 물에 먹는다. 갈증이 사라지면 그만 먹는다.'라고 했다. 각 의서별로 먹는 분량의 차이는 있으나 소갈증에 미꾸라지와 연잎을 섞어 만든

---

27) 李時珍, 『本草綱目』, 「鰍魚」, 主治暖中益氣 醒酒 解消渴.(時珍)

28) 『本草精華』, 「鰍魚」, 時珍. 主暖中益氣 醒酒 解消渴.

29) 『本草摘要』, 「鰍魚」, 鰍魚[俗名泥鰍 調中益氣] 甘平 暖中益氣 醒酒解(觧를 교정)渴

30) 許浚, 『東醫寶鑑』, 「鰍魚」, 믜꾸리 性溫味甘無毒 補中止泄 形短小 常在泥中 一名鰍魚〈入門〉

31) 休寧程林, 『聖濟總録纂要』, 「消渴」, 沃焦散 治三消渴病 飲水無度 小便短少 泥鰍魚(十條陰乾 去頭尾 燒灰研) 荷葉(陰乾研) 共研匀 用新汲水下三錢 日二 不思水即止.

32) 朱橚, 『普濟方』, 「痟渴門」, 沃焦散 治痟渴 飲水無度 泥鰍魚(千頭陰乾 去頭尾 燒灰細研爲末) 乾荷葉(細研爲末) 右等分 每服各二錢 新水調下 遇渴時 服日三 候不思水渴即止

33) 『醫方類聚』, 治消渴 飲水無度 沃焦散方. 泥鰍魚壹十頭 陰乾 去頭尾 燒灰 碾細爲末 乾荷葉 碾細爲末 右二味末 等分 每服各二錢匕 新汲水調下 遇渴時服 日三 候不思水 即止.

34) 李時珍, 『本草綱目』, 「鰍魚」, 消渴飲水 用泥鰍魚十頭陰乾 去頭尾 燒炭 乾荷葉 等分爲末 每服二錢 新汲水調下 日三 名沃焦散.(普濟方)

35) 黄度淵, 『本草附方便覽』, 「消渴」, 用泥鰍魚十頭 陰乾去頭尾燒灰 乾荷葉 等分爲末 每服二戔 新汲水調下 日三 名沃焦散

옥초산(沃焦散)을 사용한 것만은 동일하다.

한편 『本草綱目』[36]·『本草精華』[37] 등에 의하면 '미꾸라지는 맛이 달고 무독하다. 그러나 백견(白犬)의 피와 같이 먹지 말라.'라고 했다. 하지만 어떠한 기전으로 같이 먹지 말라는 것인지는 나와 있지는 않다.

생선가시 걸렸을 때 미꾸라지를 이용함

미꾸라지는 미끈거리는 점액질로 덮여 있어 미끄럽고 잡기가 어렵다. 이러한 미꾸라지의 미끄러운 성질을 이용하여 생선가시가 목에 걸렸을 때 이용하기도 했다.

『普濟方』에 의하면 '목구멍에 물건이나 생선뼈가 걸려 죽으려고 할 때 사용한다. 살아 있는 큰 미꾸라지의 머리를 실로 묶은 다음 꼬리부터 사람의 목 안에 넣는다. 미꾸라지의 머리가 나오지 않으면 잡아당겨 빼 내야 한다.'[38]라고 했다. 『本草綱目』[39]·『本草附方便覽』[40] 등에서도 동일하게 설명하고 있지만 오늘날 응용하기에는 무리가 따르며 위험하기까지 하다. 목에 생선가시가 걸리면 빨리 전문병원으로 가서 물리적인 조치를 받는 것이 더 현명할 것이다.

치질 개선

미꾸라지는 치질에도 좋다. 『本草綱目』[41]·『本草精華』[42]·『本草摘要』[43] 등에 의하면 '쌀가루와 같이 미꾸라지를 끓여 죽을 만들어 먹으면 속이

---

36) 李時珍, 『本草綱目』, 「鰍魚」, 氣味甘平無毒 弘景曰 不可合白犬血食 一云凉

37) 『本草精華』, 「鰍魚」, 弘景曰 不可合白犬血食.

38) 朱橚, 『普濟方』, 「咽喉門」, 治喉中物鯁欲死 又方 用生鰍鱓大者 綿牢縛其頭 以尾先入喉中 頭未出即牽出之.

39) 李時珍, 『本草綱目』, 「鰍魚」, 喉中物哽 用生鰍魚 線牢縛其頭 以尾先入喉中 牽拽出之.(普濟方)

40) 黃度淵, 『本草附方便覽』, 喉中物哽 用生鰍魚 線縛其頭 以尾先入喉中 牽拽出之.

41) 李時珍, 『本草綱目』, 「鰍魚」, 同米粉煮羹食 調中收痔.(吳球)

42) 『本草精華』, 「鰍魚」, 吳球. 同米粉煮羹 調中收痔.

43) 『本草摘要』, 「鰍魚」, 同米粉煮羹食 調中收痔

편안해지고 치질이 들어간다.'라고도 하여 미끈거리는 미꾸라지가 치질
에 좋다고 했다.

3. 약으로 쓴 추어탕

양기(陽氣)를 살려 주는 음식

미꾸라지는 양기(陽氣)에도 좋아 보신용으로 사용된다. 미꾸라지는 호
흡의 약 2/3 정도는 아가미로 호흡하고, 약 1/3 정도는 장(腸)호흡을 한
다. 미꾸라지는 아가미의 발달이 잘 되어 있지 않기 때문에 수면에 입
을 내고 공기를 직접 들이마셔서 꽁무니로 내쉬는 장(腸) 호흡을 하는
것이다. 따라서 다른 물고기와 달리 산소가 적은 물속에서도 미꾸라지
는 잘 견딜 수 있다. 비가 오려 하거나 가뭄에는 수면 위로 헤엄쳐 올
라와서는 공기를 직접 들이마시는 미꾸라지는 다른 물고기에 비해 생존
력이 상대적으로 강하다.

미꾸리나 미꾸라지는 환경이 변해도 참고 견디는 힘이 매우 강해서
생존율이 높다. 물이 너무 덥거나 산소가 부족해도 미꾸라지는 잘 죽지
않고, 물이 마르거나 추워지면 진흙 속으로 파고 들어가 생육에 좋은
때가 오기를 기다린다. 물을 축인 종이나 천으로 싸 두어도 여러 시간
살아남는 미꾸라지는 생명력이 매우 왕성하다고 볼 수 있다. 이렇게 생
명력이 왕성한 미꾸라지를 양기가 부족하여 발기가 원활타지 않을 때
끓여 먹는다고 『本草綱目』[44]·『本草附方便覽』[45]·『本草摘要』[46]·『壽世寶
訣』[47] 등에서 언급하고 있다.

---

[44] 李時珍, 『本草綱目』, 「鰌魚」, 陽事不起 泥鰍煮食之.(集簡方)

[45] 黃度淵, 『本草附方便覽』, 陽事不起 泥鰌魚煮食之

[46] 『本草摘要』, 「鰌魚」, 煮食 療陽事不起.

[47] 李昌雨, 『壽世寶訣』, 陽事不起, 鰌魚常煮食之

어린이와 수험생에게 좋은 식품

한여름에도 감기를 앓고, 코가 늘 막혀 있는 아이들에겐 미꾸라지가 주원료인 추어탕이 특효이다. 여름에 감기를 자주 앓는 아이는 대개 저항력이나 면역성이 떨어져 쉽게 감염되기 때문인데, 추어탕은 끈질긴 생명력을 가지고 있는 추어와 막힌 코를 뚫어 주는 역할을 하는 산초를 가미하기 때문에 몸이 허약한 아이들에게 건강식으로 매우 좋다. 또한 책상에 엎드려서 공부하는 수험생에게는 추어탕이 최고(最高)의 보약이 될 수 있다. 일반적으로 추어탕은 흔히 뼈를 갈아먹거나 통째로 미꾸라지를 넣기 때문에 칼슘의 섭취에 매우 좋다.

양기를 올리는 추어탕을 먹으면 열이 나기 때문에 예전부터 몸보신용으로 즐겨먹었다. 논도랑이나 흙탕물 속에서 자라는 미꾸라지는 미끌미끌하여 징그럽고, 흙냄새 비린내를 많이 품고 있는 민물고기이다. 따라서 이러한 냄새를 없애기 위해 보통 추어탕에 산초를 넣어 먹는데, 산초는 코가 막힌 비염 등에 좋은 효과가 있다.

추어탕 끓이는 법

그럼 예전에는 추어탕을 어떻게 끓여 먹었을까. 『本草綱目』48)·『格致鏡原』49)·『本草精華』50) 등에 의하면 '모래 속에 사는 미꾸라지는 문채(文采)가 약간 있다. 민광(閩廣 : 지금의 중국 福建省·廣東省·廣西省 등지에 해당된다.) 지역 사람들은 미꾸라지의 등뼈를 제거하고 국을 끓여 먹는데 맛이 매우 좋다. 상감지(相感志)에서는 등심(燈心)에 미꾸라지를 넣고 끓이면 맛이 더욱 좋다.'라고 했다.

별미 중의 별미 추두부

미꾸라지는 속을 파고 들어가는 속성이 있다. 즉 두부를 넣은 그릇에

---

48) 李時珍, 『本草綱目』, 「鰌魚」, 生沙中者微有文采 閩廣人劇去脊骨 作臛食甚美 相感志云 燈心
　　煮鰌甚妙

49) 陳元龍, 『格致鏡原』, 「鰍」, 物類相感志 燈心煮鰍味 佳

50) 『本草精華』, 「鰌魚」, 燈心煮甚妙.

미꾸라지를 넣고 불을 지피면 미꾸라지가 두부 속으로 파고 들어가게 된다. 이렇게 끓여 먹는 것을 미꾸라지두부숙회, 또는 추두부(鰍豆腐)라 한다.

이는 미꾸라지의 파고 들어가는 성질을 이용한 것인데 『五洲衍文長箋散稿』에 추두부탕(鰍豆腐湯)으로 소개되어 있다. 여기에 의하면 '시냇물의 진흙 모래 사이에 있는 미꾸라지를 잡은 다음 항아리에 물을 채운다. 하루 세 번씩 물을 갈아 주며 5~6일이 지나면 진흙을 모두 토해낸다. 항아리 물 속에 진흙이 없는 것을 확인한 다음, 별도로 큰 두부 몇 개를 준비한다. 솥에 물을 붓고 두부를 넣은 다음 미꾸라지 50~60마리를 잡아 솥에 넣어 둔다. 솥 밑에 불을 때면 물이 점차 따뜻해진다. 많은 미꾸라지가 열기를 피하려 두부 속으로 파고 들어간다. 불을 계속 때면 물이 끓고 미꾸라지가 삶아진다. 이것을 꺼내 납작하게 자르면 미꾸라지가 그 사이사이에 끼여 있다. 참기름[香油]에 지져 두부 조각이 익으면 메밀가루, 계란과 함께 지진다. 이들을 서로 섞어 탕을 만들면 그 맛이 극도로 좋다. 이 탕이 요즘 서울 사람들 사이에서 많이 성행하고 있다.'51)라고 했다. 이와 같은 기록을 보면 미꾸라지와 두부를 같이 먹는 새로운 음식문화를 조선말경에 서울을 중심으로 즐겼던 것으로 보인다.

미꾸라지 점액질 없애는 법

한편 미꾸라지의 미끄러운 점액질을 없애는 방법으로 흔히 소금을 이용한다. 미꾸라지에 소금을 뿌리면 몹시 괴로워하면서 서로 몸을 부딪치고 몸부림치면서 죽게 된다. 미끈거리는 점액질은 넓게 퍼져 몸을 보호하는 역할을 하는데, 수렴하는 기운이 있는 소금을 뿌리면 점액질을

---

51) 李圭景, 『五洲衍文長箋散稿』, 「行廚飮膳辨證說」, 鰍豆腐湯 取溪泥沙水間鰍魚 多取投甕水中 吐泥土 經五六日 而每日三換水 視其無泥後 另以豆腐數大塊 灌水鼎中 列置水內 仍取鰍魚 五六十尾 放鼎水中 擧火鼎底 則水漸暖 衆鰍鑽入豆腐 以避其熱 燃柴不斷 則水沸鰍烹 取出 切片 則鰍箇箇挾其間 煎於香油 而腐片先滾 喬麥粉 雞卵煎之拌調 和物料作湯 味極旨腴 此 湯 今京中泮人盛行

모으게 되니 온몸을 싸고 있던 보호막이 파괴되는 셈이어서 미꾸라지가 괴롭게 되는 것이다. 마치 사람의 상처 받은 피부에 소금을 뿌리면 매우 괴로운 것과 같다.

4. 일상생활에서 미꾸라지 활용하는 법

가축을 살찌우는 데 이용

미꾸라지는 사람에게도 이롭지만 가축을 기를 때에도 이용되었다. 『本草綱目』에 의하면 '소나 개가 마르고 수척할 때 미꾸라지 1~2마리를 입이나 코로 넣어 주면 즉시 살이 찌게 된다.'[52]라고 했다. 『本草附方便覽』[53] · 『兩無神編』[54] 등에도 같은 내용이 언급되어 있다.

모기 방재

미꾸라지는 물속에 있는 모기의 유충(장구벌레)을 잘 잡아먹는다. 따라서 모기가 많은 지역에서는 미꾸라지를 습지에 사육하여 모기를 방재할 수 있다. 최근 도시화 온난화로 인하여 월동하는 모기가 많아졌는데, 이를 극복하는 하나의 방법으로 미꾸라지 사육을 생각해 볼 수 있다.

또한 미꾸라지는 지표 동물로서도 중요한 역할을 한다. 미꾸라지가 살수 있는 물은 3~4급수 정도 된다.

---

52) 李時珍, 『本草綱目』, 「鰍魚」, 牛狗羸瘦 取鰍魚一二枚 從口鼻送入 立肥也.(陳藏器)

53) 黃度淵, 『本草附方便覽』, 「雜方」, 牛狗羸瘦 取鰍魚一二枚 從口鼻送入 立肥.

54) 南載喆, 『兩無神編』, 「附治蟲獸」, 牛狗羸瘦 取鰍魚一二枚 從口鼻送入 立肥

미나리

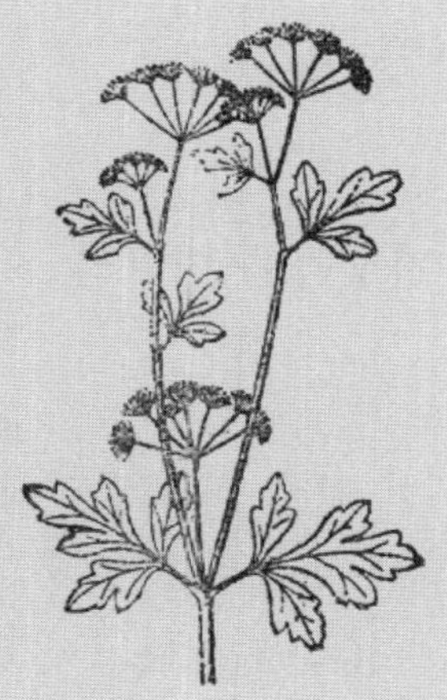

즐거운 반수(泮水)에서 잠깐 미나리를 뜯노라.

思樂泮水 薄采其芹

— 『詩經』, 「泮水」

미나리

[水芹, 水靳]

1. 동양의 특산물 미나리

1) 매우 오래 전부터 자생하던 미나리

역사 전부터 사랑받은 채소

우리나라 전역에 자생하고 있는 미나리는 서양에는 없고 중국·일본·동남아시아·오세아니아 등에 분포하고 있어 동양의 특산물이라 할 수 있다. 약 3000여 년 전의 시(詩)를 모은 『시경(詩經)』에 '용솟음쳐 나오는 함천(檻泉)에서 그 미나리를 뜯노라.'[1]라는 시와, '즐거운 반수(泮水 : 제후의 도읍에 설립된 대학교 내에 있는 연못)에서 잠깐 미나리를 뜯노라.'[2]라는 시가 나온다. 따라서 동양에서는 역사가 시작되기 이전부터 미나리를 채소로 이용했던 것으로 추정된다. 또한 『주례(周禮)』에 '미나리절임[芹菹]'[3]이 나오는 것으로 보아, 당시에 이미 미나리를 김치 형태

---

[1] 孔子編, 『詩經』, 「采菽」, 觱沸檻泉 言采其芹 君子來朝 言觀其旂 其旂淠淠 鸞聲嘒嘒 載驂載駟 君子所屆. (註)芹 水草可食.
李時珍, 『本草綱目』, 「水靳」, 詩云 觱沸檻泉 言采其芹

[2] 孔子編, 『詩經』, 「泮水」, 思樂泮水 薄采其芹 魯侯戾止 言觀其旂 其旂茷茷 鸞聲噦噦 無小無大 從公于邁. (註)芹 水菜也.

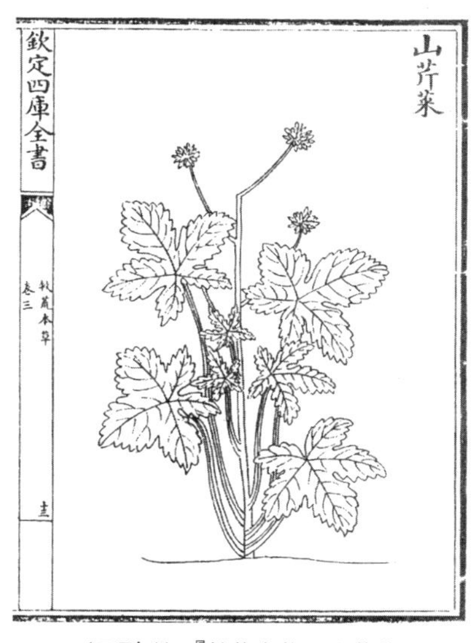

〈그림 1〉『救荒本草』山芹菜

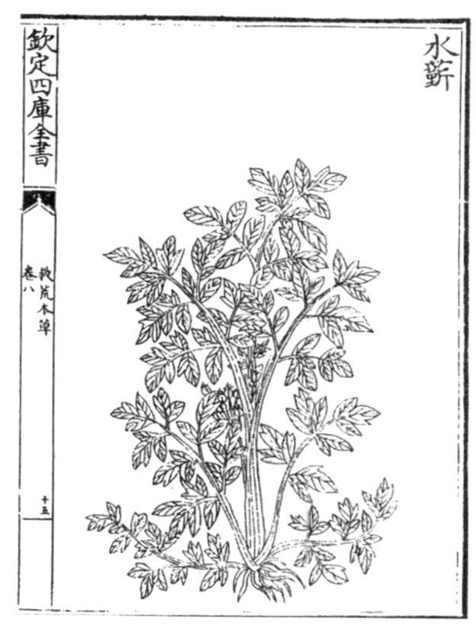

〈그림 2〉『救荒本草』水靳

로 만들어 먹었음을 알 수 있다.

　동양 최고(最高)의 시성(詩聖)이라 할 수 있는 두보(杜甫 : 712〜770)도 미나리에 대한 시를 쓰고 있는 것을 보면,4) 미나리는 예전부터 사랑받는 채소 가운데 하나임을 알 수 있다. 송나라 때 나온 『비아(埤雅)』에 '미나리가 결백(潔白)하고 마디마다 향기가 있지만 맛은 순채보다 떨어진다. 따라서 열자(列子)5)에 손님이 미나리를 바치면 시골의 호족이 받아 맛을 보는데 입이 톡 쏘이거나 배가 매우 아프게 된다.'5)라고 했다.

---

3) 王昭禹, 『周禮詳解』, 加豆之實　芹菹兎醢　深蒲醓醢　箈菹鴈醢　筍菹魚醢　(註) 加豆則邊人加邊之節也　芹楚葵也　深蒲則蒲始生者　於水為深也　箈箭萌也　筍竹萌也　葵棗之類　取諸園圃而足　芹與深蒲箈筍　則取之遠矣　兎則物之狡者　鴈則能飛　魚則能潛　蠃蠯蚔蚳　則可掇而取　兎鴈魚　則不可以掇而取之矣　醢於醯為盛　而於味為美　故朝事之豆　有醓醢而加豆之實　又有之　魚則於物為細於味亦為美　故饋食之豆有魚而加豆亦有之　凡加豆之實　所以致其難且致其美　故其實如此

4) 仇兆鰲, 『杜詩詳註』, 愛汝玉山草堂静　高秋爽氣相鮮新　有時自發鐘磬響　落日更見漁樵人　盤剥白鴉谷口栗　飯煑青泥坊底芹　何為西莊王給事　柴門空閉鎖松筠
　仇兆鰲, 『杜詩詳註』, 百頃風潭上　千章夏木清　卑枝低結子　接葉暗巢鶯　鮮鯽銀絲鱠　香芹碧澗羹　翻疑柂樓底　晚飯越中行

5) 『列子』, 芹萍子者　對鄉豪稱之　鄉豪取而嘗之　蜇於口　慘於腹衆

『六家詩名物疏』에도 같은 내용이 인용되고 있다.[7] 따라서 당시에 미나리를 먹는 방법이 아직 일반화되지 않았음을 보여 주는 것으로 해석된다.[8]

신라시대 이전부터 식용

이러한 미나리가 언제부터 우리나라에 있었을까? 현존하는 우리나라 문헌 중 미나리에 대한 최고(最古)의 기록은 신라시대의 최치원(崔致遠 : 857~?)이 언급한 '시골 노인의 미나리를 같이 보낸다.'[9]로 보고 있다. 따라서 우리나라에서 미나리를 식용으로 사용한 것은 최소한 신라시대 이전으로 보인다.

2) 봄을 상징하는 맛

단오 전에 맛이 최고

봄을 상징하는 미나리는 우리나라 사람들이 가장 좋아하는 대표적인 향채 가운데 하나다. 봄에 먹는 나물 가운데 제일 맛이 좋은 미나리는 단오를 넘기면 억세져 맛이 떨어진다. 따라서 미나리는 사철 나오지만 봄 미나리를 최상품으로 여기는 것이다.

입맛을 살려 주는 미나리 반찬

미나리는 향긋한 냄새와 입 안에서 사각사각 씹히는 맛이 있어 잃어버린 입맛을 되살리는 데 일조를 한다.

---

[6] 陸佃, 『埤雅』, 「芹」, 芹潔白 而有節其氣芬芳 而味不如蓴之美 故列子以為客有獻芹者 鄉豪取而嘗之 蜇於口 慘於腹也

[7] 馮復京, 『六家詩名物疏』, 「芹」, 埤雅云 芹潔白 而有節其氣芬芳 而味不如蓴美 故列子以為客有獻芹者 鄉豪取而嘗之 蜇口慘腹

[8] 李時珍, 『本草綱目』, 「水靳」, 杜甫詩云 飯賣青泥坊底芹 又云 香芹碧澗羹 皆美芹之功 而列子言鄉豪嘗芹 蜇口慘腹 蓋未得食芹之法耳

[9] 崔致遠, 『桂苑筆耕集』, 「物狀」, 輒將陳獻 所冀海人之藥 或同野老之芹

미나리는 굴과 함께 식초로 무친
미나리생채, 살짝 데쳐서 제육이나
편육에 미나리를 돌돌 말아 초고
추장에 찍어 먹는 미나리강회, 상
추나 쑥갓쌈에 곁들이는 미나리잎
쌈 그리고 미나리볶음·미나리적
등에 이용된다. 그리고 미나리는
맛과 향이 좋기 때문에 전골이나
생선이 들어가는 탕에 빠질 수 없
는 재료이기도 하다. 생선의 비린
내를 미나리가 중화시켜 주므로
생선탕에 미나리가 빠지면 맛이
개운치 않다. 또한 술 마시기 전
에 미나리 즙을 먹으면 깨끗하게
취하며 숙취도 예방된다.

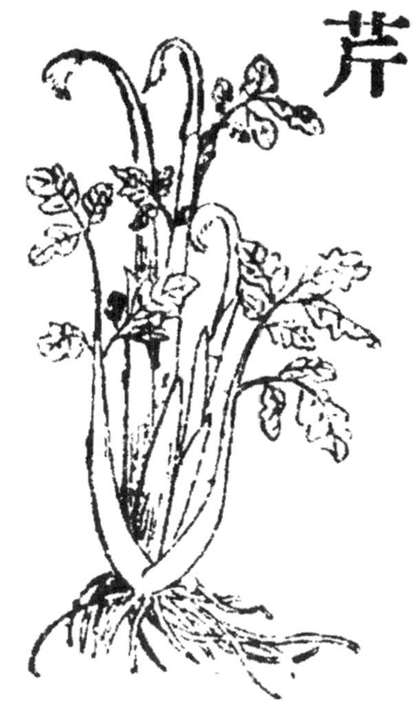

〈그림 3〉 『字典釋要』 芹

금기 사항

입맛을 되살리는 미나리에도 금기 사항이 있다. 『本草綱目』에 의하면
'줄기는 단맛이 있으며 기운은 평하며 무독하다.'[10]라고 했지만, 쓴맛과
신맛이 있으며 냉하고 삽미(澁味 : 떫은 맛)가 있다는 주장도 있다.[11] 이
러한 미나리의 줄기를 '식초와 같이 먹으면 치아가 상한다. 자라를 먹고
체하여 별하(鱉瘕)가 되었을 때에는 미나리를 먹지 말라. 붉은 색의 미
나리[赤芹]는 사람을 해칠 수 있으니 먹지 말아야 한다.'[12]라고 했다.

따라서 야외에서 미나리를 채취할 때 미나리와 독미나리를 잘 구분해
야 한다. 보통 미나리 키가 30~60cm인 데 비해 독미나리는 키가 1m가

---

10) 李時珍, 『本草綱目』, 「水靳」, 莖氣味甘平無毒

11) 李時珍, 『本草綱目』, 「水靳」, 思邈曰 苦酸冷澁無毒

12) 李時珍, 『本草綱目』, 「水靳」, 詵曰 和醋食 損齒 鱉瘕不可食 李廷飛曰 赤芹害人 不可食
　　『本草精華』, 「芹菜」, 詵曰 和醋食 損齒. 鱉瘕不可食. 李廷飛曰 赤芹害人.

넘기 때문에 쉽게 구별할 수 있다. 독미나리 뿌리에는 구토·현기증·경련 등을 일으키는 독성 물질이 있으므로 조심해야 한다.

3) 미나리의 특성

미나리는 물을 좋아하는 특성이 있다. 미나리는 습기가 많은 땅이나 물이 흐르는 곳에 자생하고, 특히 물이 솟아나는 부근에서 잘 자라기 때문에 『山林經濟』에서는 '미나리를 심는 곳은 항상 물이 넉넉해야 하고, 음력 2월에 거름을 주어야 한다.'[13]라고 했다. 뿌리가 항상 물속에 있기 때문에, 뿌리 쪽에 산소를 공급하기 위해 줄기의 속이 비어 있다. 하지만 통기 조직이 발달됐다 해도 흐르지 않는 물에서는 미나리의 생육이 좋지 않다. 따라서 수온이 높아지는 여름에는 물속의 산소가 더욱 적어져 뿌리가 썩거나 마르는 특징이 있다.

4) 미나리의 품종

미나리가 대부분 물에서 자라기 때문에 흔히 물미나리라고도 하지만 엄밀히 말하면 물에서 자라는 미나리[水芹, 水靳]와 밭에서 자라는 미나리[旱芹]로 나누어 볼 수 있다.[14] 하지만 다른 채소에 비해 미나리는 품종 분화가 적은 편인데, 현재는 돌미나리와 야생 미나리로부터 선발된 재배 미나리로 나눌 수 있다.

고서(古書)에서의 미나리 구별

예전에도 미나리를 종류별로 분류했다. 『전방비조후집(全芳備祖後集)』[15]

---

13) 洪萬選, 『山林經濟』, 「種芹」, 미나리 種芹處常令足水 及二月加糞(纂要).

14) 李時珍, 『本草綱目』, 「水靳」, 詵曰 水芹生黑滑地 食之不如高田者宜人 置酒醬中香美 高田者 名曰芹 餘田者皆有蟲子在葉間 視之不見 食之令人為患

15) 陳景沂, 『全芳備祖後集』, 「碎錄」, 芹有兩種 荻芹取根白色 赤芹取莖葉 可作葅

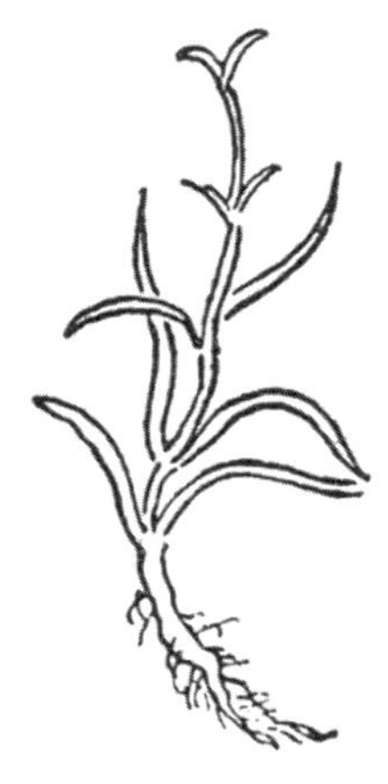

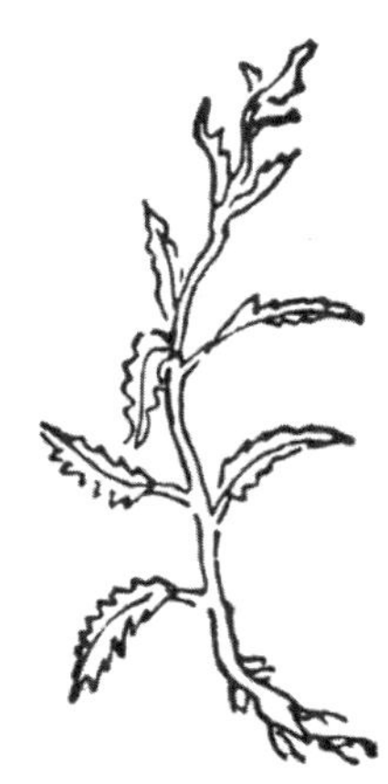

<그림 4> 『本草從新』 水芹　　　　　　　<그림 5> 『本草從新』 旱芹

·『시식명해(詩識名解)』16)·『우동학시(虞東學詩)』17)·『本草綱目』18) 등에 의하면 '수근(水靳)은 근채(芹菜)로 미나리를 의미하는데 2가지 종류가 있다. 적근(荻芹)은 흰색으로 그 뿌리를 채취하고, 적근(赤芹)은 줄기와 잎을 채취하여 사용하지만 2가지 모두 김치를 담글 수 있으며 날로 먹을 수 있다.'라고 하여 적근(荻芹)과 적근(赤芹)이 있다고 했다. 그러나 같은 내용을 서술하면서도 적근(荻芹)을 『農書』19)·『救荒本草』20)·『農政全書』21) 등에서는 추근(秋芹), 『鄕藥集成方』22)에서는 추근(萩芹), 『六家詩

---

16) 姚炳, 『詩識名解』, 按本草芹有兩種　荻芹取根白色　赤芹取莖葉　並堪作菹　及生菜

17) 顧鎭, 『虞東學詩』, 本草注云　芹有兩種　荻芹取根白色　赤芹取莖葉　並堪作菹

18) 李時珍, 『本草綱目』, 「水靳」, 恭曰　水靳即芹菜也　有兩種　荻芹白色取根　赤芹取莖葉　並堪作菹　及生菜.

19) 王禎, 『農書』, 又曰芹有兩種　秋芹取根色白　赤芹取莖葉　並堪作菹　及生菜　味甘

20) 朱橚, 『救荒本草』, 「水靳」, 芹有兩種　秋芹取根白色　赤芹取莖葉　並堪食

21) 徐光啓, 『農政全書』, 「水靳」, 芹有兩種　秋芹取根白色　赤芹取莖葉　並堪食

22) 『鄕藥集成方』, 「水靳」, 別本註云　芹有兩種　萩芹取根白色　赤芹取莖葉　竝堪作菹　及生菜　味甘　經云平其性大寒無毒

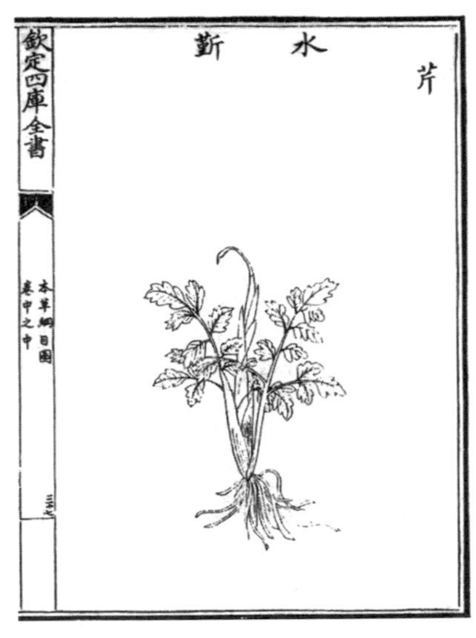
〈그림 6〉『本草綱目』水靳

名物疏』23)·『詩傳名物集覽』24) 등에서는 청근(青芹), 『證類本草』25)에서는 백근(白芹)이라 적고 있어 서로 차이를 보이고 있다. 미나리를 분류했던 것은 분명하나 시대에 따라 지역에 따라 달리 혼동이 있어 왔던 것 같다.

5) 미나리의 형상

미나리의 생김새

미나리의 형상에 대해 『證類本草』에서는 '미나리는 물에서 자라고 잎은 궁궁(芎藭 : 천궁)과 비슷하고 꽃은 백색이나 열매가 없으며 뿌리는 또한 백색(白色)이다.'26)라고 했다. 같은 내용이 『鄕藥集成方』27)·『本草綱目』28)·『東醫寶鑑』29)·『六家詩名物疏』30)·『詩識名解』31)·『詩傳名物集覽』32) 등에 보이고 있다.

---

23) 馮復京, 『六家詩名物疏』, 「芹」, 別本注云 芹有兩種 青芹取根白色 赤芹取莖葉 並堪作菹

24) 陳大章, 『詩傳名物集覽』, 「言采其芹」, 別本注云 芹有兩種 青芹取根白色 赤芹取莖葉 並堪作菹

25) 唐愼微, 『證類本草』, 「水靳」, 今按別本注云 即芹菜也 芹有兩種 白芹取根白色 赤芹取莖葉 並堪作菹及生菜 味經云平其性大寒無毒

26) 唐愼微, 『證類本草』, 「水靳」, 臣禹錫等 謹按蜀本圖經云 生水中 葉似芎藭 花白色而無實 根亦白色

27) 『鄕藥集成方』, 「水靳」, 蜀本圖經云 生水中 葉似芎藭 花白色而無實 根亦白色

28) 李時珍, 『本草綱目』, 「水靳」, 保昇曰 芹生水中 葉似芎藭 其花白色而無實 根亦白色

29) 許浚, 『東醫寶鑑』, 「水芹」, 一名水英 生水中 葉似芎藭 花白色而無實 根亦白色

30) 馮復京, 『六家詩名物疏』, 「芹」, 圖經云 生水中 葉似芎藭 花白色而無實 根亦白色

31) 姚炳, 『詩識名解』, 舊謂其葉似芎藭 花白色而無實 根亦(赤을 교정)白色 是也

32) 陳大章, 『詩傳名物集覽』, 「言采其芹」, 圖經云 生水中 葉似芎藭 花白色而無實 根亦白色

미나리의 삼덕(三德)

품격으로 본다면 미나리는 채소 가운데 제일 좋은 것이라 할 수 있다. 선조들은 미나리에는 삼덕(三德)이 있다고 보았다.

첫째의 덕은 속세를 상징하는 진흙탕에서 때가 묻지 않고 파랗고 싱싱하게 자라나는 심지(心志)다. 더러운 시궁창 물을 맑게 정화시키는 미나리는 속세에 물들지 않으려는 선비의 표상이기도 하다.

두 번째 덕은 햇볕이 들지 않는 응달에서도 잘 자라는 것이다. 인

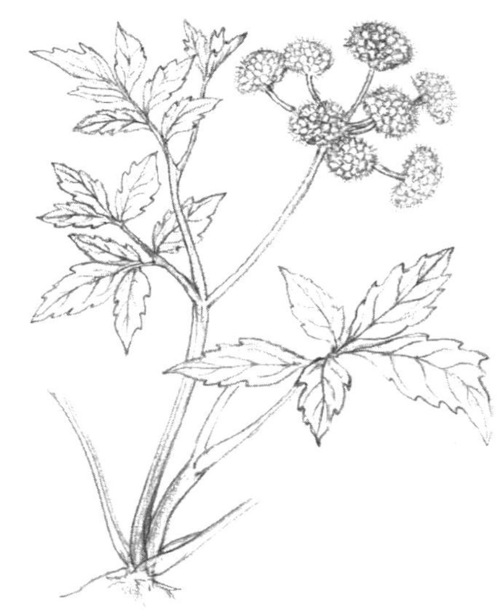

〈그림 7〉 미나리

생에는 양지와 음지가 동시에 있다. 양지를 좋아하는 것은 인지상정(人之常情)이지만 모두 양지에서 살 수는 없는 것이다. 음지의 악조건에서도 잘 자라는 미나리를 보고 선비는 영화와 안락에 흔들리지 않고 학문에 정진하게 된다.

세 번째 덕은 가뭄에도 푸름을 잃지 않고 이겨나는 강인함이다. 날이 가물어 산야의 초목과 논밭의 곡식이 누렇게 시들어도, 미나리만은 신선한 푸름을 잃는 법이 없다. 독야청청(獨也靑靑) 푸르른 미나리야말로 선비들에게 생명력에 대한 희망과 신뢰를 주게 된다. 이와 같이 미나리는 식용으로써만이 아니라 양지(養志)의 의미가 내포되어 있어 예전부터 선비의 밥상에 자주 올라왔다.

2. 미나리의 어원

계절 채소로 향긋한 맛을 자랑하는 미나리는 우리나라 최초의 국어사전인 『訓蒙字會』에 우리말로 '미나리'로 표기된[33] 이래 현재까지 그대로

불리고 있다. 한문으로는 수근(水芹, 水靳)·근채(芹菜)·수영(水英)·초규(楚葵) 등으로 표기된다.

『證類本草』에 의하면 '미나리는 수영(水英)이라 하는데, 못이나 늪에서 자란다. 미나리의 주된 치료를 논하면 상품(上品)에 해당된다고 했지만 어떠한 뜻으로 그렇게 해석했는지 알 수 없다. 실제적으로 하품(下品)에 속한다. 물[水]에 자라는 미나리가 음력 2~3월 꽃부리[英]가 올라올 때 김치로 담그거나 데쳐서 먹기 때문에 수영(水英)이라 이름 붙인 것이다.'34)라고 하여 미나리를 수영(水英)이라 하는 까닭을 설명하고 있다. 『鄕藥集成方』35)·『本草綱目』36) 등에서도 같은 내용이 인용되어 있다. 초규(楚葵)37)는 미나리의 성질이 아욱[葵]과 같이 차갑고 매끄럽기 때문에 붙여진 이름이다.38)

『여씨춘추(呂氏春秋)』에 의하면 '운몽(雲夢)의 미나리가 매우 좋다.'39)라고 했는데 운몽(雲夢)은 초(楚)나라의 못을 말한다. 같은 내용이 『太平御覽』40)·『本草綱目』41)·『六家詩名物疏』42)·『詩傳名物集覽』43)·『格致鏡原』44) 등에 그대로 보인다. 또한 '초나라 사람들이 미나리를 채취하여

---

33) 崔世珍, 『訓蒙字會』, 「菜蔬」, 芹 미나리 근.

34) 唐愼微, 『證類本草』, 「水靳」, 陶隱居云 論靳主療 合是上品 未解何意 乃在下其 二月三月作英時 可作葅及熟爚(音藥)食之

35) 『鄕藥集成方』, 「水靳」, 一名水英 生池澤 陶隱居云 論靳主療 合是上品 未解何意 乃在下其 二月三月作英時 可作葅及熟爚(音藥)食之

36) 李時珍, 『本草綱目』, 「水靳」, 釋名 芹菜(別錄) 水英(本經) 楚葵. 弘景曰 靳字俗作芹字 論其主治 合在上品 未解何意 乃在下品 二月三月作英時 可作葅及熟瀹食 故名水英

37) 郭璞 註, 『爾雅』, 「草」, 芹 楚葵. 今水中芹菜.

38) 李時珍, 『本草綱目』, 「水靳」, 時珍曰 靳當作薪 從艸靳 諧聲也 後省作芹 從斤 亦諧聲也 其性冷滑如葵 故爾雅謂之楚葵.

39) 高誘 注, 『呂氏春秋』, 「本味」, 雲夢之芹 雲夢楚澤 芹生水涯

40) 李昉, 『太平御覽』, 呂氏春秋曰 菜之美者 雲夢之芹也

41) 李時珍, 『本草綱目』, 「水靳」, 呂氏春秋 菜之美者 有雲夢之芹 雲夢楚地也 楚有蘄州蘄縣 俱音淇.

42) 馮復京, 『六家詩名物疏』, 「芹」, 呂氏春秋伊尹曰 菜之美者 雲夢之芹

43) 陳大章, 『詩傳名物集覽』, 「言采其芹」, 呂氏春秋 菜之美者 雲夢之芹

먹음으로써 기근을 무사히 넘길 수 있었다'[45]라고 한 것을 보아도 초나라 지역과 미나리는 무관하지 않다.

우리나라 말의 어원을 밝힌 『東言考畧』에 의하면 미나리를 '미늘(美羅乙)'로 표기하면서 미나리가 맛이 좋다는 의미인 미생(美生)에서 유래된 것이라고 설명하고 있다.[46]

참고로 미나리에 대한 명칭을 정리한 것이 다음의 〈표 1〉이다.

〈표 1〉 미나리의 표기

고서	한문	한글
鄕藥集成方(1433)	水靳 水英	
訓蒙字會(1527)	芹	미나리
東醫寶鑑(1613)	水芹 水英	미나리
譯語類解(1690)	水芹菜	미나리
山林經濟(1715)	芹	미나리
同文類解(1748)	芹菜	미나리
蒙語類解(1768)	芹菜	미나리
時議全書(1800末)		미ㄴ리
群都目(1896)	靑芹	미나리
東言考畧(미상)		미늘 美羅乙
用藥賦(미상)[47]	水芹	미나리

---

44) 陳元龍, 『格致鏡原』, 呂氏春秋 菜之美者 雲夢之芹

45) 李時珍, 『本草綱目』, 「水靳」, 時珍曰 芹有水芹旱芹 水芹生江湖陂澤之涯 旱芹生平地 有赤白
　二種 二月生苗 其葉對節而生 似芎藭 其莖有節稜而中空 其氣芬芳 五月開細白花 如蛇床花
　楚人採以濟飢 其利不小

46) 『東言考畧』, 「俗言」, 미늘者 美羅乙也 美生之謂也 呂氏春秋 菜之美者 雲夢之芹

47) 『用藥賦』, 水芹甘平 養神益精 肥健止煩 利大小腸 미나리

3. 한의학에서 바라본 미나리

1) 다양하게 이용되는 생약

황달 치료

미나리는 황달을 치료한다. 눈과 몸이 누렇게 되고 황색 소변을 보는 것을 황달(黃疸)이라 한다. 한의학에서는 황달을 원인과 증상에 따라 황달(黃疸)·주달(酒疸)·곡달(穀疸)·여로달(女勞疸)·황한(黃汗) 이렇게 5가지로 구분하고 있다.[48] 『東醫寶鑑』에 의하면 '미나리는 5가지 황달 모두를 치료한다. 미나리 즙을 마시거나 김치로 버무려서 먹는다. 삶아 먹거나 날로 먹어도 모두 좋다. 마땅히 상식(常食)하여야 한다.'[49]라고 했다.

즉 남자가 주색(酒色)을 너무 밝혀 몸이 허약해지고 간이 상하여 황달이 온 경우에 미나리가 좋다고 본 것이다. 먹는 방법으로 이른 봄의 야생 미나리를 뿌리까지 캐어 깨끗이 씻고 즙으로 만들어 먹는다. 미나리는 일반적으로 뿌리를 버리고 줄기를 나물로 먹거나 김장할 때 양념으로 사용하지만, 뿌리에도 영양분이 많으므로 뿌리를 같이 먹는 것이 좋다. 그리고 김치로 담그거나 또는 끓이거나 생식해도 좋다고 했다. 황달뿐만 아니라 복수(腹水)·급만성 간염 등에 미나리의 생즙을 응용하기도 한다.

정력 보강

미나리는 정력에 좋다. 대부분의 식물들은 추운 겨울에는 움츠려져 자라지 못하지만, 미나리는 얼음 밑에서도 생명력을 유지한 채 자라는 특징이 있다. 따라서 이러한 미나리를 예전부터 왕성한 생명력[精力]의 상징으로 인식하여 『證類本草』[50]·『鄕藥集成方』[51]·『本草綱目』[52]·『本草精

---

48) 許浚, 『東醫寶鑑』, 「黃疸有五」, 疸病有五 一曰黃疸 二曰酒疸 三曰穀疸 四曰女勞疸 五曰黃汗.

49) 許浚, 『東醫寶鑑』, 「水芹」, 治五種黃病 取汁飮之 作薤葅 或煮食 或生食並得 宜常食〈本草〉
　　許浚, 『東醫寶鑑』, 「水芹」, 可作薤葅 及煮食 並得生啖亦佳 亦治五種黃疸〈本草〉

華』53) 등에서는 '여자의 적옥(赤沃 : 피
가 섞인 설사)을 치료하고, 출혈을 멈
추게 하며 정기(精氣)를 기르고, 혈맥
(血脈)을 보존하게 하며, 기(氣)를 북
돋아주며, 사람을 살찌우고 건강하게
해 주며, 밥 먹기를 좋아하게 한다.'라
고 보았다.

자궁의 기능 보강

미나리는 남자의 정력을 북돋워 주
는 작용뿐만 아니라 여성에게도 좋다.
『東醫寶鑑』에서는 '여자에 있어서도 자
궁의 기능을 좋게 하여 자궁출혈[崩漏]

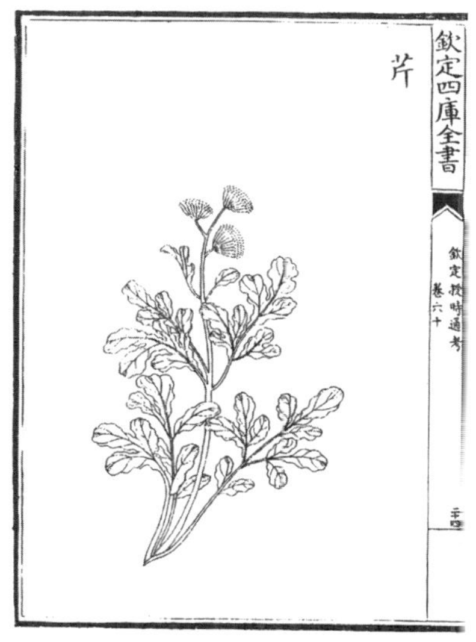

〈그림 9〉 『授時通考』 芹

과 냉대하 등을 치료할 수 있다. 김치로 만들어 먹는다. 삶아 먹거나
날로 먹어도 모두 좋다.'54)라고 언급하고 있다. 이에 황도연(黃度淵 :
1807~1884)은 다음과 같은 노래로 미나리의 효능을 표현했다. '감평(甘
平)한 미나리는 정수(精髓)를 더해 주고, 대소장(大小腸)을 다스리니 답
답함이 절로 그치네.'55)

그런데 이른 봄에 나오는 미나리는 왕성한 생명력을 바탕으로 사각사
각 씹히는 맛과 감미로운 향기가 더욱 좋을 수밖에 없지만, 여름철의
미나리는 지나치게 자라 억세고 대가 세어 맛이 떨어지게 된다. 『證類
本草』56)·『鄕藥集成方』57)·『本草綱目』58) 등에 의하면 봄이나 여름에 미

---

50) 唐愼微, 『證類本草』, 「水靳」, 水靳(音芹)味甘平無毒 主女子赤沃 止血養精 保血脈 益氣 令人
肥健 嗜食 一名水英 生南海池澤

51) 『鄕藥集成方』, 「水靳」, 味甘平無毒 主女子赤沃 止血養精 保血脈 益氣 令人肥健 嗜食

52) 李時珍, 『本草綱目』, 「水靳」, 主治 女子赤沃 止血養精 保血脉 益氣 令人肥健 嗜食(本經)

53) 『本草精華』, 「芹菜」, 味甘平無毒. 主女子 止血養精 保血脈 益氣 令人肥健.

54) 許浚, 『東醫寶鑑』, 「水芹」, 療崩漏帶下 作菹葅或煮 或生食 並佳〈本草〉

55) 黃度淵, 『方藥合編』, 「藥性歌」, 水芹甘平益精髓 利大小腸煩可止.

나리를 잘라 먹은 다음에 다시 새싹이 나와 자란 미나리를 사근(渣芹)
이라 하는데, 이 또한 날로 먹을 수 있다고 했다. 『東醫寶鑑』에서는 '정
신을 기르고 혈맥을 보하며 음식을 맛있게 하며 여자의 적백대하를 다
스린다.'59)라고 했다.

해열

미나리는 열을 다스린다. 『東醫寶鑑』에 의하면 '미나리는 복열(伏熱)을
없앤다. 김치로 버무려 먹는다. 삶거나 날로 먹어도 모두 좋다.'60)라고
했으며, '미나리는 단맛이 있고 무독하다. 번갈(煩渴)을 그치게 하고 양
신익정(養神益精)한다. 사람을 비건(肥健)하게 만들며 음주 후의 열독(熱
毒)을 치료한다. 대장·소장을 이롭게 하며 여자의 붕중대하(崩中帶下)와
소아의 폭열(暴熱)을 치료한다.'61)라고 했다. 또한 소아의 곽란과 토리
(吐利)도 다스린다고 했다.62)

『證類本草』63)·『本草綱目』64)·『本草精華』65) 등에서도 '소아의 폭열(暴
熱)과 대인(大人)이 술을 먹고 난 다음의 열을 없애 준다. 비색(鼻塞)과
신열(身熱)을 치료하며 머리의 풍열(風熱)을 없애 준다. 구치(口齒)와 대

---

56) 唐慎微, 『證類本草』, 「水靳」, 又有渣(音樝)芹 可為生菜 亦可生噉 俗中皆作芹字

57) 『鄕藥集成方』, 「水靳」, 又有渣(音樝)芹 可爲生菜 亦可生噉 俗中皆作芹字

58) 李時珍, 『本草綱目』, 「水靳」, 弘景曰 又有渣芹 可以為生菜 亦可生啖

59) 許浚, 『東醫寶鑑』, 「渣芹」, 養精神 補血脉 嗜飲食 主女子赤白帶 ○疑是春夏刈食後 再生嫩芹
也〈俗方〉

60) 許浚, 『東醫寶鑑』, 「水芹」, 去伏熱 作菹菹 或煮食生食 竝佳〈本草〉

61) 許浚, 『東醫寶鑑』, 「水芹」, 미나리 性平(一云熱)味甘無毒 止煩渴 養神益精 令人肥健 治酒後
熱毒 利大小腸 療女子崩中帶下 小兒暴熱.

62) 許浚, 『東醫寶鑑』, 「水芹」, 治小兒暴熱及霍亂 吐利 搗取汁服之 或煮取汁飲之(本草)

63) 唐慎微, 『證類本草』, 「水靳」, 又按陳藏器本草云 水芹莖葉擣絞取汁 去小兒暴熱 大人酒後熱
毒 鼻塞身熱 利大小腸

64) 李時珍, 『本草綱目』, 「水靳」, 飲汁 去小兒暴熱 大人酒後熱 鼻塞身熱 去頭中風熱 利口齒 利
大小腸(藏器)

65) 『本草精華』, 「芹菜」, 藏器 去頭中風熱 利口齒 大小腸.

소장(大小腸)을 이롭게 한다.'라고 했다. 따라서 미나리가 열을 다스린다고 볼 수 있다. 『證類本草』66)·『鄕藥集成方』67)·『本草綱目』68)·『本草精華』69) 등에는 '미나리는 번갈(煩渴)을 치료하고 붕중대하(崩中帶下)를 고치며 5가지 종류의 황달을 치료한다.'라고 했다.

대소변을 다스림

미나리는 대소변을 다스리는 기능이 있다. 미나리의 줄기 잎을 찧어 즙을 마시거나 김치, 나물로 만들어 항상 먹으면 대소변에 좋다고 『東醫寶鑑』에서는 밝히고 있다.70) 그리고 『本草綱目』에서는 '소변임통(小便淋痛 : 소변이 자주 마려우나 잘 나오지 않고, 소변이 방울방울 떨어지며 요도와 하복부가 아픈 병증)에 미나리의 흰 뿌리만을 짓찧은 즙을 우물물에 타 먹인다.'71)고 했다. 소변출혈의 경우에는 미나리 즙을 하루에 6~7홉씩 먹기도 했다.72)

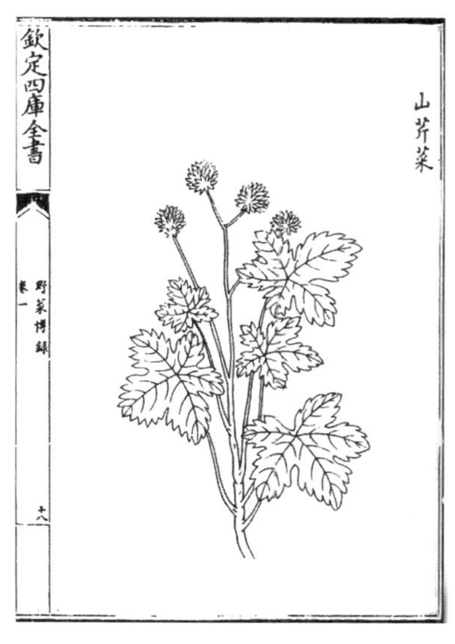

<그림 10>『野菜博録』山芹菜

소아의 곽란토사 치료

미나리는 소아의 곽란토사를 치료한다. 『證類本草』에 의하면 '소아의 곽란과 토사(吐瀉)에 잘게 자른 미나리 잎을 끓인 다음 그 물을 임의대

---

66) 唐愼微, 『證類本草』, 「水斳」, 日華子云 治煩渴 療崩中帶下

67) 『鄕藥集成方』, 「水斳」, 日華子云 治煩渴 療崩中帶下

68) 李時珍, 『本草綱目』, 「水斳」, 治煩渴 崩中帶下 五種黃病(大明)

69) 『本草精華』, 「芹菜」, 大明 治煩渴 崩中帶下 五種黃病.

70) 許浚, 『東醫寶鑑』, 「水芹」, 利大小腸 取莖葉擣絞汁飮之 或作葅茹常食之〈本草〉

71) 李時珍, 『本草綱目』, 「水斳」, 小便淋痛 水芹菜白根者 去葉擣汁井水和服.(聖惠方)

72) 李時珍, 『本草綱目』, 「水斳」, 小便出血 水芹擣汁 日服六七合.(聖惠方).

로 양에 상관없이 먹는다.'73)라고 했다. 『本草綱目』74)・『壽世寶訣』75) 등
에도 같은 말이 인용되어 있다.

맥일(脉溢) 치료

한편 미나리는 1년 내내 잎이 푸르고 여름에 청초한 하얀 꽃을 피우는
데, 고미(苦味)가 있는 미나리의 꽃은 땀이 그치지 않고 계속 나는 증상
인 맥일(脉溢)을 치료한다고 『證類本草』76)・『鄕藥集成方』77)・『本草綱目』
78) 등에서 정리하고 있다.

2) 소음인에게 좋은 식품

미나리는 잃었던 입맛을 되살린다. 봄철 식욕을 잃었을 때 식초와 고
추장으로 양념한 미나리 무침을 먹으면 입맛이 돌아온다. 미나리는 날
로 무치거나 데치거나 끓이거나 삶아 먹고, 또한 김치로 담가 먹기도
하니 요리재료로서도 매우 활용도가 높다. 또한 미나리에는 무기질, 비
타민A·C, 섬유질이 많은데, 특히 겨울에 수확되는 미나리는 부족해지기
쉬운 비타민A와 C를 보충하는 데 매우 유용하다.
한편 사상의학의 효시인 『東醫壽世保元』에서는 미나리를 입맛을 잃기
쉬운 소음인에게 좋은 식품으로 분류하고 있다.79)

---

73) 唐慎微, 『證類本草』, 「水靳」, 子母祕錄 主小兒霍亂吐痢 芹葉細切責 熟汁飲任性多少得止

74) 李時珍, 『本草綱目』, 「水靳」, 小兒吐瀉 芹菜切細 煮汁飲之 不拘多少.(子母秘錄).

75) 李昌雨, 『壽世寶訣』, 「吐瀉」, 又方 水靳菜切細 煮汁飲之 不拘多少

76) 唐慎微, 『證類本草』, 「水靳」, 唐本注云 芹花味苦主脈溢.

77) 『鄕藥集成方』, 「水靳」, 唐本註云 芹花味苦主脈溢.

78) 李時珍, 『本草綱目』, 「水靳」, 花 氣味苦寒無毒 主治脉溢(蘇恭)

79) 李濟馬, 『東醫壽世保元』, 「食物類」, 棗 葱 蒜 椒 蕃椒 蕨 芹 蜜 飴 鹽 蓖麻油 藷 黍 粘米
　　犬 鷄 雉 明太 鰮魚.

4. 미나리의 활용

현대인의 건강 지킴이로서의 활용

『本草綱目』[80]·『本草精華』[81] 등에 의하면 독성을 중화시키는 미나리는 특히 중금속물질 또는 광물성 약[石藥]으로 인한 독성을 풀어 주는 작용이 탁월하다고 한다. 『東醫寶鑑』에서도 '금(金)이나 은(銀)으로 인한 중독에 미나리 즙을 사용한다.'[82]라고 했다.

이와 같이 청열·해독 작용이 강한 미나리는 현대의학에서도 신경통·류머티즘·혈압 강하 등에 효과가 있는 것으로 알려져 있으며, 최근에는 암 예방(면역 세포의 증가)에도 효과가 있는 것으로 알려지고 있다. 따라서 매연이나 먼지가 많이 발생하는 곳에서 일하는 사람은 미나리를 자주 먹는 것이 좋다. 미나리에는 가래를 없애며 기관지와 폐를 보호하는 효능도 있기 때문이다.

복어국과 미나리

복어는 독특한 맛 때문에 미식가들이 즐겨 찾는 음식 중의 하나이다. 복어고기에는 독이 없지만 복어의 간과 알에는 테트로도톡신이라는 독성이 있어 주의가 필요하다. 따라서 복어를 요리할 때는 반드시 간과 알을 제거하고 등뼈의 검은 피를 깨끗이 제거해야만 한다. 그리고 향긋한 맛을 내기 위해 미나리를 같이 넣어 끓이는데, 이는 혹시 있을지도 모를 복어의 독성을 미나리가 중화시켜 주는 또 다른 이유 때문이라고 『東醫寶鑑』에서 언급하고 있다.[83] 따라서 복어탕에 미나리를 넣는 것은 매우 좋은 음식궁합이다. 이와 같은 특성 때문에 미나리는 공해에 찌든

---

80) 李時珍, 『本草綱目』, 「水靳」, 去伏熱 殺石藥毒 搗汁服(孟詵)

81) 『本草精華』, 「芹菜」, 詵 去伏熱 殺石藥毒.

82) 許浚, 『東醫寶鑑』, 「金銀銅錫鐵毒」, 人服金銀中毒 服水銀卽出 盖水銀能解金銀銅錫毒也 ○ 取鴨血飮之 又白鴨屎淋取汁飮之 又生鷄卵吞之 又黑豆汁 或藍葉汁水芹汁飮之.

83) 許浚, 『東醫寶鑑』, 「河㹠」, 㹠魚肉無毒 肝與卵有大毒 凡修事宜去肝與卵 並脊內黑血 淨洗云 血爲好〈本草〉 ○與水芹同煮 則無毒云〈俗方〉

현대인들에게 건강 채소로 각광받게 되는 것이다.

생태계 보호에 좋은 미나리

미나리의 독성을 중화시키는 작용은 생태 환경을 개선에도 이용 가치가 크다. 예전부터 우리나라에서는 시궁창 물이 모여드는 곳에 미나리를 심어 길렀으니 이를 미나리꽝이라 했다. 미나리는 오염물질을 흡수하여 자라지만 오히려 자신은 깨끗하기 때문에 사람들이 먹을 수 있다. 따라서 미나리는 하늘이 내린 '살아 있는 자연 하수 정화 장치'라 할 수 있다. 독성 물질을 중화시키는 효능 때문에 미나리는 최근 하수 처리장이나 축산 폐수장 등의 오폐수 시설에 많이 보급되고 있다. 따라서 겨울에 자라지 않고 식용이 불가능한 부레옥잠화보다 효용으로 보면 미나리가 더 우수하지 않을까 한다.

미나리 손질법

미나리를 먹을 땐 잘 씻어야 한다고 예전부터 강조했다. 약 1800년 전 사람인 장기(張機 : 상한병을 정리하여 한의학의 기초를 세운 사람으로 자〈字)〉는 중경〈仲景〉이다.)는 『금궤요략(金匱要略)』에서 '봄과 가을에 용(蛟龍)의 정액이 미나리의 속에 들어간 것을 사람이 모르고 먹으면 병이 되는데, 손이 푸르며 배가 부풀고 아파 통증을 참을 수 없게 된다. 이를 용[蛟龍]의 병(病)이라는 뜻으로 교룡병(蛟龍病)이라 하는데, 엿 2~3되를 하루 두 번씩 먹으면 도마뱀 같은 것을 3~5마리 토하고 낫는다.'84)라고 했다. 같은 내용이 『證類本草』85)·『救荒本草』86)·『鄕藥集成方』87)·『醫學入門』88)·『本草綱目』89)·『東醫寶鑑』90)·『農政全書』91)·『本

---

84) 張機, 『金匱要略』, 「果實菜穀禁忌幷治」, 春秋二時 龍帶精 入芹菜中 人偶食之 爲病發時 手靑腹滿痛 不可忍 名蛟龍病 治之方. 硬糖二三升. 右一味 日兩度服 吐出如蜥蜴三五枚 卽差.

85) 唐愼微, 『證類本草』, 「水靳」, 聖惠方 三月八月 勿食芹菜 恐病蛟龍瘕 發則似癲 面色靑苗 小腹脹狀如懷姙也
　　唐愼微, 『證類本草』, 「水靳」, 金匱方 春秋二時 龍帶精 入芹菜中 人遇食之 爲病發時 手靑肚滿痛 不可忍 作蛟龍病 服硬糖三二升 日二度 吐出如蜥蜴三二 便差

86) 朱櫹, 『救荒本草』, 「水靳」, 又云 大寒春秋二時 龍帶精 入芹菜中 人遇食之 作蛟龍病

草精華』92) 등에서도 보이는데, 여기에서는 교룡가(蛟龍瘕)라 하여 괴질(怪疾)의 일종으로 보았다. 여기에서 말하는 용[蛟龍]에 대해 이시진(李時珍)은 '미나리는 물가에서 자란다. 교룡(蛟龍)은 변화를 예측하기 힘들지만 그 정(精)이 미나리로 들어간 것으로 대개 도마뱀·살모사 같은 무리이다. 봄여름에 교미하여 미나리에 그 정(精)을 남기기 때문이다. 또한 뱀이 미나리를 즐겨 좋아하는 것이 또 하나의 증거이다.'93)라고 설명하고 있다.

　예전에 비해 요즘은 미나리에 거머리가 붙어 있는 경우가 매우 적다. 하지만 예전에는 거머리가 득실거리는 미나리꽝에서 채취한 미나리에 거머리가 붙어오기 십상이니 이를 제거해야만 했다. 미나리를 넓은 그릇에 넣고 물을 넉넉히 부은 다음 놋수저나 놋그릇을 넣어 두면 거머리가 빠져나와 바닥으로 자연스럽게 내려오게 된다. 위에 떠 있는 미나리를 흔들어 건져내면 되는데 왜 거머리가 놋수저를 넣으면 그렇게 행동하는지에 대해서는 좀 더 연구가 필요하다.

---

87) 『鄕藥集成方』,「水靳」, 聖惠方云 三月八月 勿食芹菜 恐病蛟龍瘕 發則似癲 面色靑黃 小腹脹 狀如懷妊也
　　『鄕藥集成方』,「水靳」, 金匱方云 春秋二時 龍帶精 入芹菜中 人遇食之 爲病發時 手靑肚滿痛 不可忍 作蛟龍病 服硬糖三二

88) 李梴, 『醫學入門』,「水芹」, 又三月八月 龍帶精入芹菜中 人遇食之 變成蛟龍瘕 發則似癲面色 靑 小腹滿痛 狀如懷胎 服硬糖二三升 日二服 吐出如龍子 逐愈.

89) 李時珍, 『本草綱目』,「水靳」, 張仲景曰 春秋二時 龍帶精入芹菜中 人誤食之爲病 面靑手靑 腹滿如妊 痛不可忍 作蛟龍病 俱服硬餌三二升 日三度 吐出蜥蜴 便瘥

90) 許浚, 『東醫寶鑑』,「怪疾異常」, 蛟龍瘕 春秋二時 龍帶精入芹菜中 人偶食之 得病發 則似癎 面色靑黃 腹滿痛不可忍 名爲蛟龍病 取飴糖二三升 日兩度服 吐出如蜥蜴三五枚卽差.
　　許浚, 『東醫寶鑑』,「怪疾異常」, 蛟龍子生在芹菜中 食之入腹變成龍子 用餳糖粳米杏仁乳餅煮 粥食之三升 日三服 吐出蛟龍子有兩頭可驗〈仲景〉

91) 徐光啓, 『農政全書』,「水靳」, 又云 大寒春秋二時 龍帶精 入芹菜中 人遇食之 作蛟龍病

92) 『本草精華』,「芹菜」, 時珍曰 蛇喜嗜芹. 春夏之交 蜥蜴 虺蛇之類 恐遺精於此 爲病面靑 手靑 腹滿如妊 服硬餳三二升日三度 吐出蜥蜴 便瘥.

93) 李時珍, 『本草綱目』,「水靳」, 時珍曰 芹菜生水涯 蛟龍雖云變化莫測 其精那得入此 大抵是蜥 蜴 虺蛇之類 春夏之交 遺精於此故爾 且蛇喜嗜芹 尤可爲證 別有馬芹見後

밤

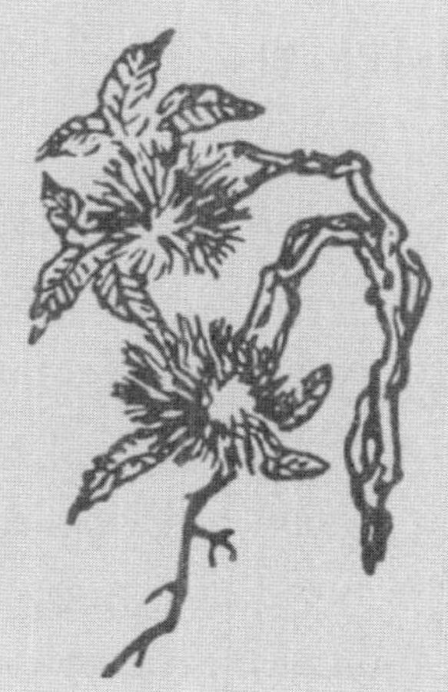

밤나무를 서쪽[西]에서 자라는 나무[木]라는 뜻으로 서목(西木)이라 했고,
이것이 합해져서 '율(栗)'이 되었다는 견해도 있다.

밤

[栗]

1. 매우 컸던 우리나라 밤

화강암 지대가 대부분인 우리나라는 물 빠짐이 좋고 사계절이 분명하여 밤나무가 자라는 데 매우 적합한 기후이기 때문에 전국 곳곳에 밤나무가 자라고 있다.1) 흔히 재래종 밤은 작을 것이라 생각하지만, 예전 기록에 의하면 우리나라 밤은 무척 컸다고 한다. 중국에서 편찬된 진수(陳壽 : ?~279)의 『삼국지(三國志)』,2) 범엽(范曄 : 398~445)의 『후한서(後漢書)』,3) 위징(魏徵)의 『수서(隋書)』,4) 이연수(李延壽)의 『북사(北史)』5) 등에서 우리나라[馬韓 : 백제]의 밤은 크기가 커서 배[梨]와 비슷하다고 했다. 『本草綱目』에서도 '왜국과 한국의 밤이 계란 크기 정도로 매우 컸는데 맛이 약간 떨어진다.'6)라고 하여 우리나라 밤이 매우 컸음을 밝히고 있다.

---

1) 許浚, 『東醫寶鑑』, 「栗子」, 處處有之 九月採

2) 陳壽, 『三國志』, 「魏志」, 禽獸草木 略與中國同 出大栗 大如梨.

3) 范曄, 『後漢書』, 「馬韓」, 出大栗如梨.

4) 魏徵, 『隋書』, 「百濟」, 有巨栗.

5) 李延壽, 『北史』, 「百濟」, 有巨栗.

6) 李時珍, 『本草綱目』, 「栗」, 按陸璣詩疏云 栗五方皆有之 周秦吳揚特饒 惟濮陽及范陽栗甜美味長 他方者不及也 倭韓國諸島上栗大如雞子 味短不美 桂陽有莘栗 叢生 實大如杏仁 皮子形色

우리나라의 유명한 밤 생산지

우리나라 곳곳에는 유명한 밤이 예전부터 많았다. 『朝鮮王朝實錄』에는 공주[7]와 논산군 은진면[8]의 토질이 밤나무에 적합하다고 했고, 성현(成俔)은 '밀양의 밤이 다른 지역에 비하여 맛이 좋다.'[9]고 했으며, 허균(許筠)은 '밀양, 상주 사람들이 밤으로 다식(茶食)을 잘 만들었다.'[10]고 했으며, '상주(尙州)에는 작은 밤이지만 껍질이 쉽게 벗겨지는 특이한 품종인 피적율(皮的栗)이 있으며, 밀양의 밤은 매우 크고 단맛이 아주 좋으며, 지리산에도 주먹 크기 정도의 밤이 있다.'고 했다.[11]

중국과 밤 품종 공유

중국에 있던 밤의 품종이 우리나라에도 있었던 것으로 보인다. 중국 문헌인 『證類本草』[12]·『農書』[13]·『本草綱目』[14]·『佩文齋廣羣芳譜』[15]·『御定佩文韻府』[16]·『格致鏡原』[17]·『欽定授時通考』[18] 등에 '호북(湖北)에 있는 밤은 선율(旋栗)이라 하는데 밤의 머리 부분이 솟아 있으며 그 끝은

與栗無異　但小耳　又有粵栗　皆與栗同　子圓而細　惟江湖有之　或云即莘也　莘音榛　詩云樹之榛栗是矣

[7] 『世宗實錄』, 「地理志, 公州牧」, 土宜　五穀楮莞栗桑.

[8] 『世宗實錄』, 「地理志, 恩津縣」, 土宜　五穀　栗小豆蕎麥桑楮莞栗.

[9] 成俔, 『慵齋叢話』, 「卷之七」, 如旌善之梨　永春之棗　密陽之栗　順興海松子　咸陽晉陽之柿　他處雖有　而不如此邑之多且美也.

[10] 許筠, 『惺所覆瓿藁』, 「屠門大爵」, 栗茶食　惟密陽尙州人　能造之　他邑造之　則輒幸不可食.

[11] 許筠, 『惺所覆瓿藁』, 「屠門大爵」, 栗　尙州有小栗皮自脫　俗曰皮的栗也　其次密陽大栗味最甘　而智異山亦有大栗如拳云.

[12] 唐愼微, 『證類本草』, 「栗」, 湖北路有一種　栗頂起末尖　謂之旋栗

[13] 王禎, 『農書』, 「栗」, 衍義曰　有一種栗　頂圓末尖　謂之旋栗　榛亦栗屬　實最小

[14] 李時珍, 『本草綱目』, 「栗」, 宗奭曰　湖北一種旋栗　頂圓末尖　即榛栗　象榛子形也

[15] 劉灝, 『佩文齋廣羣芳譜』, 「栗」, 衍義云　湖北有一種　旋栗 (頂圓末尖　即榛栗　象榛子形也)

[16] 張玉書, 『御定佩文韻府』, 旋栗　陸璣詩疏　湖北路有一種栗　頂圓末尖　謂之旋栗

[17] 陳元龍, 『格致鏡原』, 「栗」, 本草衍義　湖北路有一種栗　頂圓(員을 교정)末尖　謂之旋栗

[18] 鄂爾泰, 『欽定授時通考』, 「栗」, 衍義云　湖北有一種　旋栗 (頂圓末尖　即榛栗　象榛子形也)

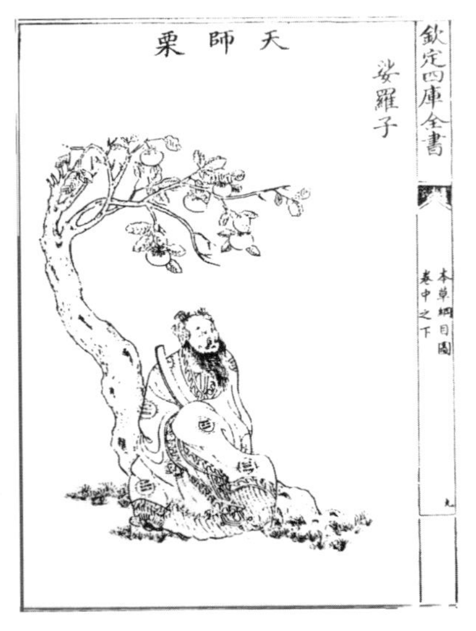

〈그림 1〉 『本草綱目』 天師栗(娑羅栗)

뾰족하다. 이것은 진률(榛栗)이라고도 하는데 개암나무 열매[榛子] 모양을 닮았기 때문이며 열매가 가장 작다.'라고 소개되어 있다. 여기에 나오는 선율(旋栗)을 『東醫寶鑑』에서는 '피 늋'이라고 한글로 언급하고 있다.[19] 따라서 중국과 우리나라에 동시에 분포된 밤의 품종일 가능성이 높다.

밤 관련 설화

『삼국유사(三國遺事)』(1285)에는 원효대사(元曉大師 : 617~686)의 탄생 일화와 관련된 밤나무 이야기가 쓰여 있다. 대사의 어머니가 밤나무 아래를 지나다가 남편의 옷을 걸쳐놓고 분만을 했기 때문에 사라수(娑羅樹)라 했고 훗날 이 나무의 열매가 다른 것보다 매우 달랐으므로 사라율(娑羅栗)이라 불렀다. 대사가 출가함에 따라 이 집을 사라사(娑羅寺)라 하였는데, 훗날 이 절 노비가 매일 저녁식사로 밤 2개만 받는 것에 대해 불만을 품고 관청에 고발했다. 관리가 이를 괴이하게 여겨 밤을 검사해 보니 사라사의 밤 1개가 바리때(鉢 : 스님의 밥그릇인 발우)에 꽉 찰 정도로 크기 때문에 오히려 2개를 주지 말고 1개씩 주라고 판정을 내렸을 정도로 밤이 매우 컸다고 한다.[20]

---

19) 許浚, 『東醫寶鑑』, 「栗子」, 有一種栗(피덕늋) 頂圓末尖 謂之旋栗 但形差小耳(本草)

20) 一然, 『三國遺事』, 「元曉不羈」, 聖師元曉 俗姓薛氏 祖仍皮公 亦云赤大公 今赤大淵側有仍皮公廟 父談捺乃末 初示生于押梁郡南(今章山郡) 佛地村北 栗谷娑羅樹下 村名佛地 或作發智村(俚云弗等乙村) 娑羅樹者 諺云 師之家本住此谷西南 母旣娠而月滿 適過此谷栗樹下 忽分産 而倉皇不能歸家 且以夫衣掛樹 而寢處其中 因號樹曰娑羅樹 其樹之實亦異於常 至今稱娑羅栗 古傳 昔有主寺者 給寺奴一人 一夕饌栗二枚 奴訟于官 官吏怪之 取栗檢之 一枚盈一鉢 乃反自判給一枚 故因名栗谷 師旣出家 捨其宅爲寺 名初開 樹之旁置寺曰娑羅.

하지만 『三國遺事』에 나오는 사라
율이 밤의 일종이 아니라 칠엽수(七
葉樹 : 마로니에)의 일종인 천사율(天
師栗)이며, 그 열매는 식용으로 사용
하고 있는 사라자(娑羅子)일 가능성
이 높다고[21] 이시진(李時珍)은 주장
하고 있어 논란의 여지는 있다.

약밥의 유래

큰 밤을 약밥[藥飯]에 넣어 이용하
기도 했다. 『三國遺事』에서는 정월
대보름에 먹는 약밥의 유래에 대해
다음과 같이 설명하고 있다.

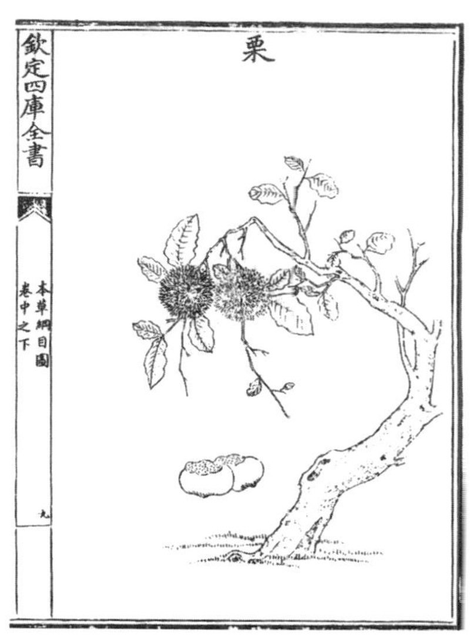

〈그림 2〉 『本草綱目』 栗

신라 21대 소지왕(炤智王) 10년(488) 왕이 천천정(天泉亭)에 행차하였다. 이때
까마귀와 쥐가 함께 와서 우는데, 쥐가 사람의 말로 '이 까마귀가 가는 곳을
따라가 봐라.'라 했다.

왕은 말 탄 병사를 시켜 좇게 했다. 남쪽으로 피촌(避村)에 이르자 돼지 두 마
리가 싸우고 있었다. 잠시 그것을 구경하다 문득 까마귀가 간 곳을 놓치고 말
았다. 길가에서 헤매고 있을 때 마침 연못 가운데에서 나온 노인이 편지를 바
치는데 겉면에 '뜯어서 보면 두 사람이 죽을 것이요, 뜯지 않으면 한 사람이
죽는다.'라고 쓰여 있었다. 병사는 돌아와 그것을 왕에게 바쳤다.

'두 사람이 죽는 것보다는 뜯지 않아 한 사람이 죽는 게 낫다.'고 왕이 말하자,
일관(日官)이 '두 사람은 서민이고 한 사람은 왕입니다.'라고 진언하였다. 왕이
그렇게 여겨 뜯어보니, '거문고를 넣어 두는 갑을 쏘아라!'고 쓰여 있었다. 왕이
왕궁으로 돌아와 거문고의 갑을 쏘았더니, 내전에서 향불을 피우고 도를 닦아
야 하는 중이 궁주(宮主)와 사통하고 있었다. 이에 두 사람은 참형을 당하였

---

21) 李時珍, 『本草綱目』, 「天師栗」 時珍曰 按宋祁益州方物記云 天師栗 惟西蜀靑城山中有之 他處
　　無有也 云張天師學道於此所遺故名 似栗而味美 惟獨房若橡爲異耳 今武當山所賣娑羅子 恐
　　卽此物也.

다. 이로부터 나라의 풍속에 매년 정월 첫 해(亥)일, 자(子)일, 오(午)일에는 모든 일을 삼가 근신하여 감히 일을 벌리 지 않았다. 그리고 15일은 까마귀를 기리는 날로 삼아 찰밥으로 제사를 지냈는데 지금까지 행해진다. 신라의 언어로 달도(怛忉)는 슬픈 마음으로 모든 일을 삼가고 꺼린다는 뜻이다. 그 연못을 서출지(書出池)라 부른다.22)

왕이 그 은혜를 생각하여 해마다 향반(香飯)을 만들어 까마귀를 먹였는데, 지금까지도 이를 지켜 좋은 날의 아름다운 음식[美饌]으로 삼고 있다. 만드는 방법은 찹쌀을 쪄서 밥을 짓고, 곶감·잘 익은 밤·대추·마른 고사리·오족용(烏足茸) 등을 잘게 썰어 맑은 꿀과 맑은 장(醬)에 섞어 찐다. 여기에 잣과 호두를 넣어 만드는데 이를 약밥[藥飯]이라 한다.

속언에 '약밥은 까마귀가 일어나기 전에 먹어야 한다.'고 했으니 대체로 천천정(天泉亭)의 고사에서 유래된 것이라고 성현(成俔)은 『慵齋叢話』에서 말하고 있다.23)

예전에 밤은 음력 8월에 수확하는 것이 제일 좋다고 보았다. 우리 민족의 위대한 자산인 『朝鮮王朝實錄』에 의하면 '종묘(宗廟)에 시물(時物)을 천신하는데 2월에는 얼음, 3월에는 고사리, 4월에는 송어, 5월에는 보리·죽순·앵도·오이·살구, 6월에는 능금·가지·동아[東瓜], 7월에는 기장[黍稷]·조, 8월에는 연어·벼·밤, 9월에는 기러기·대추·배, 10월에는

---

22) 一然, 『三國遺事』, 「射琴匣」, 第二十一毗處王(一作炤智王) 卽位十年戊辰 幸於天泉亭 時有烏與鼠來鳴 鼠作人語云 此烏去處尋之(或云 神德王欲行香興輪寺 路見衆鼠含尾 怪之而還占之 明日先鳴烏尋之云云 此說非也) 王命騎士追之 南至避村(今壤避寺村在南山東麓) 兩猪相鬪 留連見之 忽失烏所在 徘徊路傍 時有老翁自池中出奉書 外面題云 開見二人死 不開一人死 使來獻之 王曰 與其二人死 莫若不開 但一人死耳 日官奏云 二人者庶民也 一人者王也 王然之開見 書中云射琴匣 王入宮見琴匣射之 乃內殿焚修僧與宮主潛通而所奸也 二人伏誅 自爾國俗每正月上亥上子上午等日 忌愼百事 不敢動作 以十五日爲烏忌之日 以糯飯祭之 至今行之 俚言怛忉 言悲愁而禁忌百事也 命其池曰書出池.

23) 成俔, 『慵齋叢話』, 「卷之二」, 新羅王於正月十五日幸天泉亭 有烏銜銀榼置于王前 榼裏有書 封之甚固 外面書曰 開見則二人死 不開則一人死 王曰 二人殞命 不如一人殞命 有大臣議曰 不然 一人爲君 二人爲臣也 於是遂開見之 其中書曰 射宮中琴匣 王馳還入宮見琴匣 持滿射之 匣中有人 乃內院焚修僧與妃通者也 將謀弑王 其期已定 妃與僧皆伏誅 王感烏之恩 每年是日 作香飯飼烏至今尊之 以爲名日美饌 其法洗蒸粘米作飯 細切乾柿熟栗大棗乾蕨烏足茸等物 和淸蜜淸醬而再蒸之 又點松子胡桃之實 其味甚恬 謂之藥飯 俗言食飯當於鴉未起之時 盖因天泉之事也.

감귤, 11월에는 고니[天鵝], 12월에는 물고기·토끼였다.'24)라 하여 밤을 음력 8월에 구하는 시물(時物)로 인식했다.

2. 밤의 유래와 특징

1) 밤 율(栗)의 의미

栗 - 밤이 열린 형상에 따른 이름

약 3천 여 년 전의 시를 모은 『시경(詩經)』에 '개암나무와 밤나무를 심는다.',25) '산에는 옻나무가 있으며 진펄에는 밤나

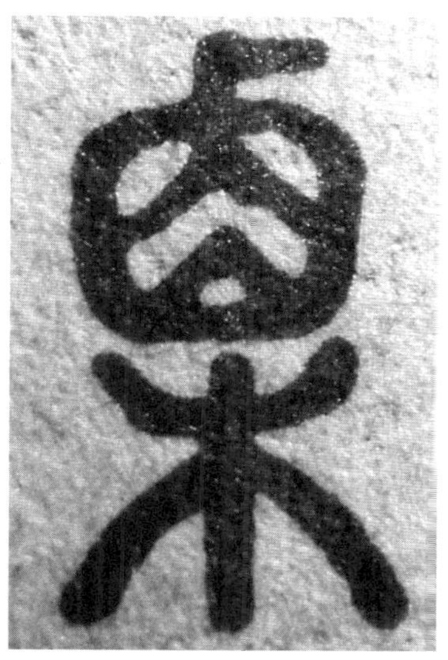

〈그림 3〉 『說文解字注(段玉裁)』 栗

무가 있다.',26) '산비탈에는 옻나무가 있고 진펄에는 밤나무가 있다.'27)라는 문장이 나오는 것으로 보아 동양에서는 매우 오래 전부터 밤나무를 심어 그 과일을 먹었음을 짐작하게 한다.

밤은 한문으로 율(栗)이라 하는데 이 글자가 만들어진 유래에 대해 여러 가지 설이 있다. 동양 최고의 한문 사전인 『說文解字』에 '열매가 주렁주렁 매달려 밑으로 처지는 모양인 조(鹵)와 목(木)이 합성되어 밤을 의미하는 율(桌)이 되었다.'28)고 하여 밤이 열린 형상을 보고 밤에 대한 단어가 만들어졌다고 했다.

---

24) 『朝鮮王朝實錄』, 太宗 12年 8月 庚申, 命以時物 薦宗廟 二月氷 三月蕨 四月松魚 五月麥筍 櫻桃瓜杏 六月林檎茄冬瓜 七月黍稷粟 八月年魚稻栗 九月鷹棗梨 十月柑橘 十一月天鵝 十二月魚免.

25) 『詩經』, 「定之方中」, 定之方中 作于楚宮 揆之以日 作于楚室 樹之榛栗 椅桐梓漆 爰伐琴瑟

26) 『詩經』, 「山有樞」, 山有漆 隰有栗 子有酒食 何不日鼓瑟 且以喜樂 且以永日 宛其死矣 他人入室

27) 『詩經』, 「車鄰」, 阪有漆 隰有栗 旣見君子 竝坐鼓瑟 今者不樂 逝者其耋

28) 徐鉉 增釋, 許慎 撰, 『說文解字』, 桌 木也 从木其實下垂 故从鹵 力質切

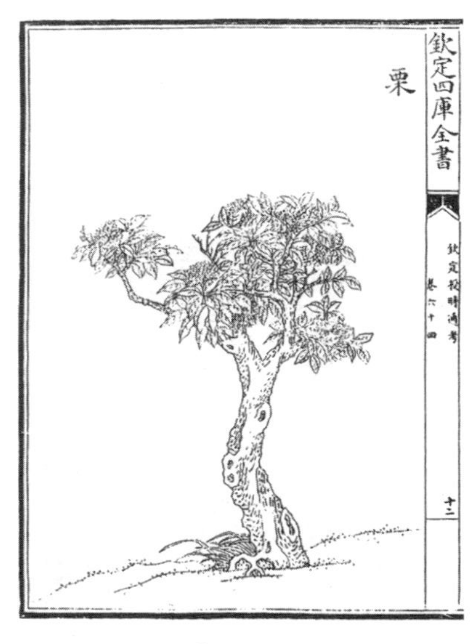

<그림 4> 『欽定授時通考』 栗

이렇게 형성된 율(㮚)이 시대가 흐름에 따라 '율(栗)'로 변하게 되었는데 글자의 모양은 서(西 : 경우에 따라 覀로 보기도 한다)와 목(木)이 합성된 글자로 인식하게 되었다. 서(西)의 모양도 마치 열매가 매달려 있는 것 같은 모습이어서 밤을 연상하기가 매우 좋다. 그리고 서쪽을 의미하는 서(西)에 '떨어져 나가다, 갈리다.'라는 의미도 있어 밤송이 속에 열매가 2~3개로 나뉘어[西] 있는 나무[木]로도 해석되기도 한다. 한편 밤이 범어(梵書)로는 독가(篤迦)로 표기되었다고 한다.29)

栗 - 밤나무의 성질에 따른 이름

밤나무를 서쪽[西]에서 자라는 나무[木]라는 뜻으로 서목(西木)이라 했고, 이것이 합해져 '율(栗)'이 되었다는 견해도 있다. 이는 밤나무가 습기를 싫어하는 특징이 있기 때문이다. 따뜻한 성질이 있는 밤나무는 습기에 약하기 때문에 물빠짐이 좋고 햇빛이 잘 드는 온대 지역에서 잘 자란다. 또한 뿌리는 땅속 깊숙이 들어가므로 밤나무는 가뭄에 잘 견디고 거친 땅에서도 잘 자란다. 하지만 산의 남향과 동남향은 일조량이 너무 많아 오히려 해가 될 수 있기 때문에 북향 또는 동북향의 완만한 경사지가 밤나무를 재배하기에 적당하다. 따라서 예전부터 밤나무는 산의 음지에서 재배하며 음력 9월에 채취한다고 했다.30)

장마철이 길어져 날씨가 습한 해를 한의학에서는 수(水)로 해석하는데, 이런 해에는 밤이 잘 익지 않는다. 이에 이시진(李時珍)은 '오과(五果)의

---

29) 李時珍, 『本草綱目』, 「栗」, 時珍曰 栗 說文作㮚 從卤 音條 象花實下垂之狀也 梵書名篤迦.

30) 唐愼微, 『證類本草』, 「栗」, 生山陰 九月採
　　李時珍, 『本草綱目』, 「栗」, 別録曰 栗生山陰 九月采

하나인 밤은 수(水)에 속한다. 큰 비가
오는 해에는 밤이 잘 익지 않는데, 비슷
한 성질끼리 서로 응하기 때문이다.'31)라
고 하여 같은 수(水)끼리 부딪치기 때문
에 비가 많이 오는 해에는 밤나무가 잘
자라지 못하는 것으로 이해하고 있다. 같
은 내용이 『本草精華』32)에 보이고 있다.
따라서 강우량이 많아 지하수의 수위가
높아져 지표에 가까우면 습기를 싫어하는
밤나무가 오래 살지 못하게 되는 것이다.
그리고 밤나무는 심고 난 뒤에 옮겨심기
를 자주 하면 좋지 않다.33)

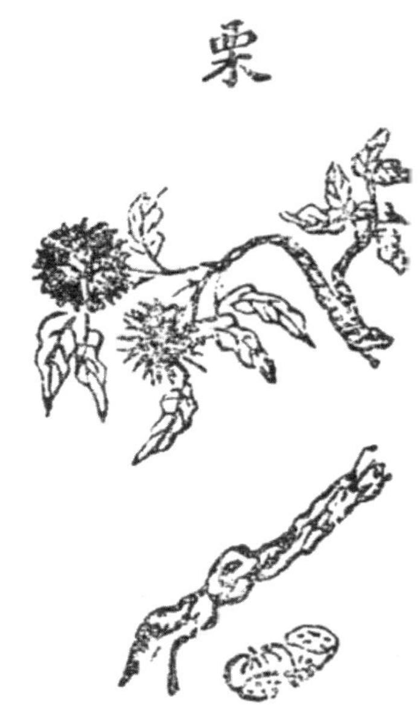

〈그림 5〉『本草從新』 栗

우리나라에서 밤이라고 호칭한 이유

그럼 우리나라에서는 왜 '밤'이라고 호칭했을까? 『東言考畧』에 의하면
'율(栗)은 밤이라 하는데, 이는 열매에 방이 있다는 방(房)의 의미이다.
굴밤은 굴력(屈櫟)의 방(房)이다.'34)라고 했다. 즉 '밤'이라는 단어는 '방
(房)'에서 유래되었다고 본 것이다.

2) 밤의 크기와 모양에 따른 분류

밤을 크기와 모양에 따라 다양하게 분류했다. 크기가 큰 밤을 판률(板
栗), 가운데 있으면서 납작한 밤을 율설(栗楔), 끝의 작은 밤을 산률(山
栗), 산률 중에 둥글고 말단이 여리한 밤을 추률(錐栗), 작고 둥글어 상

---

31) 李時珍, 『本草綱目』, 「栗」, 時珍曰 栗於五果屬水 水潦之年 則栗不熟 類相應也.

32) 『本草精華』, 「栗實」, 時珍曰 栗於五果屬水 水潦之年 栗不熟 類相應也.

33) 李時珍, 『本草綱目』, 「栗」, 時珍曰 栗但可種成 不可移栽.

34) 『東言考畧』, 「俗言」, 栗曰밤者 房也 其實有房 今有굴밤者 屈櫟之房也

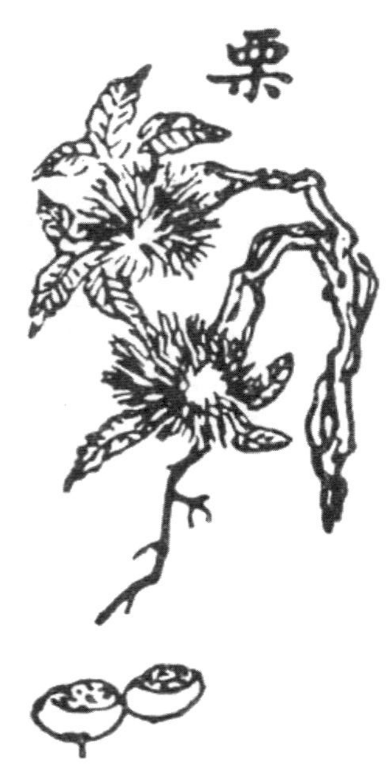

〈그림 6〉『本草備要』栗

수리 같은 밤을 신률(莘栗)이라고 불렀다. 이 밖에 손가락 끝과 같이 작은 밤을 모률(茅栗)이라고 하는데, 이는 『爾雅』에서 말한 이률(梔栗)로, 열률(栵栗)이라고도 하며 볶아 먹을 수 있다고 했다.35)

보통 밤송이 하나에 알밤이 세 톨 들어 있는데, 가운데에 있는 것을 율설(栗楔)36) 또는 율설(栗楠)이라 한다.37) 율설(栗楔)은 문설주[楔]처럼 가운데 끼여 있는 밤[栗]이라는 뜻으로 붙여진 이름으로, 상품(上品)으로 여겨졌다. 따라서 종자로 쓸 때는 좋은 밤인 율설(栗楔)을 사용했는데 『山林經濟』에서는 만약 율설(栗楔)이 아닌 가장자리에 있는 밤이나 외톨밤을 심으면 종자가 좋지 않아 외톨밤이 나온다고 언급하고 있다.38)

3) 밤나무의 상징적 가치

한편 밤나무는 의리와 지조의 상징으로 볼 수 있다. 예전에 제례를 지낼 때 사용하는 신주(神主)는 반드시 밤나무로 만들었다. 그 이유에 대해 살펴보자.

보통 식물은 종자에서 싹이 나올 때 종자의 겉껍질을 밀고 올라오거

---

35) 李時珍, 『本草綱目』, 「栗」, 其花作條 大如筋頭 長三四寸 可以點燈 栗之大者為板栗 中心扁子為栗楔 稍小者為山栗 山栗之圓而末尖者為錐栗 圓小如橡子者為莘栗 小如指頂者為茅栗 即爾雅所謂栭栗也 一名栵栗 可炒食之

36) 李時珍, 『本草綱目』, 「栗」, 栗楔(音屑) 時珍曰 一毬三顆 其中扁者 栗楔也

37) 許浚, 『東醫寶鑑』, 「栗子」, 栗楔 栗三顆共一毬 其中者楔也 亦作楠

38) 洪萬選, 『山林經濟』, 「種栗」, 種栗一房入三箇者爲佳 而必擇其居間者種 若種居兩邊者 及一房入一箇者 則所結之實 皆爲一房一箇.

나 땅 속에 껍질을 남겨 두고 나온다. 하지만 밤나무는 일반 식물과는 달리 종자의 겉껍질이 오래도록 썩지 않은 채 밤나무 뿌리에 붙어 있다. 이런 까닭에 밤나무는 자신의 근본 즉 조상을 잊지 않는 나무로 인식되었다. 따라서 조상의 고마움을 생각하는 제사에 밤을 올리고 조상의 신주는 밤나무로 만드는 것이다. 이러한 것을 『朝鮮王朝實錄』 곳곳에서 확인할 수 있어39) 이를 뒷받침하고 있다.

3. 밤에 대한 선조들의 인식

예전에는 밤에 대해 어떻게 인식했는지에 대해 일반적인 효능을 중심으로 살펴보자.

신기(腎氣) 보강

밤은 신기(腎氣)를 보해 준다. 『備急千金要方』40)·『證類本草』41)·『本草綱目』42)·『東醫寶鑑』43)·『本草精華』44) 등에 의하면 '밤은 기운을 북돋우며 장위(腸胃)를 두텁게 한다. 신기(腎氣)를 보하여 사람으로 하여금 배고픔을 잘 견디게 한다.'라고 했다. 따라서 밤은 신장의 과일로 신병(腎病)이 있는 사람은 반드시 밤을 먹어야 한다고 보았다.45) 『本草綱目』에

---

39) 『世宗實錄』,「五禮儀 - 練祭儀」, 先造栗木主昇匱
　　「五禮儀 - 題位版儀」, 先造位版　位版栗木

40) 孫思邈,『備急千金要方』, 栗子味鹹溫無毒　益氣厚腸胃　補腎氣　令人耐饑

41) 唐愼微,『證類本草』,「栗」, 栗味鹹溫無毒　主益氣　厚腸胃　補腎氣　令人耐飢

42) 李時珍,『本草綱目』,「栗」, 主治益氣　厚腸胃　補腎氣　令人耐飢.(別錄)

43) 許浚,『東醫寶鑑』,「栗子」, 밤　性溫味鹹無毒　益氣厚腸胃　補腎氣　令人耐飢

44) 『本草精華』,「栗實」, 主益氣　厚腸胃　補腎　令人耐饑.

45) 唐愼微,『證類本草』,「栗」, 孫真人云　栗味鹹　腎病宜食
　　李時珍,『本草綱目』,「栗」, 思邈曰　栗腎之果也　腎病宜食之
　　許浚,『東醫寶鑑』, 腎病　宜食大豆豕肉栗藿　取本味也(甲乙經)
　　許浚,『東醫寶鑑』,「栗」補腎　腎病宜食宜煨　常食之(本草)

의하면 '허리와 다리[腰脚]가 약해져 걷기가 불편하던 사람이 밤나무 숲
에 들어가 밤을 여러 되[數升]를 먹었더니 보행하기가 쉬워졌다고 하는
데 이것이 바로 밤이 보신(補腎)한다는 의미이다. 밤은 응당 날로 먹어
야 하나 식이로 할 때에는 쪄서 햇빛에 말려 먹어야 한다.'[46]고 하여
밤이 허리와 다리가 약한 사람에게 좋다고 했다. 한의학에서는 신장이
약해지면 허리와 다리가 약해진다고 보기 때문에 이렇게 본 것이다.

구황식품

밤은 신기(腎氣)를 보(補)하기도 하지만, 장위(腸胃)를 든든하게 하여
배고픔을 이길 수 있어 속을 든든하게 만드는 효과가 있다고 보았다.
『한비자(韓非子)』에 의하면 '진(秦)나라에 큰 기근이 들었을 때 응후(應
侯)가 오원(五苑)의 채소·상수리·대추·밤 등을 베풀어 백성을 살려달
라고 청하였다. 소양왕(昭襄王)이 진나라 국법에 공이 있는 백성에게
상을 주고 죄가 있는 자는 죽인다. 이제 오원(五苑)의 채소와 과일을
주는 것은 공이 있는 백성이나 공이 없는 백성이나 모두에게 상을 주
는 것과 같다. 따라서 이는 난(亂)의 도(道)이다.'[47]라고 나온다.
  임금이 한비자(韓非子 : 서력 전 280?~233)의 원칙을 중시하여 오원(五
苑)의 채소와 과일을 백성에게 주지는 않았지만, 한의학에서는 굶주릴
때 대추나 밤으로 허기를 면할 수 있다는 기록으로 해석한다. 같은 내
용이 『藝文類聚』[48]·『全芳備祖後集』[49]·『御定佩文齋廣羣芳譜』[50]·『淵鑑類

『本草精華』,「栗實」, 腎之果 腎病宜食.

46) 李時珍, 『本草綱目』,「栗」, 弘景曰 相傳有人患腰脚弱 往栗樹下食數升 便能起行 此是補腎之
   義 然應生嘅 若服餌 則宜蒸曝之

47) 何犾, 『韓非子』, 秦大饑 應侯請曰 五苑之草著蔬菜橡果棗栗 足以活民 請發之 昭襄王曰 吾秦
   法 使民有功而受賞 有罪而受誅 今發五苑之蔬果者 使民有功與無功俱賞也 夫使民有功與無
   功俱賞者 此亂之道也 夫發五苑而亂 不如棄棗蔬而治 一曰 令發五苑之菻蔬棗栗 足以活民
   是使民有功與無功争取也 夫生而亂 不如死而治 大夫其釋之

48) 歐陽詢, 『藝文類聚』, 韓子曰 秦饑 應侯謂王曰 五苑之棗栗 請發與之

49) 陳景沂, 『全芳備祖後集』, 秦饑 應侯謂王曰 五苑之棗栗 請發與之(史記)

50) 劉灝, 『御定佩文齋廣羣芳譜』, 韓非子 秦饑應侯謂王曰 五苑之棗栗 請發與之

函』51) 등에서 보인다. 이 내용을 보고 한비자(韓非子)가 주장했던 내용과는 약간 다르지만 『農書』52)·『本草綱目』53)·『農政全書』54) 등과 같은 농서와 의서에서는 밤이 장위(腸胃)를 든든하게 하고 신기(腎氣)를 보하며 배고픔을 이길 수 있다는 말이 헛말이 아닌 증거라고 주장하게 된다.

밤은 근골에 매우 좋다. 밤의 효능에 대해 『備急千金要方』55)·『本草綱目』56)·『本草精華』57) 등에서는 '밤을 날로 먹으면 다리가 불편한 것[腰脚不遂]을 치료한다.'라고 했다. 그리고 '근골(筋骨)이 상했을 때와 종통어혈(腫痛瘀血)을 치료할 때에도 날밤을 씹어 붙였더니 좋은 효과를 본다.'58)라고 했다. 하지만 같은 밤이라 해도 율설(栗楔)은 효과가 더욱 좋기 때문에 『東醫寶鑑』에서는 율설을 더욱 강조했다.59)

그리고 진사량(陳士良)은 '율설이 근골(筋骨)이 아프면서 이곳저곳 옮겨 다니는 증상을 다스린다.'60)고 했다. 그리고 일화자(日華子)는 '율설(栗楔)을 날로 먹으면 차가워서 생긴 현벽(痃癖 : 積聚의 하나)을 치료할 수 있는데 매일 7개씩 먹으면 된다. 한편 날로 씹어 붙이면 화살촉이나 가시를 나오게 하며 나력(瘰癧)과 종독통(腫毒痛)에 붙여서 치료한다.'61)

---

51) 張英, 『淵鑑類函』, 韓子曰 秦饑 應侯謂王曰 五苑之棗栗 請發與之

52) 王禎, 『農書』, 「栗」, 按史記秦饑 應侯諫發五苑之棗栗 由是觀之 本草所謂栗厚腸胃 補腎気 令人耐飢 殆非虛語.

53) 李時珍, 『本草綱目』, 「栗」, 王禎農書云 史記載秦飢 應侯請發五苑棗栗 則本草栗厚腸胃 補腎氣 令人耐飢之說 殆非虛語矣

54) 徐光啓, 『農政全書』, 太史公曰 秦饑 應侯請發五苑之棗栗 由是觀之 本草所謂 栗厚腸胃 補腎氣 令人耐飢 殆非虛語

55) 孫思邈, 『備急千金要方』, 栗子味鹹温無毒. 生食之甚 治腰脚不遂

56) 李時珍, 『本草綱目』, 「栗」, 生食 治腰脚不遂(思邈)

57) 『本草精華』, 「栗實」, 思邈. 生食 療腰脚不遂

58) 李時珍, 『本草綱目』, 「栗」, 療筋骨斷碎 腫痛瘀血 生嚼塗之 有效(蘇恭)

59) 許浚, 『東醫寶鑑』, 「生栗」 主筋骨折碎 血瘀腫痛 細嚼生栗塗付之 栗楔尤好 三箇共一窠 居中者(本草)

60) 唐愼微, 『證類本草』, 「栗」, 陳士良云 栗有數種 其性一類 三類一毬 其中者栗楔也 理筋骨風痛
李時珍, 『本草綱目』, 「栗」, 主治筋骨風痛(士良)

61) 唐愼微, 『證類本草』, 「栗」, 日華子云 栗楔生食 破冷痃癖 日生喫七箇 又生嚼 罯可出箭頭 亦

라고 하여 따뜻하여 뭉친 것을 풀어 주는 효과가 있는 율설을 먹어 현
벽을 치료했다. 『東醫寶鑑』에서도 이를 요약하여 정리하고 있다.[62] 율
설은 활혈(活血)에도 매우 좋다고 『本草綱目』에서는 보았다.[63]

밤을 씹어 피부의 상처에 바르기도 했다. 어린아이가 영양실조로 인해
피부가 헐었을 때[小兒疳瘡], 갈대에 살이 찔렸을 때, 말에게 물려 상처
가 생긴 경우, 곰이나 호랑이 발톱에 생긴 상처, 칼이나 도끼에 생긴
상처 등에 날밤을 씹어 바른다고 했다. 어린아이의 입 안이 허는 경우
에는 밤을 익혀 먹였고, 코피가 그치지 않았을 때 큰 밤 7개를 껍질을
약간 베어 불에 구우면 화독(火毒)이 빠진다. 여기에 사향을 약간 넣어
매일 온수(溫水)로 2돈씩 복용하면 좋다고도 했다.[64]

뱀독을 중화하는 데 사용하기도 했다. 『醫方類聚』[65]·『食療纂要』[66] 등
에 의하면 '뱀에 물린 독[蛇毒]을 치료하려면 생밤[生栗]을 계속 먹거나
씹어서 붙인다.'라고 했다.

밤의 부작용

한편 밤을 너무 많이 먹었을 때의 부작용을 지적하기도 했다. 밤을 분
말로 만들면 마름이나 가시연밥보다도 좋지만 어린아이에게 너무 많이
주면 치아가 잘 나오지 않게 된다.[67] 따라서 『證類本草』[68]·『本草綱目』

　　署惡刺 并傳瘰癧腫毒痛
　　　李時珍, 『本草綱目』, 「栗」, 每日生食七枚 破冷痃癖 又生嚼 署惡刺 出箭頭 傳瘰癧腫毒痛(大明)

[62] 許浚, 『東醫寶鑑』, 「栗子」, 栗楔 理筋骨風痛 并付瘰癧腫痛毒 出箭頭及惡刺(本草)

[63] 李時珍, 『本草綱目』, 「栗」, 活血尤效(頌曰 今衡山合活血丹用之)

[64] 李時珍, 『本草綱目』, 「栗」, 小兒疳瘡(生嚼栗子傅之 外臺) 葦刺入肉(方同上) 馬汗入肉(成瘡者
　　　方同上 勝金方) 馬咬成瘡(獨顆栗子燒研傅之 醫說) 熊虎爪傷(方同上) 小兒口瘡(大栗蓑熟 日
　　　日與食之 甚效 普濟) 衄血不止(宣州大栗七枚刺破 連皮燒存性 出火毒 入麝香少許研匀 每服
　　　二錢 溫水下 聖濟總錄) 金刃斧傷(用獨殼大栗研傅 或倉卒嚼傅亦可 集簡方)

[65] 『醫方類聚』, 蛇毒 又嚼生栗付 又常食.

[66] 全循義, 『食療纂要』, 39-1 治蛇毒. 生栗常食之 又嚼付.

[67] 李時珍, 『本草綱目』, 「栗」, 恭曰 栗作粉食 勝於菱芡 但以飼孩兒 令齒不生

[68] 唐慎微, 『證類本草』, 「栗」, 小兒不可多食 生者難化 熟即滯氣膈食生蟲 往往致小兒病

69)·『本草精華』70) 등에서는 '어린아이가 밤을 많이 먹지 말아야 하는데, 날밤을 먹으면 소화가 어렵고 익혀 먹으면 기(氣)가 옹체되어 종종 병이 된다.'라고 했다. 그리고 기(氣)가 옹체될 수 있는 까닭은 밤이 보신(補腎) 작용이 있고 짠맛이 있기 때문으로 보았다.71)

4. 버릴 것 없는 밤나무

밤 속껍질

밤나무는 버릴 것이 없을 정도로 모든 부위를 사용했다. 떫은맛의 밤 속껍질을 율부(栗莍)라 하는데, 소공(蘇恭)은 '기미(氣味)는 감평(甘平)하고 떫다. 율부(栗莍)를 으깨어 꿀에 섞어 얼굴에 바르면 매우 빨리 주름살이 없어진다.'72)라고 했다. 『東醫寶鑑』에서도 '밤 속껍질을 부(扶)라 하는데 꿀에 섞어 얼굴에 바르면 피육(皮肉)을 급히 수축시켜 노인의 주름살을 펴지게 할 수 있다.'73)라고 했다. 그리고 『本草綱目』에서는 '목 구멍에 생선뼈가 걸렸을 때 속껍질을 태워 분말로 만든 다음 목구멍에 불어 넣으면 즉시 내려간다고 보았다. 또한 메기의 간, 유향 등을 넣어 같이 빻아 환을 만들고 실과 연결한 다음 물로 삼키고 선을 잡아당겨 생선뼈를 제거하는 방법으로 사용한다.'74)라고 했다. 따라서 밤을 약저

---

69) 李時珍,『本草綱目』,「栗」, 宗奭曰 小兒不可多食 生則難化 熟則滯氣 隔食生蟲 往往致病

70) 『本草精華』,「栗實」, 宗奭曰 小兒不可多食 生則難化 熟則滯氣 膈食生虫

71) 唐愼微,『證類本草』,「栗」, 人亦不知所謂補腎氣者 以其味鹹 又滯其氣爾
　　李時珍,『本草綱目』,「栗」, 宗奭曰 栗之補腎 爲其味鹹 又滯其氣也
　　『本草精華』,「栗實」, 補腎 爲味鹹 又滯其氣也.

72) 李時珍,『本草綱目』,「栗」, 栗莍(音孚 恭曰栗內薄皮也) 氣味甘平澁無毒 主治擣散 和蜜塗面 令光急去皺文(蘇恭)
　　『本草精華』,「栗實」, 栗莍. 擣散 和蜜塗面 令光去皺文.

73) 許浚,『東醫寶鑑』,「栗子」, 皮 名扶卽栗子上皮也 和蜜塗人 令急縮 可展老人面皮皺(本草)
　　許浚,『東醫寶鑑』,「栗皮」 栗上薄皮名扶 擣爲末 和蜜塗面 令皮肉急縮 可展老人面皺(本草)

74) 李時珍,『本草綱目』,「栗」, 骨鯁在咽 栗子內薄皮燒存性 研末 吹入咽中即下 聖濟總錄 用栗

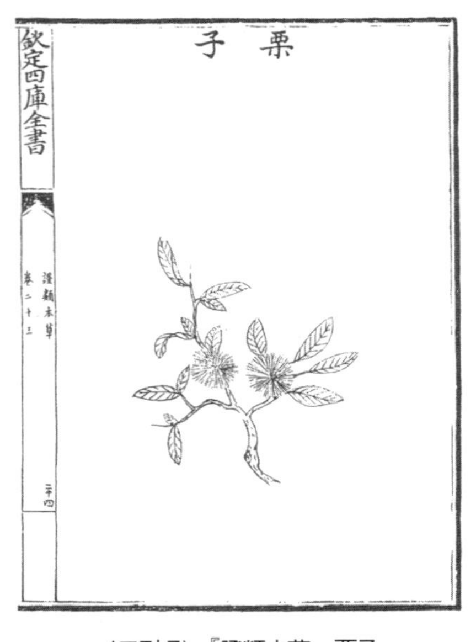

〈그림 7〉『證類本草』栗子

로 사용할 때는 보통 속껍질까지 벗긴 다음 말려서 사용하는데 이를 황률(黃栗)이라 하고, 겉껍질만 벗겨 말린 것을 건률(乾栗)이라 한다. 동무(東武) 이제마(李濟馬 : 1837～1900)는 처음에 이를 구분해 사용했으나 나중에는 속껍질이 있는 건률(乾栗)을 약재로 사용했다.

밤 겉껍질

밤의 겉껍질은 맛이 달고 성질이 삽(澁)하다. 『本草綱目』[75]·『本草精華』[76] 등에서는 '이를 끓여 먹으면 반위(反胃)·소갈(消渴)·피가 섞인 설사[瀉血] 등을 치료할 수 있다.'고 했다. 또한 '여러 가지 방법으로도 치료되지 않는 코피에 밤 껍질을 약간 태워 가루로 만들어 2돈씩 미음에 개어 복용한다.'[77]라고 하여 밤의 겉껍질을 이용했다. 한편 『東醫寶鑑』에서는 위에 언급된 효능 외에도 겉껍질이 독종(毒腫)을 치료한다고 보았다.[78]

밤송이

밤송이 껍질을 모구(毛毬)라 하는데, 소공(蘇恭)은 '모구(毛毬)를 끓인 즙으로 태독(胎毒)으로 인해 피부가 붉고 열이 나는 증상[丹毒]에 발라

子肉上皮半兩為末 鮎魚肝一個 乳香二錢半 同擣 丸梧子大 看鯁遠近 以線繫綿裹一丸 水潤呑之 提線釣出也

75) 李時珍,『本草綱目』,「栗」, 栗殼 栗之黑殼也 氣味(同莢) 主治反胃消渴 擣汁飲之(孟詵) 擣汁飲 止瀉血(大明)

76) 『本草精華』,「栗實」, 殼. 甘澁 煮飲 反胃消渴 止瀉血.

77) 李時珍,『本草綱目』,「栗」, 鼻衄不止 累醫不效 栗殼燒存性研末 粥飲服二錢.(聖惠方)

78) 許浚,『東醫寶鑑』,「栗子」, 毛殼 止反胃及消渴瀉血 煮汁飲 又療毒腫(本草)

준다.'79)라고 했다.

밤꽃

오서(吳瑞)는 밤꽃이 나력(瘰癧)을 치료할 수 있다고 했다.80)

밤나무 껍질

밤나무 껍질은 물을 건너가거나 음습한 풀숲에 접할 때 사슬(沙蝨: 밭의 비늘 속에 있는 벌레)에 물리거나 그 독이 침범하여 생긴 증상에 밤나무 껍질을 끓인 물로 닦는다. 또한 단독(丹毒: 胎毒으로 인해 피부가 붉고 열이 나는 증상), 창독(瘡毒)에도 사용할 수 있다고 했다.81)

밤나무 뿌리

밤나무 뿌리를 술에 넣어 끓인 다음 편신기(偏腎氣: 음낭이 커지거나 아픈 증상)에 복용한다.82)

5. 밤에 대한 사상의학적 고찰

사상의학의 원전이라 할 수 있는 『東醫壽世保元』에서 태음인의 표병증에 태음조위탕(太陰調胃湯)83) · 조위승청탕(調胃升淸湯)84) · 마황정통탕

---

79) 李時珍,『本草綱目』,「栗」, 毛毬 栗外刺包也 主治煮汁洗火丹毒腫.(蘇恭)
  『本草精華』,「栗實」, 毛毬. 煮 洗火丹毒腫.

80) 李時珍,『本草綱目』,「栗」, 花 主治瘰癧.(吳瑞)
  『本草精華』,「栗實」, 花. 治瘰癧.

81) 李時珍,『本草綱目』,「栗」, 樹皮 主治煮汁洗沙蝨溪毒(蘇恭) 療瘡毒(蘇頌) 治丹毒五色無常
  剝皮有刺者 煎水洗之(孟詵 出肘後方).
  『本草精華』,「栗實」, 樹皮. 療丹毒瘡毒.

82) 李時珍,『本草綱目』,「栗」, 根 主治偏腎氣 酒煎服之(汪穎).

83) 李濟馬,『東醫壽世保元』, 太陰調胃湯 薏苡仁 乾栗 各三錢 萊葍子 二錢 五味子 麥門冬 石菖
  蒲 桔梗 麻黃 各一錢

(麻黃定痛湯)85)·한다열소탕(寒多熱少湯)86)·건률제조탕(乾栗蠐螬湯)87)·
건률저근피탕(乾栗樗根皮湯)88) 등을 사용했는데, 이들 처방에 공통적으
로 밤이 들어간다. 따라서 밤이 표병증에 매우 중요한 구성 요소임을
알 수 있다. 또한『東武遺稿』에서 태음인 설사와89) 태음인의 몽설(夢泄)
·허로(虛勞)에 밤을 사용하여 치료한 기록이 나오는 것을 보면90) 밤을
태음인 식품으로 사용했음을 알 수 있다. 이는 태음인의 설사를 사상의
학적 시각에서 기액지기(氣液之氣) 병증으로 보아 뭉친 것을 풀어 주려
고 밤을 사용했던 것으로 보인다.

　동무(東武)의 초기 저작인『사상초본권(四象草本卷)』에 의하면 밤은 태
음인 설사를 다스리며 태음인 부종에도 좋다고 했다.91) 따라서 장(腸)에
병이 생겨 이질(痢疾)이 있는 경우 사용하는 건률갈근탕(乾栗葛根湯),92)
이질(痢疾)을 다스리는 황률소백피탕(黃栗小白皮湯),93) 위기(胃氣)가 불
화(不和)하여 음식이 맛이 없을 때 사용하는 산약화위전(山藥和胃煎) 등
에 공통적으로 밤이 들어간다.94) 이 밖에도 치림탕(治淋湯)95)·보폐생맥

---

84) 李濟馬,『東醫壽世保元』, 調胃升淸湯 薏苡仁 乾栗 各三錢 萊葍子 一錢五分 麻黃 桔梗 麥門
　　冬 五味子 石菖蒲 遠志 天門冬 酸棗仁 龍眼肉 各一錢

85) 李濟馬,『東醫壽世保元』, 麻黃定痛湯 薏苡仁 三錢 麻黃 萊葍子 各二錢 杏仁 石菖蒲 桔梗
　　麥門冬 五味子 使君子 龍眼肉 柏子仁 各一錢 乾栗 七箇

86) 李濟馬,『東醫壽世保元』, 寒多熱少湯 薏苡仁 三錢 萊葍子 二錢 麥門冬 桔梗 黃芩 杏仁 麻
　　黃 各一錢 乾栗 七箇

87) 李濟馬,『東醫壽世保元』, 乾栗蠐螬湯 乾栗 百箇 蠐螬 十箇 湯服或灸食 黃栗 蠐螬 十箇 作
　　末 別用黃栗湯水 調下

88) 李濟馬,『東醫壽世保元』, 乾栗樗根皮湯 乾栗 一兩 樗根白皮 三四五錢

89) 李濟馬,『東武遺稿』,「泄瀉藥」, 太陰人泄瀉 黃栗 山藥 樗根白皮 五味子也.

90) 李濟馬,『東武遺稿』,「太陰病」, 太陰人之危症 夢泄卽虛勞也 麥門冬 天門冬 山藥 五味子 遠
　　志 酸棗仁 黃栗 或加樗根白皮 一錢 二三十貼 間間服之 此外無他術也.

91) 李濟馬,『四象草本卷』, 石菖蒲酒 治痞滿 沈滯 日服一二盃 或三四盃 牛黃治中風 熊膽解疫氣
　　麝香治痞悶 黃栗治泄瀉 太陰人浮腫 有黃栗得效 太陰人滿身瘡 有大服麝香 而得效者

92) 李濟馬,『四象草本卷』, 乾栗葛根湯 治腸病 痢疾 頓服 乾栗二兩 葛根四錢 蘿葍子 小白皮 各
　　二錢 麻黃 杏仁 麥門冬 桔梗 石菖蒲 各一錢

93) 李濟馬,『四象草本卷』, 黃栗小白皮湯 治痢疾 黃栗一兩 桔梗三錢 小白皮一錢

산(補肺生脈散)96) 등에도 밤이 들어간다.

그러면 사상의학적 시각에서 밤의 생리적 특징 중 어떤 요소가 태음인에게 도움을 주는 것인지에 대해 살펴보자.

첫째, 밤은 꽃을 피울 때 향기가 멀리까지 퍼져 나가는데, 형취액미(馨臭液味) 입장에서 보면 형(馨)에 속한다고 볼 수 있다. 사상의학에서의 형(馨)은 향기가 멀리 퍼져 나가는 호산지기(呼散之氣)로 보고 있다.

강렬한 밤꽃 향기는 흡사 남성의 상징인 정액 냄새와 비슷하고 또한 멀리 퍼져 나간다. 이와 같이 멀리 뻗어 나가는 향기를 사상의학에서는 호산지기 또는 목기(木氣)가 강하다고97) 보아 기운이 뭉쳐지기 쉬운

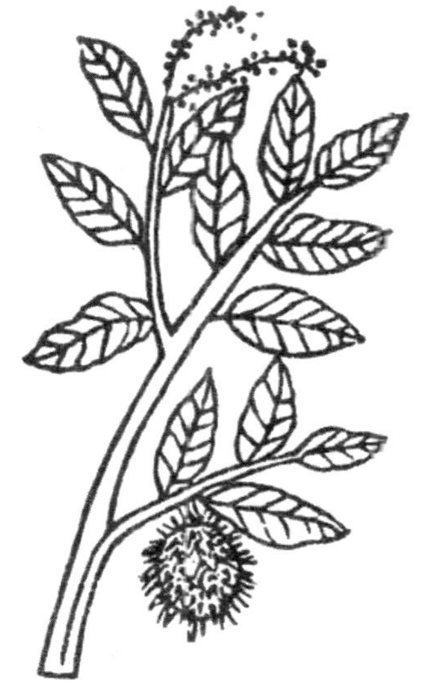

〈그림 8〉『本草綱目2』 栗

태음인에게 사용하면 좋다고 본 것이다. 여기에서의 호산지기 또는 목기(木氣)는 밖으로 뻗쳐나가는 기운을 의미하는데, 『東武遺稿』에 의하던 신체적인 부위의 상하로 폐비간신(肺脾肝腎)을 설정하고 이에 맞추어 목화금수(木火金水)로 배속하여 폐(肺)는 목(木)에 해당된다고 했다.98)

둘째, 알밤이 밤송이를 터트리고 스스로 뛰쳐나오는 것은 발산지력(發散之力)이 강한 목기(木氣)로 볼 수 있어 태음인에게 좋은 것으로 볼

---

94) 李濟馬, 『四象草本卷』, 山藥和胃煎 治胃氣不和 飮食無味 山藥 薏米 黃栗 各三錢

95) 李濟馬, 『四象草本卷』, 治淋湯 麥門冬 山藥 桔梗 五味子 蘿葍子 元肉 黃芩 薏米 各二錢 龍骨 柏子仁 杏仁 天門冬 石菖蒲 升麻 各一錢 乾栗 七枚

96) 李濟馬, 『四象草本卷』, 補肺生脈散 此藥朝服 麥門冬二錢 山藥 桔梗 五味子 黃芩 薏米 乾栗 各一錢

97) 임진석, 『추상한의학』, 가서원, 1997. 35~46쪽. 밤은 木氣가 많아 태음인에게 사용한다고 설명하고 있다.

98) 李濟馬, 『東武遺稿』, 肺屬木 脾屬火 肝屬金 腎屬水

수 있다. 또한 밤송이의 날카로운 가시는 강함의 상징이며, 알밤이 익으면 자신을 감싸고 있던 밤송이를 터트리고 스스로 나오게 된다. 이와 같이 밤의 뻗어 나가려는 기운인 목기(木氣)를 감싸기 위해 밤 껍질은 매우 단단한 편이다. 이는 누르는 힘이 강할수록 반발력인 목기(木氣)가 더욱 커진다는 것을 간접적으로 알 수 있는데, 마치 용수철을 누르면 누를수록 오히려 뛰쳐나가려는 힘이 더 강해지는 것과 흡사하다. 그래서 밤을 구울 때 칼로 흠집을 내는 까닭은 밤 껍질이 갑자기 파열되어 속에 억눌려 있던 기운이 폭발하는 것을 방지하기 위함이다. 또 밤은 승강개합(升降開闔)의 기준으로 보면 열리는[開] 기운이 강하며 뚫고 나가는 힘인 통력(通力) 또는 밖으로 나가려는 기운인 통외(通外) 능력이 강하다고 볼 수 있다.

셋째, 밤에는 뻗어 나가는 기운인 발산지력이 강함을 밤의 보관법에서도 확인할 수 있다. 일반적으로 음력 9월 서리가 내릴 때 밤이 익게 되는데, 밤송이가 저절로 터져 밤이 떨어진 것은 오랫동안 저장할 수 있으나 밤송이가 벌어지지 않은 것은 쉽게 부패된다.[99] 충실하게 익어 기(氣)가 충만한 밤이 덜 성숙된 것보다 저장성이 뛰어난 것은 당연하다.

홍만선(洪萬選)은 『山林經濟』에서 밤의 저장에 대해 '밤은 저절로 떨어진 것을 주워야지 일부러 밤송이를 벗긴 것은 좋지 않다. 서리 내린 뒤에 물속에 밤을 넣어, 뜨는 밤은 버리고 가라앉는 밤만 건져 내어 물기를 닦아 햇빛에 잠깐 넌다. 깨끗한 모래를 볶아서 식힌 다음 새 사기그릇에 모래와 밤을 층층이 9할 정도 넣는다. 그리고 대껍질이나 잎으로 한 켜를 덮고 쪼갠 대를 가로질러 누른 뒤 깨끗한 땅 위에 항아리를 거꾸로 엎어 놓고 황토로 대충 봉하였다가 필요에 따라 조금씩 꺼내어 쓰되 술기운을 가깝게 하지 않는다면 이듬해 봄까지도 상하지 않는다.'[100]

---

99) 李時珍, 『本草綱目』, 「栗」, 按事類合璧云 栗木高二三丈 苞生多刺如蝟毛 每枝不下四五箇苞 有靑黃赤三色 中子或單或雙 或三或四 其殼生黃熟紫 殼內有膜裹仁 九月霜降乃熟 其苞自裂 而子墜者 乃可久藏 苞未裂者 易腐也

100) 洪萬選, 『山林經濟』, 「治膳」, 收藏栗子 夏小正曰 栗零而後取之 不言剝之 霜降收栗子 投盆 水中 去其浮者 漉出沈者 拭乾晒少時 以無水氣爲度 先將沙炒乾待冷 用新沙器收貯 沙一層 栗一層 約九分滿 用若葉一重 覆盖以竹篾 按定掃淨地 將器倒覆 畧以黃土封之 遂旋取用 不

라 했다. 이러한 보관 방법은 밤이 충분히 익어 뻗어 나가는 기운이 완성되어 스스로 뛰쳐나간 알밤이 보관에 더 용이하다는 것을 의미한다. 따라서 『證類本草』101)·『本草綱目』102)·『東醫寶鑑』103) 등에서는 '과일 가운데 밤이 가장 유익하다. 밤을 말려서 보관할 때에는 햇빛에 말리는 것보다 더 좋은 것은 없다. 날로 보관하고자 할 때에는 젖은 모래에 저장하는 것보다 더 좋은 것은 없다. 늦봄이나 초여름이 되어도 처음 채취할 때와 같이 신선하다.'라고 하여 밤 보관법 2가지를 소개하고 있다.

밤을 햇빛에 말리는 경우에 대해 『本草綱目』에서는 '밤을 말려서 보관할 때에는 반드시 햇빛에 말려야 한다. 왜냐하면 뻗어 나가는 기운인 목기(木氣)가 강한 밤을 햇빛에 말려 중화시키면 막힌 기를 내리고[下氣] 몸을 보익(補益)하게 되기 때문이다. 그렇게 하지 않으면 목기가 남아 있어 보익되지 못한다. 진이 나올 정도로 불에 구워도, 햇빛에 말리는 효과와 같이 목기를 부드럽게 해 보익되게 된다. 날밤을 먹으면 기(氣)가 너무 뻗치고, 삶고 찌거나 볶아서 익혀 먹으면 오히려 기(氣)를 옹체시키기 때문에 기(氣)의 흐름이 좋지 않아 몸이 붓는 풍수병(風水病) 환자에게는 밤을 주지 않는다. 이는 밤의 짠맛이 오히려 수(水)를 생성할 수 있기 때문이다.'104)라고 보았으며, 『本草精華』105)에도 같은 내용이 기록되어 있다. 따라서 『東醫寶鑑』에서는 '날밤은 뜨거운 재에 구워서 그 진이 나올 때 먹으며 좋다. 그러나 푹 익히지 말아야 하는데, 푹 익히면 기를 옹체시킨다. 날밤은 기를 발산시키므로 불에 밤을 굽는

令近酒氣 至來春不壞.

101) 唐愼微, 『證類本草』, 「栗」, 衍義曰 栗欲乾莫如曝 欲生收莫如潤沙中藏 至春末夏初 尙如初收捐

102) 李時珍, 『本草綱目』, 「栗」, 栗欲乾收 莫如曝之 欲生收 莫如潤沙藏之 至夏初 尙如新也.

103) 許浚, 『東醫寶鑑』, 「栗子」, 果中栗最有益 欲乾莫如暴 欲生收莫如潤沙中藏 至春末夏初 尙如初採摘

104) 李時珍, 『本草綱目』, 「栗」, 銑曰 吳栗雖大味短 不如北栗 凡栗日中曝乾食 卽下氣補益 不爾 猶有木氣 不補益也 火煨去汗 亦殺木氣 生食則發氣 蒸炒熱食則壅氣 凡患風水人不宜食 味鹹生水也

105) 『本草精華』, 「栗實」, 銑曰 日中曝乾食 下氣補益 火煨去汗 亦殺木氣 生食則發氣 煮蒸炒熱食則壅氣 患風水人不宜食 味鹹生水也.

것은 밤의 목기(木氣)를 죽이는 것이다.'106)라고 밤을 구워서 먹되 적당히 해야지 너무 익히면 오히려 기가 옹체된다고 했다.

기존 의학의 관점이지만 밤에는 뻗치는 기운인 목기(木氣)가 많기 때문에 밤을 햇빛에 말리면 그 기운이 적당히 중화되어 보익하게 된다고 했다. 이러한 현상을 해석하는 데 있어서 여러 가지 방법이 다르겠지만 사상의학에서는 밤에 뻗치는 기운인 발산지력(發散之力)이 있어 기운을 열어 주는 개기(開氣)가 있는 것으로 이해한다. 개기(開氣)가 강한 것이 태음인 식품이기 때문에 밤은 태음인에게 좋은 식품으로 본다.

넷째, 사상의학에서는 밤을 태음인의 위기(胃氣)를 돕고 보신(補腎) 작용을 한다고 본다. 이러한 밤의 효능을 기존의 의서에서도 단서를 찾을 수 있다. 다만 이시진(李時珍)은 '한기(寒氣)로 인한 설사에는 반드시 불에 구운 밤 20～30개를 먹는다. 신장(腎臟)은 대변을 주관하고 밤은 신장에 통하기 때문에 신허(腎虛)로 인해 허리와 다리가 힘이 없는 요각무력(腰脚無力) 증상에 밤이 효험이 있는 것이다. 생밤을 자루에 담아 통풍이 잘되는 곳에 두어 마르기를 기다렸다가 아침마다 10여 개의 밤을 먹은 뒤 저신죽(猪腎粥 : 돼지콩팥을 끓인 죽)을 오래 먹으면 반드시 건강해진다. 복용 방법에 있어서 바람에 말린 밤은 햇볕에 말린 것보다 낫고 불에 굽거나 기름에 볶은 것은 삶거나 찐 것보다 좋다. 그러나 밤을 잘 씹어 타액과 함께 삼키면 도움이 되지만, 한꺼번에 너무 많이 먹어서 배가 부르면 오히려 비장이 상할 수도 있다.'107)고 하여 한기로 인한 설사에 밤을 사용하고 신허(腎虛)로 인한 요각무력(腰脚無力)에 밤을 사용한다고 했다.

『普濟方』의 저신죽탕(猪腎粥湯)과108) 식률방(食栗方, 消脚氣法)109) 그리

---

106) 許浚, 『東醫寶鑑』,「栗子」, 生栗 可於熱灰中煨 令汁出 食之良 不得通熟 熟則壅氣 生則發氣 故火煨 殺其木氣耳

107) 李時珍, 『本草綱目』,「栗」, 有人內寒 暴洩如注 令食煨栗二三十枚 頓愈 腎主大便 栗能通腎 於此可驗 經驗方治腎虛腰脚無力 以袋盛生栗懸乾 每旦喫十餘顆 次喫猪腎粥助之 久必強健 盖風乾之栗 勝於日曝 而火煨油炒 勝於賣蒸 仍須細嚼 連液吞嚥 則有益 若頓食至飽 反致傷脾矣

108) 朱橚, 『普濟方』, 猪腎粥湯(出本草) 治腎虛 腰脚無力 用生栗袋盛 懸乾 每日平明 喫十餘顆 次喫猪腎粥

고 생률자방(生栗子方)110) 등에서도 위와 동일하게 설명하고 있다. 그리고 『肘後備急方』111)·『醫方類聚』112)·『食療纂要』113)·『東醫寶鑑』114) 등에도 같은 설명이 보인다. 그러나 『林園經濟志』115)에서는 '바람에 말린 밤이 햇빛에 말린 것보다 좋으며 천천히 잘게 씹어 침으로 삼키는 것이 좋다. 만약 너무 자주 먹어 배부를 정도면 이는 오히려 비장을 상하게 한다.'라고 했다.

밤은 신장에 좋은 과일

『本草求眞』에 의하면 '밤은 신장(腎臟)에 좋은 과일이라 할 수 있다. 밤의 맛이 짜고 성질이 따뜻하며 무겁고 실(實)하기 때문에 신기(腎氣)를 보(補)해 주고 위기(胃氣)를 도와주는 작용이 있다고 본다. 즉 위기(胃氣)가 허약하여 허리와 다리가 약해진 경우와 배가 꾸르륵거리며 나는 설사에 밤을 사용하여 효험이 없는 경우가 없다.'116)고 하여 밤이 위기(胃氣)를 도와 신장이 허하여 허리와 다리가 연약해진 요각연약(腰脚軟弱)을 치료한다고 했다. 여기에서 언급된 내용이 바로 밤이 태음인의 위기(胃氣)를 도와준다는 기록으로 해석될 수 있다.

이와 같이 신장이 약해서 생긴 요각통(腰脚痛)에 밤이 좋은 효험을 그기 때문에 다음과 같은 요결이 예전부터 내려오고 있다. '늙어 가니 요

---

109) 朱橚, 『普濟方』, 食栗方(一名 消脚氣法) 治脚氣 風痺緩弱 腎虛 腰脚無力 右用生栗子 每旦 二十三顆食之 次食猪腎粥 佳

110) 朱橚, 『普濟方』, 生栗子方(出聖惠方) 治脚氣 腎虛 腰脚無力 宜喫 右用栗子 不限多少 右袋 盛 懸令乾 每日平明 喫十有餘顆 次喫猪腎粥 佳

111) 葛洪, 『肘後備急方』, 又方 治腎虛 腰胸無力 生栗袋貯 懸乾 每日平明 喫十餘顆 次喫猪腎粥

112) 『醫方類聚』, 治腎虛 腰脚無力 生栗袋貯 懸乾 每日平明 喫十餘顆 次喫猪腎粥.

113) 全循義, 『食療纂要』, 6-6 治腎虛 腰脚無力. 生栗袋貯 縣乾 每日平朝 喫十餘顆.

114) 許浚, 『東醫寶鑑』, 「生栗」 治脚氣 及脚弱無力 袋盛風乾 每日空心 食十餘杖(本草)

115) 徐有榘, 『林園經濟志』, 栗(本草綱目) 腎虛 腰脚無力 以袋盛生栗 懸乾 每朝 喫十餘顆 次喫 猪腎粥 助之 蓋風乾之栗 勝于日曝 乃須細嚼連液呑嚥 則有益 若頻食至飽 反致傷脾

116) 黃宮繡, 『本草求眞』, 「栗」, 栗腎之菓乜 味鹹性溫 體重而實 故能入腎而補氣 凡人胃氣虛損 而見腰脚軟弱 竝胃氣不充 而見腸鳴泄瀉 服此治無不效.

각통이 절로 생긴다. 늙은이가 밤을 먹는 것은 오래 전부터 내려오는 방문(方文)이다. 손님이 와서 말하기를 새벽과 밤늦게 세 번씩 밤을 천천히 씹어 삼키고 맑은 침이 나오면 또한 삼켜라.'[117]

　이상과 같은 기록은 밤이 태음인의 위기(胃氣)를 돕고 보신(補腎) 작용을 하여 요각무력(腰脚無力)을 치료했던 흔적으로 보인다. 이와 같은 임상 경험을 보고 동무(東武)는 『東武遺稿』에서 『濟衆新編』[118]의 내용을 빌려 '밤은 신맛이 있으며 따뜻한 기운이 있다. 기운을 북돋으며 장(腸)을 두텁게 하고 신(腎)을 보하며 배고픔을 이기게 한다. 잿불에 묻어 구우면 더욱 좋다. 밤은 태음인의 위기(胃氣)를 열어 음식을 소화시키고 아래로 내려 보낸다.'[119]라고 밤의 효능을 요약했다. 한편 밤은 태음인의 표병증에 사용되었고 리병증에는 전혀 사용되지 않았다. 그리고 밤은 율무·나복자 등과 함께 사용되어 소식진식(消食進食 : 소화를 시켜 음식물을 내려 보내는 기능)하는 효능을 내는 것이다.

　한편 『東武遺稿』에서 밤에 대한 성미를 기존의 의서와 달리 신맛이 있다고 보아 구워 먹어야 한다고 했다. 그러나 『備急千金要方』[120]·『本草綱目』[121]·『本草精華』[122] 등에서는 '밤이 짠맛이 있으며 따뜻하고 무독하다.'고하여 기존의 의서에서는 밤을 짠맛이 있다고 보았다. 즉 예전에는 밤을 짠맛이 있고 날로 먹는다고 하였으나, 후대에 오면서 밤은 신맛이 있고 구워 먹어야 더욱 효과가 좋다고 하여 밤에 대한 인식의 변화를 보이게 된다.

---

117) 李時珍, 『本草綱目』, 「栗」, 按蘇子由詩云 老去自添腰脚病 山翁服栗舊傳方 客來為說晨興晚 三咽徐收白玉漿 此得食栗之訣也

118) 康命吉, 『濟衆新編』, 栗子酸溫 益氣厚腸 補腎耐飢 略煨尤良. 밤

119) 李濟馬, 『東武遺稿』, 栗子酸溫 益氣厚腸 補腎耐飢 略煨尤良. 乾栗 開肺之胃氣 而消食進食.

120) 孫思邈, 『備急千金要方』, 栗子味鹹溫無毒.

121) 李時珍, 『本草綱目』, 「栗」, 實 氣味鹹溫無毒.

122) 『本草精華』, 「栗實」, 味鹹溫無毒.

배추

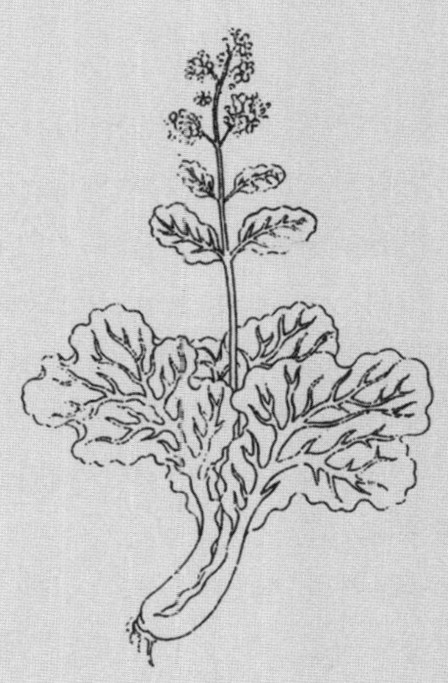

배추 속이 찰 때는 멥쌀도 향기로와 시골아이 요리하고 맛보라고 블러대네
이즈음은 사대부도 제법 이 맛을 알아서 소반 위의 양고기 먹듯이 뽐내어 보네.
菘菜肥時稻正香　山童炊洗喚來嘗　近來士夫還知味　盤上應誇食萬羊

— 金時習, 『每月堂集』, 「菘菜肥」

배추

[菘]

　김치가 없는 한국인의 식단은 상상하기 어려울 정도로 한국인에게 있어서의 김치는 단순한 반찬의 그 이상의 의미다. 김치는 예전부터 채소를 섭취하기 어려웠던 겨울에 특히 유용한 식품이었다. 지금은 시설 재배로 겨울에도 채소가 항시 공급되어 즐길 수 있음에도 불구하고, 김치는 건강식으로 더욱 각광받고 있는 추세다.

　김치의 주된 재료인 배추는 우리나라 기후풍토에 알맞아 예전부터 많이 재배되고 있다. 기후 변화에 따라 수확량의 변동이 크지만 사시사철 생산이 가능한 것이 배추다.

　『山林經濟』에 '채소 중에 가장 맛있는 것은 이른 봄의 갓 돋은 부추와 늦여름의 늦갈이 배추다.'[1]라고 하여 예전부터 배추를 좋게 평가하고 있음을 알 수 있다. 김시습(金時習 : 1435～1493)은 배추의 연한 맛에 대해 '배추의 속은 살지고도 연약하여 맛 짙은데 / 잎 사이의 가시랭이 가늘고도 더부룩하네 / 김매기를 다 끝내고 우연히 서서 보니 / 동남쪽의 봉우리 흰 구름 한 점 없이 걷혔더라.'[2]라고 표현하고 있다. 또한 배추의 좋은 맛을 찬미하여 '배추 속이 찰 때는 볍쌀도 향기로와 / 시골

---

[1] 洪萬選, 『山林經濟』, 「治膳」, 語林曰 菜食何味最佳 曰春初早韭 夏末晚菘(閑情).

[2] 金時習, 『每月堂集』, 「菘菜肥」, 菘菜肥心嫩正濃 葉間芒刺細鬖菘 荷鋤耘了偶然立 白雲捲盡東南峯.

아이 요리하고 맛보라고 불러 대네 / 이즈음은 사대부도 제법 이 맛을 알아서 / 소반 위의 양고기 먹듯이 뽐내어 보네.'[3]라고 시를 지어 부르기도 했다. 배추의 좋은 맛을 나타낸 시로 모든 백성들이 즐겨 배추를 먹었음을 짐작하게 한다. 이렇게 우리 선조들이 배추를 즐겨 먹었음에도 불구하고 한의학의 입장에서 배추에 고찰한 적이 드물었다.

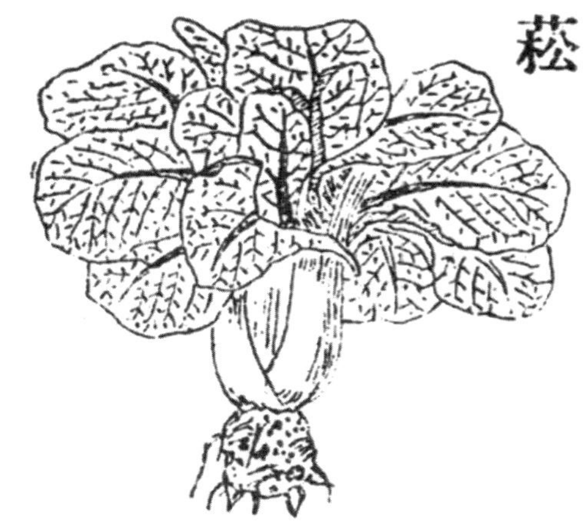

〈그림 1〉 『字典釋要』 菘

한의학적인 견지에서의 고찰 이유

일반적으로 채소라고 하면 배추를 의미하듯이 배추는 채스의 왕인 셈이다. 이러한 배추의 어원은 '백채(白菜)'로 알려져 있다. 그러나 1800년대 이전의 문헌에 백채가 배추가 아닌 머위를 의미하는 경우가 많아 논란의 소지가 많다. 또한 문헌에 따라 백채가 배추를 의미하기도 하고, 배추와 머위를 동시에 의미하는 경우도 있어 더욱 혼란을 주고 있다 그리고 배추의 성질이 서늘한 것으로 보느냐 따뜻한 것으로 보느냐에 대해서도 논란이 있어 왔다. 이와 관련하여 배추와 순무, 유채와의 상호관계와 기원을 살펴보고자 한다. 배추에 대해 기존의 연구를 바탕으로[4] 사상의학에서 배추를 어떠한 관점으로 보는지에 대해 정리해 보았다.

---

[3] 金時習, 『每月堂集』, 「菘菜肥」, 菘菜肥時稻正香 山童炊洗喚來嘗 近來士夫遷知味 盤上應誇食萬羊.

[4] 김종덕, 「배추(菘菜)에 대한 한의학적 이해」, 『선구자』, 37호, 38호, 김상진기념사업회, 1998.
　　김종덕, 『한의학에서 바라본 농산물(1)』, 부경대 한약재개발연구소, 2005.
　　김종덕, 「배추(菘)의 語源 연구」, 『사상체질의학회지』, 19권 3호, 2007.

1. 배추에 대한 인식

1) 숭(菘)의 의미

배추(Brassia campestris subsp. napus var. pekinensis M)는 한문으로 '숭(菘)' 또는 '숭채(菘菜)'라 하는데, 『本草綱目』에 의하면 '배추의 성품은 겨울을 이겨낼 수 있으며 늦게까지 시들지 않고 사시사철 항상 볼 수 있기 때문에 배추에는 소나무[松]의 절개[操]가 있다. 따라서 소나무[松]와 같은 채소[艸]라는 뜻으로 배추를 숭(菘)이라 한다. 또한 백채(白菜)라 표기하기도 하였는데 이는 청백색(靑白色)의 채소(菜蔬)라는 뜻이다.'[5]라 했다. 따라서 숭(菘)은 소나무처럼 사시사철 볼 수 있으며 월동이 가능하기에 붙여진 이름이고, 백채(白菜)는 배추의 형상을 나타냄을 알 수 있다.

2) 배추는 가장 많이 쓰이는 채소

우리나라에서 김치를 만들 때 주로 배추를 이용하기 때문에 보통 채소라고 하면 이는 배추를 의미한다.

『物名考』에 의하면 '일반적으로 채(菜)라고 하면 대부분 배추를 지칭하는 것이다. 춘채(春菜)는 봄에 일컫는 것으로 백채(白菜)와 같다. 숭채(菘菜)는 여름에 일컫는 것이다. 추채(秋菜)는 가을에 일컫는 것으로 규채(葵菜 : 아욱)와 같다. 동규(冬葵 : 아욱)는 겨울에 일컫는 것이고, 답채(蹋菜)는 늦겨울에 일컫는 것이다. 황아채(黃芽菜)는 배추 뿌리를 움집에 넣어 황색의 싹이 나오도록 한 것이다. 전간채(箭竿菜)는 그 줄기가 비대(肥大)하지만 잎이 작아 전간백(箭竿白)이라고도 하며 범채(梵菜)와 같다. 우두숭(牛肚菘)은 잎이 가장 큰 것이다. 웅번숭(熊蹯菘)은 배추의 일종으로 비미(肥美)한 것이다. 장채(藏菜)는 소금에 절인 배추가 겨울을

---

5) 李時珍, 『本草綱目』, 「菘」, 釋名 白菜 時珍曰 按陸佃埤雅云 菘性凌冬晚凋 四時常見 有松之
    操 故曰菘 今俗謂之白菜 其色青白也.

지난 것이다. 황제(黃虀)는 배추절임으로 김치이다. 제(虀)는 김치절임의 총칭이고 옛사람들이 주로 배추를 가지고 김치를 담갔으므로 황제라고 한 것이다. 다만 제(虀)와 해(醢 : 염교)가 혼동되었는데 이는 매운 것을 찧어 사용한다는 면에서 오해를 한 것이다. 혹자는 말하기를 잘게 절단한 것을 제(虀)라 하고 온전한 것을 저(菹)라 한다고 하였다. 저(菹), 제(諸), 함채(鹹菜)가 서로 같은 것이다.'6)라고 하여 배추는 채소[菜]의 대명사였음을 밝히고 있다.

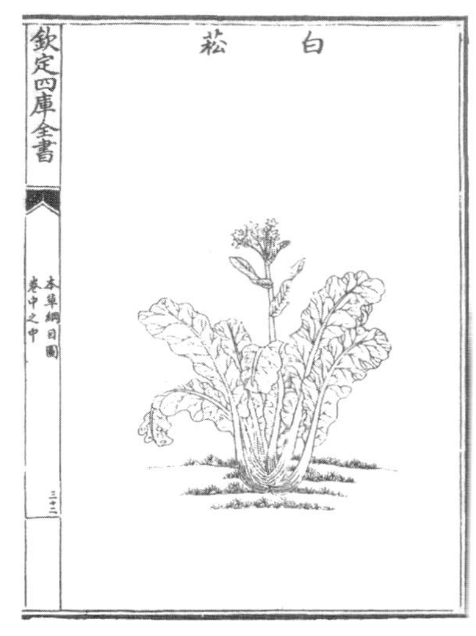

〈그림 2〉『本草綱目』白菘

도홍경(陶弘景)은 '배추에는 여러 가지 종류가 있지만 사실상 같은 무리이다. 그 맛의 유무를 떠나 채소 가운데 사시사철 항상 먹을 수 있는 것이 배추이다.'7)라고 하여 배추를 계절에 상관없이 항상 먹을 수 있다고 했다. 『東醫寶鑑』에서도 배추는 쓰임새가 많아 예전부터 국·제수(虀水)·김치 등으로 응용되어 장위(腸胃)를 뚫어 주고 속을 편안하게 도와준다고 했다.8)

3) 배추의 재배와 수확

지금은 시설 원예로 계절에 상관없이 항상 배추를 먹을 수 있지만, 여

---

6) 柳僖, 『物名考』, 「菘」, 비ᄎ. 菜 凡華人單言菜者 多指此菜. 春菜 春稱. 白菜 仝. 菘菜 夏稱. 秋菜 秋稱. 葵菜 仝. 冬葵 冬稱. 蹋菜 晩冬之稱. 黃芽菜 入窖生黃. 箭竿菜 其莖肥大 而小蕢者 曰箭竿(竿를 교정)白. 梵菜 仝. 牛肚菘 葉最大者. 熊蹯菘 一種肥美者. 藏菜 醃藏過冬. 黃虀 虀爲菹菜之通稱 而古人多以菘爲菹 故曰黃虀 只緣虀與醢字相混 遂謂擣辛物爲之 誤矣 김치. ○或曰 細切曰虀 全物曰菹. 菹. 諸. 鹹菜 仝.

7) 李時珍, 『本草綱目』, 「菘」, 弘景曰 菘有數種 猶是一類 止論其美與不美 菜中最爲常食.

8) 許浚, 『東醫寶鑑』, 「菘菜」, 通利腸胃 作羹作虀菹常食(本草).

전에도 배추를 여러 번 파종하여 재배했다. 예전에는 어떻게 배추를 길러 먹었을까? 『山林經濟』9)・『增補山林經濟』10)・『攷事新書』11)・『海東農書』12)・『林園經濟志』13) 등에 의하면 '비옥하고 습한 땅을 선택한다. 2월 상순에 배추 종자를 뿌리면 3월 중순에 먹게 되고, 5월 상순에 종자를 뿌리면 6월 중순에 먹게 된다. 배추를 심은 다음에 재거름[灰糞]으로 덮어 주고 자주 물을 준다. 또한 칠석(七夕 : 음력 7월 7일) 이후에 배추를 심기도 한다.'라고 하여 봄 여름에 걸쳐 여러 번 배추를 심었다고 했다.

배추의 수확 시기에 대해 『朝鮮王朝實錄』을 보면 '배추는 음력 4월부터 5월까지 경기도 각 고을에서 바치게 했다.'14)라는 기록이 나오는데, 이는 가을에 배추를 주로 수확하는 것과는 차이를 보이고 있다. 서울과 지리적으로 가까운 경기도에서 배추를 주로 생산한 것은 채소의 특성상 신선도를 중시한 것으로 보인다.

배추가 일반화된 것이 중국 북위(北魏 : 530~550) 시대다. 당시에 출간된 『齊民要術』에 의하면 음력 정월달에 배추를 심었다는 기록이 나온다.15) 그리고 '배추와 무[蘆蔔]를 심는 방법은 순무[蕪菁]와 동일하다. 배추[菘菜]는 순무와 비슷하지만 털이 없고 크다. 방언(方言)에 순무이면서

---

9) 洪萬選, 『山林經濟』, 「種菘菜」, 비츠 二月上旬撒種 三月中旬可食 五月上旬撒種 六月中旬可食 種後以灰糞盖 頻頻澆灌(神隱). 七夕以後種菘菜(閑情).

10) 柳重臨, 『增補山林經濟』, 「菘菜」, 비치 宜肥濕地 二月上旬撒種 三月中旬可食 五月上旬撒種 六月中旬可食 種後以糞灰盖之 頻頻澆之 秋種宜秋夕後.

11) 徐命膺, 『攷事新書』, 「種菘菜」, 二月上旬撒種 三月中旬可食 五月上旬撒種 六月中旬可食 種後以灰糞盖之 頻頻澆灌. 七夕以後種菘菜.

12) 徐浩修, 『海東農書』, 「菘」, 宜卑濕地 二月上旬撒種 三月中旬可食 五月上旬撒種 六月中旬可食 種後以糞灰益之 頻頻澆水 秋種宜七夕後 春種收子 與蘿蔔同 唐種尤肥大 沈冬菹冷美(增補山林經濟).

13) 徐有榘, 『林園經濟志』, 「菘」, [土宜] 宜卑濕地(增補山林經濟).
    徐有榘, 『林園經濟志』, 「菘」, [時候] 二月上旬撒種 三月中旬可食 五月上旬撒種 六月中旬可食(臞仙神隱書) 秋種宜七夕後 春種收子 與蘿蔔同(增補山林經濟).

14) 『朝鮮王朝實錄』, 世宗 12年 3月 丁卯, 白菜則自四月至五月 令京畿各官供進.

15) 賈思勰, 『齊民要術』, 「種葵」, 崔寔曰 正月可種 瓜瓠葵菘芥薤大小葱蘇苜蓿及雜蒜 但種此二物 皆不如秋六月六日 可種葵 中伏後可種冬葵 九月作葵菹乾葵.

자색 꽃을 피는 것을 노복(蘆菔 : 무)이라고 한다. 그러나 노복의 뿌리와 열매는 크다. 그리고 각(角)과 뿌리 잎을 모두 생식할 수 있으므로 노복(蘆菔)이 순무는 아니다.'16)라고 하여 배추·무·순무를 구별하고 있다.

4) 김치의 주재료로 쓰임

배추를 데친 다음 김치를 담그기도 했다. 『齊民要術』17)·『農政全書』18) 등에 의하면 '배추가 가장 좋고 순무도 또한 가능하다. 좋은 채소를 골라 뜨거운 물에 넣어 데친 다음 건져 낸다. 만약 채소가 시들었으면 물로 씻은 다음 건져 내어 하룻밤 놓아두면 싱싱해진다. 그런 다음 끓는 탕(湯)에 넣어 데치고 냉수에 넣어 씻는다. 소금 식초를 넣고 볶고 참기름을 넣으면 향기롭고 부드럽게 된다. 많이 만들 수 있으며 봄이 되어도 변질되지 않는다.'라고 했다. 『佩文齋廣羣芳譜』에서 순무를 설명하는 구절에 같은 내용이 보이고 있으며, 잎을 가루로 만든 다음 쌀에 섞어 죽을 쑤어 먹는다고 했다.19)

배추를 소금에 절인 다음 김치를 담갔다. 『齊民要術』20)·『佩文齋廣羣芳譜』21) 등에 의하면 '물 4말에 소금 3되를 넣고 배추를 넣고 휘저어 배추를 절인다. 또 다른 방법으로 배추에 여국(女麴)을 넣는다.'라고 했다. 여국은 통밀로 누룩을 만든 것으로 혼자(䴷子)라고도 한다.22)

---

16) 賈思勰, 『齊民要術』, 「蔓菁」, 蒸乾蕪菁根法 種菘蘆菔(蒲北反) 法與蕪菁同 (菘菜似蕪菁 無毛而大 方言曰 蕪菁紫花者謂之蘆菔 案蘆菔根實粗大 其角及根葉 並可生食 非蕪菁也) 秋中賣銀十畝得錢一萬 廣志曰 蘆菔一名雹突.

17) 賈思勰, 『齊民要術』, 「作湯菹法」, 菘佳 蕪菁亦得 收好菜擇訖 即於熱湯中煤出之 若菜已萎者 水洗漉出 經宿生之然後湯煤 煤訖令水中濯之 鹽醋中熬 胡麻油香而且脆 多作者亦得 至春不敗

18) 徐光啓, 『農政全書』, 「蔬部」, 又作湯菹法曰 收好菜擇訖 即於熱湯中煤出之 若菜已萎者 水洗漉出 經宿生之然後湯煤 煤訖令水中灌之 鹽醋中熬 胡麻油香而且脆 多作者亦得 至春不敗.

19) 劉灝, 『佩文齋廣羣芳譜』, 「蔓菁」, 作湯菹法 好菜擇訖 即入熱湯中煤出 冷水濯過 鹽醋中熬 胡麻油香而且脆 多作可留至春 若菜已萎 水洗漉出 經宿生之 然後煤乾 葉屑之 和穀作粥食.

20) 賈思勰, 『齊民要術』, 「作菘鹹菹法」, 水四斗 鹽三升 攪之令殺菜 又法菘一行女麴間之.

21) 劉灝, 『佩文齋廣羣芳譜』, 「白菜」, 作菘鹹菹法 水四斗 鹽三升 攪之令殺菜 又法菘一斤女麴間之

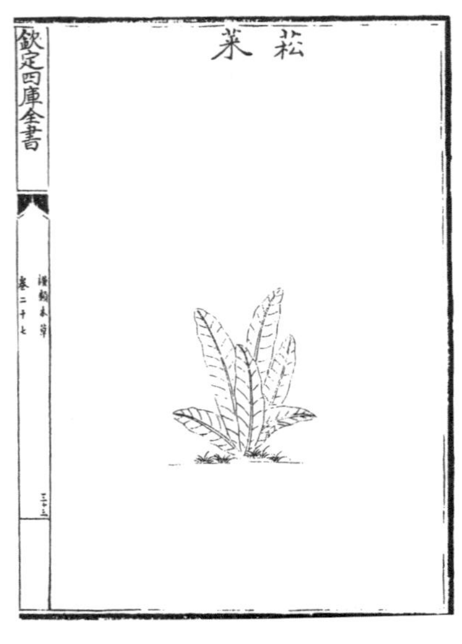

〈그림 3〉『證類本草』菘菜

아욱김치보다는 배추김치를 선호했다. 『齊民要術』23) ·『佩文齋廣羣芳譜』24) 등에 의하면 '세상 사람들은 아욱김치를 좋아하지 않았다. 그 이유는 아욱이 너무 무르기 때문이다. 김치에 사용하는 배추는 사일(社日 : 입춘·입추일로부터 5번째 무일(戊日)을 춘사(春社)·추사(秋社)라 하여 제사를 지낸다. 여기에서는 추사(秋社)로 대략 9월 18~27일에 해당된다.) 20일 전에 심고 아욱은 사일(社日) 30일 전에 심는다. 아욱을 잘 저장하려면 꽃망울이 터지는 때가 가장 좋다. 10일 정도 서리를 맞은 아욱을 채취한다.'라고 하여 아욱에 비해 배추로 김치를 주로 담근다고 했다.

배추뿌리로 김치를 담그기도 했다. 『齊民要術』25) :『佩文齋廣羣芳譜』26) 등에 의하면 '배추를 깨끗이 씻고 약 3촌 정도의 산자(算子 : 산가지)처럼 길쭉하게 자른다. 배추뿌리를 묶어 끓는 물에 잠간 넣었다가 꺼낸다. 뜨거울 때 소금과 식초, 잘게 채 썬 귤피(橘皮 : 귤껍질)를 넣고 섞는다. 요리해서 절반을 올린다.'라고 했다.

---

22) 許浚, 『東醫寶鑑』, 「小麥」, 女麴完小麥爲之 一名麯子 黃蒸磨小麥爲之 一名黃衣 並消食(本草).

23) 賈思勰, 『齊民要術』, 「蒲菹」, 世人作葵菹不好 皆由葵大脆故也 菹菘以社前二十日種之 葵社前三十日種之 使葵至藏 皆欲生花乃佳耳 葵經十朝 若霜乃采之.

24) 劉灝, 『佩文齋廣羣芳譜』, 「葵」, 齊民要術 世人作葵菹不好 皆由葵太脆故也 菹菘以社前二十日種之 葵社前三十日種之 使葵至藏 皆欲生花乃佳耳 葵經十朝 若(苦를 교정)霜乃采之.

25) 賈思勰, 『齊民要術』, 「菘根檮菹法」, 菘淨洗 徧體須長切 方如算子長三寸許 束菘根入沸湯 小停出 及熱 與鹽酢細縷切橘皮和之 料理半奠之.

26) 劉灝, 『佩文齋廣羣芳譜』, 「白菜」, 齊民要術 菘淨洗 徧體須長切 方如算子長三寸許 束菘根入沸湯 小停出 及熱 與鹽酢細縷切橘皮和之 料理半奠之.

2. 배추의 표기 변화

　배추[菘]의 표기 변화에 대해 살펴보기로 하자. 현재 우리가 사용하고 있는 '배추'는 '白菜'에서 유래된 단어로 봐야 한다. 우리나라 최초의 국어사전인 『訓蒙字會』에서 배추를 '비치'라 처음으로 표기한[27] 이후 '白菜 → 비치 → 비츠 → 비차 → 배채[28] → 배추'로의 표기 방법이 변화된 뒤에 오늘날의 배추라는 단어가 되었다. 따라서 지금은 서울말인 '배추'가 표준어이지만 방언(方言)인 '배차'가 옛사람들의 발음에 더 가깝다고 볼 수 있다. 현재 우리나라에서 '菘'을 '숭'이라 발음하고 있는데 처음부터 이러한 발음은 아니었다. 최초의 국어사전인 『訓蒙字會』에서는 소나무를 의미하는 '松'과 같이 '菘'을 '숑'이라 발음했지만,[29] 『자류주석(字類註釋)』(1856)에서는 '슝',[30] 『자전석요(字典釋要)』(1909)에서는 현재와 같이 '숭'이라 발음한 것을 보면 '菘'은 '숑 → 슝 → 숭'으로의 발음 변화를 보이고 있다.

　우리나라 문헌에 나온 배추와 머위에 대한 표기와 발음 변천 과정을 연대순으로 살펴보면 다음 페이지의 〈표 1〉과 같다.

3. 백채(白菜)는 배추일까, 머위일까?

　현재 배추에 대한 어원을 백채(白菜)로 보는 것이 일반적이고 한문으로 숭(菘)이라고 한다. 그런데 문헌에 따라 백채(白菜)와 숭(菘)이 서로 다른 것으로 기록되어 있고, 백채를 배추가 아닌 머위로 표기되어 있어 논란의 소지가 있다. 이에 시대별로 백채의 문헌을 고증함으로써 백채

---

27) 崔世珍, 『訓蒙字會』, 「菜蔬」, 菘 비치 숑 俗呼 白菜.

28) 池錫永, 『字典釋要』, 菘 菜名 배채 숭.

29) 崔世珍, 『訓蒙字會』, 「木樹」, 松 솔 숑. 俗呼油松 又呼잣나모 曰果松 呼子曰 海松子.

30) 鄭允容, 『字類註釋』, 菘 비치 슝. 菜名或芸薹.

〈표 1〉배추와 머위에 대한 표기와 발음 변천 과정

고서	배추(漢文)		배추(한글)	머위(漢文)	머위(한글)
鄕藥救急方(1236)	菘		無蘇		
山家要錄(1450)				白菜	
慵齋叢話(1525)		白菜			
訓蒙字會(1527)	菘	白菜	비치 숑.		
東醫寶鑑(1613)	菘菜		비치	白菜	머휘
閑情錄(1618)				白菜	
海東雜錄(1670)	菘菜	白菜			
山林經濟(1715)	菘菜		비츠	白菜	머휘
圖書集成(1726)(淸)		白菜			
同文類解(1748)		白菜	비치		
及幼方(1749)	菘菜		비치		
增補山林經濟(1766)	菘菜		비치	白菜	머회
蒙語類解(1768)		白菜	비치		
攷事新書(1771)	菘菜			白菜	
譯語類解(1775)		白菜	비치		
本史(1787)	菘		培菜		
濟衆新編(1799)	菘菜		비치		
海東農書(1799)	菘	白菜	비치	白菜	머휘
物譜(1802)	白菘 牛肚菘		비츠	白菜	머회
良方金丹(미상)	菘菜		비치	白菜	머휘
蒙喩(1810)	菘菜	白菜	비쵸		
閨閤叢書(1815)	숭치		비츠		
雅言覺非(1819)	菘菜	白菜	븨채		
物名考(1820)	菘		비츠	白菜	머휘
物名括(미상)	白菘 牛肚菘	白菜	비츠	白菜	머회
東言考畧(미상)		白菜	비처	白菜	머우
林園經濟志(1827)	菘 牛肚菘	白菜	비치		
農政會要(1830)	菘	白菜			
本草附方便覽(1855)	菘菜	白菜			
字類註釋(1856)	菘 芸薹		비치 슝		
月餘農歌(1861)	菘	白菜	비츠		
醫宗損益(1867)	菘菜	白菜			
廣才物譜(미상)	菘	白菜	비츠		
時議全書(1800末)	菘		비초		
字典釋要(1909)	菘		배채 숭.		
兩無神編(1931)		白菜			
秘傳萬病通治法(1933)				白菜	미회
小兒醫方(1936)		白菜			

가 어떠한 의미로 사용되었는지에 대해 살펴보고자 한다.

1) 백채(白菜)가 머위를 의미하는 경우

『山家要錄』의 백채(白菜)는 머위

『산가요록(山家要錄)』은 전순의(全循義 : ?~?)가 1450년경 집필한 것으로 추정되는데, 여기에 '백채(白菜)를 깨끗이 씻어 1동이에 소금 3홉을 넣고 하룻밤 지낸 다음 다시 씻는다. 소금을 전과 같이 다시 넣고 항아리에 담아 물을 붓기를 다른 침채(沈菜 : 김치)처럼 한다.'[31]라고 했다. 이 문장만으로는 백채가 배추인지 머위인지 알기 어렵다. 논란의 소지는 있지만 농촌진흥청에서 번역된 『山家要錄』에 머위김치로 보았고, 당시에 여러 가지의 침채(沈菜)가 있는 것으로 미루어 백채를 머위로 보았다. 그리고 전순의(全循義)의 또 다른 저서인 『食療纂要』에 백채(白菜)는 나오지 않고 숭채(菘菜 : 배추)만 언급되고 있는 것도 또 하나의 이유다.

『東醫寶鑑』의 백채(白菜 : 머휘)

『東醫寶鑑』은 광해군 2년(1610)에 편찬되어 광해군 5년(1613)에 간행된 책으로 한의학을 집대성한 책이다. 여기에 숭채(菘菜 : 비치)도 나오지만 별도의 항목으로 '백채(白菜 : 머휘)는 성질이 평하고 무독하다. 줄기를 삶아 국이나 나물로 먹는데 맛이 매우 좋다. 우리나라 곳곳에 있다.'[32]라고 나온다. 즉 여기에 언급된 백채는 배추가 아닌 머위를 지칭하고 있다. 또한 줄기를 삶아 나물로 먹는 것은 배추가 아닌 머위임이 분명하다.

『閑情錄』의 백채(白菜)는 머위

허균(許筠)이 저술한 『한정록(閑情錄)』(1618)에 '음력 7~8월에 종자를 심었다가 9월에 이랑을 치고 나누어 심는다. 분수(糞水 : 똥물)를 자주

---

31) 全循義, 『山家要錄』, 「沈白菜」, 白菜淨洗一盆 下鹽三合 經宿更洗 下鹽如前納甕 注水他沈菜同.

32) 許浚, 『東醫寶鑑』, 「白菜」, 머휘 性平無毒 取莖煮作羹茹 甚佳 處處種之(俗方).

주되, 서풍(西風)이 불거나 구초일(九焦日)에는 주지 말아야 한다. 갓[芥菜]·백채(白菜)·단무우[甜菜]·오송채(烏松菜)·함채(葴菜)가 이에 해당된다.'33)라고 했다. 여기에서 말하는 구초일(九焦日)은 예전부터 곡식을 심으면 싹이 나지 않는다고 보았다.34) 구초일은 고초일(枯焦日) 또는 고초일(苦焦日)이라고도 하였는데, 정월은 진(辰), 2월은 축(丑), 3월은 술(戌), 4월은 미(未), 5월은 묘(卯), 6월은 자(子), 7월은 유(酉), 8월은 오(午), 9월은 인(寅), 10월은 해(亥), 11월은 신(申), 12월은 사(巳)가 일진에 든 날을 말한다고 『山林經濟』35)·『과농소초(課農小抄)』(1799)36)·『동초단방(東草單方)』37) 등에서 언급하고 있다.

대부분의 사전류에서 『閑情錄』에 나오는 백채(白菜)를 배추로 잘못 이해하고 있으나, 여기에 나오는 백채는 머위로 봐야 한다. 왜냐하면 후대에 나온 『山林經濟』38)·『增補山林經濟』39)·『攷事新書』)40)·『海東農書』(1799)41) 등에서 같은 문장을 동일하게 머위의 항목에서 인용하기 때문이다.

---

33) 許筠, 『閑情錄』, 「治農」, 七八月下種 九月治畦分栽 頻用糞水澆之 遇西風九焦日 不可澆. 芥菜 白菜 甜菜 烏松菜 葴菜.

34) 李石, 『續博物志』, 九焦日種穀 則不生芽.
李晬光, 『芝峰類說』, 「歲時」, 九焦日種穀 則不生牙.

35) 洪萬選, 『山林經濟』, 「耕播」, 九焦日 °正辰 二丑 三戌 四未 五卯 六子 七酉 八午 九寅 十亥 十一申 十二巳 謂之苦焦日.

36) 朴趾源, 『課農小抄』, 「播穀」, 下種 忌丁亥 又枯焦日 不生芽 又忌田痕日 五穀種同. 直說補日 博物志云 枯焦日 種穀不生芽 正月辰 二月丑 三戌 四未 五卯 六子 七酉 八午 九寅 十亥 十一申 十二巳 謂之枯焦日.

37) 『東草單方』, 「種痘始痛日數論」, 枯焦日 正辰 二丑 三戌 四未 五卯 六子 七酉 八午 九寅 十亥 冬申 臘巳.

38) 洪萬選, 『山林經濟』, 「種白菜」, 七八月下種 九月治畦分栽 頻用糞水澆之 遇西風 九焦日 則不可澆 (閑情錄 焦日見耕稿).

39) 柳重臨, 『增補山林經濟』, 「白菜」, 七八月撒子種之 九月治畦分栽 時時澆之 遇西風 九焦日 不可澆.

40) 徐命膺, 『攷事新書』, 「白菜」, 七八月下種 九月治畦分栽 頻用糞水澆之 遇西風 九焦日 則不可澆.

41) 徐浩修, 『海東農書』, 「白菜」, 七八月下種 九月治畦分栽 頻用糞水澆之 遇西風 九焦日 則不可澆(閑情錄 焦日見耕播).

『山林經濟』의 숭채(菘菜 : 빈츠)

『山林經濟』에서는 숭채(菘菜 : 빈츠)와 백채(白菜 : 머휘)를 구분하여 설명하고 있다. 여기에서 백채(白菜)에 대해 '8월에 비옥한 땅을 쟁기와 호미로 갈아 거름을 주고 이랑과 두둑을 친 다음 듬성듬성 씨를 뿌린다. 싹이 3촌 정도 자라기를 기다려 이랑 안쪽에 심고 물을 준다. 뿌리가 자리 잡고 잎이 일어서거든 분수(糞水)를 주는데 40일이 되면 먹을 수 있다. 9~10월에 심어도 된다.'[42]라고 하여 머위에 대한 설명을 하고 있다.

『增補山林經濟』에서도 숭채(菘菜 : 빈츠)와 백채(白菜 : 머회)를 구분하고 있다. '우물 근처의 낮고 습한 곳에 심는다. 널리 퍼져 무성하게 자라고 줄기는 연하고 수분이 많다. 삶아 국으로 만들거나 줄기는 구워서 먹는데 역시 좋다.'[43]라고 설명하는 것으로 보아 백채(白菜)는 머위를 지칭함을 알 수 있다.

일반적으로 머위는 습한 곳에 잘 자라고 배추는 물 빠짐이 좋은 곳에 잘 자라기 때문에 우물 근처의 습한 곳은 배추가 아닌 머위를 심어야 한다. 그리고 배추는 일반적으로 잎을 주로 먹지만 머위는 줄기를 주로 먹는다. 따라서 『增補山林經濟』의 백채(白菜)는 배추가 아닌 머위임이 분명하다.

『攷事新書』의 숭채(菘菜)와 백채(白菜) 분류

서명응(徐命膺)의 『攷事新書』에 숭채(菘菜)와 백채(白菜)가 분류되어 설명되어 있다.[44] 비록 한글로 표기되어 있지 않지만 『山林經濟』의 내용과 동일하므로 『攷事新書』의 숭채는 배추로, 백채는 머위로 보아야

---

42) 洪萬選, 『山林經濟』, 「種白菜」, 머휘 八月擇肥地 以犁鉏過 用糞土淹之 打戎畦壠 漫撒其子 待出芽約三寸高拔起 成行於畦內栽之 用水澆灌 待根定葉起 便用糞澆 四十日乃可食之 九十月亦可種 (神隱).

43) 柳重臨, 『增補山林經濟』, 「白菜」, 머회 井邊卑濕處種之 蔓延盛蕃 莖軟多水 煮作羹 茄炙食亦佳.

44) 徐命膺, 『攷事新書』, 「白菜」, 八月擇肥地 以犁鋤過 用糞土淹之 打成畦壠 漫撒其子 待出芽約三寸高拔起 成行於畦內栽之 用水澆灌 待根定葉起 便用糞澆 四十日乃可食之 九十月亦可種.

한다.

　『物譜』에는 백숭(白菘)·우두숭(牛肚菘)은 '비츠'라 하였고,45) 백채(白菜)는 '머회'라고 구분되어 있다.46) 이에 대한 설명이 없어 논란의 소지가 있으나 백채(白菜)를 머위의 고어인 '머회'로 표기된 것으로 미루어 머위로 볼 수 있다.

　조선 후기에 저술된 것으로 추정되는 『良方金丹』에 숭채(菘菜 : 비치)와47) 백채(白菜 : 머휘)가48) 구별되어 표기되어 있다. 따라서 『良方金丹』의 백채(白菜)도 머위로 보아야 한다.

　『物名考』에서는 숭(菘 : 비츠)과 백채(白菜 : 머휘)가 서로 분류되어 설명되어 있다. 특히 백채(白菜)에 대해 '동의(東醫 : 우리나라 의원)들은 머휘를 백채라고 하는데 세신(細辛)과 모양이 비슷하다. 따라서 여기에 붙여서 적어 놓는다.'49)라고 했다. 족두리풀인 세신의 모양은 분명 배추가 아닌 머위와 비슷하다. 그리고 중국과는 다르게 우리나라에서 머위를 백채로 표기했다고 강조하고 있다.

　『비전만병통치법(秘傳萬病通治法)』(1933)에 닭의 질환을 치료하는 데 백채(白菜)가 나온다. '닭이 천식을 할 때 미회(白菜)의 잎에 쥐똥을 참기름에 담갔다가 싸서 준다.'50)라고 했다. 여기에 나오는 백채는 배추가 아닌 머위(미회)로 보인다.

2) 백채(白菜)가 배추를 의미하는 경우

　성현(成俔)은 『慵齋叢話』에 '채소와 과실은 토질에 맞추어 심어야 이익

---

45) 李嘉煥 李載威, 『物譜』, 白菘 牛肚菘 비츠.

46) 李嘉煥 李載威, 『物譜』, 白菜 머회.

47) 『良方金丹』, 菘菜 비치.

48) 『良方金丹』, 白菜 머휘.

49) 柳僖, 『物名考』, 白菜 東醫 以머휘爲白菜 亦類細辛 故附之.

50) 李宗壽, 『秘傳萬病通治法』, 「鷄」, 鷄哮 白菜(미회)葉에 包鼠屎蘸香油栖라.

을 거둘 수 있다. 지금의 동대문 밖
왕십리[往審坪]에는 순무·무·백채(白
菜) 등을 심고, 청파역·노원역은 토
란이 잘된다.'[51]라 하여 지역에 따라
알맞은 작물을 소개하고 있다. 여기
에 나오는 백채(白菜)는 배추로 보아
야 한다. 왜냐하면 『해동잡록(海東雜
錄)』(1670)에 '우리나라 사람들이[東
人] 숭채(菘菜)를 백채(白菜)로 이해
하였다. 한양성 밖에서 사람들이 배
추를 즐겨 심고 그 이로움을 취하려
고 한다.'[52]라고 하여 그 내용이 비
슷하기 때문이다.

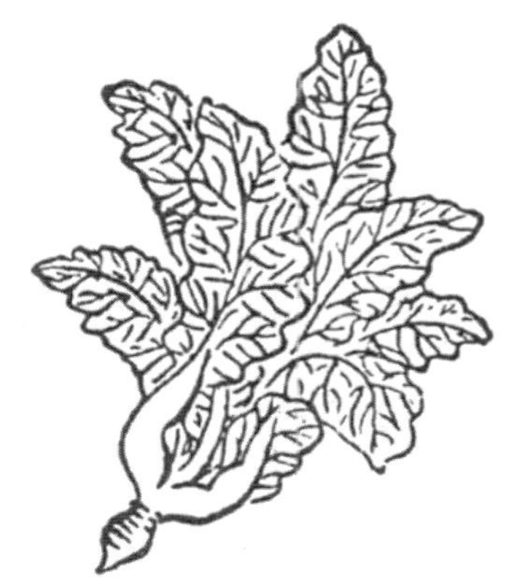

〈그림 6〉『本草從新』白菘

　중종 22년(1527)에 편찬된 『訓蒙字會』에서도 숭(菘 : 배추)을 설명하면
서 세속에서 백채(白菜)라 한다고 했다. 여기에 나오는 백채(白菜)는 배
추로 보아야 한다.

　『동문유해(同文類解)』(1748)[53]·『몽어유해(蒙語類解)』(1768)[54]·『역어유
해(譯語類解)』(1775)[55] 등의 사전류에서는 공통적으로 백채(白菜)를 '비
치'로 표기하고 있어 여기에 나오는 백채(白菜)는 배추로 보아야 한다.
좀 더 후대에 나온 『蒙喩』[56]에서도 백채(白菜)를 '비쵸'라고 하면서 숭채
(菘菜)와 같다고 했으므로 이는 분명 배추를 지칭한다.

　『고금도서집성(古今圖書集成)』(1726)은 청(淸)나라가 심혈을 기울여 정

---

51) 成俔, 『慵齋叢話』, 卷之七, 凡菜菓 皆隨二宜而種之 以收其利 今東大門外往審坪 種蕪菁蘿蔔
　　白菜之類 靑坡蘆原兩驛 好種蹲鴟.

52) 權鼈, 『海東雜錄』, 「成俔」, 東人以菘菜爲白菜 漢陽都城門外 人好種之 以收其利.

53) 玄文恒, 『同文類解』, 白菜 비치.

54) 李億成, 『蒙語類解』, 白菜 비치.

55) 司譯院, 『譯語類解』, 白菜 비치.

56) 張混, 『蒙喩』, 菘菜 비쵸 白菜.

벌하고자 할 때 완성한 것이다. 여기에 백채(白菜)가 나온다. 같은 태용이 『本草綱目』의 채소에 나오므로 『古今圖書集成』의 백채(白菜)는 머위가 아닌 배추로 오해의 소지가 없어야 한다.57)

정약용(丁若鏞)은 '내복(萊葍)은 방언으로 무우채(蕪尤菜)라고 하는데, 이것은 무후채(武侯菜)의 와전임을 모르고, 송채(菘菜)는 방언으로 배초(拜草)라고 하는데, 이것은 백채(白菜)의 와전임을 모른다.'58)라고 하면서 백채(白菜)는 배추라고 했다.

『林園經濟志』에서는 숭(菘)은 백채(白菜)로 '비치'라 한다고 했으며 그 설명이 『本草綱目』의 배추 설명과 동일하다.59) 따라서 여기에 나오는 백채(白菜)는 배추로 보아야 한다.

『농정회요(農政會要)』(1830)에서는 숭(菘)이 백채(白菜)라고 한 것과는 달리 백채白菜)가 바로 숭(菘)이라고 했다.60) 즉 기존에는 숭이 우선이었으나 여기에서는 백채를 우선적으로 소개하고 이를 설명하는 과정에서 숭과 같다고 한 것이다. 백채가 배추의 대명사로 쓰이기 시작한 것이다.

황도연(黃度淵: 1807~1884)의 『本草附方便覽』에 백채(白菜)는 숭채(菘菜)라고 했으며,61) 그 효능이 다른 의서의 배추와 일치하고 있다. 따라서 여기에서의 백채(白菜)는 배추로 보아야 한다. 『의종손익(醫宗損益)』(1867)에서도 숭채(菘菜)는 백채(白菜)를 의미한다고 했다.62) 출간 연대 미상인 『廣才物譜』에서도 숭(菘)은 '비츠'로 백채(白菜)와 같다고 했다.63)

---

57) 『古今圖書集成』, 「目門」, 飛絲入目 白菜揉爛 帕包 滴汁三二點 入目中卽出.(普濟方).

58) 丁若鏞, 『與猶堂全書』, 「跋竹欄物名攷」, 萊葍 方言曰蕪尤菜 不知是武侯菜之訛也 菘菜 方言曰拜草 不知是白菜之誤也.
　　丁若鏞, 『雅言覺非』, 白菜誤翻爲拜草 華音本븨채.

59) 徐有榘, 『林園經濟志』, 「菘」, 비치 案一名白菜 諸家本草 莖葉 甘溫無毒 通利腸胃.
　　徐有榘, 『林園經濟志』, 「菘」, [名品] 一名白菜.(本草綱目 有二種 一種莖圓厚微靑 一種莖扁薄而白 其葉皆淡靑白色 又有牛肚菘 最肥大).

60) 崔漢綺, 『農政會要』, 「白菜」, 白菜一名菘(埤雅云 菘性凌冬不彫 四時長有 有松之操 故其字會意) 諸菜中最堪常食.

61) 黃度淵, 『本草附方便覽』, 「眼」, 白菜卽菘 揉爛帕包 滴汁三二點 入目卽出.

62) 黃度淵, 『醫宗損益』, 「菘菜」, 一名白菜 ○微毒.

김형수(金迥洙)는 『月餘農歌』에서 숭(菘)은 '비츠'로 백채(白菜)와 같다고 했다.[64] 따라서 『月餘農歌』의 백채白菜)는 배추로 보아야 한다. 한편 또 다른 저서인 『農家十二月俗詩』에서는 숭(菘)·백숭(白菘)·우두숭(牛肚菘)이 서로 같은 것이라고 했다.[65]

『양무신편(兩無神編)』(1931)[66]과 고종 때 태의원(太醫院)의 전의(典醫)였던 최규헌(崔奎憲)의 유고인 『소아의방(小兒醫方)』(1936)[67]에 소아가 단독(丹毒)에 걸렸을 때 백채(白菜)를 찧어 붙인다고 했다. 여기에 나오는 백채(白菜)는 머위가 아닌 배추로 보아야 한다. 왜냐하면 많은 의서에서 소아의 단독에 배추를 사용하기 때문이다.

3) 백채(白菜)가 머위와 배추 2가지 의미로 사용된 경우

서호수(徐浩修 : 1736~1799)의 『海東農書』의 숭(菘 : 비치)과 백채(白菜 머휘)는 분류된 것뿐만 아니라 한글로 표기되어 있고 그 설명이 『山林經濟』와 동일하다.[68] 따라서 여기에 나오는 백채(白菜)는 머위로 보아야 한다. 그런데 배추인 숭(菘)을 설명할 때 백채(白菜)라고 한다고 하면서 『本草綱目』을 인용하고 있다.[69] 즉 백채(白菜)가 어는 곳에서는 머위로 사용되었고, 어느 곳에서는 배추의 의미로 사용되었던 것이다.

---

63) 『廣才物譜』, 「菘」, 비츠. 白菜.

64) 金迥洙, 『月餘農歌』, 菘. 비츠 白菜.

65) 金迥洙, 『農家十二月俗詩』, 菘. 白菘 牛肚菘 同.

66) 南載喆, 『兩無神編』, 「小兒諸病門」, 小兒赤遊 行於上下 至心卽死 白菜擣傳之卽止.

67) 崔奎憲, 『小兒醫方』, 「初生諸症」, 初生後 全身에 丹毒이 發生하야 赤腫(불근헌데)이 遊호(번지는것)하다가 若入腹하면 難治이니 名曰赤遊이니라 此에는 必히 宜用左記方藥이니라. (중략) 又 白菜를 擣爛付之 有效.

68) 徐浩修, 『海東農書』, 「白菜」, 머휘 八月擇肥地 以犁鋤過 用糞土淹之 打成畦壠 漫撒其子 등 出芽約三寸高拔起 成行於畦內栽之 用水澆灌 待根定葉起 便用糞澆 四十日乃可食之 九十月亦可種.

69) 徐浩修, 『海東農書』, 「菘」, 비치 菘亦名白菜 有二種 一種莖圓厚微靑 一種莖扁薄而白 其葉皆淡靑白色(本草綱目).

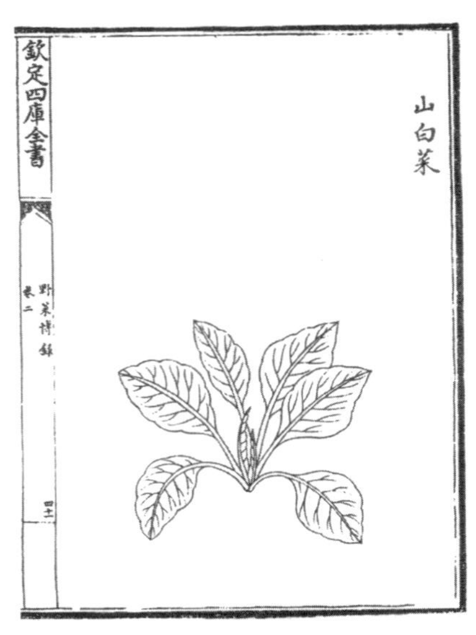

<그림 7> 『農政全書』 山白菜

저자와 저술 시기가 밝혀지지 않은 『물명괄(物名括)』에 백숭(白菘)·우두숭(牛肚菘)·백채(白菜)가 '빈츠'라고 나오고,70) 다른 항목에서 백채(白菜)가 '머회'라고 나온다.71) 즉 백채(白菜)가 배추로 사용되기도 하고 머위로 사용되었다는 것이다. 머위로 사용되던 백채(白菜)가 조선 후기에 오면서 배추의 의미로 사용되던 중간과정으로 보인다.

박경가(朴慶家)의 『東言考畧』에서도 백채(白菜)가 배추와 머위의 뜻을 동시에 가진 것으로 사용되고 있다. 백채(白菜)는 '빈처'라고 하였으며,72) 또 다른 한편으로는 '백채(白菜)는 머우라고 한다. 이는 마우(麻藕)에서 유래되었는데, 머위의 줄기와 뿌리[藕]가 마(麻)와 비슷하기 때문이다.'73)라고 설명하고 있다. 『東言考畧』도 『物名括』과 마찬가지로 백채(白菜)의 의미가 머위에서 배추로 전환되는 과정으로 보인다.

이상과 같은 백채(白菜)에 대한 고서를 조사한 결과 다음과 같이 유추할 수 있다. 우리나라에서는 중국과는 달리 백채(白菜)를 머위로 보았으나, 조선후기에 오면서 점차 백채(白菜)를 배추의 의미로 사용하기도 하고 머위의 의미로도 사용하기도 하는 과정을 거쳐 후대에는 백채(白菜)를 머위가 아닌 배추의 의미로 사용한 것으로 보인다.

---

70) 『物名括』, 白菘 빈츠. 牛肚菘 슌. 白菜 슌.

71) 『物名括』, 白菜 머회.

72) 朴慶家, 『東言考畧』, 빈처者 白菜也.

73) 朴慶家, 『東言考畧』, 白菜曰머우者 麻藕也 其莖藕如麻也.

4. 배추의 기원과 도입

배추가 강화도 특산물로 알려진 순무(Brassia rapa var. depresa 蕪菁), 제주도 유채꽃으로 알려진 평지(Brassica campestris subsp. napus var. nippo-oleifera M 蕓薹)와 기원이 같다는 사실은 식물학을 전공하지 않는 한 알기 힘든 일이다. 배추 순무 평지는 염색체 수가 n=9인 무[Rapanus sativus ; 蘿蔔]와는 달리 염색체 수가 n=10으로 동일한 유전자를 가지고 있어, 상호간 교잡이 가능하여 유전학적으로 근연 관계라 할 수 있다.

같은 유전자를 가진 배추·순무·평지의 분화시기에 대해는 약간의 이론이 있으나 다음과 같이 정리되고 있다. 약 2천 년 전 지중해 연안에서 자생하는 잡초성의 평지(B. campestris, 油菜 蕓薹)가 아프가니스탄 지역을 중심으로 순무[蕪菁]로 분화되었고, 서기 300년대에 순무에서 배추가 분화 육종된 것으로 보인다.[74]

『남방초목상(南方草木狀)』(305)에 의하면 '영교(嶺嶠) 이남에는 순무[蕪菁]가 없었는데 우연히 한 선비가 공무를 집행하면서 종자를 가져다 심었다. 땅에서 나와 갓[芥]으로 변했으니 이는 귤을 강북(江北)에 심으면 탱자로 변하는 것과 같다. 곡강(曲江)에서는 배추[菘]로 되었으니 사람들이 진숭(秦菘)이라고 하였다.'[75]라고 하여 순무에서 배추가 분화되었음을 보여 주고 있다. 그러나 여기에 나오는 진숭(秦菘)은 배추가 아니라 무를 말하는 것으로, 광남인(廣南人)들의 방언이라는 주장도 있다.[76] 따라서 '종자의 기름을 이용하는 평지[油菜] → 뿌리를 이용하는 순무[蕪菁] → 잎을 이용하는 배추[菘菜]'로의 분화 과정을 거쳐 오늘의 배추가 형성되었다고 볼 수 있다. 배추가 처음 육종되었을 때는 잎이 여러 겹으로 겹쳐서 둥글게 속이 드는 결구(結球)가 되지 않았으나, 점차 반결구 배추

---

74) 李盛雨, 『東아시아 속의 古代韓國食生活史硏究』, 1994. 317~319쪽.

75) 嵇含, 『南方草木狀』, 「蕪菁」, 嶺嶠已南俱無之 偶有士人 因官攜種就彼種之 出地則變爲芥 亦橘種江北爲枳之義也 至曲江方有菘 彼人謂之秦菘.

76) 李時珍, 『本草綱目』, 「萊菔」, 頌曰 紫花菘 溫菘 皆南人所呼 吳人呼楚菘 廣南人呼秦菘.

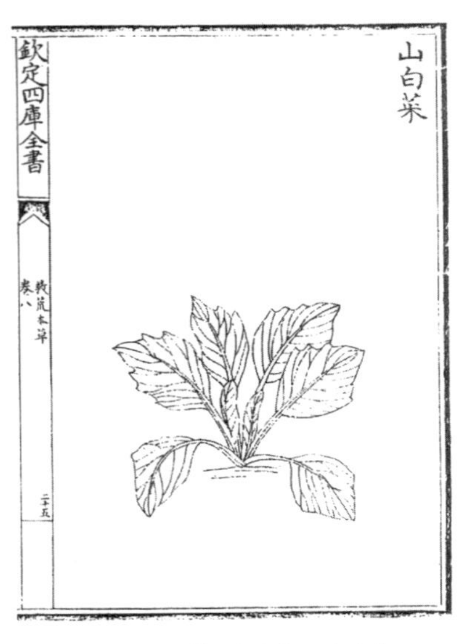

〈그림 8〉 『救荒本草』 山白菜

→ 결구 배추로의 품종 육성이 있었다.

예전에는 배추를 잎이 제일 크고 두터우며 맛이 좋은 우두숭(牛肚菘), 잎이 얇고 가늘며 약간 맛이 쓴 자숭(紫菘), 순무[蔓菁]와 비슷한 백숭(白菘) 등 3가지 품종으로 분류했다.77) 하지만 이시진(李時珍)은 자줏빛 꽃[紫花]을 피우는 자숭(紫菘)은 무[蘆葍]로 보아야 하기 때문에 배추의 일종으로 볼 수 없으며, 배추 뿌리가 작고 단단하여 먹을 수 없음을 들어 배추[白菘]가 순무와 비슷하다는 것은 잘못되었다고 지적하고 있다.78) 여기에서 언급된 우두숭(牛肚菘)에 대해, 중국 양주(揚州)에 배추 잎이 둥글고 크며 혹 부채와 같기도 한 것이 있는데 먹으면 찌꺼기가 없이 잘 씹혀 다른 지역의 것보다 월등히 좋은 것을 우두숭(牛肚菘)의 일종으로 보는 견해도 있다.79) 『廣才物譜』에서는 우두숭이 잎이 둥글고 두텁다고 했으며,80) 『農家十二月俗詩』에서는 숭(菘)·백숭(白菘)·우두숭(牛肚菘)이 서로 같은 것이라고 했다.81)

그리고 남쪽에서 자라던 배추를 북쪽에 심으면 순무가 되고, 이를 다시 남쪽에 심으면 배추가 된다는 주장82)이 있어 왔으나, 이시진(李時珍)

---

77) 李時珍, 『本草綱目』, 「菘」, 恭曰 菘有三種 牛肚菘葉最大厚 味甘 紫菘葉薄細 味少苦 白菘似蔓菁也.

78) 李時珍, 『本草綱目』, 「菘」, 時珍曰 白菘卽白菜也 牛肚菘卽最肥大者 紫菘卽蘆葍也 開紫花 故曰紫菘 蘇恭謂白菘似蔓菁者 誤矣 根葉俱不同 而白菘根堅小 不可食.

79) 李時珍, 『本草綱目』, 「菘」, 頌曰 揚州一種菘葉 圓而大 或若箑 啖之無渣 絶勝他上者 疑卽牛肚菘也.

80) 『廣才物譜』, 牛肚菘 圓葉脆肥者.

81) 金逈洙, 『農家十二月俗詩』, 「三月」, 菘 白菘 牛肚菘 同.

82) 李時珍, 『本草綱目』, 「菘」, 菘菜不生北土 有人將子北種 初一年卽半爲蕪菁 二年菘種都絶 將蕪菁子南種 亦二年都變 土地所宜如此.

은 여기에서 말하는 배추는 배추가 아니고 순무와 무를 지칭하는 것으로, 서로 다른 것임을 강조했다.83) 이와 같이 순무와 배추를 서로 혼동하여 서술한 경우가 많았음을 지적하면서, 북쪽 지역에 배추가 없었다는 주장은 당(唐)나라 이전에 해당되는 경우이고 그 이후에는 배추가 남쪽과 북쪽 지역 모두에 있다고 정리하고 있다.84)

배추·순무·평지의 근연 관계를 밝혀 주는 문헌

송나라 때 나온 『爾雅翼』에서는 '배추씨[菘子]는 흑색이고, 순무씨[蔓菁子]는 자적(紫赤)색이며 크고 작은 것이 서로 비슷하다. 그러나 무씨[蘿葍子]는 황적색(黃赤色)으로 크기가 몇 배에 달하고 둥글지 않다.'85) 라고 하여 배추·순무·무를 서로 구분하고 있다. 같은 내용이 『證類本草』86)·『本草綱目』87)·『東醫寶鑑』88)·『陸氏詩疏廣要』89)·『詩傳名物集覽』90) 등에 인용되고 있다.

『鄕藥救急方』에서 '배추의 줄기는 짧으며 잎은 넓고 두텁다. 순무[蕪菁

---

83) 李時珍, 『本草綱目』, 「菘」, 又言南北變種者 蓋指蔓菁紫菘而言 紫菘根似蔓菁 而葉不同 種類亦別.

84) 李時珍, 『本草綱目』, 「菘」, 頌曰 菘南北皆有之 與蔓菁相類 梗長葉不光者爲蕪菁 梗短葉闊厚而肥腴者爲菘 舊說北土無菘 今京洛種菘都類南種 但肥厚差不及爾.
李時珍, 『本草綱目』, 「菘」, 機曰 蔓菁菘菜恐是一種 但在南土葉高而大者爲菘 秋冬有之 在北土葉短而小者爲蔓菁 春夏有之.
李時珍, 『本草綱目』, 「菘」, 又言北土無菘者 自唐以前或然 近則白菘紫菘南北通有 惟南土不種蔓菁 種之亦易生也 蘇頌漫爲兩可之言 汪機妄起臆斷之辨 俱屬謬誤 今悉正之.

85) 羅願, 『爾雅翼』, 「葑」, 大率菘子黑 蔓菁子紫赤 大小相似 蘆葍子黃赤而大 又不圓也.

86) 唐慎微, 『證類本草』, 「菘」, 菘子黑 蔓菁子紫赤 大小相似 惟蘆葍子黃赤色 大數倍 復不圓也.

87) 李時珍, 『本草綱目』, 「蕪菁」, 菘子黑色 蔓菁子紫赤色 大小相似 蘆葍子黃赤色 而大數倍 又不圓也.

88) 許浚, 『東醫寶鑑』, 「萊菔」, 「子」, 菘子黑 蔓菁子紫赤 大小相似 惟蘿葍子黃赤色 大數倍 復不圓也(本草).

89) 陸璣, 『陸氏詩疏廣要』, 「采葑采菲」, 大率菘子黑 蔓菁子紫赤 大小相似 蘆葍子黃赤而大 又不圓也.

90) 陳大章, 『詩傳名物集覽』, 「采葑采菲」, 大率菘子黑 蔓菁子赤 大小相似 蘆葍子黃赤而大 又不圓也.

와 서로 비슷하지만 털이 많은 것을 배추라 한다. 자줏빛 꽃이 있는 것을 자숭(紫菘)이라 한다.'91)고 하여 배추와 순무가 서로 유사함을 설명하고 있다.

『東醫寶鑑』에 '평지는 따뜻한 기운(혹은 서늘한 기운)이며 매운 맛이 있으며 무독하다. 유풍(遊風)·단종(丹腫))·유옹(乳癰) 등을 없애며 징결(癥結))·어혈(瘀血) 등도 없앤다. 우리나라 곳곳에 있으며 오래 먹으면 양기를 상하니 도를 닦는 사람은 금해야 한다. 열매는 기름을 짜서 머리에 바르면 머리카락이

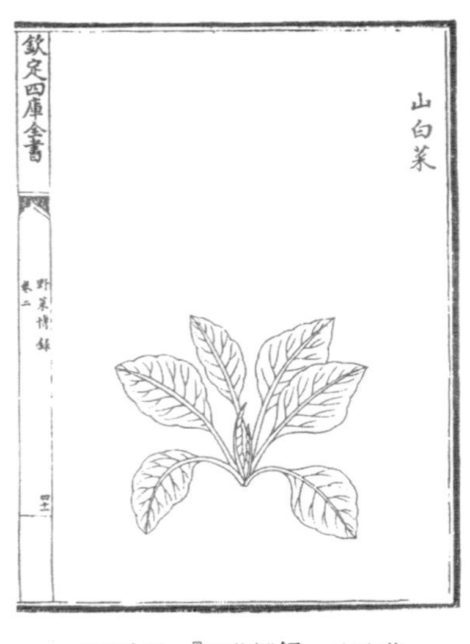

<그림 9> 『野菜博錄』 山白菜

길어지고 검어진다.'92)라고 평지를 설명하고 있다. 그리고 '순무(쉰무우)는 따뜻하며 단맛이 있으며 무독하다. 오장(五臟)을 다스리고 음식을 소화시키며 하기(下氣)한다. 황달을 치료하며 몸을 가볍게 하고 기운을 내게 한다. 사계절 내내 있으니 봄에는 싹을 먹고 여름에는 잎을 먹으며 가을에는 줄기를 먹으며 겨울에는 뿌리를 먹을 수 있어 흉년에 대비할 수 있다. 채소 중에 가장 유익하니 뿌리가 땅 속에 있어 겨울을 지나도 마르지 않고 봄에 다시 움이 나 항상 먹을 수 있으며 사람을 튼튼하게 한다. 채소 중에 유익함만 있고 손해는 없으니 먹기에 가장 좋다.'93)라고 순무를 설명하고 있다. 여기에서 언급된 평지와 순무의 효능은 배추와 거의 비슷하다.

『本草綱目』에서는 '배추의 잎은 순무와 비슷하나 약간 엷은 녹색이다.

---

91) 『鄕藥救急方』, 「菘」, 味甘溫無毒 梗短葉闊厚而肥 與蔓菁相類 多毛者菘 紫花曰紫菘.

92) 許浚, 『東醫寶鑑』, 「芸薹」, 평지 性溫(一云凉)味辛無毒 主遊風丹腫乳癰 破癥結瘀血 ○處處有之 久食損陽氣 道家特忌(本草) [子] 壓取油 付頭令髮長黑(本草).

93) 許浚, 『東醫寶鑑』, 「蔓菁」, 쉰무우 性溫味甘無毒 主利五藏 消食 下氣 療黃疸 輕身益氣 ○四時皆有 春食苗 夏食葉 秋食莖 冬食根 亦可以備飢歲 菜中之最有益者 根在地下 經冬不枯 至春復生 常食之 令人肥健 ○諸菜之中 有益無損 最宜食服(本草). [子] 性溫 下氣明目 療黃疸 利小便 蒸暴久服長生(本草).

맛이 약간 쓰고 새싹은 약간 넓다.'[94]라고 배추와 순무에 대해 감별했다. 그러나 이 정도의 언급으로 배추와 순무를 구별하기란 쉽지 않다.

우리나라에서 배추를 재배하기 시작한 시기

우리나라에서는 언제부터 배추를 길렀을까? 중국에서 우리나라에 배추가 전래된 것이 대략 삼국시대로 추정되나 이를 뒷받침할 단한 문헌 근거는 현재 발견되지 않고 있다. 다만 현존하는 문헌 중 배추에 대한 최고의 기록은 『鄕藥救急方』으로 보고 있다. 여기에서 배추를 이두문자도 '無蘇(무소)'라 했는데,[95] 아마 고려시대에 순무[蕪菁]와 배추를 혼동하여 기록하지 않았을까 추정되지만 이에 대해서는 좀 더 연구가 필요하다.

고려에 이어 조선시대에 이르러서도 배추를 매우 많이 재배했다. 성현(成俔)은 『慵齋叢話』에서 '채소와 과실은 토질에 맞추어 심어야 이익을 거둘 수 있다. 지금의 동대문 밖 왕십리[往審坪]에는 순무·무·배추 등을 심고, 청파역·노원역은 토란이 잘된다.'[96]고 하여 조선 초에 배추를 근교 원예로 많이 재배했음을 보여 주고 있다. 이 기록으로 미루어 토면 조선 초기에 이미 배추가 광범위하게 재배되었으며. 토질에 따라 배추의 품질이 달랐음을 짐작해 볼 수 있다.

5. 배추의 효능과 활용

1) 차가운 성질의 배추 활용법

일반적으로 배추는 서늘한 기운이 있지만 일부 의서에서는 배추가 따

---

94) 李時珍, 『本草綱目』, 「菘」, 宗奭曰 菘葉如蕪菁 綠色差淡 其味微苦 葉嫩稍闊.

95) 『鄕藥救急方』, 「藥性相反」, 有甘草 勿食海藻 菘菜(無蘇).

96) 成俔, 『慵齋叢話』, 卷之七, 凡菜菓 皆隨土宜而種之 以收其利 今東大門外往審坪 種蕪菁蘿葍
  白菜之類 靑坡蘆原兩驛 好種蹲鴟.

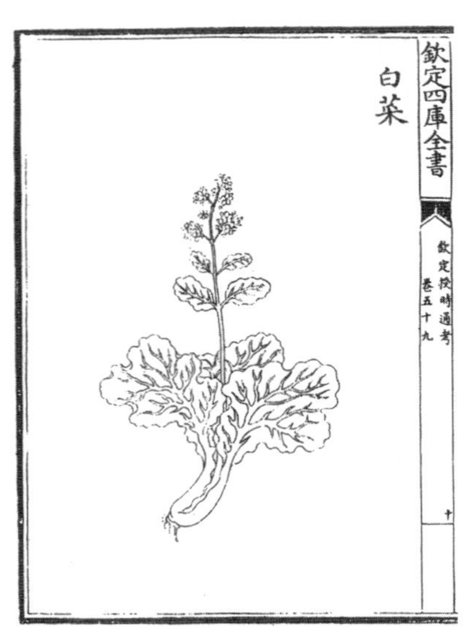

〈그림 10〉『欽定授時通考』白菘

뜻한 기운이 있다고 했다. 『鄕藥救急方』에서 '배추는 단맛이 있으면서 따뜻한 기운이 있는데 무독하다.'[97]라고 하여 배추가 따뜻한 기운이 있다고 했다. 『本草綱目』에서도 '배추의 줄기와 잎은 따뜻하고 단맛이 있다.'[98]고 하여 배추가 따뜻하다고 하였으나, 이를 지적하는 글도 많다.

『本草綱目』에서는 맹선(孟詵)의 글을 빌려 '풍냉(風冷)이 있어 속이 허한 사람은 배추를 먹어서는 안 된다. 그리고 열이 있는 사람이 배추를 먹으면 병에 걸리지 않는다. 이러한 것을 통하여 배추가 서늘한 것임을 알 수 있다. 그러나 본초서에 배추가 따뜻한 성질이 있다고 하였으니 그 뜻을 알기 어렵다.'[99]고 하여 배추가 따뜻한 성질이 있다는 주장이 있지만, 사실은 배추가 서늘하다고 했다.

『東醫寶鑑』에서는 '한약에 따뜻한 성질의 감초(甘草)가 있으면 차가운 성질의 배추·해조(海藻)·돼지고기를 먹지 말라.'[100]라고 했다. 따뜻한 성질의 감초가 들어 있는 한약은 대부분 따뜻한 성질로 치료하려는 목표가 있다. 그러나 차가운 성질의 배추를 같이 먹으면 약성이 중화되어 본래 목적을 이루기 어렵다고 본 것이다. 따라서 『本草綱目』에서는 냉병(冷病)을 치료하기 위해 한약을 복용하는데 배추를 먹으면 냉병이 제거되지 않는다고 했다.[101]

---

97) 『鄕藥救急方』, 「菘」, 味甘溫無毒 梗短葉闊厚而肥 與蔓菁相類 多毛者菘 紫花曰紫菘.

98) 李時珍, 『本草綱目』, 「菘」, 莖葉 氣味甘溫無毒.

99) 李時珍, 『本草綱目』, 「菘」, 詵曰 發風冷內虛人不可食 有熱人食亦不發病 性冷可知 本草言性溫 未解其意.

100) 許浚, 『東醫寶鑑』, 「服藥食忌」, 有甘草 勿食菘菜海藻猪肉 一云服甘草而食菘 卽令病不除.

101) 李時珍, 『本草綱目』, 「菘」, 弘景曰 性和利人 多食似小冷 張仲景言藥中有甘草食菘 卽冷病

이와 같이 배추는 사람에게 이롭지만 많이 먹으면 몸이 냉하게 된다. 따라서 감초가 포함된 한약을 먹을 때 배추를 같이 먹으면 배추의 서늘한 기운 때문에 냉병을 없앨 수 없다고 보았다.

배추와 생강

배추로 김치를 만들 때 반드시 들어가는 것 중의 하나가 생강이다. 왜 생강을 넣는지에 대해 문헌을 중심으로 살펴보고자 한다.

『本草綱目』에 의하면 '배추는 소독(小毒)하므로 많이 먹지 말아야 한다. 많이 먹으면 생강으로 이를 해독할 수 있다.'102)라고 하여 차가운 성질의 배추를 많이 먹어 냉병이 생겼을 때 따뜻한 성질이 있는 생강을 먹음으로써 이를 풀어 낼 수 있다고 했다. 『주촌신방(舟村新方)』(1687)103) 『及幼方』104)·『濟衆新編』105) 등에서도 같은 말을 언급하고 있다. 특히 『東醫寶鑑』에서는 채소 중에 항상 먹을 수 있는 것이 바로 배추지만 냉병이 걸리기 쉬우므로 생강을 사용하라고 했다.106) 한편 『本草綱目』에 의하면 '기력이 약하고 속이 냉한 사람이 배추를 많이 먹으면 속이 울렁거려 토할 수 있지만 건강한 사람은 상관없다.'107)라고 했다.

『本草綱目』108)·『增補山林經濟』109)·『醫宗損益』110) 등에 의하면 '배추는 서늘한 성질이 있으므로 너무 많이 먹으면 오히려 피부에 가려움이 성

不除也.

102) 李時珍, 『本草綱目』, 「菘」, 頌曰 有小毒 不可食多 多則以生薑解之.

103) 申曼, 『舟村新方』, 「菘菜」, 多食發冷病 惟生薑可解.

104) 趙廷俊, 『及幼方』, 「菘菜」, 多食發冷病 惟生姜可解.

105) 康命吉, 『濟衆新編』, 「菘菜」, 비치 多食發冷病 惟生薑可解.

106) 許浚, 『東醫寶鑑』, 菜中有菘最爲常食 然多食發冷病 惟生薑可解(本草).

107) 李時珍, 『本草綱目』, 「菘」, 瑞曰 夏至前食 發氣動疾 有足疾者忌之. 時珍曰 氣虛胃冷人多食 惡心吐沫 氣壯人則相宜.

108) 李時珍, 『本草綱目』, 「菘」, 大明曰 凉微毒 多食 發皮膚風瘙痒.

109) 柳重臨, 『增補山林經濟』, 「菘菜」, 性冷治熱 多食 發皮膚風瘙痒.

110) 黃度淵, 『醫宗損益』, 「菘菜」, 多食發皮風冷 有足疾者忌之 多食以生薑解之

길 수 있다.'라고 하여 배추의 서늘한 기운으로 인해 피부의 가려움이 있을 때 생강을 복용하라고 했다.

그렇다면 서늘한 성질의 배추를 어떻게 먹는 것이 좋을까가 의문이 된다. 우리나라 식생활에서 이를 극복하는 과정으로 배추를 날로 먹을 때 된장에 찍어 먹기도 하지만 일반적으로 고추장에 찍어 먹는다. 고추장에는 뜨거운 성질의 고춧가루가 많이 있어 배추의 차가운 기운을 중화시킨다고 한의학에서는 보고 있다. 또한 우리 선조들은 김치를 만들 때 생강·마늘·고추·파 등의 맵고 따뜻한 양념류를 넣어 맛을 좋게도 했지만, 서늘한 성질이 있는 배추의 혹시 있을지도 모를 부작용을 중화시켜 모든 사람이 즐겨 먹도록 음식을 개발한 것으로 이해된다. 이는 차가운 것을 많이 먹어서 생긴 냉병(冷病)에 일반적으로 맵고 따뜻한 성질이 있는 생강 등을 먹어 중화시킨 지혜를 응용했음을 짐작하게 한다. 이와 같이 우리나라 음식 문화는 음양의 기운을 조화롭게 하여 체질을 불문하고 누구나 먹어도 탈이 나지 않도록 조절하려고 했다.

2) 배추의 한의학적 효능

소갈(消渴) 치료

배추는 가슴의 열을 풀어 주어 소갈(消渴)을 그치게 하는 작용이 있다. 『備急千金要方』111)·『證類本草』112)·『普濟方』113)·『本草綱目』114)·『東醫寶鑑』115)·『舟村新方』116)·『及幼方』117)·『增補山林經濟』118)·『濟衆新編』119)·

---

111) 孫思邈, 『備急千金要方』, 菘菜 味甘温澁無毒 久食通利腸胃 除胷中煩 解消渴 夲是蔓菁也 種之江南即化爲菘 亦如枳橘所生 土地隨變.

112) 唐慎微, 『證類本草』, 「菘」, 菘 味甘温無毒 主通利腸胃 除胷中煩 解酒渴.

113) 朱橚, 『普濟方』, 「胃實熱」, 治通利腸胃 除胸中煩熱 解酒渴 用菘菜二斤 煮作羹啜之止 作韭菹食亦得.

114) 李時珍, 『本草綱目』, 「菘」, 主治通利腸胃 除胸中煩 解酒渴(別録).

115) 許浚, 『東醫寶鑑』, 「菘菜」, 비치 性平(一云凉)味甘無毒(一云微毒) 消食下氣 通利腸胃 除胸中熱 解酒渴 止消渴.

『醫宗損益』[120] 등에 의하면 '음식을 소화시키며 기(氣)를 내린다. 장위(腸胃)가 막힌 것을 뚫어 통하게 하고, 가슴의 번열(煩熱)과 술을 먹고 난 후의 갈증을 풀어 주며 소갈(消渴)을 그치게 한다. 배추를 삶아 국으로 먹는 방법도 있지만 부추와 같이 버무려서 김치로 만들어 먹어도 좋다.'라고 하여 배추가 소화를 촉진하고 열을 내려 주어 갈증을 없애 주는 작용을 한다고 했다. 『普濟方』[121]·『食療纂要』[122] 등에서는 구체적으로 '배추[菘菜] 2근을 삶아 국으로 마신다. 또한 제수(虀水) 김치를 만들어 먹는다.'라고 숭채갱방(菘菜羹方)을 소개하고 있다.

변비 개선

이러한 이류로 인해 속이 뜨거워서 생긴 변비에 배추가 응용된다. 배추가 섬유질 식품이라는 의미도 있지만 한의학적으로는 뭉쳐서 열이 나는 것을 풀어내는 역할을 한다고 본 것이다. 따라서 울화병으로 인한 가슴답답증에 배추가 좋으며, 음주 후의 갈증과 소갈증 등에 사용했다.

배추는 속을 편하게 하는 효능이 있다. 『本草綱目』에 의하면 '배추는 속을 편안하게 하여 대소변이 아래로 잘 나가게 한다.'[123]고 했다. 배추

許浚, 『東醫寶鑑』, 「菘菜」 除胸中煩熱 去邪熱 作羹及虀葅食並得(本草).
許浚, 『東醫寶鑑』, 「菘菜」 治消渴 常食最佳 或取汁飲亦可(本草).

116) 申曼, 『舟村新方』, 「菘菜」, 菘菜甘 凉胸熱 利腸 消食下氣 解酒止渴.

117) 趙廷俊, 『及幼方』, 「菘菜」, 비추 甘平無毒 消食下氣 通利腸胃 除胸中熱 解酒渴 止消渴.

118) 柳重臨, 『增補山林經濟』, 「菘菜」, 夏至前 發氣動疾 有通利腸胃 除煩 解酒渴之功 可常食 然多食發冷病 有生薑可解.

119) 康命吉, 『濟衆新編』, 「菘菜」, 菘菜甘 凉胸熱 利腸 消食下氣 解酒止渴.

120) 黃度淵, 『醫宗損益』, 「菘菜」, 菘菜甘 凉胸熱 利腸 消食下氣 解酒止渴.

121) 朱橚, 『普濟方』, 菘菜羹方(出聖惠方) 通利腸胃 除胸中煩熱 解酒毒 右用菘菜二斤 羮作羹淡食之 作虀食亦妙.
　　朱橚, 『普濟方』, 解酒渴 右用上好菘菜二斤 煮作羹啜之 作虀葅亦得.

122) 全循義, 『食療纂要』, 19-22 主除胸中煩 止渴. 菘菜二斤 煮作羹啜 又作虀葅食之.
　　全循義, 『食療纂要』, 22-2 解酒渴. 菘菜二斤 煮作羹啜之.
　　全循義, 『食療纂要』, 29-3 主利腸胃 除胸中煩. 菘菜二斤 煮作羹 啜之.

123) 李時珍, 『本草綱目』, 「菘」, 和中 利大小便(甯原).

는 식체(食滯)를 풀어내며 속을 편하게 하는 작용을 하여 저절로 대변과 소변이 잘 나가게 되는 것이다.

『醫學入門』에서는 '배추는 생선의 비린내를 없애 주고, 양고기와 같이 요리하면 더욱 맛이 좋다. 속이 허한 사람이 배추를 많이 먹으면 냉병이 나타나니 생강으로 풀어낼 수 있다. 열이 있는 사람은 항상 배추를 먹을 수 있다.'124)고 하여 요리에 배추가 응용됨을 강조하고 있다.

한편 『東醫寶鑑』에서는 '각기(脚氣)병이 있을 때 부부관계를 극도로 금하고 소고기·양고기·물고기·육고기·파·마늘·부추·배추·술·면(麪)·연유·돼지·닭·거위·오리 등을 먹지 않는다.'125)라고 하여 각기병에 배추를 먹지 말라고 했는데 이에 대한 연구는 좀 더 필요하다.

3) 배추의 다양한 이용법

황아채

배추의 발아 식품인 황아채(黃芽菜)는 맛이 매우 부드러운데 이에 대한 기록을 살펴보기로 하자. 『本草綱目』이 서술될 당시 중국에는 백채(白菜)라 불리는 배추가 2가지 있었다. '잎은 모두 연한 청백색이지만 줄기가 둥글고 두꺼우며 약간 푸른빛을 띠고 있는 것과, 줄기가 편형하며 흰색인 것 2종류가 있다고 했다. 1포기에 10근(斤) 남짓한 무게의 배추도 있으며, 남방의 배추는 밭에서 겨울을 나지만 북방에서는 대부분 움에 넣는다. 북경[燕京]의 농부들은 말똥으로 움을 막고 북을 주어 바람과 햇볕이 들지 않도록 한다. 그렇게 하여 나온 모종의 잎은 길고 모두 연한 황색이며 맛이 좋고 부드러워 이를 황아채(黃芽菜)라 하여 상류층에서는 귀하게 여긴다. 이는 부추를 황색으로 기르는 방법을 모방한 것이다.'126)라고 했다. 이러한 내용을 『農政會要』에서 재인용하면

---

124) 李梴, 『醫學入門』, 「菘菜」, 味甘溫無毒 通利腸胃解酒宿 更止熱嗽除胸煩 中虛冷人不可服. (註)主通利腸胃 解酒渴 消食下氣 治瘴氣 止熱嗽 除胸中煩 殺魚腥 和羊肉甚美 中虛者 食之過多 發冷病 惟生薑可解 有熱者 可常食之.

125) 許浚, 『東醫寶鑑』, 脚氣之病 極忌房室 勿食牛羊魚肉 葱蒜韭菘菜 酒麪酥油 猪鷄鵝鴨

서 여기에서 말하는 황아채는 배추의 별종(別種)이라고 했다.127)

『廣才物譜』에서는 황아채에 대해 '배추뿌리를 움집에 넣어 두면 싹이 나오는데 황색이다. 부드러우며 맛이 있고 찌꺼기가 없다.'128)라고 했다. 우리나라에서도 황아채를 길러 먹었음을 짐작하게 하는 대목인데 최근 발아식품의 개발에 응용될 수 있을 것이다.

배추 발효식품 제수(虀水)

배추 발효식품인 제수(虀水)는 비위를 튼튼하게 한다. 『醫學入門』에 의하면 '배추를 발효시켜 먹기도 하였다. 배추를 햇볕에 반쯤 말려서 병에 넣고 뜨거운 숭늉을 부으면 3일이 지나 식초 맛이 난다. 이것을 제수(虀水)라 하는데, 가래[痰涎]를 토하게 하고 국을 끓여 먹으면 비위(脾胃)를 튼튼하게 하여 주독(酒毒)과 밀가루독[麪毒]을 풀어 준다.'129)고 하였는데, 조선시대 중기 이전에는 이를 일상적으로 이용했던 것 같다.

서거정(徐居正 : 1420~1488)이 자신의 문집에서 제수(虀水)에 대한 시를 쓴 것으로 미루어 조선 초기에는 매우 일반화되었던 것으로 추정된다.130) 허준(許浚)도 『醫學入門』의 내용을 그대로 『東醫寶鑑』에 기록하고 있었으나,131) 조선 후기에 와서는 우리나라에서는 점차 제수(虀水)를 사용하지 않았던 것 같다. 이는 임진왜란 직전에 도입된 고춧가루와 밀

---

126) 李時珍, 『本草綱目』, 「菘」, 時珍曰 菘卽今人呼爲白菜者 有二種 一種莖圓厚微靑 一種莖扁薄而白 其葉皆淡靑白色 燕趙遼陽揚州所種者 取肥大而厚 一本有重十餘斤者 南方之菘 畦爲過冬 北方者多入窖內 燕京圃人 又以馬糞入窖壅培 不見風日 長出苗葉 皆嫩黃色 脆美無宰 謂之黃芽菜 豪貴以爲嘉品 蓋亦倣韭黃之法也.

127) 崔漢綺, 『農政會要』, 「白菜」, 有二種 一種莖圓厚微靑 一種莖扁薄而白葉皆淡靑白色 燕趙遼陽揚州所種者 最肥大而厚 一本有重十餘斤者 南方者 畦內過冬 北方入窖內 燕京圃人 又以馬糞入窖壅培 不見風日 長出苗葉 皆嫩黃色 脆美無滓 謂之黃芽菜 乃白菜別種.

128) 『廣才物譜』, 「黃芽菜」, 取其根入窖中 出苗葉 嫩黃色 脆美無滓.

129) 李梴, 『醫學入門』, 「菘菜」, 又葉晒 令半乾 次早 取入壜內 以熱飯飮浸之 三日後則酸如醋 謂之虀水 入藥 可吐痰涎 和五味 作湯食 益脾胃 解麪毒酒毒.

130) 徐居正, 『四佳集』, 「菘虀」, 西風吹送晚菘香 瓦甕鹽虀色政黃 先我周顒曾憂此 嚼來滋味敵膏粱.

131) 許浚, 『東醫寶鑑』, 「菘菜」, 虀 菘菜晒令半乾 次早取入壜內 以熱飯飮浸之 三日後則酸如醋 謂之虀水 入藥 可吐痰涎 和五味 作湯食 益脾胃 解酒麪毒(入門).

접한 관련이 있다.132) 고춧가루는 고기의 산패(酸敗)를 막고 적당하게 발효시키는 작용을 하기 때문에 임진왜란 이후의 김치는 고추를 넣는 것이 일반화되었다.133) 따라서 단순 발효식품인 제수(虀水)보다는 젓갈류를 넣어 발효된 김치로 급격하게 대체된 것으로 보인다.

배추 씨

배추의 씨를 이용하기도 했다. 『本草綱目』134)·『農政會要』135) 등에 의하면 '배추씨는 평지(유채꽃, 蕓薹)의 씨와 비슷하지만 회흑색(灰黑色)이며 음력 8월 이후에 심는다. 음력 2월에 노란 꽃이 피는데 갓꽃[芥花]과 같이 꽃잎이 4개이다. 음력 3월에 열매가 맺는데 갓과 비슷하다. 배춧잎으로 김치를 담가서 먹으면 매우 좋다. 하지만 배추를 찐 다음 햇빛에 말려 사용하지 말아야 한다.'라고 했다.

배추씨의 활용으로 '예전부터 배추씨기름을 머리카락에 바르면 머리털이 잘 자라고 칼에 바르면 녹이 슬지 않는다.'136)라고 했다. 『食物本草』137)·『東醫寶鑑』138)·『及幼方』139)·『增補山林經濟』140)·『林園經濟志』141)·『良方金丹』142)·『醫本』143)·『醫宗損益』144) 등에서도 배추씨기름을 머리카

---

132) 金鍾德, 「고추(番椒, 苦椒)의 語源연구」, 『韓國醫史學會誌』, 12(2), 1999.

133) 李圭景, 『五洲衍文長箋散稿』, 「番椒南瓜辨證說」, 番椒我東或稱倭芥子 或呼倭草 其嫩莖葉 作蔬入葅可口.

134) 李時珍, 『本草綱目』, 「菘」, 菘子 如蕓薹子而色灰黑 八月以後種之 二月開黃花 如芥花四瓣 三月結角 亦如芥 其菜作葅食尤良 不宜蒸晒.

135) 崔漢綺, 『農政會要』, 「白菜」, 子如蕓薹子而灰黑 八月種 二月開黃花 四瓣如芥花 三月結角 亦如芥.

136) 李時珍, 『本草綱目』, 「菘」, 子 氣味甘平無毒 主治作油 塗頭長髮 塗刀劍 不鏥(音秀)(弘景).

137) 盧和 著. 李杲 編, 『食物本草』, 「菘菜」, 其(子)作油 傅頭 長髮 塗刀 不銹(音秀).

138) 許浚, 『東醫寶鑑』, 「菘菜」, 子 可作油 塗頭長髮 塗刀劍 令不銹(本草).

139) 趙廷俊, 『及幼方』, 「菘菜」, 子作油 塗頭長髮 塗刀劍 令不銹.

140) 柳重臨, 『增補山林經濟』, 「菘菜」, 子取油 塗頭長髮 塗刀釖不銹.

141) 徐有榘, 『林園經濟志』, 「菘」, 作油長髮 塗劍不銹.

142) 『良方金丹』, 髮欲易長 (중략) 菘菜子 作油塗之.

락에 바르면 머리털이 잘 자라고 칼에 바르면 녹이 슬지 않는다고 했다. 요즘은 녹슬지 않는 칼을 사용하기 때문에 필요성을 느끼지 못하지만, 예전에는 녹을 방지할 목적으로 식용이 가능한 천연돌인 배추씨기름을 사용했던 것이다.

한편 배추씨를 주독(酒毒)을 푸는 데 사용하기도 했다. 『肘後備急方』[145]·『醫方類聚』[146]·『食療纂要』[147]·『本草綱目』[148]·『本草附方便覽』[149] 등에 의하면 '술에 취해 깨어나지 않을 때 배추씨[菘菜子] 2홉을 잘게 갈은 다음 정화수(井華水 : 이른 새벽에 길은 우물물) 한 잔에 타서 드 번 나누어 먹는다.'라고 했다.

한편 눈에 이물질이 들어갔을 때도 배추 즙을 2~3방울 떨어뜨리던 이물질이 나간다고 했다.[150] 하지만 요즘은 더 좋은 방법이 많이 있으니 예전 방법을 그대로 이용하는 것은 삼가야 한다.

6. 배추에 대한 사상의학적 고찰

1) 배추는 양인의 식품

배추는 수분을 많고 서늘한 성질이 있기 때문에, 사상의학에서는 성격이 급한 소양인이나 태양인이 일이 잘 풀리지 않아 생긴 울화병인 화병

---

143) 『醫本』, 「雜方拾遺」, 菘子作油　塗頭長髮.

144) 黃度淵, 『醫宗損益』, 「菘菜」, 子油長髮　塗劍不綉.

145) 葛洪, 『肘後備急方』, 又方治酒醉不醒　月菘菜子二合細研　井華(교정)水一盞　調爲二服.

146) 『醫方類聚』, 治酒醉不醒方　右以菘菜子二合細研　以井華水壹大盞調之　分爲二服　肘後方同.

147) 全循義, 『食療纂要』, 22-3　治酒醉不醒.　菘菜子二合細研　井華水一盞　調爲二服.

148) 李時珍, 『本草綱目』, 「菘」, 酒醉不醒　菘菜子二合細研　井華水一盞　調爲二服(聖惠方).

149) 黃度淵, 『本草附方便覽』, 「酒醉不省」, 菘菜子二合末　井華(花를　교정)水一盞　調爲二服.

150) 李時珍, 『本草綱目』, 「菘」, 飛絲入目　白菜揉爛　帕包　滴汁三二點　入目即出(普濟方)

(火病)이나 가슴이 답답한 증상인 흉격열증(胸膈熱症)에 배추를 먹도록 권장하고 있다. 그러나 몸이 냉한 소음인의 경우에는 차가운 성질의 배추를 많이 먹으면 오히려 냉병(冷病)에 걸릴 수 있기 때문에 조심하도록 하고 있다. 하지만 일반적으로 배추를 먹을 때 고추장에 찍어 먹거나 고춧가루가 들어가는 김치로 만들어 먹기 때문에 몸이 냉한 사람도 크게 염려하지 않아도 된다. 다만 지나치게 먹지 않는 것이 중요하다.

한편 태양인이 평소에 배추를 많이 먹으면 섭생에 도움이 된다고 『東武遺稿』에 서술되어 있다.151) 따라서 배추는 양인(陽人)의 화병(火病)을 치료하는 것으로 이해된다.

배추는 열병(熱病)과 열로 인한 기침을 그치게 한다. 배추의 서늘한 기운은 열로 인한 증상을 호전시킨다. 『本草綱目』에 의하면 배추는 '음식을 소화시키며 막힌 기운을 내려 장기(瘴氣 : 덥고 습한 지역의 풍토병)를 치료하고 열(熱)이나 기(氣)로 인한 기침을 그치게 한다. 겨울의 배추즙은 더욱 좋다.'152)고 했다. 따라서 배추는 열이 솟구치는 학질·열성기침·가래 등에 응용되었다. 이러한 것은 열이 솟구치기 쉬운 소양인의 경우에 해당되는 것으로 사상의학에서는 이해하고 있다.

종기·피부병에 사용

배추의 서늘한 기운을 이용하여 종기나 피부병에도 사용했다. 『普濟方』153)·『食療纂要』154) 등에 의하면 '등에 종기가 나는 것을 치료하려면 배추[菘菜]즙 1되를 하루에 두 번 복용한다. 차도가 있을 때까지 복용한다.'라고 했다.

그리고 『本草綱目』155)·『林園經濟志』156)·『本草附方便覽』157) 등에 의하

---

151) 李濟馬, 『東武遺稿』, 「四象人食物類」, 太陽人宜 柿 柑 櫻 獼猴桃 菘 麵 蚌蛤屬

152) 李時珍, 『本草綱目』, 「菘」, 消食下氣 治瘴氣 止熱氣嗽 冬汁尤佳(蕭炳).

153) 朱橚, 『普濟方』, 治發背 用地菘一升 杵汁服之 日再服 以差止.

154) 全循義, 『食療纂要』, 35-2 治發背. 菘菜取汁一升 日再服 以差爲度.

155) 李時珍, 『本草綱目』, 「菘」, 小兒赤遊 行於上下 至心即死 菘菜擣傅之即止(張傑子母祕録).

면 소아의 단독(丹毒)이 상하로 퍼지고 심장에 미치면 사망할 수도 있는데, 배추를 찧어 바르면 단독을 막을 수 있다고 했다. 또한 옻[漆]으로 인한 부스럼에도 배추즙을 바른다고 했다.158) 이와 같이 열로 인한 피부병에 서늘한 성질의 배추를 응용했다.

요약정리

위와 같은 문헌 고찰을 통해 배추의 어원과 유래 그리고 효능과 활용에 대해 살펴보았다. 이에 다음과 같은 결론을 내리게 되었다.

(1) 김치를 만들 때 주로 배추를 이용했기 때문에 배추는 채소[菜]의 대명사처럼 쓰였다. 시설원예가 없던 예전에도 여러 번 파종하여 재배했기 때문에 사시사철 배추를 항상 먹을 수 있었다.

(2) 배추가 일반 백성들에게까지 널리 알려진 것이 중국의 북위(北魏 : 530~550) 시대다. 따라서 우리나라에도 이 당시에 배추가 전래된 것으로 추정되나 이를 뒷받침할 만한 문헌 근거는 발견되지 않고 있다. 당시에는 배추를 끓는 물에 데친 다음 김치로 담가 먹었으며, 소금에 절인 다음 김치를 담그기도 했다.

(3) 배추를 항상 먹을 수 있기 때문에 절개가 있는 소나무[松]와 같은 채소[艸]라는 뜻으로 배추를 숭(菘)이라 했다. 또한 백채(白菜)라고도 하였는데 청백색(靑白色)의 채소(菜蔬)라는 뜻에서 만들어졌다. 따라서 숭(菘)은 소나무와 같이 사시사철 볼 수 있으며 월동이 가능한 것이기 때문에 붙여진 이름이고, 백채(白菜)는 배추의 형상을 나타냄을 알 수 있다. 배추는 백채(白菜)에서 나온 말이다.

(4) 우리나라에서는 중국과는 달리 백채(白菜)를 머위로 보았으나, 조

---

156) 徐有榘, 『林園經濟志』, 「菘」, 治小兒赤遊 漆毒. 子 甘平無毒 解酒毒.

157) 黃度淵, 『本草附方便覽』, 「小兒諸病」, 小兒遊赤 行於上下 至心卽死 菘藥擣付之卽止.

158) 李時珍, 『本草綱目』, 「菘」, 漆毒生瘡 白菘菜搗爛塗之.

선후기에 오면서 점차 백채(白菜)를 배추의 의미로 사용하기도 하고 머위의 의미로도 사용하기도 했다. 1800년대가 지나면서 백채(白菜)를 머위가 아닌 배추의 의미로만 사용했다. 따라서 백채(白菜)가 1800년대 이전에는 머위의 의미로도 사용되었기 때문에 고서의 출간년도와 내용을 이해해야 오역(誤譯)을 줄일 수 있다.

(5) 배추는 '종자의 기름을 이용하는 평지[油菜 : 유채꽃] → 뿌리를 이용하는 순무[蕪菁] → 잎을 이용하는 배추[菘菜]'로의 분화 과정을 거쳐 오늘의 배추가 형성되었다. 평지·순무·배추의 기원이 서로 같으므로 서로 교잡이 가능하므로 사실상 같은 식물이라고 할 수 있다. 우리나라에는 삼국시대에 배추가 도입되었을 것으로 보인다. 고려시대와 조선시대에 걸쳐 배추가 널리 재배되어 김치의 주된 재료로 이용되었다.

(6) 배추는 서늘한 기운이 있으므로 냉병(冷病)이 생겼을 때 복용을 삼가야 한다. 배추의 소독(小毒)을 생강이 중화시키므로 김치에 생강이 반드시 들어간다. 그러나 배추를 과도하게 먹으면 냉병에 잘 걸리므로 김치를 만들 때 생강·마늘·고추·파 등의 맵고 따뜻한 양념류를 넣어 성질을 중화시켰다. 우리나라 음식 문화는 음양의 기운을 조화롭게 하여 체질 불문하고 누구나 김치를 먹어도 탈이 나지 않도록 조절한 것이다.

(7) 음청지기(陰淸之氣)는 소양인의 보명지주(保命之主)이다. 소아의 단독(丹毒)이나 종기에 배추를 사용했으며, 가슴의 열을 풀어 주고, 울화병으로 인한 가슴답답증과 음주 후의 갈증 그리고 소갈증 등에 사용했다. 또한 속을 편하게 하는 효능이 있어 배추는 소화 작용을 도와주는 작용이 있다. 사상의학에서는 소양인이나 태양인의 화병(火病)과 흉격열증(胸膈熱症), 열성기침 등에 배추를 사용한다.

(8) 배추를 날로 먹거나 김치에 사용하는 것뿐만 아니라 다양하게 이용했다. 배추를 발아시킨 황아채(黃芽菜)가 있었으며, 고추 도입 이전의 발효식품인 제수(虀水)가 있었다. 배추씨기름을 외용으로 사용하여 머리털을 잘 자라게 하고 칼에 발라 녹을 방지하기도 했다. 또한 내복(內服)으로 주독을 풀기도 했다. 배추의 응용범위는 넓으며 앞으로의 식품 산업에도 이용 가치가 높다.

뱀장어

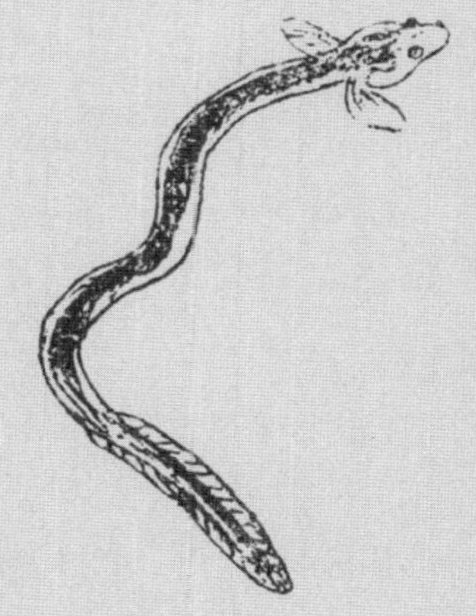

부인의 대하증과 부인병에 뱀장어를 국을 끓여서 먹어도 좋고
불에 구워 먹어도 다 좋다.

뱀장어

[鰻鱺魚]

1. 뱀장어와 가물치는 이웃사촌?

뱀장어는 뱀과 모양이 비슷해 혼동을 하기도 한다. 속담에 '뱀장어 눈은 작아도 저 먹을 것은 다 본다.'라는 말이 있다. 이는 뱀장어의 눈이 작게 보이지만 자기가 보아야 할 것은 다 본다는 뜻으로, 야행성 동물인 뱀장어가 먹을 것을 잘 찾아 먹음을 비유하는 말이다. 이러한 뱀장어를 한문으로 만려어(鰻鱺魚)라고 하는데, 뱀장어의 모양이 드렁허리[鱓]나 뱀[蛇]과 비슷하기 때문에 백선(白鱔) 또는 사어(蛇魚)라고도 한다. 『食物本草』[1]·『本草綱目』[2] 등에 의하면 뱀장어 말린 것을 풍만(風鰻)이라고 하는데, 이는 바람[風]에 말린 뱀장어[鰻鱺魚]라는 뜻이다. 우리나라 최초의 국어사전인 『訓蒙字會』에서는 '뱀장어는 만리(鰻鱺), 비얌당어, 황선(黃鱔) 등으로 표기된다.'[3]라고 했다.

참고로 뱀장어 표기의 변천을 정리한 것이 다음의 〈표 1〉이다.

---

1) 盧和 著. 李杲 編, 『食物本草』, 「鰻鱺魚」, 鰻鱺魚 海鰻鱺 比內地產者 頗大 乾之名風鰻

2) 李時珍, 『本草綱目』, 「鰻鱺魚」, 釋名 白鱔(綱目) 蛇魚(綱目) 乾者名風鰻.

3) 崔世珍, 『訓蒙字會』, 鰻 비얌당어 만. 鱺 비얌당어 리. 俗呼黃鱔 又曰 鰻鱺魚

〈표 1〉 뱀장어의 표기

고서	한문	한글
訓蒙字會(1527)	鰻鱺 黃鱔 鰻鱺魚	비얌댱어
東醫寶鑑(1613)	鰻鱺魚	비얌댱어
舟村新方(1687)	鰻鱺魚	비암쟝어 메어기[4]
山林經濟(1715)	鰻鱺魚 鰻鱺魚	비암쟝어 비암장어
及幼方(1749)	鰻鱧魚	비암징어
林園經濟志(1827)	鰻鱺魚	비염장아
救急單方(미상)	鰻鱺魚	배암댱이
本草精華(미상)	鰻鱺魚	비얌쟝어
良方金丹(미상)	鰻鱺魚	비얌댱어
醫方合編(미상)	鰻鱺魚	비암장어
宜彙(1871)	鰻鱺魚	비암장어[5] 비옴장어 메어기[6] 가물치[7]
群都目(1896)	鰻鱺	빔장어

　　『本草綱目』[8]·『東醫寶鑑』[9]·『山林經濟』[10]·『及幼方』(1749)[11] 등의 기록
을 보면 '뱀장어는 드렁허리와 비슷하지만 배가 크고 비늘이 없으며 청

---

4) 申曼, 『舟村新方』, 背腫　又鰻鱺魚 메어기　皮一夜付之　去舊生新

5) 錦里散人, 『宜彙』, 諸蟲　○鰻鱺魚 비암장어　不入鹽醬　濃煎幷肉喫

6) 錦里散人, 『宜彙』, 「腫丹」, ○鰻鱺魚 메어기　皮一夜付之　去舊生新

7) 錦里散人, 『宜彙』, 産後中風　身如角弓反張　口噤不語　○大蒜三十瓣　水三升　煮取一升　灌之則
　　愈　許鰻鱺魚 가물치　煎膏服之

8) 李時珍, 『本草綱目』, 「鰻鱺魚」, 頌曰　所在有之　似鱓而腹大　青黃色　云是蛟蜃之屬　善攻江岸
　　人酷畏之
　　李時珍, 『本草綱目』, 「鰻鱺魚」, 詵曰　歙州溪潭中出一種　背有五色文者　頭似腹蛇　入藥最勝　江
　　河中難得五色者

9) 許浚, 『東醫寶鑑』, 「鰻鱺魚」 似鱔而腹大　無鱗青黃色　蓋蛇之類也　生江湖中　處處有之　五色者
　　功尤勝(本草)

10) 洪萬選, 『山林經濟』, 鰻鱺魚 비암쟝어　生江湖中　處處有之　似鱔而腹大　無鱗青黃色　蓋蛇之類
　　也　五色者　功尤勝　治惡瘡及婦人陰戶蟲痒　本草

11) 趙廷俊, 『及幼方』, 鰻鱧魚 비암징어　性寒味甘無毒　似鱔而腹大　五色者功勝

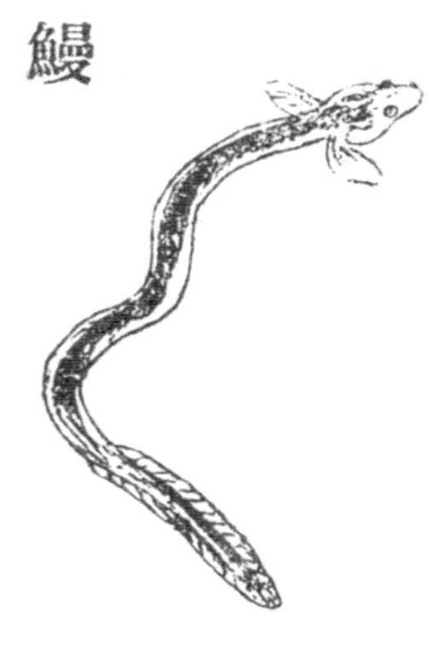

〈그림 1〉『字典釋要』 鰻

황색으로 뱀의 무리라 할 수 있다. 강이나 호수 곳곳에 있으며 5색 모두 있는 것이 매우 좋은데 구하기 어렵다. 강기슭으로 잘 나오기도 하는데 사람들이 심히 두려워한다.'라고 했다.

뱀장어는 장어의 일종인데, 장어에는 붕장어(아나고)·먹장어(꼼장어)·갯장어 등 여러 가지가 있다. 민물고기인 뱀장어에 비해 붕장어는 뱀장어와 비슷하지만 바다에 살며 입이 크고 이가 날카로우며 옆줄에 작은 구멍이 흰점 모양으로 있다. 붕장어는 아나고회로 많이 애용되고 있지만 이는 일본에서 유래된 명칭이다.

뱀장어와 가물치의 연관성

예전에는 뱀장어와 가물치가 서로 연관이 있다고 여겼다. 『本草綱目』에 의하면 '〈說文解字〉에 만려(鰻鱺)의 려(鱺)는 례(鱧 : 가물치)와 같은 것으로 본다. 〈조벽공잡록(趙辟公雜錄)〉에서는 뱀장어는 수컷만 있고 암컷은 없다. 뱀장어가 가물치에 자신의 그림자를 비추면 뱀장어 새끼가 모두 가물치의 지느러미에서 태어난다. 이런 까닭으로 뱀장어를 만려(鰻鱺)라고 하였으니 〈說文解字〉의 설명과 일치한다.'[12]라고 하여 뱀장어를 만려(鰻鱺)라고 한 까닭을 설명하고 있다.

뱀장어의 산란 습성

어떻게 그림자만 비추었는데 새끼가 태어날 수 있겠는가? 이러한 오해가 생긴 것은 뱀장어의 특이한 산란 습성 때문이다. 뱀장어는 일생의

---

12) 李時珍, 『本草綱目』, 「鰻鱺魚」, 時珍曰 鰻鱺舊注音漫黎 按許慎説文 鱺與鱧同 趙辟公雜録亦云 此魚有雄無雌 以影漫於鱧魚 則其子皆附于鱧鬐而生 故謂之鰻鱺 與許説合 當以鱧音為正 曰蛇 曰鱓 象形也

대부분을 하천이나 개울에서 살아가지만, 생식 기관이 발달하지 않았기 때문에 뱃속에서 알이 발견되지 않는다. 산란기가 되면 깊은 수심의 바다로 나가 알을 낳게 되는데, 깊은 바다에 도착할 때에 뱀장어가 성숙되기 때문이다. 뱀장어의 암수는 깊은 바다에서 산란을 마친 후 죽는다. 부화된 새끼는 렙토세팔루스라는 유생으로, 난류를 따라 1~3년에 걸쳐 강이나 하천에 도달하게 된다. 하구에 가까워지면서 실뱀장어로 변하게 되고 성장하게 된다. 따라서 민물에서 뱀장어를 잡으면 알이 성기기 전이므로 뱀장어는 '알을 낳지 않는 물고기'로 오해받기 쉽다.[13] 이시진(李時珍)도 가물치가 뱀장어를 낳는다고 주장하는 사람도 있고, 뱀장어와 뱀이 서로 통한다고 주장하는 사람도 있다고 언급하고 있어,[14] 예전에는 뱀장어가 어떻게 생겨나는지에 대해 정확하게 알지 못했던 것으로 보인다.

대부분의 동물들이 그러하지만 특히 뱀장어는 산란을 위해 깊은 수심의 바다로 1년간 절식하면서 이동하기 때문에 가을에 살이 통통하게 찐다. 그리고 바다로 나갈 때 수면을 경계하기 위해 눈이 커지면서 위로 올라간다. 따라서 이러한 뱀장어는 일반 뱀장어보다 맛이 월등히 좋아 비싼 값에 거래되는 것이 상례이다.

뱀장어는 뭍에 나와서도 다른 물고기와는 달리 한동안 생존이 가능하며 왕성하게 활동한다. 이러한 것을 보고 옛 사람들은 뱀장어가 나무에 올라가 등나무꽃[藤花]을 먹는다고 보았다.[15] 하지만 이에 대한 반론으로 '도롱뇽은 능히 나무에 올라갈 수 있지만 뱀장어는 다리가 없는데 어떻게 나무에 올라갈 수 있겠는가? 이는 잘못된 설명이다.'[16]라고 하여 뱀장어가 나무에 올라간다는 것은 잘못되었다고 했다.

---

13) 이태원, 『현산어보를 찾아서 1』, 청어람미디어, 2003. 331~334쪽.

14) 李時珍, 『本草綱目』, 「鰻鱺魚」, 時珍曰 鰻鱺 其狀如蛇 背有肉鬛連尾 無鱗有舌 腹白 大者長 數尺 脂膏最多 背有黃脉者 名金絲鰻鱺 此魚善穿深穴 非若蛟蜃之攻岸也 或云鮎亦産鰻 或云鰻與蛇通

15) 李時珍, 『本草綱目』, 「鰻鱺魚」, 弘景曰 鰻鱺能緣樹食藤花

16) 李時珍, 『本草綱目』, 「鰻鱺魚」, 恭曰 鯢鰽能上樹 鰻無足 安能上樹耶 謬説也

예전에는 뱀장어와 가물치를 서로 혼동하기도 했다. 다음의 〈표 2〉와 같이 『及幼方』[17]에서는 려어(蠡魚 : 가물치)에 대해 거의 같은 설명을 하고 있어 논란의 소지가 있다. 여러 가지 정황으로 보아 이는 다음과 같이 해석된다. 첫째, 『及幼方』을 서술하면서 뱀장어의 내용이 잘못하여 가물치의 설명으로 들어갔을 가능성이 있다. 둘째, 뱀장어의 효능과 가물치의 효능이 거의 비슷하기 때문에 나타난 오해일 뿐이다.

가물치와 뱀장어가 서로 비슷하다고 예전에 생각했기 때문에 효능을 적는 과정에서 비슷한 내용을 적게 된 것으로 보인다. 따라서 두 번째의 주장이 좀 더 타당성이 있다고 본다.

〈표 2〉 『本草綱目』에서의 뱀장어, 『及幼方』에서의 가물치의 효능

	효능 설명
『本草綱目』 뱀장어	鰻鱺魚, 療濕脚氣 腰腎間濕風痺 常如水洗 以五味煮食 甚補益 患諸瘡瘻 癧腸風人 宜常食之(孟詵)
『及幼方』 가물치	蠡魚 가물치 甘寒無毒 主勞療骨蒸 傳尸疰氣 和五味 煮粥食之 治腰背間氣濕痺 常如水洗 及濕脚氣 五痔腸風下血 婦人帶下百病 食之良 此魚雖有毒 而能補五臟虛損傷 煖腰膝 興陽令肥健 亦美味也

2. 한의학에서 바라본 뱀장어

1) 뱀장어의 성미

뱀장어의 성미(性味)에 대해 이시진(李時珍)은 달고 평하며 유독(有毒)하다고 하였으나, 대온(大溫) 또는 한(寒)하다는 주장도 있다.[18] 같은 뱀

---

17) 趙廷俊, 『及幼方』, 蠡魚 가물치 甘寒無毒 主勞療骨蒸 傳尸疰氣 和五味 煮粥食之 治腰背間氣濕痺 常如水洗 及濕脚氣 五痔腸風下血 婦人帶下百病 食之良 此魚雖有毒 而能補五臟虛損傷 煖腰膝 興陽令肥健 亦美味也

18) 李時珍, 『本草綱目』, 「鰻鱺魚」, 肉 氣味甘平有毒 思邈曰大溫 士良曰寒

장어를 보고 해석하는 것이 상반되어 뱀장어가 정말 따뜻한 것인지 아니면 차가운 성질이 있는지 논란의 소지가 된다. 한편 『東醫寶鑑』에서는 '뱀장어는 차가운 성질이 있으면서 단맛이 있고 무독(無毒)하다.'[19]라고 했다. 따라서 비장과 신장이 허하여 설사가 자주 있는 사람은 뱀장어 요리를 삼가는 것이 좋다.

또한 '뱀장어를 너무 많이 먹으면 풍(風)을 일으키며 특히 뱀장어의 배에 흑반(黑斑 : 검은 반점)이 있는 것은 독성이 강하다고 하며, 은행과 같이 먹으면 사지(四肢)를 잘 쓰지 못하게 된다.'[20]라고 했다. 한편 '작은 뱀

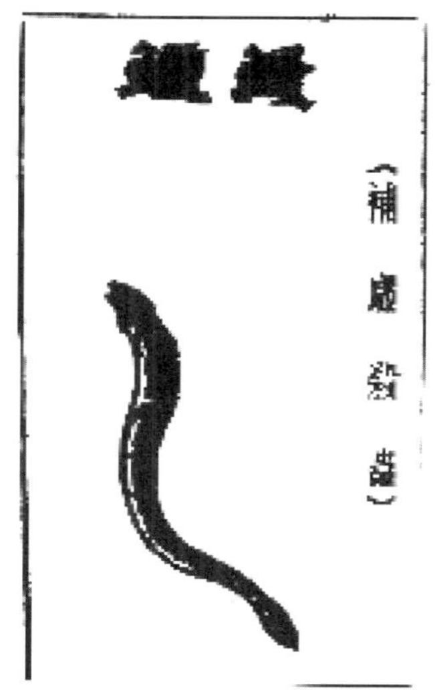

〈그림 2〉『本草備要』鰻鱺

장어는 먹을 수 있으나 4~5근 정도로 무겁고 물속에서 목을 치켜세우고 헤엄치는 뱀장어는 먹지 못한다. 예전에 뱃사람이 이것을 먹고 7명 모두 죽는 것을 보았다.'[21]라고 헀는데, 구체적으로 어느 뱀장어를 지칭하는지 좀 더 연구해야 할 분야이다. 그리고 『本草綱目』[22] :『本草精華』[23] 등에서 '4개의 눈이 있는 뱀장어를 먹으면 사람이 죽을 수 있다. 등에 흰점[白點]이 있고 아가미가 없는 것은 먹지 못한다. 임신 중에 먹으면 태아에게 병이 생길 수 있다.'라고 했는데, 이도 역시 좀 더 연구해야 할 분야다.

---

19) 許浚, 『東醫寶鑑』, 「鰻鱺魚」, 비얌댱어 忄生寒(一云平)味甘無毒(一云微毒)

20) 李時珍, 『本草綱目』, 「鰻鱺魚」, 宗奭曰動虱 吳瑞曰 腹下有黑斑者 毒甚 與銀杏同食 患軟風
『本草精華』, 「鰻鱺魚」, 瑞曰 腹下有黑斑者 毒甚 與銀杏同食 患軟風

21) 李時珍, 『本草綱目』, 「鰻鱺魚」, 璣曰 小者可食 重四五觔及水行昂頭者 不可食 嘗見舟人食之 七口皆死
『本草精華』, 「鰻鱺魚」, 機曰 小者可食 重四五斤及水行昂頭者 不可食

22) 李時珍, 『本草綱目』, 「鰻鱺魚」, 時珍曰 按夷堅續志云 四目者殺人 背有白點無鰓者 不可食 妊娠食之 令胎有疾

23) 『本草精華』, 「鰻鱺魚」, 四目者殺人 背有白點無顋者 不可食 妊娠食之 令胎有疾

2) 뱀장어의 한의학적 효능

치질 치료에 이용

뱀장어는 치질에 좋다. 미끈미끈한 성질이 있는 뱀장어를 다양하게 요리하여 치질을 치료했다. 『食療纂要』[24)·『東醫寶鑑』[25) 등에 의하면 '오치(五痔)와 누창(漏瘡 : 구멍이 뚫어져 고름이 흐르고 냄새가 나면서 오랫동안 낫지 않는 것)을 치료하려면 뱀장어를 보통 요리하는 방법과 같이 준비하고 자르고 구워서 산초·소금·된장 등을 바르고 먹는다. 충(蟲)을 죽이려고 음부를 훈증하면 치충(痔虫)이 모두 죽는다.'라고 했다. 즉 뱀장어구이[鰻鱺魚炙]를 먹음으로써 치질과 누창을 치료했는데, 요즘은 여기에 후추·소금·총백 등을 넣어 먹는 경향이 있다. 그리고 '누창(漏瘡)을 치료하려면 양념을 한 뱀장어에 쌀을 넣고 삶아 먹는다.'[26)라고 하여 뱀장어를 구워 먹거나 삶아 먹었다. 여기에서 말한 오치(五痔)는 모치(牡痔 : 수치질), 빈치(牝痔 : 암치질), 맥치(脉痔 : 항문 속에 좁쌀 같은 것이 돋아서 가렵고 피가 나며 아픈 치질), 장치(腸痔 : 항문 안의 살이 밖으로 늘어져서 나온 치질), 기치(氣痔) 등 5가지 치질을 말한다.

『醫方類聚』에서는 '뱀장어곰국[鰻鱺魚臛]은 노인의 치질이 오랫동안 낫지 않고 항문이 부으면서 아픈 것을 치료한다. 잘게 썬 뱀장어 고기 1근과 잘게 자른 총백 반 움큼을 넣고 끓여 곰국을 만들고, 후추·생강 등의 양념을 넣어 공복에 조금씩 먹는다. 치질을 치료하는 데 매우 좋다.'[27)라고 하여 뱀장어를 국으로 끓여 먹는 방법을 구체적으로 소개하고 있다. 하지만 『本草綱目』[28)·『本草精華』[29) 등에서는 '뱀장어를 불에

---

24) 全循義, 『食療纂要』, 32-9 治五痔漏瘡. 鰻鱺魚治如食法 切作片炙 着椒鹽醬 和調食之. 殺虫 若熏下部 則痔虫盡死

25) 許浚, 『東醫寶鑑』, 「鰻鱺魚」 治五痔瘻瘡 取魚治如食法 煮熟 入椒鹽醬 調和食之(本草)

26) 全循義, 『食療纂要』, 32-7 治漏瘡. 鰻鱺魚和五味 以米煮食之.

27) 『醫方類聚』, 食治老人 痔病久不愈 肛門腫痛 鰻鱺魚臛方. 鰻鱺魚肉(一斤 切作臛) 葱白(半握 細切) 右煮作臛 下五味椒薑 空心漸食之 殺蟲尤佳.

28) 李時珍, 『本草綱目』, 「鰻鱺魚」, 主治 五痔瘡瘻 殺諸蟲 詵曰 痔瘻薰之蟲即死 殺諸蟲 燒炙為

구워 분말로 만든 다음 3~5회 공복에 먹으면 차도가 있다.'라고 했다. 즉 치질을 치료하는 데 있어서 뱀장어를 끓여 먹는 방법과 구워서 분말로 먹는 방법 등 여러 가지 방법이 있음을 보여 주고 있다.

치질에 뱀장어의 기름을 바르기도 했다. 『宜彙』에 의하면 '뱀장어를 사기그릇에 넣고 위를 봉한 다음 강화(糠火 : 쌀겨를 태운 불로 약한 불을 의미한다.)속에 넣었다 빼면 기름을 얻을 수 있다. 치질이 돌출된 곳에 바르면 속으로 들어간다.'30)라고 했다.

오치(五痔)를 치료하는 데 있어서 뱀장어를 태워 훈증하기도 했다. 이러한 내용은 『食物本草』31)·『普濟方』32)·『東醫寶鑑』33) 등에서 보인다.

각기·저리고 아픈 증상에 사용

저린 증상에 뱀장어를 사용하면 좋다. 『本草綱目』에 의하면 '습각기(濕脚氣 : 습으로 인한 각기)와 허리둘레에 물을 끼얹은 것과 같이 아픈 습비(濕痺 : 습으로 인해 저리고 아픈 증상)와 풍비(風痺)를 치료하려면 양념[五味]을 한 뱀장어[鰻鱺魚]를 삶아 먹으면 매우 도움이 된다. 여러 가지 부스럼과 장풍(腸風 : 치질로 인해 붉은 피가 나오는 것)에 뱀장어를 마땅히 먹어야 한다.'34)라고 하여 뱀장어를 각기(脚氣)와 저리고 아픈 증상에 사용한 것으로 보인다. 『普濟方』35)·『食療纂要』36)·『醫方合編』37)·

末 空腹食 三五度即瘥

29) 『本草精華』,「鰻鱺魚」, 詵曰 痔瘻熏之蟲即死 殺諸蟲 燒末 空腹食

30) 錦里散人, 『宜彙』, 痔漏 ○鰻鱺魚 비음장어 入砂缸內 封固如上法 入糠火中 取出取油 塗之 痔凸自入

31) 盧和 著. 李杲 編, 『食物本草』,「鰻鱺魚」, 味甘平 微毒 主五痔瘡瘻 腰背濕風痺

32) 朱橚, 『普濟方』, 治五痔漏瘡殺蟲方(出肘後方) 用鰻鱺魚一頭 治如食法 切作片炙 着椒鹽醬 調和食之
朱橚, 『普濟方』, 治痔(出本草方) 右取鰻鱺魚 燒熏下部 痔蟲盡死

33) 許浚, 『東醫寶鑑』,「熏痔法」, 治五痔痔漏 鰻鱺魚 火燒熏肛門 痔虫盡死 蠡魚亦佳〈本草〉

34) 李時珍, 『本草綱目』,「鰻鱺魚」, 療濕脚氣 腰腎間濕風痺 常如水洗 以五味煮食 甚補益 患諸 瘡瘻癧腸風人 宜常食之(孟詵)

35) 朱橚, 『普濟方』, 治腰腎濕風痺 常如水洗者(出本草) 取鰻鱺魚 以五味米煮 空心食之 甚補 有

『本草精華』38) 『四醫經驗方』39) 등에 같은 내용이 보인다.

고독(蠱毒) 해독

고독(蠱毒)은 뱀·지네·두꺼비 등의 독 또는 이를 이용하여 만든 독약으로, 고독을 먹으면 복통·흉통·토혈(吐血)·하혈(下血)·부종(浮腫) 등의 증세(症勢)를 일으켜 점차 미치거나 실신(失神)하는데 심하면 죽게 된다. 고독은 중국(中國) 남방의 묘족(苗族) 사이에서 처음 행해졌으며, 그 후 중국을 통해 우리나라에 들어왔다고 한다. 이러한 고독(蠱毒)을 없애는 데 뱀장어가 이용되었다.

『醫方類聚』에 의하면 '뱀장어는 고독(蠱毒)을 죽인다. 뱀장어를 말려 불에 향이 나도록 구운 다음 3~5회 먹으면 즉시 차도가 있다. 장복하면 더욱 좋다. 뱀장어는 모든 약초와 광물질약[石藥]의 독성을 누르지만 사람에게 손상을 입히지 않는다. 오색(五色)이 있는 뱀장어는 효능이 매우 좋다.'40)라고 했다. 『鄕藥集成方』41)·『醫方合編』42) 등에서도 고독(蠱毒)을 치료하는 데 뱀장어를 이용한다고 했다.

살충 효능

뱀장어는 살충 효능이 있다. 이시진(李時珍)은 '뱀장어가 여러 가지 병

濕脚氣人 服之良

36) 全循義, 『食療纂要』, 6-2 治腰腎間濕風痺 常如水洗者. 鰻鱺魚和五味 以米煮食之.
   全循義, 『食療纂要』, 6-10 治濕脚氣. 鰻鱺魚和五味 以米煮食之 最爲良
   全循義, 『食療纂要』, 34-1 治諸瘡. 鰻鱺魚和五味 以米煮食之.

37) 『醫方合編』, 腰腎間濕氣風痺 如水洗 鰻鱺魚和五味(酸鹹甘苦辛) 以米煮粥食

38) 『本草精華』, 鰻鱺魚 빈얌쟝어 中品 味甘平有毒. 詵療濕脚氣 腰腎間濕風痺 諸瘡瘍 風人宜長 煮食之 장풍(腸風)

39) 『四醫經驗方』, 濕脚氣 鰻鱺和五味 煮粥食之

40) 『醫方類聚』, 食療云 殺蠱毒. 鰻鱺魚乾 燒炙之令香 食之三五度 卽差 長服尤良. 又壓諸草石 藥毒 不能損傷人. 又五色者 其功最勝也.

41) 『鄕藥集成方』, 殺蠱毒 惡瘡 暖腰膝 起陽 療婦人産戶瘡蟲痒

42) 『醫方合編』,「蠱毒」, 鰻鱺魚 乾炙令香食之 三五度卽差 長服尤佳

을 다스리지만 그 공은 오로지 살충 효과로 풍(風)을 제거하는 것에 있다. 뱀장어는 뱀과 비슷한 종류로 치료되는 바가 비슷하다.'43)라고 설명하고 있다. 예전에는 살충의 개념에 벌레를 죽인다는 의미도 있었지만, 몸을 튼튼히 하여 사기(邪氣)를 물리친다는 의미도 포함했다.

『醫方類聚』에서는 '모기·등에[蝱] 등 모든 벌레를 물리칠 수 있다. 취저피(髭樗皮)·뱀장어·아위(阿魏)·원화(芫花) 등을 각각 1냥씩 사용하거나 말린 뱀장어를 방 안에서 태우면 모기가 물로 변한다.'44)라고 했다. 또한 『鄕藥集成方』45)·『醫方類聚』46)·『醫林撮要』47)·『本草綱目』48)·『東醫寶鑑』49)·『四時纂要抄』(1655)50)·『山林經濟』51)·『林園經濟志』52)·『本草附方便覽』53)·『本草精華』54)·『醫方合編』55) 등에서도 같은 말을 언급하면서

43) 李時珍, 『本草綱目』, 「鰻鱺魚」, 時珍曰 鰻鱺所主諸病 其功專在殺蟲去風耳 與蛇同類 故主治近之
『本草精華』, 「鰻鱺魚」, 時珍曰 其功專在殺蟲去風 與蛇同類 故主治近之

44) 『醫方類聚』, 辟蚊蝱及諸蟲等 又方 髭樗支 鰻鱺魚 阿魏 芫花以上 各一兩. 又方 鰻鱺魚乾者 於室中燒之 卽蚊子化爲水矣.

45) 『鄕藥集成方』, 辟蚊蝱及諸蟲. 又方 鰻鱺魚乾者 於室中燒之 卽蚊子化爲水矣

46) 『醫方類聚』, 斷氈中蛀蟲 鰻鱺魚骨燒煙熏之 置其骨於箱衣中.

47) 楊禮壽, 『醫林撮要』, 鰻鱺魚乾者 燒室中蚊化爲水
楊禮壽, 『醫林撮要』, 辟蠹 鰻鱺魚燒熏氈中 斷跰蟲 置骨箱 中斷白魚 免諸蟲咬衣服 燒熏諸竹木 辟跰蟲

48) 李時珍, 『本草綱目』, 「鰻鱺魚」, 張鼎云 燒烟熏蚊 令化爲水 熏氈及屋舍竹木 斷蛀蟲 置骨於衣箱 斷諸蠹 觀此 則別錄所謂能殺諸蟲之説 益可證矣

49) 許浚, 『東醫寶鑑』, 鰻鱺魚乾者 燒室中 蚊化爲水
許浚, 『東醫寶鑑』, 「辟蠹」 鰻鱺魚燒熏氈中 斷蛀虫 置骨箱中 斷白魚 免諸虫咬衣服 燒熏諸竹木辟蛀虫

50) 姜希孟, 『四時纂要抄』, 鰻鱺魚 蛇長魚 乾者燒室中 蚊化爲水

51) 洪萬選, 『山林經濟』, 「辟蟲」, 鰻鱺魚 蛇長魚 乾者 燒室中 蚊化爲水 (寶鑒 纂要)

52) 徐有榘, 『林園經濟志』, (本草綱目) 鰻鱺魚乾者 燒室中 蚊化爲水

53) 黃度淵, 『本草附方便覽』, 鰻鱺魚 燒煙熏 蚊令化爲水
黃度淵, 『本草附方便覽』, 竹木氈蛀蟲 鰻鱺魚燒煙熏氈及屋舍竹木 斷蛀蟲 置骨於衣箱 斷諸蠹 也

54) 『本草精華』, 「鰻鱺魚」, 鼎曰 燒煙熏蚊 令化爲水 熏氈及屋舍竹木 斷蛀蟲 置骨於衣箱 斷諸蠹

55) 『醫方合編』, 鰻鱺魚燒之 蚊化爲水

‘말린 뱀장어를 방안에서 태우면 모기가 물로 변한다(모기가 사라진다). 뱀장어를 태운 연기를 담요에 쐬면 좀이 슬지 않고, 뱀장어 뼈를 옷상자에 넣어 두면 빈대가 없어지고 옷에 좀이 슬지 않는다. 대나무와 나무에 연기를 쐬면 나무좀이 생기지 않는다.’라고 하여 뱀장어가 벌레를 물리치는 데 도움을 준다고 했다.

　이러한 뱀장어의 살충 효과를 농업에서도 이용했다. 『山林經濟』에 의하면 ‘순무를 심을 때 뱀장어즙에 종자를 담갔다가 햇빛에 말려 심으면 벌레가 생기지 않는다.’56)라고 하여 종자 소독의 개념으로 뱀장어를 이용하기도 했다.

충심통(蟲心痛) 치료

　충심통(蟲心痛)은 기생충에 의한 심통인데 뱀장어를 먹으면 좋다. 『食療纂要』에 의하면 ‘모든 충심통과 많이 토하고 사지(四肢)가 불편한 것을 치료하려면 양념을 한 뱀장어에 쌀을 넣고 삶아 먹는다.’57)라고 했다. 그러나 『東醫寶鑑』58)·『舟村新方』(1687)59)·『宜彙』(1871)60)·『醫方合編』61)·『壽世寶訣』62) 등에서 ‘충심통에 뱀장어를 담백하게 구워 익힌 다음 3~5회 배부르게 먹는다.’라고 하여 뱀장어를 요리하는 방법이 서로 다르다.

　『本草綱目』63)·『本草精華』64) 등에서는 소아의 감로(疳勞 : 폐의 허손으

『醫方合編』, 辟竹木蛀蟲 鰻鱺魚燒之 熏諸竹木
　　『醫方合編』, 辟氈中蛀 鰻鱺魚燒熏之

56) 洪萬選, 『山林經濟』, 「種蔓菁」, 種時 以鰻鱺魚 비암장어 (必用曰 乾鰻鱺魚) 汁浸其子 晒乾 種之無蟲 (必用 神隱)

57) 全循義, 『食療纂要』, 3-2 治諸蟲心痛 多吐 四肢不和. 鰻鯉魚和五味 以米煮食之.

58) 許浚, 『東醫寶鑑』, 「鰻鱺魚」 治諸虫心痛 多吐涎 取魚淡炙令熟食 三五度差(本草)

59) 申曼, 『舟村新方』, 諸蟲心痛 鰻鱺魚 비암쟝어 令熱炙食 四五次則愈

60) 錦里散人, 『宜彙』, 諸蟲心痛 鰻鱺魚 비암장어 淡炙令熟食 四五度則差

61) 『醫方合編』, 諸蟲心痛 鰻鱺魚 비암장어 淡炙令熟食 三五度差.
　　『醫方合編』, 蟲心痛 必多吐涎 鰻鱺魚炙乘熱食 三五度卽效

62) 李昌雨, 『壽世寶訣』, 「蟲病」, 諸蟲心痛 多吐淸水 鰻鱺魚淡煮飽食 三五度瘥

로 몸이 마르고 허약함)와 충심통에 뱀장어를 3~5회 배부르게 먹으면 차도가 있다고 했으며, 『普濟方』[65]에서는 여기에 언급된 효능 이외에 '냉기(冷氣)가 위로 솟구쳐 가슴이 답답할 때 뱀장어를 구워서 환자에게 3~5회 먹인다.'라고 했다. 그러나 『鄕藥集成方』[66]·『醫方類聚』[67] 등에서는 3~5량씩 먹는다고 하여 먹는 분량에 있어서 약간 다르게 서술하고 있다.

피부병 개선

피부병에 뱀장어를 사용하기도 했다. 『食療纂要』에 의하면 '역양풍(癧瘍風)을 치료하는데 가히 오래도록 복용할 수 있다. 양념을 한 뱀장어에 쌀을 넣고 삶아 먹는다. 겸하여 모든 풍질(風疾 : 중풍질환)을 치료할 수 있다.'[68]라고 했다. 역양풍(癧瘍風)은 자백전풍(紫白癜風)·전풍(癜風) 등을 달리 표현한 것으로 피부 각질층에서만 기생하는 곰팡이에 의해 생기는 어루러기에 해당된다.

기름을 외용약으로 이용

뱀장어를 이와 같이 먹기도 하지만 기름을 내어 바르기도 했다. 『醫方類聚』[69]·『本草綱目』[70]·『林園經濟志』[71]·『本草附方便覽』[72]·『單方秘要·

---

63) 李時珍, 『本草綱目』, 「鰻鱺魚」, 治小兒疳勞 及蟲心痛(時珍)
李時珍, 『本草綱目』, 「鰻鱺魚」, 諸蟲心痛 多吐淸水 鰻鱺淡煮 飽食三五度 卽瘥(外臺)

64) 『本草精華』, 「鰻鱺魚」, 時珍治小兒疳勞及蟲心痛

65) 朱橚, 『普濟方』, 治諸蟲心痛 多吐 四肢不和 冷氣上攻 心腹悶 右用鰻鱺魚淡炙 令患人三五度 食之

66) 『鄕藥集成方』, 治諸蟲心痛 多吐 四肢不和 冷氣上攻 心腹滿悶. 又方 鰻鱺魚淡炙 令熟 與息 人三五兩喫 永差

67) 『醫方類聚』, 治諸蟲心痛 多吐 四肢不和 冷氣上攻 心腹滿悶. 又方 右以鰻鱺魚 淡炙令熟 如 患人三五兩喫 永差. 肘後方 壽域神方 與患人食一二枚 永差 飽食彌佳.

68) 全循義, 『食療纂要』, 1-5 治癧瘍風 可長服之. 鰻鯉魚和五味 以米煮食之 兼治一切風疾.

69) 『醫方類聚』, 治凡身諸處白駮 漸漸長似癬 但無瘡方. 取鰻鱺魚脂塗之 先揩病上使痛 然後塗.
○聖惠方 右先洗拭駁上 揩令燥痛 以魚脂塗上便愈 肘後方云 甚者不過三度.
『醫方類聚』, 集驗方 治頸項及面上白駮 浸淫漸長 有似癬 但無瘡 可治 鰻鱺魚脂傅之 先拭剝

『經驗新編』73)·『四象金匱秘方』74) 등에 의하면 '얼굴에 백박풍(白駁風 : 白癜風을 달리 부르는 말)이 생기면 옴과 비슷하지만 옴은 아니고 피부는 점차 백색으로 변한다. 여기에 치료할 수 있는 약이 없고 오직 뱀장어밖에 없다. 뱀장어를 햇빛에 말린 다음 약간 구워 기름을 낸다. 백박풍에 바르면 즉시 색이 바뀌는데, 5~7회 사용하면 차도가 있다. 『集驗方』에 의하면 백박풍이 머리나 얼굴에 생기면 점차 옴과 같이 가려워 건조하고 아프다. 뱀장어를 불에 구웠을 때 나오는 기름을 바르면 불과 세 번 만에 차도가 있게 된다.'라고 하여 뱀장어기름을 피부병에 바르는 방법으로 이용했다.

『東醫寶鑑』에서는 '풍소양(風瘙痒 : 피부가 가려운 증상)과 백전풍(白癜風)·역양풍(癧瘍風)에 뱀장어를 불에 구워 오래도록 먹을 수 있다. 또한 뱀장어를 불에 구워 그 기름을 내어 바르기도 한다.'75)라 하여 뱀장어를 가려움증이 있는 피부병에 내복하거나 외용으로 널리 이용했다.

3) 원기를 보충해 주는 뱀장어

한의학에서 말하는 노질(勞疾)은 폐에 병사가 침입하여 전염되는 만성

上刮 使燥痛 後以魚脂傅之 壹度便愈 甚者 不過三度.
『醫方類聚』, 治面上白駁 用鰻鱺魚皮 炙令脂出 塗之
『醫方類聚』, 鰻鱺魚 生剖曬乾 取小許 火上微炙 候油出 塗白剝風 以指擦之 卽時色轉 凡如此五七次 用卽愈 仍先於白處微微擦動

70) 李時珍, 『本草綱目』, 「鰻鱺魚」, 曝乾微炙取油 塗白駁風 卽時色轉 五七度便瘥(宗奭) 集驗方云 白駁生頭面上 浸淫漸長似癬者 刮令燥痛 炙熟脂揉之 不過三度卽瘥

71) 徐有榘, 『林園經濟志』, 鰻鱺魚(多能集) 人面上生白駁 似癬非癬 皮漸生白 無藥可治 只用鰻鱺魚火炙出脂一兩 先拭駁上刮令燥疼 以油塗之 不過三次愈 (本草綱目) 用骨硏末塗白癜風 卽時轉色 五七度乃愈 (案)食療本草云 患癧瘍人宜長食之 亦可內服

72) 黃度淵, 『本草附方便覽』, 身體白駁 鰻鱺魚 微炙取油塗之 卽時色轉 五七度卽差

73) 申海容, 『單方秘要·經驗新編』, 「癜風白駁」, 鰻鱺魚를 炙어 脂를 取여 先布片으로 當處를 揩拭르고 塗느면 不過三次에 效라

74) 李敏鳳, 『四象金匱秘方』, 「疹癖」, 身體白駁 鰻鱺魚 曝乾微炙取油塗之 五七度

75) 許浚, 『東醫寶鑑』, 「鰻鱺魚」, 主風瘙痒 及白駁 癧瘍風 燒炙長食之 又火炙 取油塗之〈本草〉

소모성 질환으로 허로병을 의미한다. 예전에는 노질이 시체를 통해 전염된다고 생각하여 전시노(傳尸勞)라고도 했는데 폐결핵이 여기에 포함된다. 『醫說』76)·『食物本草』77)·『本草綱目』78)·『東醫寶鑑』79) 등에 의하면 '뱀장어는 오랫동안 병을 앓은 사람을 치료하는데, 양념을 함께 끓여 상식(常食)한다. 햇빛에 말린 다음 구우면 향기가 좋은데 이것을 상식해도 역시 좋다. 예전에 전염병이 돌아 많은 사람들이 죽었다. 이에 병에 걸린 사람을 관에 넣은 다음 물에 버려 전염을 막고자 하였다. 환자를 넣은 관이 흘러 금산(金山)에 이르렀는데 어떤 어부가 관을 발견하고 열어 보니 한 여인이 살아 있었다. 어부의 집으로 데려가 뱀장어를 많이 삶아 먹였더니 노질(勞疾)이 치유되었다. 나중에 어부의 부인이 되었다.'라고 했다.

이에 우리나라 최초의 식이요법서인 『食療纂要』에서는 '노질(勞疾)을 치료하려면 뱀장어를 구워서 공복에 먹는다.'80)라고 했으며, 『醫方類聚』81)에서도 같은 내용이 보인다. 『壽世寶訣』에서도 '노질(勞疾)이 더 심해져 노채(勞瘵)가 되어 거의 죽으려고 할 때 뱀장어를 끓여 먹으면 반드시 효과가 있다.'82)라고 하여 만성소모성질환을 앓는 사람에 기력을 보하기 위해 뱀장어를 주로 사용했다. 『食物本草』83)·『本草綱目』84)·『東

---

76) 張杲, 『醫說』,「鰻治勞疾」, 有人多得勞疾 相因染死者數人 取病者 於棺中釘之 棄於水 永絶傳染之患 流之金山 有人異之 引岸開視 見一女子猶活 因取置漁舍 多得鰻鱺魚食之 病愈 遂爲漁人之女 稽神錄

77) 盧和 著. 李杲 編, 『食物本草』,「鰻鱺魚」, 昔有女子患傳尸勞 其家以之活 釘棺中 棄之江流 以絶此病 流至金山 漁人引岸開視 其女尤活 因取置漁舍 多得鰻鱺 食之 病漸愈 遂爲漁人妻 事見稽神錄

78) 李時珍, 『本草綱目』,「鰻鱺魚」, 稽神録云 有人病瘵 相傳死者數人 取病者置棺中 棄於江以絶害 流至金山 漁人引起開視 乃一女子 猶活 取置漁舍 每以鰻鱺食之 遂愈 因爲漁人之妻

79) 許浚, 『東醫寶鑑』,「鰻鱺魚」, 殺傳尸勞瘵虫 又殺諸虫 久病疲瘵人 和五味煮熟 常食之 或曝乾灸之令香 常食亦良 ○昔有女子病瘵 家人取置棺中 流之於江 漁人取視猶活 多煮此魚食之 病愈 遂爲漁人之妻〈本草〉

80) 全循義, 『食療纂要』, 12-11 治勞疾. 鰻鱺魚炙之 空心食之.

81) 『醫方類聚』, 治勞疾. 鰻鱺魚食之

82) 李昌雨, 『壽世寶訣』,「勞瘵」, 至死相傳 又方 鰻鱺魚煮食必效

醫寶鑑』[85]·『本草精華』[86) 등에서는 '뱀장어는 비록 독성이 있으나 양념을 하여 국으로 삶으면 능히 오장(五臟)이 허손(虛損)한 것을 보하고 오래된 병과 노질(勞疾)을 치료한다.'라고 했다. 일반적으로 어린아이나 고령자 그리고 체력이 약해 저항력이 떨어진 환자의 경우 감기에 걸리면 기침과 고열로 인해 폐렴 또는 폐결핵으로 진전되는 경우가 많다. 이러한 경우 뱀장어를 복용하면 이를 쉽게 극복할 수 있다.

골증(骨蒸) 치료

한의학에서 말하는 골증(骨蒸)은 허로병으로, 뼛속이 후끈후끈 달아오르는 증상과 함께 몸이 쇠약한 것을 의미한다. 이때 뱀장어를 사용하는 데 있어서 『食療纂要』에 의하면 '골증(骨蒸)으로 몸이 야윈 것을 치료하려면 뱀장어 2근을 보통 요리하는 방법과 같이 준비하고 새끼뱀장어[段子] 크기로 잘게 잘라 솥에 넣고 술 3잔을 넣어 삶는다. 소금과 식초를 넣어 먹는다.'[87)라고 했다. 또한 같은 방법으로 장풍하충(腸風下蟲 : 치질로 인해 피가 나오면서 밖으로 돌출된 것)을 치료한다고 보았다.[88) 『普濟方』[89)·『鄕藥集成方』[90)·『本草綱目』[91)·『救急單方』[92)·『本草附方便覽』[93)

---

83) 盧和 著. 李杲 編, 『食物本草』,「鰻鱺魚」, 此魚雖有毒 能補五臟虛損 傳尸勞瘵

84) 李時珍, 『本草綱目』,「鰻鱺魚」, 頌曰 魚雖有毒 以五味煮羹 能補虛損 及久病勞瘵

85) 許浚, 『東醫寶鑑』,「鰻鱺魚」此魚雖有毒 而能補五藏虛損 治勞瘵

86) 『本草精華』,「鰻鱺魚」, 頌曰 魚雖有毒 以五味煮羹 能補虛損 及久病勞瘵

87) 全循義, 『食療纂要』, 24-1 治骨蒸勞瘦. 鰻鱺魚二斤 治如食法 切作段子 入鐺中 以酒三盞煮 鹽醋中食之.

88) 全循義, 『食療纂要』, 32-8 治腸風下蟲. 鰻鱺魚二斤 治如食法 切作段子 入鐺內 以酒三盞煮 入鹽醋中食之.

89) 朱橚, 『普濟方』, 酒煮鰻鱺魚方(出聖惠方) 治骨蒸勞瘦 及腸風下蟲 右用鰻鱺魚二斤 治之如法 剉作段子 入鐺內 以好酒三大盞 熟煮 入鹽醋食之

90) 『鄕藥集成方』, 治骨蒸勞瘦 及腸風下蟲. 鰻鱺魚一斤 治如食法 切作段子 入鐺內 以酒三盞煮 入鹽醋食之

91) 李時珍, 『本草綱目』,「鰻鱺魚」, 骨蒸勞瘦 用鰻鱺二觔 治淨酒二盞 煮熟 入鹽醋食之 聖惠
李時珍, 『本草綱目』,「鰻鱺魚」, 腸風下蟲 同上

92) 『救急單方』,「勞極」, 虛勞骨蒸 鰻鱺魚取肉作羹 常食最好

·『壽世寶訣』94)·『兩無神編』95) 등에 같은 내용이 보이고 있다. 따라서 현기증·빈혈 등에 뱀장어를 응용할 수가 있다.

『東醫寶鑑』에서도 '열로 인한 허로인 열로(熱勞)와 골증(骨蒸)을 다스리며 허손(虛損)한 것을 보해 준다. 뱀장어의 살로 국을 끓인 다음 양념을 하여 상식(常食)하면 가장 좋다.'96)라고 하여 뱀장어가 몸이 허약할 때 매우 좋다고 했다. 따라서 뱀장어는 허약한 사람의 몸을 보하는 좋은 음식이라 할 수 있다.

여름철에 특히 좋은 보신 식품

예전부터 뱀장어는 남성을 강하게 하는 것으로 알려져 왔다. 『東醫寶鑑』에 의하면 '양물(陽物)을 일으키려면 양념을 한 뱀장어를 삶아 익힌 다음 공복에 먹는다. 보익(補益)하는 데 매우 좋다.'97)라고 했다. 또한 『良方金丹』에서는 몸이 허약해서 나타나는 몽설(夢泄)에 뱀장어를 많이 먹는다고 했다.98) 따라서 뱀장어는 보신 식품으로 여름철 더위 때문에 몸이 마르고 피곤할 때 피로를 회복시켜 주며, 소화를 촉진시켜 여름철 식욕부진을 해소시켜 준다.

노화 방지 효과가 있는 뱀장어

뱀장어에는 레티놀이라고 하는 비타민A가 많이 함유되어 있는데, 비타민A는 채소에 함유된 카로틴과는 달리 전부 흡수되어 소화기·호흡기·위장병·야맹증·시력 보호·암 예방 등에 효과가 있는 것으로 알려져 있다. 또한 토코페롤이라고 하는 비타민E도 많은데 이는 불포화지방산의

---

93) 黃度淵, 『本草附方便覽』, 腸風下蟲 用鰻鱺二斤治淨 酒二盞煮熟 入鹽醋食之

94) 李昌雨, 『壽世寶訣』, 「火熱」, 骨蒸勞瘦 鰻鱺魚二斤 治淨酒二盞 煮熟 入鹽醋 食之

95) 南載喆, 『兩無神編』, 「腸風下血附失血門」, 腸風下蟲 用鰻鱺魚淡煮食 三五度卽瘥

96) 許浚, 『東醫寶鑑』, 「鰻鱺魚」 主熱勞骨蒸 補虛損 取肉作羹 和五味常食 最好(本草)

97) 許浚, 『東醫寶鑑』, 「鰻鱺魚」 起陽 取魚和五味 煮熟 空心食 甚補益

98) 『良方金丹』, 夢泄 ○鰻鱺魚多服

산화를 억제하고 혈관에 활기를 불어 넣어 순환을 좋게 한다. 그리고 여성의 난소 작용을 활발하게 하여 노화 방지에 효과가 있다고 한다. 한편 뱀장어의 지방에는 몸에 좋은 불포화지방산인 DHA와 EPA가 풍부한데 이들은 뇌세포에 매우 중요한 영양소이다.

여성 질환에 좋은 뱀장어

뱀장어는 여자의 냉대하와 피부 가려움에 사용하기도 했다. 『本草綱目』99) · 『本草精華』100) · 『壽世寶訣』101) 등에 의하면 '뱀장어는 부인의 대하증과 벌레가 기어 다니는 것과 같은 일체의 풍소(風瘙 : 피부 가려움)를 치료한다. 그리고 모든 약의 독성을 눌러 주지만 사람에게는 해가 되지 않게 한다.'라고 했다. 『食療纂要』102) · 『良方金丹』103) · 『四醫經驗方』104) 등에서는 요리 방법으로 양념을 한 뱀장어에 쌀을 넣고 삶아 먹는다고 했다. 『東醫寶鑑』105) · 『經驗方』106) · 『단곡경험방초(丹谷經驗方抄)』107) 등에서는 '부인의 대하증과 부인병에 뱀장어를 국을 끓여서 먹어도 좋고 불에 구워 먹어도 다 좋다.'라고 하여 여자들에게 뱀장어가 특히 더 좋다고 언급하고 있다.

따라서 『本草綱目』108) · 『本草精華』109) 등에 의하면 '뱀장어는 악창(惡

---

99) 李時珍, 『本草綱目』, 「鰻鱺魚」, 婦人帶下 療一切風瘙如蟲行 又壓諸草石藥毒 不能為害(張鼎)

100) 『本草精華』, 「鰻鱺魚」, 鼎 婦人帶下 療一切風 搔如蟲行 又壓諸草石藥毒

101) 李昌雨, 『壽世寶訣』, 「帶下」, 一俗方 鰻鱺魚煎煮多服 有效

102) 全循義, 『食療纂要』, 40-4 治女人帶下 一切風疾. 鰻鱺魚和五味 以米煮食之.

103) 『良方金丹』, 女人帶及百病風 鰻鱺魚和五味 以米煮食

104) 『四醫經驗方』, 「婦人門」, 女人帶及百病風 鰻鱺魚和五味 以米煮食 效

105) 許浚, 『東醫寶鑑』, 「鰻鱺魚」, 療婦人帶下百病 作羹食 或燒食 皆佳(本草)

106) 『經驗方』, 鰻鱺魚 療婦人(下를 교정)帶下百(白을 교정)病 作羹食 又燒食竝佳

107) 丹谷, 『丹谷經驗方抄』, 「胞」, 鰻鱺魚 治婦人帶下百病 作羹食 或燒末服

108) 李時珍, 『本草綱目』, 「鰻鱺魚」, 治惡瘡 女人陰瘡蟲痒 治傳尸疰氣勞損 暖腰膝 起陽(日華)

109) 『本草精華』, 「鰻鱺魚」, 別主五痔瘡瘻殺諸蟲 日華治諸惡瘡 女人陰瘡蟲痒 治傳尸疰氣 勞損 暖腰膝 起陽

瘡)과 여자의 음부가 헐고 벌레가 기어 다니는 것 같은 가려움을 치료한다. 만성소모성질환을 치료하며 허리와 무릎을 따뜻하게 한다. 양물을 일어나게 한다.'라고 했으며, 『食物本草』[110] · 『東醫寶鑑』[111] 등에서는 부인의 음부가 가려운 증상에 뱀장어의 기름을 바르거나 태워 그 연기를 쐰다고 했다.

뱀장어가 여자의 냉대하에 매우 좋기 때문에 예전부터 많이 이용했다. 이덕형(李德泂 : 1566~1645)이 송도(松都)에 유수(留守)로 재직할 때 그 지방에서 채록한 이야기를 적은 것이 『송도기이(松都記異)』다. 여기에 뱀장어를 냉대하에 이용했던 기록이 다음과 같이 나온다.[112]

송도(松都 : 지금의 개성) 사람인 차식(車軾)이 후릉(厚陵 : 조선 2대 정종의 능)의 전사관(典祀官 : 제사를 담당하는 관리)으로 가게 되었다. 차식이 능에 이르러 정자각(丁字閣 : 왕릉의

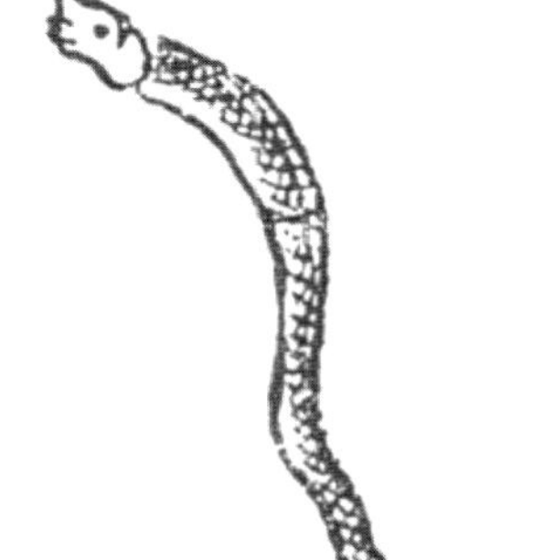

〈그림 7〉『本草從新』 鰻鱺

---

110) 盧和 著. 李杲 編, 『食物本草』, 「鰻鱺魚」. 殺諸蟲 壓諸草石藥毒 熼(骨)熏下部蟲

111) 許浚, 『東醫寶鑑』, 「鰻鱺魚」 婦人陰蝕瘡痒取油塗 或燒烟熏(本草)
　　許浚, 『東醫寶鑑』, 「鰻鱺魚」, 主五痔瘡瘻 殺諸蟲 治惡瘡 及婦人陰戶蟲痒

112) 李德泂, 『松都記異』, 車斯文軾 松都人也 勤學績文 又有能詩聲 嘗釋褐家居 留守以軾 差送厚陵寒食典祀官 軾到陵見其丁字閣年年雨漏 梁椽腐敗 塵埃滿壁 庭草蕪沒 床卓器皿歲久朽破 軾顧瞻咨嗟 俄有年老守僕來謁 軾曰曾不料國陵若是埋沒 守僕曰本陵祧遷已過百年 一年寒食外香火斷絶 祭官又非京差 奠獻拜禮不中常式 牲酒瘠酸 視爲尋常 祠門一閉 終歲闃寥 陵卒亦減 空山風雨 守護無人 安得不至於荒廢乎 軾聞言凄感 親薰修掃 精備祭物 沐浴行事 祭罷就寐 夢有紫衣中使宣召於軾曰主上坐殿 隨我入來 遂引軾入一大門外 呈見殿宇深邃 王者坐於御榻之上 惶恐匍匐於庭 中使催入伏於榻前 王曰向來祀官皆不能致誠 祭物菲薄 予不顧享久矣 今日饌品頗極精潔 予甚嘉焉 聞爾母方患帶下之病 予以良藥賜爾 且曰必有後福 軾覺來不勝瞿然 天明出洞口 有鵲自後倏然飛過 墜一大魚於馬前 生氣潑潑 跳躑於地 乃鰻鱺魚也 其長盈尺 軾大感夢中之事 持歸於家 連日作羹進於母氏 其病遂愈 軾官至郡守 二子天輅雲輅俱登第 天輅亦文章 官至僉正 雲輅亦有文名 官至寺正 天輅之子轉坤登第 今爲正郎云 鰻鱺魚七星鱧也

봉분 앞에 ‘丁’자 모양으로 지어 놓은 제전으로 여기서 제사를 지낸다.) 을 보니, 해마다 비가 새어 서까래가 모두 썩었고, 먼지가 벽에 가득했으며 뜰에 풀만이 우거졌고, 상과 탁자, 기명은 오래 되어 더럽고 깨져 있었다.

차식은 탄식하고 친히 청소를 한 다음, 제물을 정갈하게 차리고 목욕하고서 제사를 올렸다. 제사가 끝나고 잠이 들었는데, 꿈에 자줏빛 옷을 입은 내시(內侍)가 와서 “주상께서 대궐에 앉아 계시니 나를 따라 들어가시지요.”라고 했다. 곧이어 차식을 인도하여 큰 대문으로 들어갔다. 밖에서 바라보니 대궐집은 크고 깊은데 임금이 어탑(御榻 : 임금이 앉는 의자)위에 앉아 계셨다. 황공하여 뜰에 엎드리니 내시가 들어오기를 재촉하므로, 탑(榻) 앞에 엎드리자 임금님께서 이르기를, “지금까지 온 제관(祭官)들은 모두 정성을 들이지 않고 제물이 보잘 것 없어서 내가 흠향하지 않은 지 오래되었다. 그런데 오늘은 음식이 몹시 정결하기에 내가 심히 가상히 여긴다. 들으니 네 어미가 지금 대하병(帶下病)을 앓는다니 내가 좋은 약을 주리라. 그리고 반드시 나중에 복이 있을 것이다.”라고 하는 것이었다.

차식은 꿈에서 깨어서도 두려움을 이기지 못하다가 날이 밝자 동네 어귀로 나왔다. 마침 매 한 마리가 뒤에서 가볍게 날아 지나가더니, 큰 생선 한 마리를 말 앞에 떨어뜨렸다. 그 생선은 생기가 팔팔하여 땅에서 움직이는 뱀장어로서 그 길이가 한 자나 되었다. 차식은 꿈속에 있었던 일을 생각하여 그것을 가지고 집으로 돌아와 계속 국을 끓여서 어머니께 드렸더니, 그 병이 드디어 나았다.

차식은 나중에 벼슬이 군수(郡守)에 이르고 두 아들 천로(天輅)와 운로(雲輅)는 모두 과거에 급제하였다. 차천로는 역시 문장으로 벼슬이 첨정(僉正)에 오르고, 차운로도 문명(文名)이 있어 벼슬이 시정(寺正)에 이르렀다. 차천로의 아들 전곤(轉坤)도 과거에 올라 지금 정랑(正郎)이 되었다고 한다. 뱀장어[鰻鱺魚]는 바로 칠성례(七星鱧)이다.

3. 뱀장어의 다양한 이용

뱀장어 고(膏)를 사용하여 누창(瘻瘡)을 치료하기도 했다.113) 『東醫寶鑑』114)·『壽民妙詮』115) 등에 의하면 벌레가 귀에 들어가 아플 때 뱀장어를 고(膏)로 만들어 귓속에 바르기도 했다. 여기에서 말하는 벌레는 진짜 살아 있는 벌레를 의미하기도 하고, 벌레가 기어 다니듯이 근질거리는 것을 충(蟲)이 들어갔다고 이해하기도 했다. 따라서 귀가 붓고 진들이 나올 때 뱀장어로 만든 고(膏)를 사용하기도 하나, 잘못하면 오히려 피해볼 수도 있으므로 전문가와 상담한 다음에 사용해야 한다.

뱀장어의 뼈와 머리도 치료에 이용되었다. 『本草綱目』116)·『本草精華』117) 등에 의하면 '뱀장어의 뼈와 머리를 불에 볶은 다음 갈아 약에 넣어 감리(疳痢 : 영양실조증을 앓으면서 나타난 이질), 장풍(腸風 : 치질로 인한 출혈), 붕대(崩帶 : 자궁출혈과 냉대하) 등을 치료하며, 불에 태운 재를 악창(惡瘡)에 바르거나, 불에 태워 그 연기를 쬐어 치루(痔瘻 : 치질이 터져 아물지 않은 것)를 치료한다.'라고 하여 뱀장어의 뼈와 머리를 약으로 사용하기도 했다.

『壽世寶訣』에서는 '귀에서 진물이 흐르면서 충(蟲)이 있는 경우에 뱀장어 뼈를 갈아 분말로 만들어 바른다.'118)라고 했다. 또한 모든 악창(惡瘡)에 뱀장어 뼈를 불에 볶아 분말로 만들어 고약에 넣어 불이기도 한다고 했다.119)

---

113) 李時珍, 『本草綱目』, 「鰻鱺魚」, 膏 主治 諸瘻瘡(陶弘景) 耳中蟲痛(蘇恭)

114) 許浚, 『東醫寶鑑』, 「諸蟲入耳」, 虫入耳痛者 鰻鱺魚膏塗入耳中(本草)

115) 正祖, 『壽民妙詮』, 「諸蟲入耳」, 蟲入耳痛者 鰻鱺魚膏塗入耳中

116) 李時珍, 『本草綱目』, 「鰻鱺魚」, 骨及頭 主治 炙研入藥 治疳痢腸風崩帶 燒灰敷惡瘡 燒熏痔瘻 殺諸蟲(時珍)

117) 『本草精華』, 「鰻鱺魚」, 膏塗白駁風 骨及頭炙研 治疳痢腸風 燒傅惡瘡

118) 李昌雨, 『壽世寶訣』, 「耳」, 聤耳有蟲 又方 鰻鱺魚骨研末 摻耳

　뱀장어의 피를 이용하기도 했다. 『本草綱目』에 의하면 '뱀장어의 피는 창진(瘡疹 : 천연두)을 치료하며 눈에 백태가 생기면 점안하여 사용하기도 한다.'120)라고 했다. 하지만 천연두는 현재 사라진 것으로 보고되고 있으며 백태를 치료하는 다른 좋은 안약이 있으므로 현재 뱀장어의 피를 사용하지는 않고 있다.

　한편 『東醫寶鑑』에서는 '각기(脚氣)에 가물치나 뱀장어를 회(膾)로 떠서 항상 먹는다. 붕어회도 역시 좋다.'121)라고 하여 각기에 뱀장어를 회로 먹기도 했다. 그러나 일반적으로 뱀장어를 회로 먹지는 않는다. 뱀장어의 피에는 ichthyotoxin이라는 독소가 있어 체내에 들어가면 구역질이 나고, 눈에 들어가면 결막염이 나타나며, 상처에 묻으면 염증을 일으키기 때문이다. 하지만 뱀장어를 굽거나 익히면 독성이 없어지므로 걱정할 필요는 없다. 그리고 만약 회로 먹으려면 뱀장어의 핏물을 완전히 빼고 먹으면 문제가 되지 않는다.

---

119) 李時珍, 『本草綱目』, 「鰻鱺魚」, 一切惡瘡 用蛇魚骨炙為末 入諸色膏藥中貼之 外以紙護之(經驗)

120) 李時珍, 『本草綱目』, 「鰻鱺魚」, 血 主治 瘡疹 入眼生瞖 以少許點之(時珍)

121) 許浚, 『東醫寶鑑』, 「蠡魚 及鰻鱺魚」 並主脚氣 作膾常食 鯽魚膾亦佳(本草)

살구

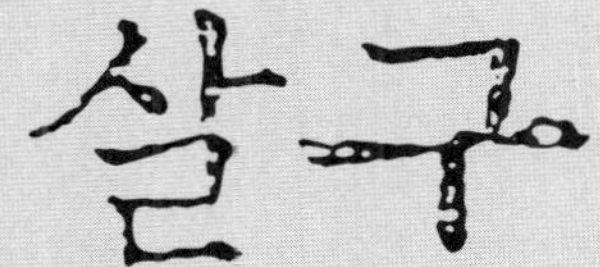

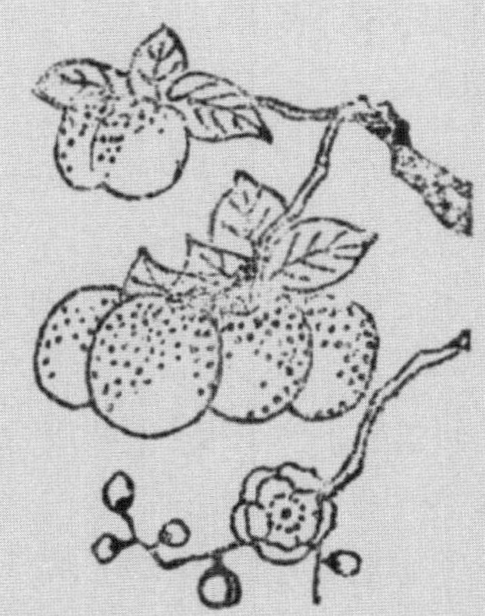

살구라는 이름은 '살구(殺狗)'에서 유래된 것이 아니라
'슬고'에서 나왔다.

살구

[杏]

1. 살구의 유래와 특징

어렸을 때 부르던 노래 가운데 '나의 살던 고향은 꽃피는 산골. 복숭아꽃 살구꽃……'은 참으로 귀에 익은 곡조다. 예전부터 고향 하면 살구나무가 바로 떠오를 정도로 우리나라의 시골에는 살구나무가 있어 왔다.

살구나무는 이른 봄에 연분홍색의 꽃이 피고 초여름에 즐길 수 있는 과일이 열리기 때문에 정원수나 조경수로 많이 이용되고 있으며, 살구씨의 인(仁)은 한약으로 널리 이용되고 있다. 중국 최고(最古)의 지리서(地理書)인 『산해경(山海經)』(서력 전 400년경 추정)에 '영산(靈山)에 복숭아·오얏·매화·살구나무가 많다'[1]라는 기록이 있는 것으로 보아 동양에서 살구나무는 매우 오래 전부터 자생하고 있었던 것으로 추정된다. 따라서 살구의 원산지는 중국과 한국을 중심으로 한 동아시아로 알려져 있다.

중국의 살구나무는 페르시아를 경유해서 지중해 지방에 서력 1세기경에 전해진 것으로 알려져 있으며, 유럽에는 중세 이후에 전파되었고 영

---

1) 『山海經』, 「中山八經」, 又東北三百里 曰靈山 其上多金玉 其下多靑膛 其木多桃李梅杏.

국에는 1500년경에 전파된 것으로
알려져 있다. 미국 캘리포니아 주
에는 서력 18세기경에 전파되었는
데 현재 세계 최대 생산량을 자랑
하고 있다.

살구는 오래전부터 그 효능과 쓰
임이 우리 생활과 밀접하게 연관
되어 있는데, 오늘날 그 어원에 관
해서는 의견이 분분하다. 살구가
‘개를 죽인다’는 살구(殺狗)에서 유
래된 것으로 보는 의견이 있는데,
살구의 어원(語原)을 살펴봄으로써
잘못 이해한 것임을 밝히고자 한

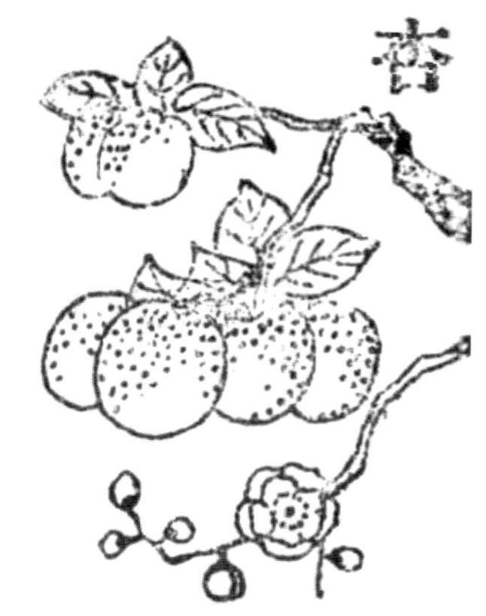

<그림1> 『字典釋要』 杏

다. 굳이 어원을 살펴보는 이유는, 어떠한 사물의 속성을 명확히 파악
할 수 있는 단서가 되기 때문이다.

또한 예전에는 행(杏)을 살구만이 아닌 은행으로도 보는 경향이 있었
기 때문에, 행단(杏亶)을 살구나무가 아닌 은행나무로 오역하는 경우가
있어 왔다. 이에 행단(杏亶)이 나오는 문헌을 찾아 어떠한 관점으로 받
아들였는지 살펴보고자 한다. 진정한 의술을 펼치는 의사를 행림(杏林)
으로 비유하는데, 그 까닭을 문헌을 통해 살펴보고자 한다. 또한 살구
의 효능과 특징을 살펴봄으로써 사상의학에서 살구를 태음인에게 사용
하는 까닭을 살펴보고자 한다.

1) 살구는 역사가 매우 오랜 과일

살구는 예전부터 재배되어 왔다. 약 2100여 년 전의 기록인 『서경잡기
(西京雜記)』에 의하면 ‘한무제(漢武帝)가 장안(長安)을 중심으로 상림원
(上林苑)이라는 식물원을 만드니 신하들이 이름 있는 과일과 기이한 나
무들을 서로 다투어 바쳤다. 그중에 나무의 재질에 문채(文采 : 무늬)가

있는 문행(文杏)과 신선이 먹었다는 봉래행(蓬萊杏) 살구나무 2종류가
있었다.'[2]고 기록되어 있는 것으로 보아 동양에서는 매우 오래 전부터
살구나무를 길러 왔으며 품종을 구분했음을 알 수 있다.

　우리나라에서도 중국과 같이 매우 오래 전부터 심어졌으리라 추측되는
데, 『朝鮮王朝實錄』에 '5월에 종묘(宗廟)에 시물(時物)을 천신하는데 보
리·죽순·앵도·오이·살구 등을 올린다.'[3]고 기록한 것을 보면 살구를
매우 귀중하게 여겼으며, 5월의 대표적 과일 가운데 하나였음을 짐작할
수 있다. 『東醫寶鑑』에서는 '우리나라 곳곳에 살구가 있으나 산행(山杏)
은 약으로 사용할 수 없다. 가원(家園)에 심은 것을 5월에 채취하여 사
용한다.'[4]라고 했다.

살구의 크기에 관한 기록

　또한 예전에는 살구의 크기가 매우 컸었던 것 같다. 『淵鑑類函』에 '범
려(范蠡)의 집에 해행(海杏)이 있었는데 주먹 크기로 컸다.'[5]라고 기록된
것을 보면 예전에 크기가 매우 큰 살구가 존재했음을 짐작할 수 있다.
또한 '살구나무 잎의 모양새가 매화나무와 비슷하지만 열매는 약간 붉
고, 매화보다 향은 강하면서도 매실보다 신맛은 적다. 씨와 과육은 서
로 분리가 잘되며 씨는 약에 넣어 사용할 수 있다.'[6]고 하여 살구의 형
태를 설명하고 있다.

　살구의 크기가 매우 컸다는 기록은 여럿 있다. '중국 남쪽에 있는 분
류산(分流山)에 배[梨]처럼 크고 귤처럼 노란색의 살구가 있었다고 한

---

2) 劉歆 撰, 葛洪 輯, 『西京雜記』, 初修上林苑 羣臣遠方 各獻名果異樹 亦有製為美名 以標奇麗.
　　杏二 文杏. 材有文采. 蓬萊杏. 東郭都尉于吉 所獻一株 花雜五色六出云 是仙人所食.

3) 『朝鮮王朝實錄』, 太宗 12年 8月 庚申, 命以時物 薦宗廟 二月氷 三月蕨 四月松魚 五月麥筍櫻
　　桃瓜杏 六月林檎茄冬瓜 七月黍稷粟 八月年魚稻栗 九月鴈棗梨 十月柑橘 十一月天鵝 十二月
　　魚免.

4) 許浚, 『東醫寶鑑』, 「杏核仁」, 處處有之 山杏不堪入藥 須家園種者 五月採

5) 張英, 『淵鑑類函』, 「杏」, 地理志曰 范蠡宅在湖中 有海杏 大如拳.

6) 張英, 『淵鑑類函』, 「杏」, 格物論曰 杏葉似梅 差小而微紅 香於梅而酸不及 核與肉自相離 其仁
　　可入藥.

다.'[7]고 한 것으로 보아 그 크기를 짐작할 수 있다. 또한 '한무제(漢武帝)가 이것을 먹고 크게 기뻐하여 상림원(上林苑)에 심으니, 이때부터 토인(土人)들이 살구를 한제행(漢帝杏) 또는 황금(黃金)과 같이 둥글고 노랗기 때문에 금행(金杏)이라고도 했다.'[8]고 기록되어 있다. 그런데 여기에서 말하는 금행을 유희(柳僖 : 1773~1837)는 『物名考』에서 '우리나라에 있는 유행(乳杏 : 노란색으로 신맛이 없음)일 가능성이 높다고 서술하고 있다.'[9]고 했다. 조재

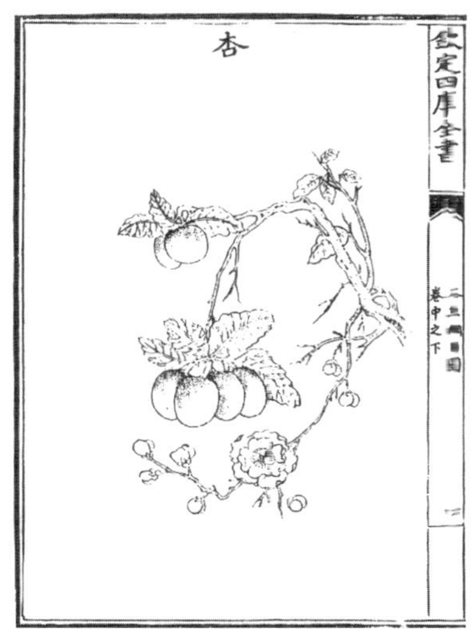

<그림 2>『本草綱目』杏

삼(趙在三 : 1808~1866)도 『송남잡식(松南雜識)』(1855)에서 '여기에서 말하는 살구를 분류산(分流山)에 있는 살구[杏]라는 뜻으로 유행(流杏)이라 했다. 한편 이른 봄에 버드나무[柳]를 꺾어 땅에 심고 한식(寒食)에 살구나무[杏]를 접붙이기 때문에 유행(柳杏)이다.'[10]라는 주장을 했다.

살구의 품종

살구는 품종이 여러 가지였다. 『本草綱目』에 의하면 '일찍 익으면서 모양이 넓적하며 청황색(靑黃色)으로 신맛이 떨어지는 목행(木杏), 약으로 사용하기 어려운 산행(山杏) 등이 있다.'[11]라고 하여 살구의 종류를

---

7) 張英,『淵鑑類函』,「杏」, 酉陽雜組曰 濟南郡之東南 有分流山 山上多杏 大如梨 黃如橘.

8) 張英,『淵鑑類函』,「杏」, 通志曰 漢武帝訪蓬瀛 有獻分流山杏者 帝嘉之 故土人呼爲漢帝杏 又曰金杏.
   李時珍,『本草綱目』,「杏」, 頌曰 今處處有之 有數種 黃而圓者名金杏 相傳種出自濟南郡之分流山 彼人謂之漢帝杏 言漢武帝上苑之種也.

9) 柳僖,『物名考』,「杏」, 金杏 大如梨 黃如橘 疑卽我東乳杏. 乳杏 色黃味不醋.

10) 趙在三,『松南雜識』,「流杏」, 孔氏六帖曰 濟南分流山有杏 大如梨黃如橘 謂漢帝杏 亦曰金杏 今謂流杏 或曰開春析柳揷地 寒食接杏 故謂柳杏.

11) 李時珍,『本草綱目』,「杏」, 今近汴洛皆種之 熟最早 其扁而青黃者名木杏 味酢不及之 山杏不

소개하고 있다. 이 밖에도 백행(白杏)·생행(生杏)[12]·사행(沙杏)·매행(梅杏)·내행(奈杏)·육행(肉杏) 등이 있다고 했다.[13] 그리고 살구를 맛이 좋은(恬) 매화(梅) 같다고 하여, 양행밀(楊行密 : ?~937)은 살구를 첨매(恬梅)라 부르기도 했다.[14]

　살구의 열매는 신맛이 있으며 뜨거운 기운이 있고 약간의 독성이 있어 날로 많이 먹으면 근골(筋骨)이 상한다고 보았다.[15] 하지만 매실과 비슷한 살구는 신맛이 있으며 복숭아와 비슷한 살구는 단맛이 난다[16]고 하여 살구의 품종에 따라 맛의 차이가 있었음을 보여 주고 있다.

　그렇다면 우리나라와 중국의 살구 가운데 어느 것이 더 좋을까? 이에 대해 논란의 소지가 있다. 허균(許筠)은 『惺所覆瓿藁』에서 '서울 서쪽 근교에서 나오는 살구인 당행(唐杏)이 특히 좋다.'[17]고 하여 중국에서 유래된 살구가 좋았음을 표현하고 있으나 구체적으로 어느 품종인지는 확인하기 어렵다. 그런데 『本草綱目』에 의하면 '중국의 동쪽에서 도입되어 인가(人家)에 심어진 살구나무가 매우 좋다.'[18]고 하여 중국의 동쪽에 해당되는 우리나라산 살구나무가 좋은 것이라고 했다. 중국 문헌에 의하면 우리나라 살구가 좋다고 했고, 우리나라 문헌에 의하면 중국에서 도입된 살구가 좋다고 했으니 과연 어느 것이 맞는지 알기 어렵다. 남의 떡이 더 커 보이는 것일까? 그 진위를 알기 어렵다.

堪入藥.

12) 李時珍, 『本草綱目』, 「杏」, 宗奭曰　金杏深赭色　核大而扁　乃接成者　其味最勝　又有白杏　熟時色青白或微黃　味甘淡而不酢　生杏可晒脯作乾果食之　山杏輩只可收仁用耳.

13) 李時珍, 『本草綱目』, 「杏」, 時珍曰　諸杏　葉皆圓而有尖　二月開紅花　亦有千葉者　不結實　甘而有沙者為沙杏　黃而帶酢者為梅杏　青而帶黃者為奈杏　其金杏大如梨　黃如橘　西京雜記載蓬萊杏花五色　盖異種也　按王禎農書云　北方肉杏甚佳　赤大而扁　謂之金剛拳　凡杏熟時　榨濃汁　塗盤中晒乾　以手摩刮收之　可和水調麨食　亦五果為助之義也.

14) 李時珍, 『本草綱目』, 「杏」, 江南錄云　楊行密改杏名恬梅.

15) 李時珍, 『本草綱目』, 「杏」, 實　氣味酸熱　有小毒　生食多傷筋骨.

16) 李時珍, 『本草綱目』, 「杏」, 別錄　頌曰　杏之類梅者味酢　類桃者味甘.

17) 許筠, 『惺所覆瓿藁』, 「屠門大爵」, 唐杏　産西郊者　最好.

18) 李時珍, 『本草綱目』, 「杏」, 杏仁　今以從東來人家種者　為勝.

살구와 보리 풍년의 연관성

예전에는 살구가 잘 자라면 이듬해 보리농사도 좋다고 보았다. 1년 농사를 시작하는 농부의 입장에서는 작물의 풍흉(豊凶)에 대해 궁금할 수밖에 없다. 나무가 자라는 것을 보고 다음해에 심을 작물의 풍흉을 짐작하여 작물을 심었다. 『閑情錄』에 의하면 '오목(五木)은 오곡(五穀)보다 먼저 무성하니 오곡(五穀)이 잘될 것인지 알려면 오목(五木)을 먼저 보면 되는데 나무가 잘 자라는 것을 보아서 그에 해당되는 작물을 심으면 거의 틀리지 않는다. 따라서 〈음양서(陰陽書)〉에서 말하기를, 곡물은 대추나무·버드나무, 보리는 살구나무, 밀은 복사나무, 벼는 버드나무, 기장은 느릅나무, 콩은 홰나무, 팥은 오얏나무, 참깨는 버드나무나 모형나무를 보면 알 수 있다.'[19]고 하여 살구나무가 잘 자라면 이듬해에 보리가 잘 자란다고 했다. 하지만 어떠한 기전으로 이렇게 되는지에 대해서는 설명이 없다. 또한 『山林經濟』에서는 '금년에 살구가 많이 열리면 벌레가 보리를 먹지 않고, 복숭아가 많이 열리면 벌레가 밀을 먹지 않고, 홰나무에 벌레가 없으면 콩이 잘되고, 오얏나무에 벌레가 없으면 녹두의 수확이 많다.'[20]고 하여 병충해 관계에 있어서도 살구나무와 보리가 서로 연결됨을 보여 주고 있다. 하지만 이도 어떠한 기전으로 이렇게 되는지는 좀 더 연구할 분야다.

살구나무 심는 법

예전에는 북쪽에 살구나무를 심었다. 살구를 심는 방법에 대해 『山林經濟』에서는 '살구나 오얏은 과육이 붙어 있는 상태로 기름진 땅에 심었다가 다음해 흙이 붙은 상태로 옮겨 심는다. 살구는 익을 때 과육이 붙어 있는 상태로 거름이 많은 흙에 심었다가 다음해 봄이 되어 싹이

---

19) 許筠, 『閑情錄』, 「治農」, 又師曠占術曰 五木者 五谷之先也 欲知五谷 先視五木 擇其木盛者 來年多種之 萬不一差 故陰陽書曰 禾生于棗或楊 大麥生于杏 小麥生于桃 稻生于柳或楊 黍生于楡 大豆生于槐 小豆生于李 麻生于楊或荊.

20) 洪萬選, 『山林經濟』, 「治農」, 當年杏子多 則蟲不蝕大麥 桃子多 則蟲不蝕小麥 槐樹無蟲 則豆利 李樹不蝕 則菉豆有收.

돋아나면 바로 옮겨 심는다. 만약 옮겨 심지 않으면 열매가 작고 맛이 쓰게 된다. 살구나무 밑으로 사방 1보는 갈지 않는다. 만약 땅을 갈면 나무만 무성하고 열매가 맺지 않는다.'21)고 했다. 심는 위치에 대해서는 '풍수지리상 왼쪽(동쪽)에 흐르는 물, 오른쪽(서쪽)에 긴 길, 앞쪽(남쪽)에 연못, 뒤쪽(북쪽)에 구릉이 없으면, 동쪽에 복사·버드나무를 심고, 남쪽에 매화·대추나무를 심고, 서쪽에 치자·느릅나무를 심고, 북쪽에 능금·살구나무를 심는다. 이러면 왼쪽의 청룡(靑龍), 오른쪽의 백호(白虎), 앞쪽의 주작(朱雀), 뒤쪽의 현무(玄武)를 대신할 수 있다.'22)고 했고 '집의 중앙에 살구나무가 있고 서쪽에 버드나무가 있으면 흉하고, 서쪽에 복사나무가 있고 북쪽에 오얏나무가 있으면 음란하게 된다.'23)라고 했다.

현대 농업에서는 살구나무는 개화 결실 나이가 빨라 어린 나무에서도 많은 양의 과실을 생산할 수 있다. 그리고 살구나무는 다른 과일나무를 재배하기에 좋지 않은 곳, 습기가 적고 경사가 심하거나 극산성 토양이거나 아주 척박한 지역에서도 입지 환경에 대한 적응력이 크다고 보고 있다.

2. 살구의 어원

살구를 한문으로 행(杏)이라 하는 것에 대하여 여러 가지 설명이 있어 왔으나,24) 『설문해자주(說文解字注)』에 의하면 '행(杏)은 나무를 의미하

---

21) 洪萬選, 『山林經濟』, 「種桃李杏」, 杏李核連皮肉 種於肥地 至來年 帶土移栽. 杏熟時 幷肉核 埋糞中 至春生後卽移栽 不移則實小味苦 樹下一步不須耕 耕則肥而無實.

22) 洪萬選, 『山林經濟』, 「卜居」, 凡宅若無左流水 右長途 前汚池 後丘陵 則東種桃柳 南種梅棗 西種梔楡 北種奈杏 亦可代靑龍白虎朱雀玄武.

23) 洪萬選, 『山林經濟』, 「卜居」, 宅中有杏 西有柳凶 宅西有桃 北有李淫邪.

24) 李時珍, 『本草綱目』, 「杏」, 釋名䏑梅 時珍曰 杏字篆文象子在木枝之形 或云從口及從可者 竝非也.

는 목(木)과 음을 나타내는 구(口)가 합성된 것으로
보아야 한다. 여기에 나오는 구(口)는 향(向)의 생략
형이며 나중에 현재의 발음인 행으로 변화된 것이
다.'25)라고 했다.

1) 살구는 殺狗에서 나온 단어가 아니다

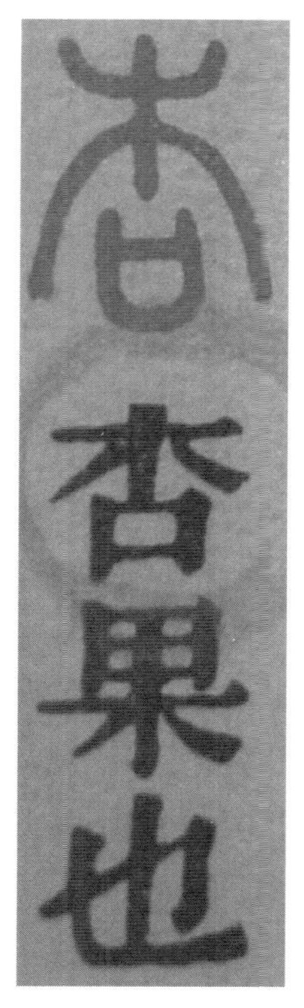

일부 학자들이 살구의 어원이 개고기의 독성을 풀
어낸다는 뜻 또는 개를 죽인다는 뜻인 살구(殺狗)에
서 유래되었다고 말하고 있으나 이는 전혀 잘못된
것이다. 예전부터 보통 개고기를 먹고 체했을 때 살
구를 먹으면 독성이 풀리고, 개[狗]가 살구를 먹으면
죽게[殺] 된다고 보았다. 『本草綱目』 등에 의하면 실
제적으로 개에 물려 상처가 생긴 경우 살구를 씹어
붙이거나,26) 이리나 개에 물린 독성을 제거하고자
할 때 빻은 살구를 물에 먹으면 된다고 했다.27) 또
한 '개고기를 먹고 소화가 되지 않아 가슴이 그득하고 입이 마르고[口乾]
열이 나며[發熱] 헛소리[妄語]를 하게 되면 살구 1되를 껍질과 끄트머리
를 제거하고 물 3되에 끓여 찌꺼기를 버리고 그 즙을 세 번 나누어 먹
으면 되는데 막힌 고기가 내려가는 것을 한도로 정한다.'28)라고 하여 개
고기와 살구와는 서로 상극임을 밝히고 있다.
　이러한 살구의 효능을 보고 일부 학자들이 『松南雜識』29)·『동언고략

---

25) 許愼 注, 段玉裁 撰, 『說文解字注』, 「杏」, 杏果也. 內則 桃李梅杏. 從木向省聲. 向各本作可
　　誤 今正 菩以杏爲聲 亦作荇 從行聲 則知杏菩字古皆在十部也 今何梗切. 六書故云 唐本曰從
　　木從口.

26) 李時珍, 『本草綱目』, 「杏」, 狗咬傷瘡 爛嚼杏仁塗之(冠氏).

27) 李時珍, 『本草綱目』, 「杏」, 解狼犬毒 杏仁搗爛 水和服之(千金方).

28) 李時珍, 『本草綱目』, 「杏」, 食狗不消 心下堅脹 口乾發熱妄語 杏仁一升去皮尖 水三升煎沸
　　去渣取汁分三服 下肉為度(梅師方).

(東言考畧)』[30) 같은 잘못 기록된 고서를 보고 살구라는 단어가 살구(殺狗)에서 나왔다고 주장하고 있다. 하지만 이는 잘못된 것으로, 수정되어야 한다. 다음의 〈표 1〉에서 보이듯이 『救急簡易方諺解』에서 살구를 '슬고'로 표기했고,[31) 『訓蒙字會』에 살구를 '슬고'라 표기한 이후 1800년대까지 살구가 '살고' 또는 '슬고'로 쓰이다가 1800년대 말경에서야 비로소 현재의 표기인 '살구'라는 단어로 표기되기 시작했다. 또한 개[狗]를 예전에는 '가히'로 표기했기 때문에,[32) 한자말인 살구(殺狗)에서 '살구'라는 단어가 유래될 수가 없다. 따라서 살구는 슬고에서 나온 순수한 우리말임을 알 수 있다.

〈표 1〉 살구의 한글 표기 변천

고서	살구의 표기
救急簡易方諺解(1489)	杏仁 슬고삐솝
訓蒙字會(1527)	杏 슬고 힝 俗呼杏兒
東醫寶鑑(1613)	杏核仁 슬고삐
同文類解(1748)	杏子 슬고
蒙語類解(1768)	杏子 슬고
物譜(1802)	杏 슬고
物名考(1830)	杏 살고 㮈梅
廣才物譜(미상)	杏 살구
群都目(1896)	杏 슬고
朝鮮語辭典(1920)	살구

---

29) 趙在三, 『松南雜識』, 「流杏」, 杏 俗謂殺狗 狗肉滯用.

30) 朴慶家, 『東言考畧』, 杏曰살구者 殺狗也 本草曰 杏仁能殺狗毒也.

31) 尹壕 외 撰, 『救急簡易方諺解』, 「卒咳嗽」, 杏仁 슬고삐솝.

32) 崔世珍, 『訓蒙字會』, 「獸畜」, 狗 가히 구 俗呼狗兒.

2) 행(杏)을 은행(銀杏)으로 잘못 보기도 했다

행(杏)을 은행(銀杏)의 행(杏)으로 인식하기도 했다. 『訓蒙字會』에 의하면 '살구[杏]를 행아(杏兒)라고 하며 은행(銀杏)이라고도 한다.'[33]라 했다. 즉 행(杏)을 살구로도 보지만 은행으로 볼 수도 있다고 한 것이다. 이러한 인식 때문에 학문을 가르치는 곳이라는 의미인 행단(杏壇)을 살구나무가 아닌 은행나무로 잘못 브기도 했다.

행단(杏壇)은 『莊子』에 '공자께서 치유(緇帷)의 숲에서 강의하실 때 살구나무로 만든 단상[杏壇] 위에 즐겨 앉으셨다. 제자들은 책을 읽고 공자는 현악기를 타면서 노래하고 거문고를 뜯었다.'[34]라는 구절이 나온다. 이 문장은 후대에 오면서 여러 책에서 인용되었고,[35] 행단(杏壇)을 학자들이 학문을 가르치는 곳이라는 뜻으로 확대 해석하여 현재까지 사용하고 있다. 그런데 여기에 나오는 행단(杏壇)을 일부 국어사전 등에서 '학문을 닦는 곳을 이르는 말. 공자가 은행나무 단에서 제자를 가르쳤다는 고사에서 유래한다.'[36]라고 하여 살구나무가 아닌 은행나무로 만든 단으로 해석하고 있다.

그러나 중국 산동성(山東省) 곡부현(曲阜縣)에 있는 행단(杏壇)에 대해 고염무(顧炎武 : 1613~1682)는 『일지록(日知錄)』에서 『莊子』의 행단(杏壇)에 대한 이야기를 하면서 '사마표(司馬彪)는 치유(緇帷)는 흑림(黑林)의 이름이며, 행단(杏壇)은 못 가운데 높은 곳일 뿐이라고 하였다. 장자(莊子)의 책에서 공자를 서술한 것은 모두 우언(寓言, 寓話)일 뿐이다. 그리고 이 문장이 「漁父」편에 나으는데 반드시 그런 사람이 있는 것은

---

33) 崔世珍, 『訓蒙字會』, 「菓實」, 杏 술고 힝 俗呼杏兒 又呼銀杏曰白果 又曰鴨脚.

34) 『莊子』, 「漁父」, 孔子 游乎緇帷之林 休坐乎杏壇之上 弟子讀書 孔子弦歌鼓琴.

35) 『鄕黨圖考』, 莊子 孔子遊于緇帷之林 休坐乎杏壇之上 弟子讀書 孔子弦歌鼓琴.
마단(馬騙), 『繹史』, 孔子遊乎緇帷之林 休坐乎杏壇之上 弟子讀書 孔子絃歌鼓琴.
祝穆, 『古今事文類聚』, 「杏壇絃歌」, 孔子遊于緇帷之林 休坐乎杏壇之上 弟子讀書 孔子絃歌鼓琴
王應麟, 『玉海』, 「孔子琴」, 莊子 孔子坐杏壇之上 絃歌鼓琴.

36) naver, empas, daum 사전 검색

아니고, 행단(杏壇)도 반드시 그곳에 있는 것은 아니다. 즉 있는 것은 물 위 갈대 사이일 뿐이다. 비탈져 사방으로 물가가 있는 땅은 노(魯)나라에 없는 것이 분명하다. 지금의 행단(杏壇)은 송나라 건흥(乾興)연간(1022)[37]에 공자의 45대손인 공도보(孔道輔 : 1086~1139)가 사당을 보수하면서 마당을 넓히고 대전(大殿)을 강당 뒤로 옮기었다. 대전(大殿)의 옛터가 훼손되는 것을 방지하기 위하여 벽돌로 단(壇)을 만들고 주위에 살구나무[杏]를 심고 행단(杏壇)의 이름을 취하여 명명했을 뿐이다.'[38]라고 했다.

이 내용은 『정와잡록(訂譌雜録)』(1717)에 그대로 인용되고 있다.[39] 『대청일통지(大淸一統志)』에서는 더욱 자세하게 설명하면서 금학사(金學士) 당회영(黨懷英)이 〈杏壇〉 2글자를 비문에 새겨 넣어 비를 세웠고, 1684년(乾隆 十三年)에 행단(杏壇)에 대한 찬(贊)과 시를 지었다고 보충 설명하고 있다.[40] 우리나라의 정약용(丁若鏞)과[41] 이규경(李圭景)도[42] 같

---

37) 宋나라 天聖년간(1023)으로 보기도 하는데 이는 건축 기간의 차이라 사료된다.

38) 顧炎武, 『日知録』, 「杏壇」, 司馬彪云 緇帷黒林名也 杏壇澤中高處也 莊子書凡述孔子 皆是寓言 漁父不必有其人 杏壇不必有其地 即有之 亦在水上葦間 依陂旁渚之地 不在魯國之中也 明矣 今之杏壇 乃宋乾興間 四十五代孫道輔 增修祖廟 移大殿於後 因以講堂舊基 甃石為壇 環植以杏 取杏壇之名 名之耳.

39) 胡鳴玉, 『訂譌雜録』, 「杏壇」, 司馬彪曰 緇帷黒林名也 杏壇澤中高處也 莊子書几述孔子 皆是寓言 漁父不必有其人 杏壇不必有其地 即有之 亦在水上葦間 依陂旁渚之地 不在魯國之中也 明矣 今之杏壇 乃宋乾興間 四十五代孫道輔 增修祖廟 移大廟於後 因以講堂舊基 甃石為壇 環植以杏 取杏之名 名之耳 説本日知録.

40) 和珅, 『大淸一統志』, 「杏壇」, 在曲阜縣聖廟殿前 即先聖教授堂之遺址 莊子 孔子遊於緇帷之林 休坐乎杏壇之上 司馬彪註 杏壇澤中高處也 漢明帝幸宅甞御此 後世因以為殿 宋天聖間 孔道輔監修祖廟 增廣殿庭 移大殿於後 講堂舊址 不欲折毀 因甃為壇 環植以杏 金學士党懷英 篆杏壇二字碑於亭内 本朝乾隆十三年 聖駕幸魯 有御製杏壇賛 并詩 二十一年 有御製杏壇詩.

41) 丁若鏞, 『雅言覺非』, 「杏壇」, 杏壇之說 本出莊子 司馬彪曰 杏壇澤中高處 顧亭林云 莊子皆是寓言 漁父不必有其人 杏壇不必有其地 今之杏壇 乃宋乾興間 孔道輔增修祖廟 甃石爲壇 環植以杏 取杏壇之名 名之.

42) 李圭景, 『五洲衍文長箋散稿』, 「杏壇辨證說」, 淸一統志 杏壇在曲阜縣聖廟殿前. 幸魯盛典 杏壇即先聖教授堂之遺址 後世甞以爲殿 宋天聖間 宋仁宗年號 孔道輔監修祖廟 增廣殿庭 移大殿於後 講堂舊基 不欲拆毀 因甃爲壇 環植以杏 金學士党懷英 篆杏壇二字刻碑 立於亭内.
李圭景, 『五洲衍文長箋散稿』, 「杏壇辨證說」, 按顧亭林炎武所撰日知録 則今夫子廟庭中有壇

은 내용을 언급하고 있다. 즉 『莊子』에 나오는 행단(杏壇)은 상징적인 의미일 뿐이고, 공자가 실제 사용하던 것이 아니었으며, 후대에 공자의 사당에 단(壇)을 만들면서 살구나무[杏]를 심었기 때문에 행단(杏壇)이라는 단어가 만들어졌을 뿐이라고 했다. 따라서 정약용(丁若鏞)은 우리나라 사람들이 공자의 사당 뒤편이나 앞뜰에 은행나무를 심어 행단(杏壇)을 상징하고 있는데 이는 잘못된 것이라고 지적하고 있다. 그 근거로 행단(杏壇)을 주제로 쓴 시로 전기(錢起)의 「花裏尋師到杏壇」, 장저(張翥)의 「杏花壇上聽吹簫」, 이군옥(李群玉)의 「相約杏花壇裏去」, 강희맹(姜希孟)의 「壇上杏花紅半落」에 행화(杏花)가 흩날리는 것이 나오는데 은행나무라면 어떻게 꽃잎이 흩날릴 수 있겠느냐고 반문하고 있다.43) 이와 같이 행단(杏壇)을 은행나무로 보는 것에 대해 의문을 제기하고 있다.

'행단(杏壇)'의 '행(杏)'을 은행나무가 아닌 살구나무로 보아야 하는 이유가 또 있다. 『藝文類聚』44)·『太平御覽』45)·『全芳備祖後集』46)·『記纂淵海』47)·『山堂肆考』48)·『佩文齋廣羣芳譜』49)·『淵鑑類函』50)·『화목조수집류(花木鳥獸集類)』(1716)51) 등의 유서(類書)에서 공통적으로 행단(杏壇)을

石刻曰杏壇 闕里志 杏壇 在殿前 夫子舊居 非也 杏壇之名 出自莊子 莊子曰 孔子遊乎緇帷之林 坐乎杏壇之上云云 有漁父下船而來云云 司馬彪云 緇帷 黑林名也 杏壇 澤中高處也 莊子書凡述孔子 皆是寓言 漁父不必有其人 杏壇不必有其地 卽有之 亦在水上葦間 依陂旁渚之地 不在魯國之中也明矣 今之杏壇 乃宋乾興 宋眞宗年號間 四十五代孫道輔 增修祖廟 移大殿 後因以講堂舊基甃石爲壇 環植以杏 取杏壇之名耳.

43) 丁若鏞, 『雅言覺非』, 「杏壇」, 東人錯認 乃於聖廟之後 列植銀杏 以象杏壇 銀杏一名鴨脚樹 一名平仲木 左思吳都賦註云 平仲之木 實白如銀 是也 豈所謂杏壇之所植乎 錢起詩云 花裏尋師到杏壇 張翥詩云 杏花壇上聽吹簫 李群玉詩云 相約杏花壇裏去 卽姜希孟詩亦云 壇上杏花紅半落 銀杏其有花乎.

44) 歐陽詢, 『藝文類聚』, 「杏」, 莊子曰 孔子遊乎淄帷之林 休坐于杏壇之上 弟子讀書 孔子絃歌鼓琴.

45) 李昉, 『太平御覽』, 「杏」, 莊子曰 孔子遊緇惟之林 休坐杏壇之上 弟子讀書 孔子絃歌鼓琴.

46) 陳景沂, 『全芳備祖後集』, 「杏花」, 孔子游緇唯之林 坐杏壇之上 弟子讀書 孔子絃歌鼓琴(莊子).

47) 潘自牧, 『記纂淵海』, 「杏」, 孔子休坐杏壇之上(莊子).

48) 彭大翼, 『山堂肆考』, 「杏花」, 莊子曰 孔子遊緇帷之林 休坐乎杏壇之上 弟子讀書 孔子絃歌鼓琴.
彭大翼, 『山堂肆考』, 「杏子」, 莊子曰 孔子遊緇帷之林 休坐乎杏壇之上.

49) 劉灝, 『佩文齋廣羣芳譜』, 「杏花」, 莊子 孔子遊緇帷之林 坐杏壇之上 弟子讀書 孔子絃歌鼓琴.

50) 張英, 『淵鑑類函』, 「杏」, 莊子曰 孔子遊緇帷之林 休坐杏壇之上 弟子讀書 絃歌鼓琴.

살구나무 항목에서 설명하고 있다. 이는 행단(杏壇)을 살구나무로 분명하게 인식했음을 보여 주는 것이라 할 수 있다.

그럼 왜 우리나라에서는 향교나 성균관에 은행나무를 심어 놓고 행단(杏壇)을 상징했는지 의문이 든다. 현존하는 식물 중에서도 은행나무는 가장 오래 사는 나무로, 본래의 품성을 잃지 않고 자란다. 은행나무는 밥상의 재료로 사용하거나, 술가(術家)에서는 도장[符印]으로 사용되었는데 예전부터 귀신을 부린다고 했다. 즉 귀신을 부리듯이 공부에 전념하라는 의미가 있다. 살충 효과가 강한 은행나무 잎을 책갈피에 넣어 좀벌레를 막았으며, 가을철 떨어지는 은행잎으로 퇴비를 만들어 작물에 시비하면 해충 구제에 매우 좋기 때문에 은행나무가 선비의 기상에 부합되었다. 따라서 이러한 성질이 있는 은행나무를 공부하는 장소인 향교에 심어 상징성을 부여했던 것이다.

3) 행림(杏林)의 유래

한의학계에서 자주 사용하는 단어 중의 하나인 행림(杏林)의 유래에 대해 살펴보기로 하자. 진정한 의술을 펴는 의사를 행림(杏林)이라 하고, 의사들의 사회를 행림계(杏林界)라 한다. 그뿐만이 아니라 한의학서적을 주로 취급하는 곳을 행림서원이라 하고, 한의대 연합 축제를 행림제라 하며, 병원을 개업했을 때 살구나무를 마당에 심기도 한다. 병원 마당에 살구나무를 심는 까닭에 대해 일부는 '사람은 우선 살구 보아야 한다.'라는 뜻이라고 하지만 이는 살구에 대한 오해다.

갈홍(葛洪 : 281~341)의 『신선전(神仙傳)』에 의하면 '동봉(董奉)의 자는 군이(君異)인데 여산(廬山)에 있으면서 환자를 치료하였는데 치료비를 받지 않았다. 중환자가 나으면 살구나무 5그루를 심게 하고 경환자가 나으면 1그루씩 심게 했다. 몇 년 뒤에 10만여 그루의 살구나무가 울창하게

---

51) 吳寶芝, 『花木鳥獸集類』, 「杏花」, 莊子曰 孔子遊緇帷之林 休坐乎杏壇之上 弟子讀書 孔子絃歌鼓琴.

숲을 이루고 많은 새와 짐승이 살구나무 밑으로 모여드니 풀이 나지 않고 밭을 간 것 같았다. 이때에 살구가 많이 익으니 창고를 짓고 말하기를 살구를 사고자 하는 사람은 곡식 1그릇을 놓고 살구 1그릇을 가져가도록 하라고 했다. 간혹 곡식을 적게 놓고 살구를 많이 가져가는 사람이 있었는데, 이때 3~4마리의 호랑이들이 소리를 내면서 쫓아왔다. 사람이 크게 놀라 살구를 가지고 급히 달렸지만 그릇이 기울어져 살구가 떨어지자 호랑이가 환수해 갔다. 집에 와서 살구를 헤아리니 부족하게 낸 곡식의 양과 일치했다. 그리고 간혹 살구를 훔치는 사람이 있었는데 호랑이가 집에까지 쫓아와서 물었으므로 거의 죽게 되었다. 이때 집안사람이 살구를 훔친 것을 알고 살구를 돌려주며 머리를 조아리고 사과하였더니 살구를 훔친 사람이 즉시 살아났다. 이러한 일이 있고 난 뒤에 살구를 사려는 사람은 스스로 양을 정확하게 하여 감히 기만하지를 못했다. 돋봉(董奉)이 매년 살구를 팔아 얻은 곡식으로 빈궁한 사람을 구휼하고 여행객에 나누어주니 1년에 3천 곡(斛:10말)이나 되었으나 오히려 남아 있는 것이 매우 많았다.'52)라고 했다. 이러한 내용이 『齊民要術』53)·『藝文類聚』54)·『全芳備祖後集』55)·『고금사문유취(古今事文類聚)』(宋)56)·『記

---

52) 葛洪, 『神仙傳』, 「董奉」, 又君異居山間 為人治病 不取錢物 使人重病愈者 使栽杏五株 輕者一株 如此數年 計得十萬餘株 鬱然成林 而山中百蟲羣獸 遊戲杏下 竟不生草 有如耘治也 至是杏子大熟 君異於杏林下 作篅倉 語時人曰 欲買杏者 不須来報徑自取之得 將穀一器置倉中 即自往取一器杏 云每有一穀少而取杏多者 即有三四頭虎噬逐之 此人怖懼而走 杏即傾覆 虎乃還去 到家量杏一如穀少 又有人空往偷杏 虎逐之 到其家乃噛之至死 家人知是偷杏 遂送杏還 叩頭謝過 死者即活 自是已後 買杏者皆於林中 自平量之 不敢有欺者 君異以其所得粮穀 賑救貧窮 供給行旅 歳消三千斛 尚餘甚多.

53) 賈思勰, 『齊民要術』, 神仙傳曰 董奉居廬山 不交人 為人治病 不取錢 重病得愈者 使種杏五株 輕病愈為栽一株 数年之中 杏有十數萬株 欝欝然成林 其杏子熟於林中 所在作倉 宣語買杏者 不須来報 但自取之具一器穀 便得一器杏 有人少穀 徃而取杏 多即有五虎逐之 此人怖虎 檐傾覆 所餘在器中 如向所持穀多少 虎乃還去 自是以後 買杏者皆於林中自平量 恐有多出 奉悉以前所得穀 賑救貧乏.

54) 歐陽詢, 『藝文類聚』, 「杏」, 神仙傳曰 董奉居廬山 治病重者 種杏五株 輕者 一株於林中 所在作倉 一器杏換一斛 穀少者 虎逐之 乃以穀賑貧窮 號董仙杏林.

55) 陳景沂, 『全芳備祖後集』, 神仙董 奉居廬山 為人治病 重者種杏五株 輕者一株 于杏林中 以杏一器換穀一器 穀少者 虎逐之 乃以穀賑貧乏者 號董仙杏林(神仙傳).

56) 祝穆, 『古今事文類聚』, 「董仙杏林」, 董奉居廬山 為人治病 重者種杏五株 輕者種一株 於杏林

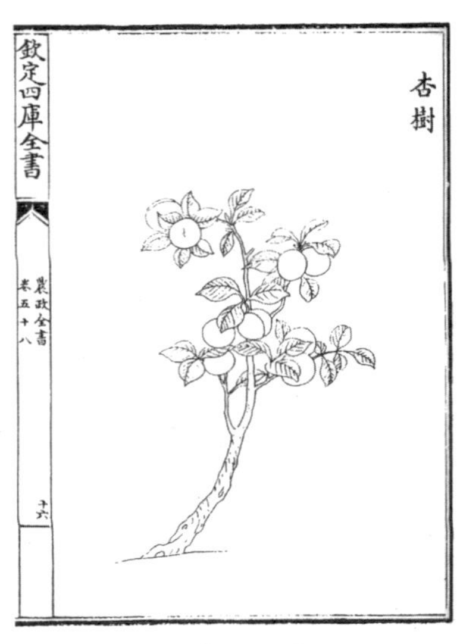

〈그림 4〉『農政全書』杏樹

纂淵海』57)・『農政全書』58)・『佩文齋廣羣芳譜』59) 등에 인용되어 있다.

　이렇게 살구를 심게 한 이유 중에 하나는 살구가 구황식품으로서도 가난한 백성을 살리는 역할을 했기 때문이다. 『淵鑑類函』에 의하면 '중국의 숭산(嵩山)에는 소림사(少林寺)가 있다. 숭산(嵩山)보다 북쪽에 있는 우산(牛山)에는 살구나무가 많았으므로, 5월이면 노랗게 살구가 익어 무성하게 달렸다. 전란을 피해 온 많은 백성들이 기근에 허덕이었는데, 여기에 있는 살구를 먹고 무사히 살아갈 수가 있었는데 아무리 먹어도 살구가 부족하지 않았다.'60)고 했다. 또한 '중국 남해(南海)에는 신선이 살구나무를 심었다는 행원주(杏園洲)가 있었는데, 한(漢)나라 때 배를 타고 가다가 폭풍우를 만나면 이곳으로 피신하였고, 그때가 마침 5~6월이어서 매일 살구를 먹음으로써 살아갈 수 있었다.'61)고 했다. 훌륭한 의원의 길을 걸은 동봉(董

中 以杏一器換穀一石 穀少者 虎逐之 乃以穀賑貧窮 號董仙杏林(神仙傳).

57) 潘自牧,『記纂淵海』,「杏」, 董奉居廬山 為人治病 得愈者 令種杏 數年成林 奉語買杏者 不須來報 但自取之一器穀 便得一器杏 有人少穀 徃而取杏 多即有虎逐之 奉悉以杏所得穀賑救貧窮(神仙傳).

58) 徐光啓,『農政全書』, 神仙傳曰 董奉居廬山 為人治病 不取錢 重病得愈 使種杏五株 輕病一株 數年中 杏有十數萬株 杏熟於林中 所在作倉宣語 買杏者不須求報 但自取之其一器穀 便得一器杏 奉悉以前所得穀賑救貧乏.

59) 劉灝,『佩文齋廣羣芳譜』,「杏」, 神仙傳 董奉居廬山 不種田日 為人治病 亦不取錢 病重愈者 使裁杏五株 輕者一株 如此數年 計得十萬餘株 鬱然成林 乃使山中百禽群獸 遊戲其下 卒不生草 常如芸治也 後杏子大熟於林中 作一草倉示時人曰 欲買杏者 不須報奉 但將穀一器置倉中 即自往取杏一器去 常有人置穀來少 而取杏去多者 林中群虎出吼逐之 大怖急挈杏 走路傍傾覆 至家量杏 一如穀多少 或有人偷杏者 虎逐之 到家嚙至死 家人知其偷杏 乃送還奉 叩頭謝過 乃使却活 奉每年貨杏得穀 旋以賑救貧乏 供給行旅不逮者 歲二萬餘斛.

60) 張英,『淵鑑類函』,「杏」, 嵩高山記曰 嵩山東北有牛山 其山多杏 至五月 爛然黃茂 自中國喪亂 百姓饑饉 皆資此爲命 人人充飽而杏不盡.

奉)이 살구나무를 심게 했듯이 진정한 의술을 시행하는 의원을 행림(杏林)이라고 한 것이다.

3. 살구의 효능과 쓰임

살구는 과일로 복용하기도 하지만 약재로는 살구씨[杏仁]를 이용했다. 살구씨의 독특한 향기(benzaldehyde 등이 주된 성분)를 이용하여 정과·행락탕(杏酪湯 : 살구씨와 꿀을 이용)·행인당(杏仁糖)·행인즉(杏仁粥)·형도죽(杏桃粥 : 살구씨와 호두를 갈아 죽을 만든 것) 등의 식품에 사용할 수 있으며, 행인수(杏仁水)·행인유(杏仁油) 등으로 이용하기도 한다.

1) 행인(杏仁)의 다양한 효능

행인(杏仁)의 효능은 하늘이 가르쳐 주었다고 하여 매우 귀하게 생각했다. 예전에 중국 한림학사 신사손(辛士遜)이 청성산(靑城山) 도원(道院)에서 꿈을 꾸었는데 꿈속에서 대고모(아버지의 누이)께서 말하기를 살구씨를 먹으면 총명해지고 늙어도 건강하고 의욕이 넘칠 것이라 했다. 이에 세수하고 양치한 다음에 매일 살구씨 7개를 입 안에 넣고 천천히 껍질을 벗기고 잘게 씹어 침과 함께 삼켰다. 매일 이렇게 먹다 보니 1년 후에 몸이 바뀌어 매우 가볍고 튼튼해지게 되었다. 따라서 이는 하늘이 내린 처방이라 말할 수 있다.[62] 또 다른 기록을 살펴보면 물어 불린 살구씨 5개를 새벽에 단정히 앉아 천천히 잘게 씹어 침과 같이 먹기를 오래하면 오장(五臟)이 윤택하게 되고 탁한 것이 없어지며 풍(風)

---

61) 張英, 『淵鑑類函』, 「杏」, 述異記曰 杏園洲在南海中多杏云 仙人種杏處 漢時常有人舟行遇風 泊此州 五六月日食杏 故得免死.

62) 李時珍, 『本草綱目』, 「杏」, 又野人閒話云 翰林學士辛士遜 在靑城山道院中夢 皇姑謂曰 可服杏仁 令汝聰明 老而健壯 心力不倦 求其方 則用杏仁一味 每盥漱畢 以七枚納口中 良久脫去皮 細爵和津液頓嚥 日日食之 一年必換血 令人輕健 此申天師方也.

을 몰아내고 눈이 밝아진다. 또한 간신(肝腎)이 허한 것을 치료하며 눈
에 청색이 끼는 것과 눈이 가려운 증상을 치료한다고 했다.[63]

기관지에 좋은 행인

행인은 기관지 계통 질환에 사용했다. 『本草綱目』에서는 '한열(寒熱)이
왕래되는 해수(欬嗽)가 아침저녁으로 더욱 심해지며 기쁨이 적고 성내
는 것이 많아지며 얼굴색이 윤기가 없고 홀연히 나아가고 홀연히 물러
나며 식사량이 줄어들고 맥이 현(弦)하고 긴(緊)한 사람에게 사용한다.
껍질과 끄트머리를 제거한 행인 반량을 어린아이의 소변 2말에 7일간
담근다. 꺼내어 온수에 깨끗이 씻은 다음 사분(砂盆) 안에 넣고 진흙처
럼 되도록 간다. 소변 3되를 넣고 고(膏)가 되도록 달인 다음 1돈씩 뜨
거운 물에 복용한다. 부인과 처녀가 복용하면 더욱 묘하다.'[64]라고 하여
해수한열(欬嗽寒熱)에 행인을 사용했다.

그리고 '폐질환을 오래 앓아 숨을 급히 헐떡거릴 때 매우 효험이 있는
데 심한 경우에는 2제를 사용하지 않아도 완치된다. 껍질과 끄트머리를
제거한 행인 2량을 동자의 소변에 담그되 매일 바꾸며, 여름철에는 3～
4회 바꾼다. 15일이 지나면 꺼내어 불에 말린 다음 잘게 갈아 대추 크
기 정도씩 복용한다. 박하 1잎, 계란 크기 정도의 꿀, 물 1잔을 달여 7
분으로 하고 식후에 따뜻하게 복용한다. 비린 음식을 피한다.'[65]라고 하
여 오래된 천식에 행인을 응용했다.

또한 '어른 아이에 상관하지 않고 해역상기(欬逆上氣)에 사용한다. 껍
질과 끄트머리를 제거한 행인 3되를 누렇게 볶고 갈아 고(膏)를 만들고

---

63) 李時珍, 『本草綱目』, 「杏」, 又楊士瀛直指方云 凡人以水浸杏仁五枚 五更端坐 逐粒細嚼至盡
和津呑下 久則能潤五臟 去塵滓 驅風明目 治肝腎風虛 瞳人帶靑 眼翳風痒之病.

64) 李時珍, 『本草綱目』, 「杏」, 欬嗽寒熱 旦夕加重 少喜多嗔 面色不潤 忽進忽退 積漸少食 脈弦
緊者 杏仁半兩去皮尖 童子小便二斗(2자 삽입)浸七日 漉出溫水淘洗 砂盆內研如泥 以小便三
升煎如膏 每服一錢 熟水下 婦人室女服之 尤妙(千金方).

65) 李時珍, 『本草綱目』, 「杏」, 久患肺氣 喘急至效 甚者不過二劑 永瘥 杏仁去皮尖二兩 童子小
便浸 一日一換 夏月三四換 滿半月取出 焙乾研細 每服一棗大 薄荷一葉 蜜一雞子大 水一鍾
煎七分 食後溫服 忌腥物(勝金方).

꿀 1되를 넣고 공이로 짓찧는다. 식사 전에 매번 입에 넣고 그 즙을 빨아 먹는다.'[66]라고 하여 해역상기(欬逆上氣)에도 사용했다. 그리고 '상기(上氣)로 인한 천급(喘急)에 행인과 도인 각 반량을 껍질과 끄트머리를 제거하고 볶은 다음 간다. 물과 생밀가루를 넣고 반죽하여 오동나무 열매 크기로 환을 만든다. 매번 10환씩 강밀탕(薑蜜湯)에 복용하는데 약간 편해질 때까지 한도로 한다.'[67]라고 했다. 한편 '천촉(喘促)과 부종이 있으면서 소변이 방울방울 떨어지면서 멎지 않는 것[淋瀝]을 치료한다. 행인 1량을 껍질과 끄트머리를 제거한 다음 볶아서 갈고, 쌀과 같이 끓여 죽을 만들어 공복에 2홉씩 먹으면 묘한 효과가 있다.'[68]라고 했다.

폐질환으로 인한 각혈(咯血)에 행인이 응용되기도 했다. 『本草綱目』이 의하면 '폐병(肺病)으로 인한 각혈(咯血)에 행인 40개를 황랍(黃蠟)으로 황색이 되도록 볶고 청대(靑黛) 1돈을 넣어 갈아 떡을 만든다. 곶감[柿餅] 1개를 열어 약을 그 속에 넣고 습지(濕紙)로 싼 다음 외숙(煨熟 : 짓불에 넣어 은근히 익힘)하여 먹으면 효험을 본다.'[69]라고 했다.

후비(喉痺) 치료

행인(杏仁)은 후비(喉痺)를 치료한다. 『本草綱目』[70]·『本草精華』[71] 등어서는 '행인(杏仁)은 해역(咳逆)으로 기가 위로 올라가 그르렁거리는 소리가 나는 증상과 후비(喉痺)를 치료하며, 기운을 내리고 산후에 생긴 듬창(金瘡)과 한심분돈(寒心賁豚)을 다스린다.'고 정리하고 있다. 구체적으

---

66) 李時珍, 『本草綱目』, 「杏」, 欬逆上氣 不拘大人小兒 以杏仁三升去皮尖 炒黃研膏 入蜜一升 杵熟 每食前含之 嚥汁(千金).

67) 李時珍, 『本草綱目』, 「杏」, 上氣喘急 杏仁桃仁各半兩 去皮尖炒研 用水調生麵 和丸梧子大 每服十丸 薑蜜湯下 微利為度(聖濟總錄).

68) 李時珍, 『本草綱目』, 「杏」, 喘促浮腫 小便淋瀝 用杏仁一兩 去皮尖熬研 和米煮粥 空心喫二合妙(心鏡).

69) 李時珍, 『本草綱目』, 「杏」, 肺病咯血 杏仁四十個 以黃蠟炒黃 研入青黛一錢 作餅 用柿餅一個 破開包藥 濕紙暴煨熟食之 取效.(丹溪方)

70) 李時珍, 『本草綱目』, 「杏」, 主治 欬逆上氣雷鳴 喉痺 下氣 產乳金瘡 寒心賁豚(本經).

71) 『本草精華』, 「杏仁」, 主欬逆上氣雷鳴 喉痺 下氣 產乳金瘡.

로 후비(喉痺)와 담수(痰嗽)에 '껍질을 제거한 후 황색이 나도록 볶은 행인 3푼과 계피가루 1푼을 섞은 다음 짓찧어서 자루에 넣는다. 이를 입에 물고 그 즙을 빨아 먹는다.'72)라고 했다. 같은 문장이 『광제비급(廣濟秘笈)』(1790)73)·『林園經濟志』74)·『本草附方便覽』75)·『宜彙』76) 등에 보이고 있다. 또한 목구멍에서 열이 나면서 종기가 난 경우나,77) 갑자기 말을 하지 못하고 목이 막히는 경우에도78) 위와 같은 방법을 사용하고 있다. 심지어 '어린아이의 인후부에 부스럼이 생겼을 때 행인을 검게 볶은 다음 문드러지게 갈아 삼킨다.'79)라고 하여 인후부의 부스럼에까지 사용했다. 이러한 행인의 효능 때문에 말을 많이 하는 정치인이나 강사들이 목이 불편할 때 살구씨기름을 먹고 있다.

『명의별록(名醫別錄)』에서는 '경간(驚癎)과 심하(心下)의 번열(煩熱), 풍기(風氣)가 왕래하는 것, 유행성(頭痛)을 치료하고, 기육(肌肉)을 풀어주며 심하(心下)가 급히 막히고 아픈 증상을 없애며 개고기의 독성을 없앤다.'80)라고 했다. 또한 주석의 독[錫毒]도 없앤다고 했다.81)

온병(溫病)에 사용

---

72) 李時珍, 『本草綱目』, 「杏」, 喉痺痰嗽 杏仁去皮熬黃三分 和桂末一分 研泥 裹含之 嚥汁(陳藏器本草)

73) 李景華, 『廣濟秘笈』, 「杏仁治驗」, 喉痺痰嗽 杏仁去皮熬黃三分 和桂末一分 研泥 裹含 嚥汁 (藏器)

74) 徐有榘, 『林園經濟志』, 「糝吹」, 杏仁(本草拾遺) 喉痺痰嗽 杏仁去皮熬黃三分 和桂 裹含之 嚥汁

75) 黃度淵, 『本草附方便覽』, 「咳嗽」, 喉痺痰嗽 杏仁熬黃三分 和桂末一分 研泥 裹含之 嚥汁 有效

76) 錦里散人, 『宜彙』, 「鄕藥單方治驗四十九種」, 喉痺痰嗽 杏仁去皮熬黃三分 和桂末一分 研泥 裹含嚥汁

77) 李時珍, 『本草綱目』, 「杏」, 喉熱生瘡 方同上

78) 李時珍, 『本草綱目』, 「杏」, 卒失音聲 方同上(文潞公藥準)

79) 李時珍, 『本草綱目』, 「杏」, 小兒咽腫 杏仁炒黑 研爛含嚥. (普濟方)

80) 李時珍, 『本草綱目』, 「杏」, 驚癎 心下煩熱 風氣往來 時行頭痛 解肌 消心下急滿痛 殺狗毒 (別錄).
   『本草精華』, 「杏仁」, 別 驚癎 心下煩熱 風氣往來 時行頭痛 解肌 消心下急滿痛 殺狗毒.

81) 李時珍, 『本草綱目』, 「杏」, 解錫毒(之才).

　　행인은 온병(溫病)에 사용되었다. 견
권(甄權)은 '행인은 복비불통(腹痺不通)
을 치료하며 발한(發汗) 작용이 있다.
온병(溫病)과 각기(脚氣) 그리고 해수
(欬嗽)로 인한 상기(上氣)와 천촉(喘
促)을 다스린다. 천문동(天門冬) 끓인
물에 행인을 넣으면 심폐(心肺)를 윤
택하게 하고, 우유와 같이 끓여 탕을
만들어 복용하면 목소리를 윤택하게
한다.'82)라고 했다. 따라서 발한 작용
이 있는 행인은 온병에 응용되었는데,
『普濟方』83)·『醫方類聚』84)·『本草綱目』
85) 등에 의하면 '온병으로 인한 식로
(食勞)에 행인 5량을 식초 2되에 끓여

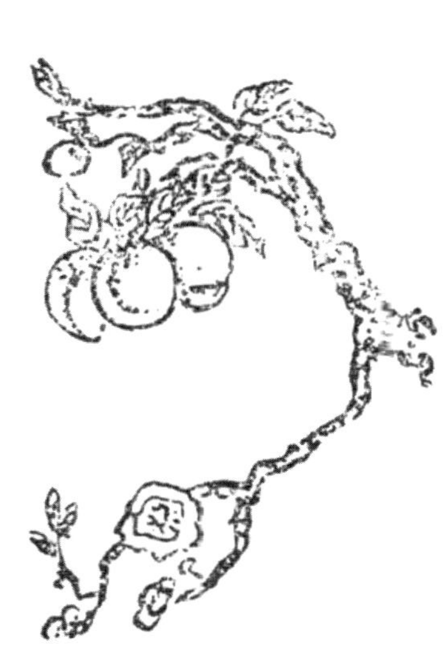

〈그림 5〉『本草從新』杏仁

1되로 만든 후 이를 마셔서 땀을 흘리면 차도가 있다.'라고 했다. 장원소
(張元素)는 '행인은 폐열(肺熱)을 치료하고 상초의 풍조(風燥)를 치토하
며, 흉격(胸膈)의 기(氣)가 역상하는 것을 이롭게 하고, 대장(大腸)의 기
비(氣秘 : 기가 몰리거나 허해서 생긴 변비)를 치료한다.'86)라고 했다.

오로(五勞)와 칠상(七傷) 개선

　　행인은 몸이 피곤할 때 사용한다. 『本草綱目』에 의하면 '만병환(萬病

---

82) 李時珍, 『本草綱目』,「杏」, 治腹痺不通　發汗　主溫病脚氣　欬嗽上氣喘促　入天門冬煎　潤心肺
　　和酪作湯　潤聲氣(甄權).
　　『本草精華』,「杏仁」, 權　治溫病脚氣　欬嗽喘促. 同天門冬　潤心肺　和酪湯　潤聲氣.

83) 朱橚, 『普濟方』, 治溫病食勞(出本草) 以杏仁五両　酢二升　煎取一升　服之取汗差

84) 『醫方類聚』, 又方　治溫病食勞　以杏人五兩　酢二升　煎取一升　服之取汗差.

85) 李時珍, 『本草綱目』,「杏」, 溫病食勞　杏仁五兩　酢二升　煎取一升　服之取汗瘥(類要)

86) 李時珍, 『本草綱目』,「杏」, 除肺熱　治上焦風燥　利胸膈氣逆　潤大腸氣秘(元素).
　　『本草精華』,「杏仁」, 元素　治肺熱　治上焦風燥　利胸膈氣逆　潤大腸氣秘.

丸)은 남자와 여자의 오로(五勞 : 오장이 허약해져서 생긴 허로로 5가지로 구분된다.)와 칠상(七傷 : 남자의 腎氣가 약해져 나타나는 7가지 증상) 그리고 일체의 모든 질환을 치료한다. 행인 1말 2되를 동자(童子)의 소변에 7차례 삶고 꿀 4량을 고루 섞는다. 동변(童便) 5되를 다시 주발에 넣고 찐 다음 꺼내 햇빛에 말리고 밤이슬을 수일간 맞게 한다. 임의로 씹어 먹으면 즉시 치유된다.'[87]라고 하여 행인을 이용한 만병환(萬病丸)을 소개하고 있다. 『東醫寶鑑』에서도 '병인(病人)이 화(火)가 있고 땀이 있으면 행인을 아이의 소변에 3일간 담갔다가 사용한다.'[88]라고 하여 병인(病人)이 허화가 뜨고 진땀이 날 때 행인을 사용했다.

소변을 원활하게 함

행인은 소변을 잘 나가게 해 준다. 『本草綱目』[89]·『本草附方便覽』[90] 등에 의하면 '갑자기 소변을 보지 못하는 경우에 행인 14개를 껍질과 끄트머리를 제거하고 황색이 되도록 볶은 다음 갈아 분말로 만든 후 미음에 복용한다.'라고 했다.

풍(風)에 사용

행인을 풍(風)에 사용하기도 했다. '머리와 얼굴의 모든 풍(風)과 눈이 떨리고 코에 한기(寒氣)를 느끼며 눈이 뛰어나와 차가운 눈물을 흘릴 때 사용한다. 행인 3되를 잘게 간 다음 물에 넣고 4~5회 끓여 머리를 씻고 차가워져 땀이 그치기를 기다린다. 세 번 하면 치유된다.'[91]라고

---

87) 李時珍, 『本草綱目』, 「杏」, 萬病丸 治男婦五勞七傷 一切諸疾 杏仁一斗二升 童子小便煮七次 以蜜四兩拌匀 再以童便五升於椀內重蒸 取出日晒夜露數日 任意嚼食 即愈.

88) 許浚, 『東醫寶鑑』, 「杏核仁」, 病人有火有汗 童尿浸三日用(入門)

89) 李時珍, 『本草綱目』, 「杏」, 卒不小便 杏仁二七枚 去皮尖 炒黃研末 米飲服之.(古今錄驗方)

90) 黃度淵, 『本草附方便覽』, 「主治癃淋」, 杏仁 卒不小便 二七箇 燒研服
黃度淵, 『本草附方便覽』, 「小便」, 卒不小便 杏仁二七枚 去皮尖 炒黃研末 米飲服

91) 李時珍, 『本草綱目』, 「杏」, 頭面諸風 眼瞤鼻寒 眼出冷淚 用杏仁三升研細 水煮四五沸 洗頭 待冷汗盡 三度愈 千金

하여 외용으로 사용했다. 그리고 '편풍불수(偏風不遂)와 실음불어(失音不語)에 껍질과 끄트머리를 제거하지 않은 행인 7개를 삼킨다. 날이 ㅈ남에 따라 7×7 = 49개까지 가능하다. 7일이 지나면 식후어 죽력(竹瀝)을 마시는데 차도가 있을 때를 한드로 한다.'92)라고 하여 중풍으로 인한 반신불수와 실음증에 행인을 복용하기도 했다.

한편 『本草綱目』93)·『本草附方便覽』94) 등에서 '심복(心腹)이 결기(結氣)되었을 때 행인·계지(桂枝)·귤피(橘皮)·가려륵피(訶黎勒皮) 등을 같은 분량으로 환을 만들어 매번 30환씩 백탕(白湯 : 맹탕으로 끓인 물)에 먹는다. 금할 것은 없다.'라고 했다.

혈붕(血崩) 치료

혈붕(血崩)에도 행인이 응용되었다. 『本草綱目』에 의하면 '혈붕(血崩)이 그치지 않고 모든 약이 효과를 보지 못할 때 이것을 복용하면 즉시 그치게 된다. 첨행인(甜杏仁) 위의 황피(黃皮)를 태우고 남은 재를 분말로 만들어 매번 3돈씩 공복에 열주(熱酒)에 타서 복용한다.'95)라고 했다.

치질 개선

치질로 인한 하혈에도 사용했다. 『普濟方』에 의하면 '오치(五痔)로 인한 하혈(下血)이 그치지 않는 자와 치질 부위가 통증이 있는 자에게 다음과 같이 사용한다. 껍질과 끄트머리 그리고 씨가 2개인 것[雙仁]을 제

---

92) 李時珍, 『本草綱目』, 「杏」, 偏風不遂 失音不語 生吞杏仁七枚 不去皮尖 逐日加至七七枚 周而復始 食後仍飲竹瀝 以瘥為度 外臺秘要

93) 李時珍, 『本草綱目』, 「杏」, 心腹結氣 杏仁 桂枝 橘皮 訶黎勒皮 等分為丸 每服三十丸 白湯下 無忌(孟詵食療)

94) 黃度淵, 『本草附方便覽』, 「胸」, 心腹結氣 杏仁 桂枝 橘皮 訶子皮 等分 爲丸 每服三十丸 白湯下 無忌物
黃度淵, 『本草附方便覽』, 「氣」, 心腹結氣 杏仁 桂枝 橘皮 訶黎勒皮 等分 爲丸 每服三十丸 白湯下 無忌

95) 李時珍, 『本草綱目』, 「杏」, 血崩不止 諸藥不效 服此立止 用甜杏仁上黃皮 燒存性 為末 每服 三錢 空心熱酒服.(保壽堂方)

거한 행인을 물 3되에 갈아 즙을 걸러내고 끓여 반으로 줄인다. 쌀과 넣고 끓여 죽으로 만든 다음 식기를 기다려 공복에 먹는다. 행인을 향기가 나도록 볶은 다음 찧어 고(膏)를 만들어 붙인다.'96)라고 했다. 『本草綱目』에 같은 내용이 언급되어 있다.97)

외용약으로서의 쓰임

외용으로 행인을 사용하기도 했는데 음부에 넣기도 했다. '음창난통(陰瘡爛痛)에 행인(杏仁)을 검게 태우고 갈아 고(膏)를 만들어 수시로 붙인다.'라고 『本草綱目』98)·『廣濟秘笈』99)·『林園經濟志』100) 등에 정리하고 있다. 또한 '산문(産門)이 충저(蟲疽)로 인하여 참을 수 없을 정도로 아프고 가려울 때 사용한다. 껍질을 제거한 행인을 태우고 남은 재를 자루에 넣고 절구로 찧은 다음 음문(陰門) 속으로 넣으면 효험을 본다.'101)라고도 했다.

행인을 짠 기름을 귀에 넣기도 했다. 『本草綱目』에 의하면 '귀가 갑자기 들리지 않을 때 행인 7개를 껍질을 벗기고 거칠게 빻아 3푼씩 나눈다. 자루에 넣고 팥과 같은 크기의 왕소금을 곁에 놓고 그릇에 가득 넣어 밥 위에 놓고 쪄서 익힌다. 병인(病人)을 옆으로 눕게 한 다음 자루를 짜서 기름을 귓속에 떨어트린다. 시간이 많이 흐른 다음 또 다른 자루를 짜서 기름을 귓속에 떨어뜨리면 효과를 본다.'102)라고 했으며, '귀

---

96) 朱橚, 『普濟方』, 「痔漏門」, 又方(出千金方) 治五痔下血不止者 及痔穀道痛 右用杏仁去皮尖及 雙仁者 水三升 研濾取汁 煎減半 投米煮粥停冷 空心食之 杏仁熬薰杵膏傅之.

97) 李時珍, 『本草綱目』, 「杏」, 五痔下血 杏仁去皮尖及雙仁者 水三升 研濾汁 煎減半 同米煑粥 食之.(食醫心鏡)
　　李時珍, 『本草綱目』, 「杏」, 穀道䘌痛腫痒 杏仁杵膏 頻頻傅之.(肘後方)

98) 李時珍, 『本草綱目』, 「杏」, 陰瘡爛痛 杏仁燒黑 研成膏 時時傅之.(鈐方)

99) 李景華, 『廣濟秘笈』, 「杏仁治驗」, 陰瘡爛痛 杏仁燒黑 研成膏 時時傅之.(永類)

100) 徐有榘, 『林園經濟志』, 「傅洗」, 杏仁(永類鈐方) 燒黑研成膏傅 陰瘡爛痛

101) 李時珍, 『本草綱目』, 「杏」, 産門蟲疽痛痒不可忍 用杏仁去皮燒存性 杵爛綿裹 納入陰中 取 効.(孟詵食療本草)

102) 李時珍, 『本草綱目』, 「杏」, 耳卒聾閉 杏仁七枚 去皮拍碎 分作三分 以綿裹之 着鹽如小豆許

에서 고름이 나올 때 행인을 검게 볶은 다음 찧어 고(膏)를 만들고 자루에 넣은 다음 귓속에 넣는다. 하루에 3~4회 바꾸어 주면 묘한 효과를 낸다.'103)라고도 했다.

코에 종기가 난 경우에 행인을 외용으로 사용하기도 했다. 『本草綱目』에 의하면 '콧속에 부스럼이 난 경우 행인을 갈아 분말로 만들고 유즙(乳汁)에 개어 붙인다.'104)라고 했다. 그리고 '감창(疳瘡)으로 코가 썩으면 행인을 태우고 눌러서 나온 기름을 바른다.'105)라고도 했다.

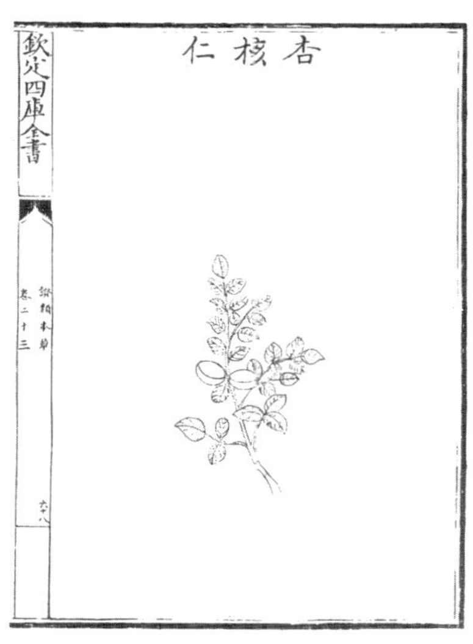

〈그림 6〉『證類本草』杏核仁

치과 질환에도 행인을 응용하기도 했다. 『本草綱目』에 의하면 '어금니나 잇몸이 가렵고 아프면 행인 100개를 껍질을 벗기고 소금 방촌비(方寸匕) 만큼과 물 1되를 넣고 삶아 즙이 나오게 한다. 이를 입을 헹군 다음 토하기를 세 번 하면 치유된다.'106)라고 했다. 또한 '풍충(風蟲)으로 인한 어금니 통증에 행인(杏仁)을 바늘로 꿰어 등잔불 위에 놓아 쾌울 때 나는 연기를 아픈 어금니 위를 쬐게 한다. 7차례 반복하면 절대로 아프지 않고 아픈 어금니가 때가 되면 저절로 빠지게 된다.'107)라고 했다.

　　以器盛於飯上蒸熟　令病人側臥　以一裹捻油滴耳中　良久又以一裹滴之　取效.(外臺)

103) 李時珍, 『本草綱目』, 「杏」, 耳出膿汁　杏仁炒黑　搗膏綿裹納入　日三四易之妙.(梅師方)

104) 李時珍, 『本草綱目』, 「杏」, 鼻中生瘡　杏仁研末　乳汁和傅.(千金方)

105) 李時珍, 『本草綱目』, 「杏」, 疳瘡蝕鼻　杏仁燒　壓取油傅之.(千金方)

106) 李時珍, 『本草綱目』, 「杏」, 牙齗痒痛　杏仁一百枚　去皮　以鹽方寸匕　水一升　煑令汁出　含漱　吐之　三度愈.(千金方)

107) 李時珍, 『本草綱目』, 「杏」, 風蟲牙痛　杏仁鍼刺於燈上燒煙　乘熱搭病牙上　又復燒搭七次　絶不疼　病牙逐時斷落也.(普濟方)

안과 질환에도 행인이 응용되었다. 『本草綱目』에 의하면 '눈에 적맥(赤脈)이 생기고 가렵고 아프며 때때로 검은 꽃이 보이면 처음 생긴 살구씨의 인(仁) 1되와 오래된 오수전(五銖錢 : 한무제 때 나온 동전) 7문을 항아리에 넣고 밀봉한 다음 문 밑에 묻어 둔다. 100일이 지나면 물이 생기는데 이를 매일 저녁 눈에 점안한다.'108)라고 했다.

하지만 귀·코 눈 음부 등에 행인을 넣는 방법은 오히려 역효과를 낼 수 있으므로 전문가와 충분히 상담하여 대처하는 것이 좋다. 최근 훌륭한 외과적 대처 방법이 많이 개발되었기에, 여기에서는 예전에 행인을 어떠한 관점으로 보았느냐에 대한 이해를 돕기 위해 소개하는 것이다.

피부 질환에 다양하게 사용

이시진(李時珍)은 '행인은 살충 작용이 있어 모든 부스럼과 옴을 치료하고 종기를 없애며, 머리와 얼굴의 모든 풍기(風氣)와 여드름을 없앤다.'109)라고 했다. '대부분의 창종(瘡腫 : 피부에 생기는 온갖 부스럼)으로 인한 통증에 껍질을 벗긴 행인을 갈고 걸러 고(膏)를 만들고 경분(輕粉)을 넣고 마유(麻油)에 개어 바르면 신효하다. 대인과 소아를 구분하지 않는다.'110)라고 했으며, '소아의 두창(頭瘡)에 행인을 태운 다음 갈아 붙인다.'111)라고도 하여 부스럼에 행인을 이용했다. '머리와 얼굴의 풍종(風腫 : 종창의 하나로 종창 부위가 부석부석한 감이 있으며 약간의 열감과 통증이 있는데 누르면 시원하다.)에 외용으로 사용했다. 행인을 찧어 고(膏)를 만들고 계란노른자와 같이 개어 비단 위에 바른 다음 상처를 두껍게 싼다. 마르면 다시 바르는데 7~8차례 지나지 않아 치유된다.'112)라

---

108) 李時珍, 『本草綱目』, 「杏」, 目中赤脈痒痛 時見黑花 用初生杏子仁一升 古五銖錢七文 入瓶
　　　內蜜封 埋門限下 一百日化為水 每夕點之.(聖濟總錄)

109) 李時珍, 『本草綱目』, 「杏」, 殺蟲 治諸瘡疥 消腫 去頭面諸風氣皰皷(時珍).
　　　『本草精華』, 「杏仁」, 時珍 治諸瘡疥 消腫 殺虫.

110) 李時珍, 『本草綱目』, 「杏」, 諸瘡腫痛 杏仁去皮 研濾取膏 入輕粉 麻油調搽神效 不拘大人小
　　　兒.(鮑氏)

111) 李時珍, 『本草綱目』, 「杏」, 小兒頭瘡 杏仁燒研傅之.(事林廣記)

하여 종창에 행인을 이용하는 방법을 기록하고 있다. 또한 '얼굴과 몸에
난 우목(疣目 : 무사마귀)에 행인을 검게 태우고 갈아 고(膏)를 만들고 무
사마귀를 문질러 터트린다. 매일 바른다.'113)라고 하여 무사마귀에 행인
을 외용으로 사용했다. '얼굴에 난 기미와 여드름에 껍질을 벗긴 행인을
찧고 계란흰자와 섞어 밤에 바르고 아침에 따뜻한 술로 씻어 낸다.'114)
라고 하여 기미와 여드름에도 행인을 사용했다. 그리고 '양쪽의 뺨이 붉
고 가렵고 그 모양이 땀띠와 같은 것을 두면풍(頭面風)이라고 한다. 행
인을 자주 문지르고 소풍산(消風散)을 복용한다.'115)라고 하여 행인을 가
려움증에 사용한다고 했다. 그리고 '어린아이의 배꼽이 문드러져 풍(風)
이 된 경우에 행인을 껍질을 벗긴 다음 갈아 붙인다.'116)라고 했다.

지나치면 독이 되는 행인

한편 행인(杏仁)이 모든 경우에 좋은 것은 아니다. 『本草精華』에 의하
면 '폐병(肺病)이 있는 사람이 허열(虛熱) 있거나, 폐분(肺分)에 풍한(風
寒)이 막히거나 거슬러 올라가지 않는 사람은 먹지 말아야 한다.'117)라
고 하여 주의 사항을 일러주고 있다.

이시진(李時珍)도 살구씨 먹는 것에 대해 반론을 제기하고 있는데, '살
구씨는 뜨거운 성질이 있으며 기(氣)를 내리는 작용을 하기 때문에 오
래 먹을 약이 아니다. 살구씨를 씹어서 침과 같이 먹는 것은 단지 체한
것을 풀어 주는 역할을 할 뿐이다. 따라서 옛 처방에 나오는 살구씨단
을 먹는 복용법을 너무 맹신해서는 안 된다.'118)라고 경계했다. 한편 '살

---

112) 李時珍, 『本草綱目』, 「杏」, 頭面風腫 杏仁搗膏 雞子黄和杵 塗帛上 厚裏之 乾則又塗 不過
七八次愈也(千金方).

113) 李時珍, 『本草綱目』, 「杏」, 身面疣目 杏仁燒黑研膏 擦破 日日塗之.(千金方)

114) 李時珍, 『本草綱目』, 「杏」, 面上奸皰 杏仁去皮 搗和雞子白 夜塗之 旦以煖酒洗去.(孟詵食療)

115) 李時珍, 『本草綱目』, 「杏」, 兩頰赤痒 其狀如痱 名頭面風 以杏仁頻頻揩之 內服消風散.(證治
要訣)

116) 李時珍, 『本草綱目』, 「杏」, 小兒臍爛成風 杏仁去皮研傅.(子母秘録)

117) 『本草精華』, 「杏仁」, 簡誤 肺家有虛熱 風寒非壅逆肺分.(忌之).

구씨를 불에 볶으면 더욱 좋아진다. 그러나 황금(黃芩)· 황기(黃芪)·갈근(葛根)·양초(蘘草)와 같이 사용하지 않는다.'119)고 하여 살구씨를 사용할 때 서로 금기되는 것을 서술했다.

한의학에서는 행인에는 독성이 있다고 보았다. 일반적으로 행인은 쓴맛이 있으면서 기운이 따뜻하고 약간의 독성이 있는데, 씨가 2개인 것[雙仁]은 사람을 죽일 수 있으며 개에게도 독이 된다고 보았다.120) 그 이유에 대해 『東醫寶鑑』에서는 '살구꽃과 복숭아꽃은 보통 5개의 꽃잎이 나오나 예외적으로 6개가 있는 경우에는 반드시 씨앗이 2개씩 생긴다. 대부분의 초목이 5개의 꽃잎을 가지는 것이 음양의 이치이다. 하지만 복숭아와 살구의 씨앗이 2개 있는 것은 독성이 있으므로 그 정상을 잃었기 때문이다.'121)고 설명하고 있으며 비슷한 내용이 『本草綱目』에도 나온다.122) 따라서 약재로 사용하는 살구씨를 여러 가지 방법으로 법제하기도 했다.

『本草綱目』123)·『東醫寶鑑』124)·『本草精華』125) 등에 의하면 '음력 5월에 채취한 살구씨를 물에 불려 껍질과 끄트머리를 제거한 다음 누런색이 되도록 볶거나 밀가루나 밀기울에 볶아 사용한다.'라고 했다. 그리고 '살

---

118) 李時珍, 『本草綱目』, 「杏」, 珍按 杏仁性熱降氣 亦非久服之藥 此特其咀嚼吞納津液 以消積
    穢則可耳 古有服杏丹法 云是左慈之方 唐慎微收入本草 云久服壽至千萬 其說妄誕可鄙 今刪
    其紕謬之辭 存之於下 使讀者毋信其誑也.

119) 李時珍, 『本草綱目』, 「杏」, 徐之才曰 得火良 惡黃芩 黃芪 葛根 畏蘘草.
    『本草精華』, 「杏仁」, 之才曰 得火良. 惡黃芪 黃芩 葛根.

120) 李時珍, 『本草綱目』, 「杏」, 氣味 甘苦溫冷利 有小毒 兩仁者殺人 可以毒狗.
    『本草精華』, 「杏仁」, 味甘苦 溫冷利 有小毒. 兩仁殺人.

121) 許浚, 『東醫寶鑑』, 「杏核仁」, 雙仁者殺人 可以毒狗 凡桃杏雙仁殺人者 其花本五出 若六出
    必雙仁 草木花皆五出 惟山梔雪花六出 此殆陰陽之理 令桃杏雙仁有毒者 失其常也〈入門〉.

122) 李時珍, 『本草綱目』, 「杏」, 時珍曰 凡杏桃諸花皆五出 若六出必雙仁 為其反常 故有毒也.
    『本草精華』, 「杏仁」, 凡杏桃諸花皆五出 若六出必雙仁 爲其反常 故有毒也.

123) 李時珍, 『本草綱目』, 「杏」, 核仁 修治 別錄曰 五月采之 弘景曰 凡用杏仁 以湯浸去皮尖 炒
    黃 或用麩麨炒過.

124) 許浚, 『東醫寶鑑』, 「杏核仁」, 入手太陰經 破核取仁 湯浸去皮尖及雙仁 麩炒令黃色用之

125) 『本草精華』, 「杏仁」, 湯浸去皮尖 炒黃 或用麩麨炒過.

구씨에 백화석(白火石) 1근, 오두(烏豆) 3홉을 넣고 동쪽으로 흐르는 굴에 사시(巳時 : 10시경)부터 오시(午時 : 12시경)까지 끓인 다음 햇빛에 말려 사용한다.'126)고 했다.

현대과학에 입장에서도 살구씨에는 아미그달린(amygdalin)이라는 배당체가 약 3% 정도 있는데 이것이 효소의 작용으로 방향성 휘발 물질인 벤젤데히드(benzaldehyde)와 청산가리(HCN) 및 포도당이 생성된다. 청산가리(HCN)는 맹독성이지만 적은 양은 오히려 기침을 멎게 하는 작용인 진해(鎭咳) 기능이 있다. 따라서 오후에 열이 위로 달아오르고, 설사를 자주 하고 핏기가 없는 소음인의 경우에는 삼가야 한다.

2) 살구정과

살구로 정과를 만들어 먹기도 했는데, 냉독(冷毒)과 열독(熱毒)을 동시에 없애 준다고 보았다. 『本草綱目』에 의하면 '살구를 햇빛에 말려 포를 만들어 먹으면 갈증을 없애 주며 냉독과 열독을 없애 준다. 살구는 심장의 과일로 볼 수 있는데 이는 심병(心病)에 당연히 먹어야 하기 때문이다.'127)고 하여 살구를 정과로 만들어 먹기도 했다. 『山林經濟』에 의하면 '살구정과는 살구 100개를 소금 반 근에 3일간 절였다가 꺼내어 볕에 반쯤 말린다. 냉수로 씻어 볕에 말려 씨를 빼고 끓인 꿀 3근에 담갔다가 꿀이 마를 때까지 볕에 말린다.'128)고 설명하고 있다.

하지만 살구는 열이 많기 때문에 어린아이가 많이 먹으면 창옹(瘡癰)이 생기며 가슴에 열이 생긴다. 또한 살구를 많이 먹으면 오래된 질병인 숙질(宿疾)이 재발되고 눈이 침침해지며 수염과 눈썹이 빠진다. 그리고 담열(痰熱)이 생기고 정신을 혼미하게 하니 임산부는 먹지 않아야

---

126) 李時珍, 『本草綱目』, 「杏」, 敩曰 凡用 以湯浸去皮尖 每觔入白火石一觔 烏豆三合 以東流水 同煮 從巳至午 取出晒乾用.

127) 李時珍, 『本草綱目』, 「杏」, 主治 曝脯食 止渴 去冷熱毒 心之果 心病宜食之(思邈).

128) 洪萬選, 『山林經濟』, 「治膳」, 煎杏 杏一百箇 鹽半斤淹三日 出晒半乾 冷水洗過 晒乾去核 以熟蜜三斤浸之 晒蜜乾爲度.

한다고 『本草綱目』에서는 언급하고 있다.129) 『東醫寶鑑』에서도 같은 내
용을 언급하고 있다.130)

3) 행소법(杏酥法)

『鄕藥集成方』에서는 '행소(杏酥)는 풍허(風虛)를 없애 모든 병을 제거할
수 있는데 만드는 방법은 다음과 같다. 행인 1말을 좋은 술 2말에 넣고
갈고 걸러 그 즙을 1말 5되를 취한다. 흰 꿀 1되 3홉을 넣고 고루 섞은
다음 새로운 항아리에 넣고 단단히 밀봉한다. 30일이 지나면 술 위로 연
유가 뜨는데 즉시 거두어 오지그릇에 저장한다. 술찌끼를 모아 배[梨] 크
기로 뭉쳐 집 안에 사이가 뜨게 매단 다음 이포(飴脯 : 포처럼 만든 엿)
상태가 되기를 기다려 아침에 1개씩 전에 만든 술에 복용한다.'131)라고
하여 행인과 술을 이용하여 행소(杏酥) 만드는 방법을 설명하고 있다. 『
本草綱目』132)과 『本草附方便覽』133)에서도 같은 내용이 나오는데 단위가
다를 뿐이다. 그러나 '행락(杏酪)을 복용하면 오장(五臟)이 윤택해지고
담수(痰嗽)를 제거한다. 생것이나 익은 것을 마시는 것은 모두 좋지만
반만 익은 것을 복용하면 사람을 죽일 수 있다.'134)라고 『本草綱目』에서
언급하고 있으며, 『東醫寶鑑』에서도 같은 내용이 보인다.135)

---

129) 李時珍, 『本草綱目』, 「杏」, 宗奭曰　凡杏性皆熱　小兒多食　致瘡癰膈熱　扁鵲曰　多食動宿疾
　　　令人目盲　鬚眉落　源曰　多食生痰熱　昏精神　産婦尤忌之.

130) 許浚, 『東醫寶鑑』, 「杏核仁」, 「杏實」 性熱味酸有毒　不可多食　損神傷筋骨(本草)

131) 『鄕藥集成方』, [圖經] 治風虛除百病　杏酥法　杏仁擣爛一斗　以好酒二斗　硏爛汁服一斗五升　入
　　　白蜜一升三合　攪勻封於新瓮中　勿泄氣　三十日看酒上酥出　卽掠取內瓷器中貯之　取其酒滓　團
　　　如梨大　置空屋中　作隔安之　候成飴脯狀　朝服一枚　以前酒下其酒.

132) 李時珍, 『本草綱目』, 「杏」, 杏酥法　頌曰　去風虛　除百病. 搗爛杏仁一石　以好酒二石　硏濾取
　　　汁一石五斗　入白蜜一斗五升攪勻　封於新甕中　勿洩氣　三十日看酒上酥出　卽掠取納瓷器中貯
　　　之　取其酒滓　團如梨大　置空屋中　作格安之　候成飴脯狀　旦服一枚　以前酒下.

133) 黃度淵, 『本草附方便覽』, 杏酥法　去風虛　除百病　擣爛杏仁一石　以好酒二石　硏濾取汁一石五
　　　斗　入白蜜一斗五升攪勻　封於新甕中　勿泄氣　三十日看酒上酥出　卽掠取納瓷器中貯之　取其酒
　　　滓團如梨大　置空屋中　作格安之　候成飴脯狀　且服一枚　以前酒下.

134) 李時珍, 『本草綱目』, 「杏」, 藏器曰　杏酪服之　潤五臟　去痰嗽　生熟喫俱可　若半生半熟服之　殺人.

또 다른 방법으로 '폐조천열(肺燥喘
熱)과 대장비(大腸秘)를 치료하고 오
장을 윤택하게 행소(杏酥)를 만드는
방법은 다음과 같다. 껍질을 벗기고
간 행인 1되에 물 1되 반을 넣고 찧
은 다음 생강 4량, 감초 1촌을 넣는
다. 은석기(銀石器 : 은그릇이나 돌그
릇)에 넣고 만화(慢火 : 뭉근하게 타는
불)에 볶아 묽은 고(膏)를 만들고 연
유 2량을 넣고 보관한다. 매일 밤 끓
는 물에 타서 1숟가락씩 복용한다.'136)
라고 했다.

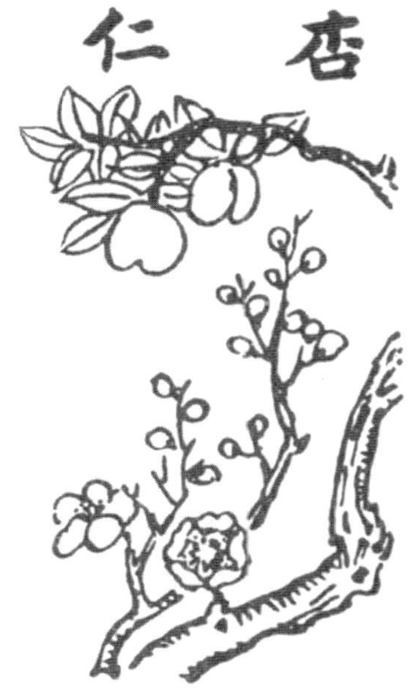

〈그림 7〉『本草備要』杏仁

4) 버릴 것 없는 살구나무

살구꽃

살구꽃은 고미(苦味)가 있으며 온성(溫性)이 있으며 무독하다. 부족한
것을 보충하며, 여자가 상처가 났을 때 한열(寒熱)이 있으면서 비증(痺
證 : 저린 증상)과 궐역(厥逆 : 氣가 거꾸로 흘러서 손발이 싸늘해지며
정신을 잃는 증상)을 치료한다고 보았다.137) 『本草綱目』에 의하면 '여
자가 임신을 하지 못할 때 음력 2월 정해일(丁亥日)에 살구꽃과 복숭
아꽃을 따서 음건한 다음 분말로 만든다. 무자일(戊子日)에 정화수(井
華水 : 이른 새벽에 길은 우물물)에 방촌비(方寸匕 : 약숟가락)씩 타서 하
루에 3회 복용한다.'138)라고 했다. 그리고 '기미가 있을 때 화장하는 방

---

135) 許浚, 『東醫寶鑑』, 「杏核仁」, 生熟喫俱得 惟半生半熟殺人(本草)

136) 李時珍, 『本草綱目』, 「杏」, 又法 宗奭曰 治肺燥喘熱 大腸秘 潤五臟 用杏仁去皮研細 每一
　　　升 入水一升半 搗稠汁 入生薑四兩 甘草一寸 銀石器中慢火熬成稀膏 入酥二兩同收 每夜沸
　　　湯 點服一匙(衍義).

137) 李時珍, 『本草綱目』, 「杏」, 花 氣味苦溫無毒 主治補不足 女子傷中 寒熱痺厥逆.(別錄)

법으로 살구꽃과 복숭아꽃 1되씩을 동류수(東流水 : 동쪽으로 흐르는 물)에 7일간 담갔다가 얼굴을 21회 골고루 닦으면 극도로 묘하다.'139) 라고도 했다.

살구나무 잎

살구 잎의 효능에 대해서는 '사람이 갑자기 종만(腫滿 : 몸이 붓고 배가 그득한 증상)이 생겨 몸과 얼굴이 부었을 때 살구 잎을 진하게 달인 물에 뜨겁게 담근다. 그리고 조금씩 복용한다.'140)라고 했다.

살구나무 가지

살구나무 가지에 대해서는 '타박상을 치료한다. 살구가지 한 움큼과 물 1되를 끓여 반으로 졸아들면 술 3홉을 넣고 고루 저은 다음 나누어 복용하면 크게 효험을 본다.'141)라고 하여 타박상에 살구나무 가지를 사용했다. 구체적으로 '타박어혈이 속에 있어 번민(煩悶)이 있는 사람은 동쪽으로 난 살구나무 가지 3량을 잘게 자르고 약간 볶은 다음 호주(好酒) 1되에 넣고 달이되 10여 차례 끓으면 2회 나누어 복용한다.'142)라고 했다.

살구나무 뿌리

살구나무의 뿌리에 대해 '행인(杏仁)을 많이 먹어서 혼미하여 죽으려고 하는 자에게 살구나무 뿌리를 잘게 잘라 이를 달여 복용시키면 즉시 해독된다.'143)라고 했다.

---

138) 李時珍, 『本草綱目』, 「杏」, 婦人無子 二月丁亥日 取杏花桃花陰乾爲末 戊子日和井華水服方寸匕 日三服.(衛生易簡方)

139) 李時珍, 『本草綱目』, 「杏」, 粉滓面䵟 杏花桃花各一升 東流水浸七日 洗面三七遍 極妙.(聖濟總錄)

140) 李時珍, 『本草綱目』, 「杏」, 葉 主治人卒腫滿 身面洪大 煮濃汁熱漬 亦少少服之.(肘後)

141) 李時珍, 『本草綱目』, 「杏」, 枝 主治墮傷 取一握 水一升煮減半 入酒三合和勻 分服大效.(蘇頌)

142) 李時珍, 『本草綱目』, 「杏」, 墜撲瘀血在内 煩悶者 用東引杏樹枝三兩 細剉微熬 好酒一升煎十餘沸 分二服.(塞上方)

4. 사상의학에서의 행인에 대한 인식

1) 행인은 태음인에게 사용된다

『東醫壽世保元』에 의하면 태음인에게 마황정천탕(麻黃定喘湯)144)·마황정통탕(麻黃定痛湯)145)·한다열소탕(寒多熱少湯)146)·한다열소탕(寒多熱少湯)147)·녹용대보탕(鹿茸大補湯)148)·우황청심원(牛黃淸心元)149) 등을 사용하는데 행인(杏仁)이 처방의 한 요소로 사용되었다. 그리고 『東武遺稿』에 의하면 '태음인의 병은 닫히는 기운인 합기(闔氣)가 많고 열리는 기운인 개기(開氣)가 적기 때문에 생기므로 우황(牛黃)·웅담(熊膽)·사향(麝香)·마황(麻黃)·행인(杏仁)·산약(山藥)·길경(桔梗)·황금(黃芩)·조각(皂角) 등과 같이 뚫고 나가는 힘인 통력(通力)이 좋은 약은 태음인에게 좋고, 교맥(蕎麥)·포도(葡萄)·모과(木瓜)·황기(黃芪)·감초(甘草) 등과 같이 막는 힘인 색력(塞力)이 좋은 약은 태음인에게 좋지 않다.'150)고 했다. 즉

---

143) 李時珍, 『本草綱目』, 「杏」, 根 主治食杏仁多 致迷亂將死 切碎煎湯服 即解.(時珍)

144) 李濟馬, 『東醫壽世保元』, 麻黃定喘湯 麻黃 三錢 杏仁 一錢五分 黃芩 萊菔子 桑白皮 桔梗 麥門冬 款冬花 各一錢 白果炒黃色 二十一箇.

145) 李濟馬, 『東醫壽世保元』, 麻黃定痛湯 薏苡仁 三錢 麻黃 萊菔子 各二錢 杏仁 石菖蒲 桔梗 麥門冬 五味子 使君子 龍眼肉 柏子仁 各一錢 乾栗 七箇.

146) 李濟馬, 『東醫壽世保元』, 寒多熱少湯 薏苡仁 三錢 萊菔子 二錢 麥門冬 桔梗 黃芩 杏仁 麻黃 各一錢 乾栗 七箇.

147) 李濟馬, 『東醫壽世保元』, 麻黃發表湯 桔梗 三錢 麻黃 一錢五分 麥門冬 黃芩 杏仁 各一錢.

148) 李濟馬, 『東醫壽世保元』, 鹿茸大補湯 鹿茸 二三四錢 麥門冬 薏苡仁 各一錢五分 山藥 天門冬 五味子 杏仁 麻黃 各一錢.

149) 李濟馬, 『東醫壽世保元』, 牛黃淸心元 山藥 七錢 蒲黃炒 二錢五分 犀角 二錢 大豆黃卷炒 一錢七分 麥門冬 黃芩 各一錢五分 桔梗 杏仁 各一錢三分 牛黃 一錢二分 羚羊角 龍腦 麝香 各一錢 白斂 七分 金箔 七十箔內二十箔 爲衣 烏梅二十枚 蒸取肉硏爲膏 右爲末 烏梅膏 和匀 每一兩作二十丸 金箔爲衣 每取一丸 溫水和下.

150) 李濟馬, 『東武遺稿』, 肺之病 闔氣多而開氣少 故其藥宜通 而不宜塞也 牛黃熊膽麝香麻黃杏仁山藥桔更黃芩皂角之類 通力有餘 故肺病之吉藥也 蕎麥葡萄木瓜黃芪甘草之類 塞力有餘 故肺病之凶藥也.

행인은 뚫고 나가는 힘인 통력(通力)이 좋으므로 태음인 약인 폐약(肺藥)으로 규정하고 있다. 또한 『四象草本卷』151)·『東武遺稿』152) 등에 '태음인의 표(表)를 풀어 주는 데 있어서 가벼울 때는 마황·행인 등을 사용하고 중할 때는 웅담·우황 등을 사용한다.'고 하여 행인이 태음인의 발표(發表) 작용에 사용된다고 했다. 그리고 '행인(杏仁)은 따뜻하고 쓰며 풍담천수(風痰喘嗽) 대장(大腸)의 기(氣)가 막혀서 변비가 심해 허리가 끊어질 것 같은 경우에 사용한다. 행인은 윤폐담(潤肺痰)한다.'153)고 정리하고 있다. 이는 『濟衆新編』에서 정리된 행인의 약성가와 동일하다.154)

『四象草本卷』에서도 태음인에게 사용되는 길맥석룡탕(桔麥石龍湯)155)·건율갈근탕(乾栗葛根湯)156)·승음갈근탕(升陰葛根湯)157)·청승갈근탕(淸升葛根湯)158)·갈근이황탕(葛根二黃湯)159)·천문동윤폐탕(天門冬潤肺湯)160)·승마개뇌탕(升麻開腦湯)161)·여지핵탕(荔枝核湯)162)·태음마황탕(太陰麻黃

---

151) 李濟馬, 『四象草本卷』, 太陰解表之藥 輕則 麻黃 杏仁 重則 牛黃 熊膽.

152) 李濟馬, 『東武遺稿』, 太陰發表 輕則 麻黃 杏仁 重則 熊膽 牛黃.

153) 李濟馬, 『東武遺稿』, 杏仁溫苦 風痰喘嗽 大腸氣閉 便難切腰. 杏仁 潤肺痰.

154) 康命吉, 『濟衆新編』, 杏仁溫苦 風痰喘嗽 大腸氣閉 便難切要 살구씨 水泡去皮尖 雙仁有毒 勿用

155) 李濟馬, 『四象草本卷』, 桔麥石龍湯 治上虛 下浮氣用 桔梗 麥門冬 各二錢 苡米 五味子 元肉 遠志 杏仁 麻黃 石菖蒲 蘿葍子 各一錢.

156) 李濟馬, 『四象草本卷』, 乾栗葛根湯 治腸病 痢疾 頓服 乾栗二兩 葛根四錢 蘿葍子 小白皮 各二錢 麻黃 杏仁 麥門冬 桔梗 石菖蒲 各一錢.

157) 李濟馬, 『四象草本卷』, 升陰葛根湯 晝用 夜則加五味子 便秘加大黃 葛根三錢 升麻二錢 桔梗 杏仁 棗仁 黃芩 白芷 蘿葍子 各一錢.

158) 李濟馬, 『四象草本卷』, 淸升葛根湯 治便滑則減藁本 便秘則加大黃. 葛根 三錢 升麻 二錢 麥門冬 桔梗 五味子 天門冬 黃芩 白芷 酸棗仁 杏仁 藁本 各一錢.

159) 李濟馬, 『四象草本卷』, 葛根二黃湯 葛根 薏米 各一錢半 麥門冬 蘿葍子 桔梗 各一錢 白芷 麻黃 黃芩 升麻 杏仁 各七分.

160) 李濟馬, 『四象草本卷』, 天門冬潤肺湯 治目痛 鼻乾 憎寒壯熱 頭痛 腰痛燥澁者用 天門冬 三錢 黃芩 二錢 麥門冬 酸棗仁 升麻 葛根 桔梗 杏仁 五味子 大黃 各一錢.

161) 李濟馬, 『四象草本卷』, 升麻開腦湯 治寒厥四 五日汗不出者 升麻三錢 麥門冬 天門冬 五味子 酸棗仁 黃芩 麻黃 桔梗 杏仁 葛根 款冬花 白芷 大黃 各一錢.

162) 李濟馬, 『四象草本卷』, 荔枝核湯 治㿉疝症 囊腫 玉莖水腫 荔枝核三錢 蘿葍子 黃芩 各二錢

湯)163)·영신승음전(寧神承陰煎)164)·맥룡탕(麥龍湯)165)·치림탕(治淋湯)166) 등에 행인이 사용되고 있어 살구는 태음인 식품으로 볼 수 있다. 하지만 『東武遺稿』에서 살구의 씨는 폐약(肺藥)이나 살구의 육(肉)은 태양인 약인 간약(肝藥)으로 분류하고 있어167) 논란의 소지가 있다.

2) 행인은 밖으로 발산한다

행인은 발산(發散)을 주로 하기 때문에 승강개합(升降開闔)의 입장에서 보면 밖으로 통하는[通外] 약으로 볼 수 있다. 이시진(李時珍)은 '풍한(風寒)으로 인한 폐병(肺病)에는 껍질과 끄트머리를 제거하지 않은 행인을 사용하기도 하는데 이는 발산하는 기운을 이용하려고 하기 때문이다.'168)라고 했다. 이는 행인이 뜨거운 성질이 있어 한기(寒氣)로 인한 것에 사용한 것으로 해석되고 있으며,169) 사상의학에서는 뜨거운 성질의 행인이 발산하는 효능을 보고 태음인 약인 폐약(肺藥)으로 분류하고 있다. 또한 『東醫寶鑑』에 의하면 '기침이 북받쳐서 호흡 곤란이 있는 것을 치료하고 해기(解肌)시켜 땀을 나게 하며 개고기의 독성을 해독한다.'170)라

柏子仁 白芷 杏仁 浮萍 大黃 各一錢.

163) 李濟馬, 『四象草本卷』, 太陰麻黃湯 治外感俱證 無汗惡寒 嘔逆或嘔吐涎沫 麻黃三錢 杏仁 黃芩 各二錢.

164) 李濟馬, 『四象草本卷』, 寧神承陰煎 治風寒緊觸者 麻黃振發之 疫氣後感者 此方和解之 桔梗 二錢 麥門冬 五味子 山藥 遠志 元肉 黃芩 杏仁 各一錢 白果五分.

165) 李濟馬, 『四象草本卷』, 麥龍湯 治大下血 麥門冬 杏仁 各二錢 麻黃 桔梗 元肉 遠志 石菖蒲 天門冬 黃芩 五味子 蘿葍子 各一錢.

166) 李濟馬, 『四象草本卷』, 治淋湯 麥門冬 山藥 桔梗 五味子 蘿葍子 元肉 黃芩 薏米 各二錢 龍骨 柏子仁 杏仁 天門冬 石菖蒲 升麻 各一錢 乾栗 七枚.

167) 李濟馬, 『東武遺稿』, 「肝藥」, 杏肉 仁則肺藥.

168) 李時珍, 『本草綱目』, 「杏」, 時珍曰 治風寒肺病藥中 亦有連皮尖用者 取其發散也.
『本草精華』, 「杏仁」, 風寒肺藥中 連皮尖用 取發散也.

169) 李時珍, 『本草綱目』, 「杏」, 震亨曰 杏仁性熱 因寒者可用.

170) 許浚, 『東醫寶鑑』, 「杏核仁」, 슬고삐 性溫味甘苦有毒(一云小毒) 主咳逆上氣 療肺氣喘促 解肌出汗 殺狗毒.

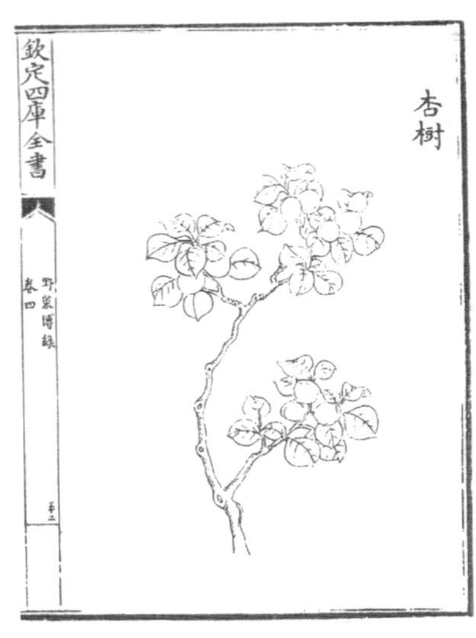

〈그림 8〉 『野菜博錄』 杏樹

고 했다. 이렇게 행인이 가래기침을 삭여 주기 때문에 말을 많이 하는 사람이나 좋은 목소리를 유지해야 하는 가수들이 살구씨기름을 먹는 것이다.

이러한 행인의 효능을 장원소(張元素)는 '기(氣)가 엷고 미(味)가 후(厚)하여 탁하고 가라앉으므로 내리는 성질이 있고 음성(陰性)이다. 수태음폐경(手太陰肺經)으로 기운이 들어가는데, 윤폐(潤肺) 작용, 식적(食積)을 소화시키는 작용, 체기(滯氣)를 흩어 주는 작용 3가지가 있다.'171)고 보았다. 즉 윤택하게 하면서 뭉쳐진 것을 풀어내는 기능을 한다고 보아 행인을 발산하는 개념으로 본 것이다. 따라서 모든 음식물이 걸려 내려가지 않을 때나 기만팽창(氣滿膨脹)에 살구를 응용하게 된다.172)

그리고 이시진(李時珍)은 '행인은 기운을 흩어 주고 아래로 내려 줄 수 있기 때문에 해기(解肌)하고 산풍(散風)하는 약이나 강기(降氣)하고 윤조(潤燥)하는 약이나 소적(消積)하고 손상된 것을 치료하는 약에 넣어 사용한다. 그리고 행인에 부스럼을 치료하고 살충(殺蟲) 작용도 있는데 행인의 독성을 이용한 것이다.'173)라 하여 행인은 뭉친 기를 풀어 주고 흩어 주는 역할이 있다고 했다.

---

171) 李時珍, 『本草綱目』, 「杏」, 元素曰 杏仁氣薄味厚 濁而沈墜 降也陰也 入手太陰經 其用有三 潤肺也 消食積也 散滯氣也.
　　『本草精華』, 「杏仁」, 元素曰 氣薄味厚 濁而沈墜 降也陰也 入手太陰經 其用有三 潤肺 消食積 散滯氣也.

172) 李時珍, 『本草綱目』, 「杏」, 一切食停 氣滿膨脹 用紅杏仁三百粒 巴豆二十粒同炒 色變去豆不用 研杏為末 橘皮湯調下(楊氏家藏方).

173) 李時珍, 『本草綱目』, 「杏」, 時珍曰 杏仁能散能降 故解肌散風 降氣潤燥 消積治傷損藥中用之 治瘡殺蟲 用其毒也.
　　『本草精華』, 「杏仁」, 時珍曰 能散能降 故解肌散風 降氣潤燥 消積治傷損藥中用之. 治瘡殺蟲 用其毒也.

『淵鑑類函』에 '살구는 동쪽의 목성[歲星]의 정기로 보았다.'174)고 한 것을 보면 예전부터 살구나무를 기운이 뻗치는 목(木)으로 이해했음을 알수 있다. 이는 살구나무에 호산지기(呼散之氣)가 강한 것으로 이해하여 이렇게 표현한 것으로 보인다. 동무는 살구의 기운이 밖으로 뻗어나가는 기운으로 해석하여 태음인의 호산지기를 도와주는 것으로 본 듯하다. 또한 전신에 습창(濕瘡)이 있을 때 사용하는 해열승음탕(解熱升陰湯)에 행인이 들어가고,175) 뭉쳐서 생긴 담울증(痰鬱症)을 치료하는 승청해울탕(升淸解鬱湯)에 행인이 들어간다고176) 했는데, 이는 뭉쳐진 것을 풀어 주려는 살구의 성질이 있기 때문에 사용된 것으로 이해된다.

3) 행인은 풀어내는 힘이 강하다

사상의학에서는 행인이 뭉친 것을 풀어 주는 호산지기(呼散之氣)가 강하다고 보고 있는데, 이를 밀가루나 콩가루를 행인과 같이 놓지 않는데서 간접적으로 살펴볼 수 있다. 『本草綱目』에 의하면 '밀가루나 콩가루에 행인을 가깝게 두면 문드러진다. 마침 한 군인이 가루음식을 먹고 체하였다. 의사가 적기환(積氣丸)과 행인(杏仁)을 반씩 섞어 환을 만들고 숭늉(熟水)에 먹도록 하였더니 여러 번 먹고 나았다.'177)고 하여 행인의 풀어내는 힘이 강함을 보여 주고 있다. 따라서 주방에서는 밀가루나 가루음식에 행인을 가깝게 하지 말아야 한다고 했다. 이 내용은 『醫說』178)·『名醫類案』179) 등에 나오는 것과 거의 비슷하므로 『本草綱目』은

---

174) 張英, 『淵鑑類函』, 「杏」, 典術曰 杏者 東方歲星之精也.

175) 李濟馬, 『四象草本卷』, 解熱升陰湯 治全身濕瘡神效 葛根 藁本 各四錢 天門冬 麥門冬 黃芩 蘿葍子 升麻 各一錢半 五味子 杏仁 桔梗 白芷 各一錢.

176) 李濟馬, 『四象草本卷』, 升淸解鬱湯 治痰鬱症用 天門冬 葛根 黃芩 蘿葍子 各二錢 升麻 五味子 麥門冬 酸棗仁 桔梗 杏仁 麻黃 大黃 各一錢.

177) 李時珍, 『本草綱目』, 「杏」, 按醫餘云 凡素麪豆粉 近杏仁則爛 頃一兵官 食粉成積 醫師以積氣丸 杏仁相半研爲丸 熟水下 數服愈.

178) 張杲, 『醫說』, 「物能去積」, 厨家索粉與掉粉 不得近杏仁 近之則爛 頃有一兵官 食粉多成積師以積氣丸 杏仁相半細研爲丸 熟水下五丸 數服愈.

이들을 참고하여 서술한 듯하다.

한편 목탁 가운데 오래된 살구나무의 목재로 만든 것이 제일 좋다고 알려져 있다. 목탁은 은은한 소리가 멀리 퍼져나가는 것을 상품(上品)으로 여겼다. 따라서 살구나무로 만든 목탁의 소리가 멀리 퍼져나가는 것은 살구의 자체 성질이 호산지기가 강하기 때문으로 해석된다.

4) 행인(杏仁)은 윤기가 있다

행인은 위에서 언급한 바와 같이 발산하는 기운이 강하다. 또한 행인은 윤기가 있다. 사상의학에서 마황과 행인을 같이 사용하는 까닭을 살펴보면 다음과 같다. 태음인의 발표(發表)가 목적이거나 소통(疏通)이 요구되는 병증에 마황과 같이 행인이 대부분 같이 들어가는데, 마황이 가장 바깥 껍질을 뚫을 때 행인은 마찰열을 줄이면서 기름칠을 해 주는 역할을 한다.[180] 즉 행인은 목기(木氣)도 있지만 윤조(潤燥)시키는 개념으로 이해했던 듯하다. 행인이 기분(氣分)에 주로 작용하는 것도 태음인 약재의 큰 특징 중의 하나다. 『本草綱目』에서는 '장중경(張仲景)의 마황탕(麻黃湯)이나 왕조봉(王朝奉)이 상한(傷寒)으로 인한 기상천역(氣上喘逆)에 행인을 같이 사용한 것은 이기(利氣)·상폐(瀉肺)·해기(解肌)하기 때문이다.'[181]라 하여 행인이 기(氣)를 다스려 해기(解肌)한다고 보았다.

맑은 기름을 함유하고 있는 행인은 밖으로 내뿜어 주고 윤활유 역할을 하므로 변비에도 쓴다. 한약재 중에서 내뿜는 기운[呼散之氣]은 강하지만 성질이 건조한 마황(麻黃)을 사용할 때 윤활유 역할을 하는 행인을 같이 쓰면 좋다. 그러므로 살구의 이런 성질 때문에 호산지기가 부족한 태음인이 살구를 먹으면 좋은 것으로 사상의학에서는 분류하고 있다.

---

179) 江瓘, 『名醫類案』, 一兵官食粉多成積 師以積氣丸 杏仁相半細研為丸 五丸熟水下數服愈 今廚家索粉與掉粉 不得近杏仁 近之則爛 可徵也.

180) 임진석, 『추상한의학』, 가서원, 1997. 189~194쪽.

181) 李時珍, 『本草綱目』, 「杏」, 好古曰 張仲景麻黃湯 及王朝奉治傷寒氣上喘逆 並用杏仁者 為其利氣 瀉肺 解肌也.

5. 행인(杏仁)과 도인(桃仁)의 차이

행인(杏仁)과 도인(桃仁)의 차이를 살펴보면 다음과 같다.

보통 붉은 빛이 있는 도인(桃仁)은 혈분(血分)에 작용하고 흰색의 행인(杏仁)은 겉부분인 기분(氣分)에 작용한다. 따라서 미용에서도 바깥쪽인 피부를 매끄럽게 하기 위해 행인(杏仁)을 사용하고 도인(桃仁)을 사용하지 않는다. 이고(李杲)는 '행인(杏仁)은 뭉친 것을 풀어 주고[散結] 마른 것을 윤택하게 하는 작용[潤燥]이 있어 폐의 풍열로 인한 기침을 제거한다. 행인이 천식을 가라앉히는 것은 기(氣)를 치료하기 때문이며, 도인(桃仁)이 광증(狂症)을 다스리는 것은 혈(血)을 치료하기 때문이다. 행인과 도인이 모두 변비를 다스리지만 기(氣)와 혈(血)을 구분해야 한다. 낮의 변비는 양기(陽氣)가 움직이는 것이고, 밤의 변비는 음혈(陰血)이 움직이는 것이기 때문에 허약한 사람의 변비에 너무 설사를 시키는 것은 좋지 않다. 맥(脈)이 부(浮)한 사람은 기병(氣病)에 속하므로 행인과 진피를 사용하고 맥(脈)이 침(沉)한 사람은 혈병(血病)에 속하므로 도인과 진피를 사용한다. 수양명대장경(手陽明大腸經)과 수태음폐경(手太陰肺經)은 표리(表裏)를 이루고 분문(賁門)은 왕래를 주관하고 백문(魄門)은 거두고 닫는 것을 주관하므로 기(氣)의 통로가 되기 때문에 진피로 도와주는 것이다.'182)라고 하여 행인이 기분(氣分)에 들어가고 도인(桃仁)은 혈분(血分)에 들어가는 차이를 설명하고 있다. 여기에서 행인(杏仁)이 뭉친 것을 풀어 주고 마른 것을 촉촉하게 윤조(潤燥)하는 것을 보고 기액지기(氣液之氣)의 입장에서 보면 밖으로 호산(呼散)하는 것으로

---

182) 李時珍, 『本草綱目』, 「杏」, 杲曰 杏仁散結潤燥 除肺中風熱欬嗽 杏仁下喘 治氣也 桃仁療狂 治血也 俱治大便秘 當分氣血 晝則便難 行陽氣也 夜則便難 行陰血也 故虛人便閉 不可過泄 脈浮者屬氣 用杏仁陳皮 脈沉者屬血 用桃仁陳皮 手陽明與手太陰為表裏 賁門主往來 魄門主收閉 為氣之通道 故並用陳皮佐之.
　　『本草精華』, 「杏仁」, 杲曰 散結潤燥 除肺中風熱咳嗽. 杏仁下喘 治氣也 桃仁療狂 治血也 俱治大便秘 當分氣血 晝則便難 行陽氣也 夜則便難 行陰血也 故虛人便秘 不可過泄 脈浮者屬氣 用杏仁 陳皮 脈沈者屬血 用桃仁 陳皮 手陽明與手太陰爲表裏 賁門主往來 魄門主收閉 爲氣之通道 故幷用陳皮佐之.

사상의학에서는 해석하고 있다.

요약정리

살구에 대한 고문헌을 중심으로 살펴본 결과 다음과 같은 결론을 도출할 수 있다.

(1) 문자가 기록되기 이전의 시대부터 재배되던 살구나무는 여러 가지 품종으로 분화되었으며, 중국과 우리나라에서 서로 상대방의 살구가 더 좋았다는 기록이 나온다.

(2) 개가 살구를 먹으면 죽고, 개고기를 먹고 체했을 때 살구를 복용하면 독성이 풀린다. 이러한 살구의 효능을 보고 살구가 '殺狗'에서 유래되었다는 주장이 있으나 이는 전혀 타당하지 않다. 살구는 '슬고'에서 나온 단어다.

(3) 공자가 학문을 가르쳤다는 행단(杏亶)은 은행나무가 아닌 살구나무로 보아야 한다. 행단은 단지 학문을 상징적인 의미로 사용된 것일 뿐이며, 우리나라에서는 향교에 은행나무를 심고 이를 학문의 표상으로 상징한 것이다. 한편 진정한 의술을 펼치는 의사를 행림(杏林)이라 비유하는데, 이는 『神仙傳』의 동봉(董奉) 이야기에서 유래된 것이다.

(4) 행인은 기관지천식에 많이 사용되고 있는데, 사상의학에서는 태음인에게 주로 사용된다. 행인(杏仁)은 밖으로 발산하고 통하는 기운이 강하다. 또한 풀어내는 힘이 강하며 윤조시키는 작용이 있어 마황과 같이 사용한다.

오얏

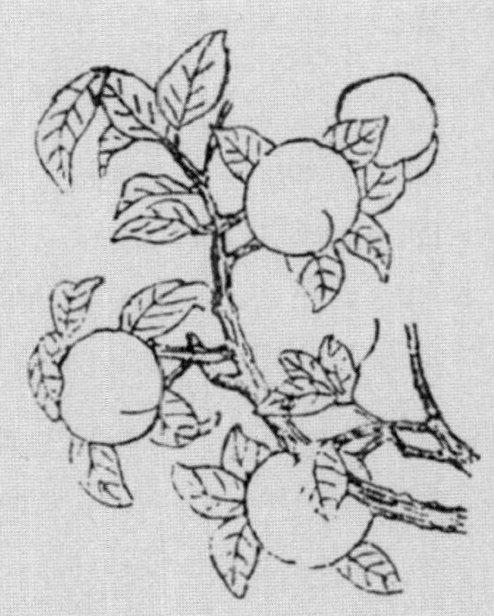

오얏은 목(木)의 과일로, 간(肝)에 속한다.

— 許浚, 『東醫寶鑑』, 「肝屬物類」

오얏

[李, 자두]

1. 보배 같은 오얏

예전에 한문 공부를 시작할 때 처음 만나는 글이 천자문(千字文)이다. 천자문은 중국 양(梁)나라의 주흥사(周興嗣 : 470~521)가 무제(武帝 : 502~549)의 명을 받아 일상생활에서 반드시 알아야 할 한자 1천 자를 모아 글을 지은 것으로, 한문 공부의 기본이 된다. 여기에 '과진리내 채중개강(果珍李柰 菜重芥薑)이라는 구절이 나오는데, 이는 '과일 중에서는 오얏과 사과가 보배스럽고, 채소는 갓(겨자)과 생강이 소중하다.'라는 의미이다. 이 문장을 통해 예전에는 오얏이 매우 중요했음을 짐작할 수 있다.

중국 최고(最古)의 지리서(地理書)인 『산해경(山海經)』은 약 2400여 년 전에 나온 것으로 추정되는데, 여기에 '영산(靈山)에 복숭아·오얏나무·매화·살구나무가 많다.'[1]라는 기록이 나온다. 따라서 매우 오래전부터 오얏나무가 중국에 있었던 것으로 보인다.

우리나라에서도 중국과 마찬가지로 매우 오래 전부터 오얏이 있었던 것으로 추정된다. 아쉽게도 옛 기록이 많이 사라져 정확하게 알 수는

---

1) 『山海經』, 「中山八經」, 又東北三百里 曰靈山 其上多金玉 其下多靑膜 其木多桃李梅杏.

없지만, 『삼국사기(三國史記)』(1145)에 '신라의 파사이사금(婆娑尼師今 : ? ~ 112) 23년(102) 10월에 복숭아와 오얏의 꽃이 피었다.'[2]라고 나오는 것을 보면 우리나라에서는 최소한 삼국시대 초기 이전부터 오얏이 있었던 것으로 보인다.

그리고 신라의 나해이사금(柰解尼師今 : ? ~ 230) 8년(203) 10월과[3] 진흥왕(眞興王 : 534~576) 원년(元年) 10월에[4] '복숭아와

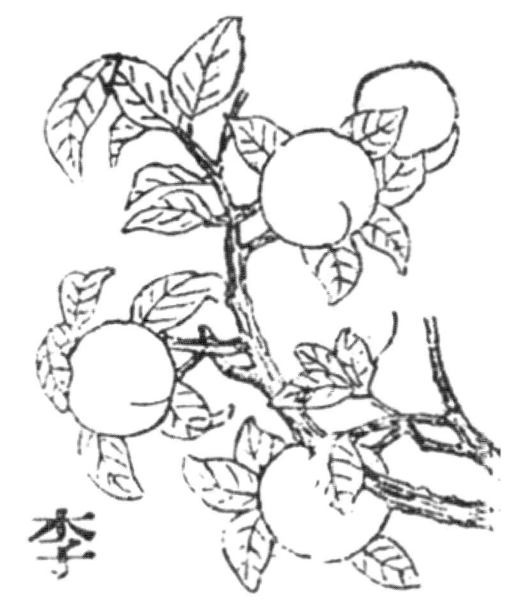

〈그림 1〉 『字典釋要』李

오얏의 꽃이 피었다.'라는 기록이 나오고, 고구려 문자명왕(文咨明王 : ? ~519) 3년 10월에도 나오는 것으로 보아[5] 신라 지역뿐만 아니라 우리나라 전역에 오얏이 있었음을 알 수 있다.

한의학에서는 오장(五臟)에 도움을 주는 중요한 과일 5가지를 오과(五果)라 했는데[6], 밤·살구·복숭아·대추와 더불어 오얏이 이에 속한다.

오늘날에는 일반적으로 자두라고 호칭하고 있지만 본고에서는 예전부터 사용하던 오얏으로 통일하여 표기했다. 『物名考』에 '자도(紫桃)는 크

---

2) 金富軾, 『三國史記』, 「婆娑尼師今」, 二十三年 冬十月 桃李華.

3) 金富軾, 『三國史記』, 「柰解尼師今」, 八年冬十月 靺鞨犯境 桃李華 人大疫.

4) 金富軾, 『三國史記』, 「眞興王」, 元年 冬十月 地震 桃李華.

5) 金富軾, 『三國史記』, 「文咨明王」, 三年 冬十月, 桃李華.

6) 王冰次注, 『黃帝內經素問』, 五果為助(謂桃李杏栗棗也)
　　孫思邈, 『備急千金要方』, 五菓　栗杏李桃棗
　　王燾, 『外臺秘要方』, 五果(益五藏)李杏棗桃栗.

고 색이 자색이며 단맛이 난다. 오얏의 한 품종이다.'[7]라고 했듯이 자두는 오얏의 수많은 품종 가운데 하나일 뿐이다. 하나의 품종이 전체를 포괄할 수 없듯이 자두가 오얏을 대체할 수는 없기 때문이다. 더구나 순수한 우리말인 '오얏'이 사라지는 것이 안타까워 일부러 자두로 표기하지 않고 오얏으로 표기하게 되었다.

옛 문헌에 보이는 오얏의 품종

예전부터 오얏에 대한 품종이 매우 많았다. 『物名考』와 『廣才物譜』에서 분류한 오얏의 품종은 다음과 같다.

〈표 1〉 『物名考』에서 분류한 오얏의 종류

종류	이명	한글	설명
李[8]	嘉慶子 居陵迦	외앗	
麥李[9]		올외앗	작고 조숙하다
休[10]	趙李		열매가 없는 오얏
虎刺賓[11]		굴탈이	큰 오얏
紫桃			크고 자색이며 단맛이 있다
駁[12]	紫桃		붉은 오얏

7) 柳僖, 『物名考』, 「紫桃」, 大而色紫 味亦甘味

8) 柳僖, 『物名考』, 「李」, 외앗 嘉慶子. 居陵迦(梵語).

9) 柳僖, 『物名考』, 「麥李」, 小而早熟 올외앗

10) 柳僖, 『物名考』, 「休」, 李無實. 趙李.

11) 柳僖, 『物名考』, 「虎刺賓」, 李之大者 굴탈이

12) 柳僖, 『物名考』, 「駁」, 赤李 疑今紫桃

<표 2> 『廣才物譜』에서 분류한 오얏의 종류

종류	이명	한글	설명
李13)	嘉慶子 居陵迦	외얏	오래 살고 그 종류가 매우 많다.
麥李14)	御李	올외얏	일찍 익는 조숙종
晩李15)			겨울에 익는다.
季春李16)			겨울에 꽃이 피고 봄에 열매가 맺는다.
御黃李17)			북방에서 온 것으로 형태가 크고 살이 비육하다. 핵은 작고 달고 향기롭다.
均亭李18)			건녕(建寧)에서 나온 것으로 자색이며 비대하다. 맛이 꿀과 같이 달다.
擘李19)			익으면 저절로 터진다.
饊李20)			경단과 같이 살이 있고 끈끈하다.
休李21)	趙李		열매가 맺지 않는 오얏
虎刺賓22)		굴근외얏	
紫李23)			열매가 크고 자색이다. 맛이 매우 좋다.
駮24)	茲白		狀如馬 白身黑尾 一角鋸牙 能食虎豹
徐李25)			나무가 오얏과 같지만 작다. 열매가 청색이고 먹으면 몸이 가벼워진다. 核이 없는 오얏이다.

---

13) 『廣才物譜』, 「李」, 외얏 樹能耐久 其類甚多. 嘉慶子. 居陵迦.

14) 『廣才物譜』, 「麥李」, 早熟者 올외얏 一名御李

15) 『廣才物譜』, 「晩李」, 冬月熟者

16) 『廣才物譜』, 「季春李」, 冬花春實者

17) 『廣才物譜』, 「御黃李」, 出北方 形大而肉厚 核小而甘香

18) 『廣才物譜』, 「均亭李」, 出建寧 紫而肥大 味甘如蜜

19) 『廣才物譜』, 「擘李」, 熟則自裂

20) 『廣才物譜』, 「饊李」, 肥粘如饊

21) 『廣才物譜』, 「休李」, 無實李也 一名趙李

22) 『廣才物譜』, 「虎刺賓」, 굴근외얏

오얏꽃은 살구나 복사꽃과 마찬가지로 4~5월 사이에 핀다. 꽃잎은 5 장이고 빛은 흰색이며 살구꽃과 마찬가지로 잎보다 꽃이 먼저 핀다. 오얏꽃이 질 때는 마치 눈이 내리는 것으로 착각할 정도로 멋이 있다. 따라서 선인들은 봄철 흩날리는 오얏꽃을 보면서 시 한 수씩 읊조리고, 여름에 오얏을 먹으면서 더위를 이기는 풍류를 즐겼다.

오얏은 전 세계에 약 30종이 분포하고 있는데 그중 약 18종이 생식용 또는 육종 자료로 이용되며, 아시아 서부 및 유럽·동아시아·북미의 3 대륙에 분포하고 있다. 유럽종은 과즙이 적고 과실이 잘 연화되지 않아 건과용으로 주로 쓰이고 있다.

오얏은 비가 많고 습윤한 지대인 중국 양자강 연안 지방이 원산지로 알려지고 있으며, 현재 생식용·건과용·통조림용·잼용·주스용·관상용 등으로 이용되고 있다. 우리나라에서는 경상북도 전역과 충청북도 옥천 지역에서 오얏이 많이 나온다.

오얏과 농작물의 상관관계

예전에는 식물 상호간의 상관성을 중시했다. 『閑情錄』에 '오목(五木)은 오곡(五穀)보다 먼저 무성하니 오곡이 잘될 것인지 알려면 오목을 먼저 보면 되는데 나무가 잘 자라는 것을 보아서 그에 해당되는 작물을 심으면 거의 틀리지 않는다. 따라서 〈음양서(陰陽書)〉에 말하기를, 곡물은 대추나무·버드나무, 보리는 살구나무, 밀은 복숭아나무, 벼는 버드나무, 기장은 느릅나무, 콩은 홰나무, 팥은 오얏나무, 참깨는 버드나무나 모형나무를 보면 알 수 있다.'26)라고 하여 팥과 오얏나무의 관계를 설명하고 있다. 그러나 왜 이러한 관계가 설정되었는지에 대한 설명이 없어 좀

---

23) 『廣才物譜』, 「紫李」, 大而色紫者 味更勝

24) 『廣才物譜』, 「駁」, 狀如馬 白身黑尾 一角鋸牙 能食虎豹. 玆白.

25) 『廣才物譜』, 「徐李」, 樹如李而小 實靑色 食之輕身 此卽無核李也

26) 許筠, 『閑情錄』, 「治農」, 又師曠占術曰 五木者 五谷之先也 欲知五谷 先視五木 擇其木盛者 來年多種之 萬不一差 故陰陽書曰 禾生于棗或楊 大麥生于杏 小麥生于桃 稻生于柳或楊 黍 生于楡 大豆生于槐 小豆生于李 麻生于楊或荊.

더 연구가 필요하다.

또한 『山林經濟』에 의하면 '금년에 살구가 많이 열리면 벌레가 보리를 먹지 않고, 복숭아가 많이 열리면 벌레가 밀을 먹지 않고, 홰나무에 벌레가 없으면 콩이 잘되고, 오얏나무에 벌레가 없으면 녹두의 수확이 많다.'[27]라고 하여 오얏나무와 녹두와의 상관관계를 설명하고 있는데 이 부분도 좀 더 연구가 필요하다.

2. 오얏에 얽힌 이야기

남에게 혐의 받을 짓을 하지 말라는 의미로 '참외밭에서 신발을 고쳐 신지 말고 오얏나무 아래서 갓을 고쳐 쓰지 말라(瓜田不納履 李下不整冠).'라는 속담이 있다. 이는 의심받을 짓을 처음부터 하지 말라는 의미로, 우리나라 선비의 꼿꼿한 마음가짐을 내보이기도 한다. 그 유래가 『고금열녀전(古今列女傳)』[28]에 나온다. 제(齊)나라 위왕(威王)의 후궁인 우희(虞姬)의 이름은 연지(娟之)였는데 억울한 누명을 쓰게 되었다. 이에 '참외밭을 지날 때 신발을 고쳐 신지 말고 오얏 과수원을 지날 때 갓을 고쳐 쓰지 말라고 하였는데 첩이 이 죄를 피하지 못한 것이 하나의 죄입니다(經瓜田不納履 過李園不整冠 妾不避此罪一也).'라 하고 자신의 심정을 피력했다.

오얏이 얼마나 맛이 좋았으면 지나가던 과객이 탐낼 정도였겠는가? 따라서 예전부터 오얏의 맛이 매우 좋았으며 누구나 탐내는 것임을 나타낸 것으로 해석된다.

---

27) 洪萬選, 『山林經濟』, 「治農」, 當年杏子多 則蟲不蛀大麥 桃子多 則蟲不蛀小麥 槐樹無蟲 則豆利 李樹不蛀 則菉豆有收.

28) 解縉等, 『古今列女傳』, 「周列國」, 虞姬者 名娟之 齊威王之姬也 威王即位九年 不治委政大臣 佞臣周破胡 專權擅勢 嫉賢妒能 即墨大夫賢而日毀之 阿大夫不肖反日譽之 虞姬謂王曰 破胡讒諛之臣也 不可不退 齊有北郭先生者 賢明有道 可置左右 (중략) 經瓜田不納履 過李園不整冠 妾不避此罪一也

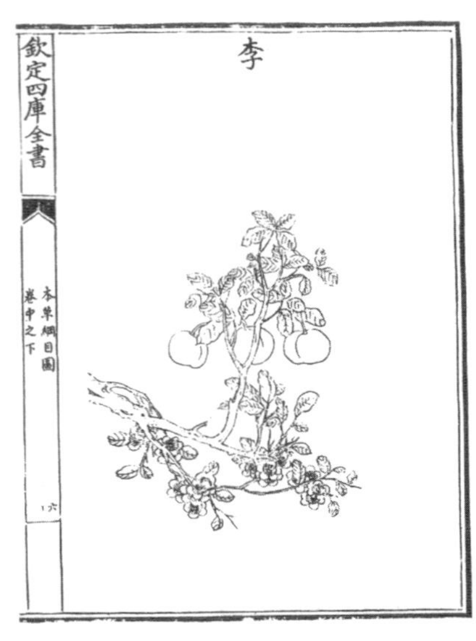

〈그림 2〉『本草綱目』李

『사기(史記)』에 보면 '도리불언 하자성혜(桃李不言 下自成蹊)'이라는 말이 나온다.29) 이를 해석하면 '복숭아 오얏나무는 말을 하지 않지만 그 아래에 지름길이 저절로 생긴다.'로, 복숭아와 오얏의 맛이 좋아 그것을 먹으러 오는 사람들이 많기 때문에 저절로 길이 생긴다는 뜻이다. 즉 덕망이 높은 사람은 자신이 내세우지 않더라도 사람들이 스스로 찾아와 그의 감화(感化)를 받게 된다는 의미로 사람에게 성실하고 믿는 마음이 있으면 저절로 느끼는 바가 있게 된다고 『전한서(前漢書)』에서 언급하고 있다.30) 이러한 말이 나온 것도 오얏의 맛이 좋기 때문으로 해석된다.

목자득국(木子得國)

조선을 건국한 태조와 관련된 이야기에 빠지지 않는 것 중의 하나가 도선 스님의 '계왕자 이이도어한양(繼王者 李而都於漢陽 : 왕씨를 계승하는 자는 이씨이고 한양에 도읍을 정한다.)라는 말이다. 또한 '목자득국(木子得國)'도 유명하다. 여기에서 말한 목자(木子)는 이(李)를 파자(破字)한 것으로, 태조 이성계와 오얏[李]을 서로 연관시킨 말이다. 또한 조선 후기 『정감록(鄭鑑錄)』에 의하면 '목자망 전읍흥(木子亡 奠邑興 : 이씨는 망하고 정씨는 흥한다)'이라는 말이 나온다. 정(鄭)을 파자(破字)하여 '奠邑'이라 한 것으로, 예전에는 파자(破字)하여 설명하는 것이 비기의 한 서술 방법이었다. 이와 같은 방법으로 오얏을 목자(木子)로 표기했다.

---

29) 司馬遷, 『史記』, 「李將軍列傳」, 諺曰 桃李不言 下自成蹊

30) 班固, 『前漢書』, 諺曰 桃李不言 下自成蹊. 師古曰 蹊謂徑道也 言桃李以其華實之 故非有所召呼 而人爭歸趣來往 不絶其下 自然成徑 以喩人懷誠信之心 故能潛有所感也 蹊音奚

『爾雅翼』에 의하면 '오얏은 나무[木]에서 열매[子]가 많이 열리기 때문에 형성된 글자로 남방(南方)의 과일이다. 또한 화(火)는 목(木)의 자(子)에 해당되므로 만들어진 글자이다.'31)라고 하여, 오얏나무를 의미하는 리(李)가 나무에 열매가 있다는 뜻과 오행(五行)의 목생화(木生火) 원리에서 만들어졌다고 했다. 한의학에서 화(火)는 번창·무성함 등을 의미하기 때문에, 오얏나무를 목(木)으로 보고 열매가 많이 열리는 현상을 화(火)로 보아 목생화(木生火)로 이해하였고 이

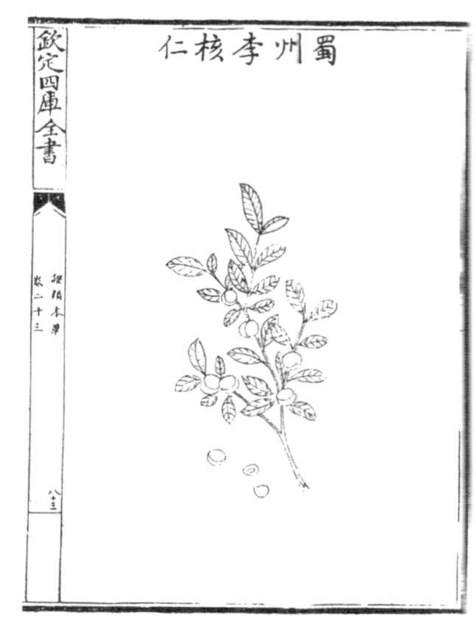

〈그림 3〉『證類本草』蜀州李核仁

를 형상화한 것이 리(李 : 오얏)가 되었다는 것이다. 실제적으로 『東醫寶鑑』에서는 오얏을 목(木)의 과일이라고 보아 간(肝)에 속한다고 보았다.32) 기존의 한의학에서는 간(肝)을 목(木)에 속한다고 보고 있다.

그러나 『本草綱目』33)·『格致鏡原』34)·『六家詩名物疏』35) 등에서는 이에 대해 '열매가 많이 열리는 과일나무의 종류가 많은데 어찌 오얏만이 이러한 이름을 얻었겠느냐?'36)라고 강한 의문을 제기하고 있다. 즉 오얏은 신맛으로 오행(五行)의 동방(東方)의 과일에 속하기 때문에 목(木 : 동방)의 열매[子]라는 뜻으로 리(李)가 되었다고 설명하고 있다.

---

31) 羅願, 『爾雅翼』, 「李」, 李木之多子者 故从子 亦南方之果也 火者木之子故名

32) 許浚, 『東醫寶鑑』, 「肝屬物類」, 其果爲李 其菜爲韭(內經)

33) 李時珍, 『本草綱目』, 「李」, 按素問言李味酸屬肝 東方之果也 則李於五果屬木 故得專稱爾

34) 陳元龍, 『格致鏡原』, 「李子」, 素問 李味酸 東方之果

35) 馮復京, 『六家詩名物疏』, 「李」, 埤雅云 素問曰 李韭皆酸 李東方之果 木子也 故其字從木從子 性頗難老 老雖枝枯 子亦不細其品處桃上

36) 李時珍, 『本草綱目』, 「李」, 釋名 嘉慶子 時珍曰 按羅願爾雅翼云 李乃木之多子者 故字從木子 竊謂木之多子者多矣 何獨李稱木子耶

한편 『本草綱目』에 의하면 '오얏을 가경자(嘉慶子)라고도 하였다. 이는 동도(東都)의 가경방(嘉慶坊)에 좋은 오얏나무가 있었는데 사람들이 이 것을 가경자(嘉慶子)라고 부르던 것이 친숙해져서 그렇게 부른다는 것이다. 그리고 범서(梵書)에서는 거릉가(居陵迦)라 한다.'[37]라고 했다.

참고로 오얏에 대한 명칭 변화를 정리하면 아래의 〈표 3〉과 같다.

〈표 3〉 오얏의 표기 변천

고서	한문 표기	한글 표기
訓蒙字會(1527)[38]	李 俗呼李兒	외엿
東醫寶鑑(1613)	李	오얏
譯語類解(1690)	李子	외얏
同文類解(1748)	李子	외얏
蒙語類解(1768)	李子	외얏
物譜(1802)	李	외앗
物名考(1830)	李 嘉慶子 居陵迦	외앗
廣才物譜(미상)	李 嘉慶子 居陵迦	외얏
群都目(1896)	紫桃	즈도
良方金丹(미상)	李	외얏
朝鮮語辭典(1920)	紫桃 紫李	즈도 즈리

3. 오얏나무 시집보내기

『농상의식촬요(農桑衣食撮要)』(1335)에 의하면 '설날[元日] 오경(五更 : 새벽 3~5시) 닭이 울 때에 뽕나무·대추나무 등의 나무에 불을 비추면

---

37) 李時珍, 『本草綱目』, 「李」, 今人呼乾李為嘉慶子 按韋述兩京記云 東都嘉慶坊有美李 人稱為 嘉慶子 久之稱謂既熟 不復知其所自矣 梵書名李曰 居陵迦

38) 崔世珍, 『訓蒙字會』, 李 외엿니 俗呼李兒

해충이 없어진다. 칼이나 도끼로 흠집을 내거나 나무 몸통을 두드리거나 치면 열매가 잘 맺게 된다. 이것을 나무 시집보내기인 가수(嫁樹)라 한다.'39)라고 하여 나무 시집보내기를 설명하고 있다. 이는 『준생팔전(遵生八牋)』(1591)40)·『農政全書』41)·『欽定授時通考』42) 등에서도 같은 내용이 인용되어 있음을 확인할 수 있다.

이와 같이 나무 시집보내는 방법을 오얏나무에도 시행하여 설날 오경(五更)에 오얏나무에 불을 비추었다. 이를 오얏나무 시집보내기인 가리(嫁李)라고 한다고 『物名考』43)·『廣才物譜』44) 등에서 언급하고 있다.

『山林經濟』에서는 좀 더 자세하게 나무 시집보내는 법[嫁樹法]을 설명하고 있다. '설날 해가 뜨기 전 납작하고 길쭉한 돌을 주워 가지 사이에 끼워 두는 것을 나무 시집보내기[嫁樹]라고 한다. 그렇게 하면 열매가 많이 달리고 실해진다. 대보름날이나 그믐날에 해도 된다. 모든 과일나무 중 열매를 맺지 않는 것이 있으면 설날 오경(五更)쯤 도끼로 나무등치를 어슷비슷 찍어 놓으면 열매가 많이 달리고 떨어지지 않는다. 대추나무·감나무·오얏나무의 경우 도끼로 찍어 놓으면 더욱 좋다고 하였다. 〈사시찬요(四時纂要)〉에서 대추나무는 찍지 말아야 한다. 찍어 놓으면 대추가 잘아진다고 하였다.'45) 그러나 대추나무는 해당이 되지 않는다는 주장도 동시에 하고 있다.46)

---

39) 魯明善, 『農桑衣食撮要』,「嫁樹」, 元日五更 點火把照桑棗果木等樹 則無蟲 以刀斧班駁 敲打樹身 則結實 此謂之嫁樹

40) 高濂, 『遵生八牋』, 元日五更時 點火把照果木樹 則無蟲生 以斧敲打各樹身 則結實

41) 徐光啓, 『農政全書』,「授時」, 元日五更鷄鳴時 點火把照桑棗果木等樹 則無蟲 以刀斧班駁 敲打樹身 則結實 此謂之嫁樹

42) 鄂爾泰, 『欽定授時通考』,「正月」, 齊民要術 元日五更鷄鳴時 點火把照桑棗果木等樹 則無蟲 以刀斧班駁 敲打樹身 則結實 此之謂嫁(稼를 교정)樹

43) 柳僖, 『物名考』,「嫁李」, 元朝夜 火照李樹

44) 『廣才物譜』,「嫁李」, 元旦五更 以火把四面 而照李樹 當年便生

45) 洪萬選, 『山林經濟』,「種樹」, 嫁樹法 元日日未出 以磚石着枝間 謂之嫁樹 子繁而實 十五日晦日同(纂要) 諸果木不結實者 元日五更 以斧班駁雜斫 則子繁而不落 (四要必用神隱 必用日 棗柿李尤妙 纂要則曰 若棗不可斫 斫則子萎)

그리고 『山林經濟』에 '설날 오경(五更)에 오얏나무 가지 사이에 돌멩이를 끼워 놓고 장대로 가지 끝을 두드려 주면 열매가 많이 달린다. 그믐날 밤도 같다.'47)라고 했다. 이를 『農政全書』48)·『欽定授時通考』49) 등에서는 과일 나무 시집보내기[嫁果]라고 설명하고 있다.

이렇게 하는 까닭은 해거리를 막고 좀 더 많은 과일을 수확하기 위한 재배방법이다. 이러한 방법이 명절 풍속으로 예전부터 시행되어 왔다.

4. 오얏의 한의학적 효능

오얏의 일반적 효능에 대해 살펴보기로 하자. 오얏나무의 열매에 대해 『本草綱目』에서는 '오얏을 햇빛에 말려 먹으면 고열(痼熱)을 없애며 속을 다스리게 된다. 또한 골절 사이의 노열(勞熱)을 없애므로 간병(肝病)이 있는 사람은 마땅히 먹어야 한다.'50)라고 정리하고 있다.

『東醫寶鑑』에서는 '오얏의 열매는 즉 리자(李子)이다. 맛이 달아 먹을 수 있다. 맛이 쓴 것은 약으로 사용하는데 골절 사이의 노열(勞熱)과 고열(痼熱)을 제거하고 기운을 북돋워 주는데 너무 많이 먹지 말아야 한다.'51)라고 했다.

---

46) 洪萬選, 『山林經濟』, 「種棗」, 元日嫁樹時 (元日五更 以斧班駁雜斫果木 謂之嫁樹) 若棗不可斫 斫則子萎(纂要 必用則曰 雜斫棗柿李尤妙)

47) 洪萬選, 『山林經濟』, 「種桃杏李」, 元日五更 以石頭 安李樹椏中 更以長竿打其樹梢 結子繁 除夜同.

48) 徐光啓, 『農政全書』, 「種法」, 便民圖曰 凡果樹茂而不結實者 於元日五更 以斧班駁雜砧 則子繁而不落 謂之嫁果 十二月晦日夜同 若嫁李樹 以石頭 安樹了中

49) 鄂爾泰, 『欽定授時通考』, 「栽種」, 便民圖 凡果樹茂 而不結實者 於元日五更 以斧班駁雜砧 則子繁而不落 謂之嫁果 十二月晦日夜同 若嫁李樹 以石頭 安樹了中

50) 李時珍, 『本草綱目』, 「李」, 主治 曝食 去痼熱 調中(別錄) 去骨節間勞熱(孟詵) 肝病宜食之(思邈)

51) 許浚, 『東醫寶鑑』, 「實」 卽李子也 味甘美者 可啖 味苦者 入藥 除骨節間勞熱及痼熱 益氣但不可多食(本草)

어느 작물이든지 주의 사항이 따르는데 오얏도 예외는 아니다. 『本草綱目』에 의하면 '오얏의 맛은 달고 신맛이 있다. 그러나 쓴맛과 떫은갓은 먹지 말아야 하고 물에 가라앉지 않는 것은 유독하기 때문에 먹지 말아야 한다.'52)라고 하여 먹지 말아야 할 금기를 설명했다. 또한 '오얏을 많이 먹어 헛배가 부르면 허열(虛熱)이 나타나게 된다.'53)라고 하여 과식의 부작용을 강조했다.

한편 '물을 마시고 오얏을 먹으면 담학(痰瘧)이 나타나고 참새고기와 같이 먹거나 꿀과 같이 먹으면 오장(五臟)이 상한다.'54)라고 하고, '장수(漿水 : 좁쌀죽 웃물)와 같이 먹지 말아야 하는데 이는 곽란(霍亂 : 갑자기 토하고 설사하는 증상)이 나타나기 때문이다. 이는 오얏의 떫은 기운으로 인한 것이다. 따라서 물을 먹은 사람은 오얏을 먹지 말아야 한다.'55)라고 하여 음식의 궁합을 설명했다.

오얏의 씨도 약재로 사용했는데, 『東醫寶鑑』에 의하면 '오얏은 우리나라 곳곳에 있는데 음력 6~7월에 씨를 채취하여 끓는 물에 잠깐 넣었다가 꺼내 껍질과 끄트머리를 제거한 다음 갈아 사용한다. 살구씨와 같은 오얏의 핵(核)을 제거한 것이 좋은 것이다.'56)라고 하여 오얏씨의 수취 방법을 자세히 설명하고 있다.

오얏씨의 효능에 대해 『本草綱目』에서는 '오얏의 씨는 넘어져서 다친 것을 치료하고 어혈과 골통(骨痛)을 치료한다. 사람의 얼굴색을 좋게 하며 여인의 소복종만(少腹腫滿)을 치료하며 소장(小腸)을 이롭게 하고 부종을 제거한다.'57)라고 했다. 또한 오얏의 씨를 여자에게 사용하여 얼굴

---

52) 李時珍, 『本草綱目』, 「李」, 實 氣味苦酸微温無毒 時珍曰 李味甘酸 其苦澀者不可食 不沉水者有毒 不可食

53) 李時珍, 『本草綱目』, 「李」, 大明曰 多食令人臚脹 發虛熱

54) 李時珍, 『本草綱目』, 「李」, 詵曰 臨水食之 令發痰瘧 不可合雀肉食 合蜜食 損五臟

55) 李時珍, 『本草綱目』, 「李」, 宗奭曰 不可合漿水食 發霍亂 澀氣而然 服水人忌之

56) 許浚, 『東醫寶鑑』, 「李核仁」, 處處有之 六七月 採取仁 湯泡 去皮尖研用 ○解核如杏子者 生(本草)

57) 李時珍, 『本草綱目』, 「李」, 核仁 氣味苦平無毒 主治僵仆蹉折 瘀血骨痛(別錄) 令人好顏色(吳普) 治女人少腹腫滿 利小腸 下水氣 除浮腫(甄權)

의 기미를 치료하기도 했다.58) 사용하는 방법으로 '오얏의 씨를 껍질을 제거한 다음 잘게 갈고 계란흰자에 섞어 묽은 엿과 같이 바른다. 아침에 장수(漿水 : 좁쌀죽 웃물)로 닦은 다음 밀가루를 바르면 5∼6일이 지나지 않아 효과를 본다. 바람 쐬는 것은 피한다.'59)라고 했다.

『東醫寶鑑』에서는 '오얏 씨는 성질은 평(平)하고 고미(苦味)가 있으면서 무독하다. 넘어지면서 부러진 골통(骨痛)과 육상(肉傷 : 근육이 상함)을 치료한다. 소장(小腸)을 이롭게 하고 수종(水腫)을 내려 보내며 얼굴의 기미를 치료한다.'60)라고 정리하고 있다.

5. 오얏나무의 활용

오얏나무는 열매뿐만 아니라 다른 부위도 약재로 사용했다. 오얏나무의 근백피(根白皮)는 여러 가지 효능이 있다. 『本草綱目』에 의하면 '오얏의 근백피(根白皮)는 동쪽으로 자란 것을 잘라 황색으로 구워서 약으로 사용한다. 약용으로 사용하는 고리근피(苦李根皮)는 짠맛이 있고, 장중경(張仲景)이 분돈기(奔豚氣 : 腎氣가 치밀어 생긴 腎積으로 하복부에서 명치 밑으로 치밀어 오르는 것이 마치 돼지새끼가 뛰어다니는 것처럼 오르내리는 증상이 있다.)를 치료하거나 분돈탕(奔豚湯)에 사용한 것은 감리근백피(甘李根白皮)이니 이 2가지 모두 사용이 가능하다.'61)라고 했다.

또한 오얏의 근백피(根白皮)는 매우 차가운 성질이 있어 소갈(消渴)을

---

58) 李時珍, 『本草綱目』, 「李」, 治面䵟黑子(蘇頌)

59) 李時珍, 『本草綱目』, 「李」, 女人面䵟 用李核仁去皮細研 以雞子白和如稀餳塗之 至旦以漿水 洗去 後塗胡粉 不過五六日效 忌見風(崔元亮海上方)

60) 許浚, 『東醫寶鑑』, 「李核仁」, 오얏씨 性平味苦無毒 主踠折骨痛肉傷 利小腸 下水腫 治面䵟

61) 李時珍, 『本草綱目』, 「李」, 根白皮 修治 時珍曰 李根皮取東行者 刮去皺皮 炙黃入藥用 別録 不言用何等李根 亦不言其味 但藥性論云 入藥用苦李根皮 味鹹 而張仲景治奔豚氣 奔豚湯中 用甘李根白皮 則甘苦二種皆可用與

치료하고 심번(心煩)과 역분돈기(逆奔豚氣)를 치료하고 부스럼을 치료한다.62) 끓인 물로 입을 양치하면 치통을 치료하고 끓인 둘을 마시면 적백리(赤白痢)를 다스린다.63) 황색으로 볶은 다음 끓여서 하루에 2회 마시면 여자의 졸적백하(卒赤白下)를 치료하는 데 효험이 있다.64) 고리근피(苦李根皮)는 짠맛이 나는데 각기를 치료하고 하기(下氣)하여 열독번조(熱毒煩躁)를 다스리며 끓인 즙을 먹으면 소갈을 그치게 한다고 했다.65)

이러한 효능들에 대해 『東醫寶鑑』에서는 '오얏의 근백피(根白皮)는 대한(大寒)하고 쓴맛이 있으며 무독하다. 소갈(消渴)을 그치게 하고 분돈기역(奔豚氣逆)을 다스린다. 열독(熱毒)·번조(煩燥) 그리고 치통과 적백리(赤白痢)·적백대하를 치료한다. 누렇게 볶아 물에 달여 복용한다.'66)라고 했다.

오얏의 근백피는 소아의 폭열(暴熱)을 치료하고 단독(丹毒)을 풀어 준다.67) 따라서 소아의 단독이 정강이에서 음부까지 나타난 경우에 오얏의 뿌리를 불에 태운 다음 분말로 만들어 밭에 흐르는 물에 반죽하여 바른다고 했다.68)

한편 인후부가 갑자기 막히고 마땅히 약을 구하기 힘들 때 조각(皂角)의 분말을 코에 불어 넣고 이어 오얏나무에 가까운 뿌리의 껍질을 물에 갈아 인후부에 바르면 좋다고 했다.69)

---

62) 李時珍, 『本草綱目』, 「李」, 氣味　大寒無毒(大明曰　凉無毒)　主治　消渴　止心煩逆奔豚氣(別錄)　治瘡(吳普)

63) 李時珍, 『本草綱目』, 「李」, 煎水含漱　治齒痛(弘景)　煎汁飲　主赤白痢(大明)

64) 李時珍, 『本草綱目』, 「李」, 炙黃煎湯　日再飲之　治女人卒赤白下　有驗(孟詵)

65) 李時珍, 『本草綱目』, 「李」, 苦李根皮　味鹹　治脚下氣　主熱毒煩躁　煑汁服　止消渴(甄權)

66) 許浚, 『東醫寶鑑』, 「根白皮」 性大寒(一云凉)味苦無毒　止消渴　主奔豚氣逆　治熱毒煩躁　療齒痛及赤白痢　赤白帶　灸黃色　水煮服(本草)

67) 李時珍, 『本草綱目』, 「李」, 治小兒暴熱　解丹毒(時珍)

68) 李時珍, 『本草綱目』, 「李」, 小兒丹毒　從兩股走及陰頭　用李根燒為末　以田中流水和塗之　千金

69) 李時珍, 『本草綱目』, 「李」, 咽喉卒塞　無藥處　以皂角末吹鼻取嚏　仍以李樹近根皮　磨水塗喉外　良驗　菽園雜記

아름다운 얼굴을 유지하는 데 오얏의 꽃을 활용하기도 했다. 『本草綱目』에 의하면 '오얏의 꽃은 쓰고 향기롭다. 사람의 얼굴을 윤택하게 하며 얼굴의 검은 기미를 없앤다.'[70]라고 했고, '면흑분재(面黑粉滓)에 오얏꽃[李花]·배꽃[梨花]·앵도꽃[櫻桃花]·백규화(白葵花)·백련화(白蓮花)·홍련화(紅蓮花) 선부화(旋復花)·진초(秦椒) 각 6량, 도화(桃花)·모과화(木瓜花)·정향(丁香)·침향(沉香)·청목향(青木香)·종유분(鍾乳粉) 각 3량, 진주(珍珠)·옥설(玉屑) 각 2량, 촉수화(蜀水花) 1량, 대두말(大豆末) 7홉을 분말로 만들어 항아리에 담고 매일 세수할 때 손과 얼굴을 닦으면 100일이 지나 옥과 같이 광택이 나고 깨끗해진다.'[71]라고 했다.

오얏나무 잎도 치료에 이용했다. 『本草綱目』[72]·『東醫寶鑑』[73] 등에 의하면 '오얏나무의 잎은 단맛과 신맛이 난다. 소아의 장열(壯熱)과 학질과 경간(驚癎)에 잎을 끓여 목욕하면 좋다.'라고 했으며, '찔려서 생긴 창통(瘡痛)에 오얏나무의 잎과 대추나무의 잎을 찧어 바르면 효과가 있다.'[74]라고 했다.

오얏나무의 수교(樹膠)는 쓰고 찬 기운이 있는 것으로 보아 목예(目翳)의 통증을 줄여 주며 종기를 없애 준다고 보았다.[75]

---

70) 李時珍, 『本草綱目』, 「李」, 花 氣味苦香無毒 主治 令人面澤 去粉滓䵟黯 時珍

71) 李時珍, 『本草綱目』, 「李」, 面黑粉滓 用李花 梨花 櫻桃花 白葵花 白蓮花 紅蓮花 旋復花 秦椒各六兩 桃花 木瓜花 丁香 沉香 青木香 鍾乳粉各三兩 珍珠 玉屑各二兩 蜀水花一兩 大豆末七合 為細末瓶收 每日盥䤷 用洗手面 百日光潔如玉也 普濟方

72) 李時珍, 『本草綱目』, 「李」, 葉 氣味 甘酸平無毒 主治 小兒壯熱 痁疾驚癎 煎湯浴之良 大明

73) 許浚, 『東醫寶鑑』, 「葉」 治小兒驚癎 熱瘧 可作浴湯(本草)

74) 李時珍, 『本草綱目』, 「李」, 惡刺瘡痛 李葉 棗葉搗汁點之效 千金

75) 李時珍, 『本草綱目』, 「李」, 樹膠 氣味苦寒無毒 主治 目翳 定痛消腫 時珍

찾아보기